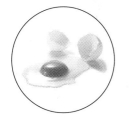 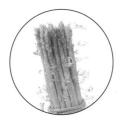 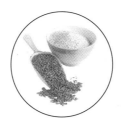 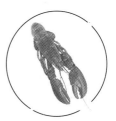

一部食物防病治病的百科全书

全面、实用、系统、科学

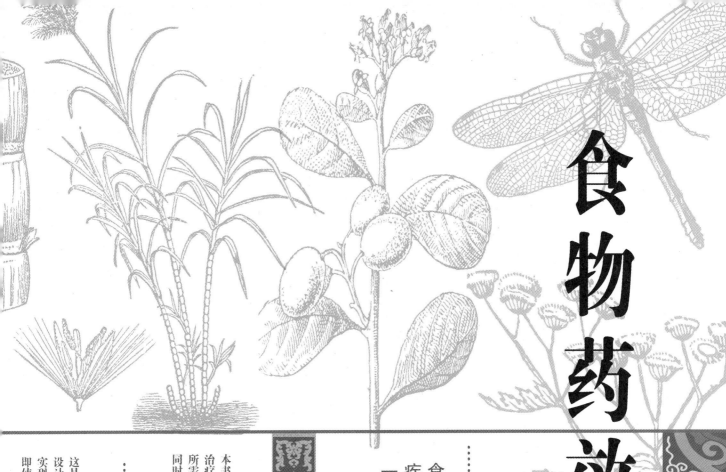

食物药效全典

食物才是最好的医药，食物治疗疾病以其有效性，从古至今一直为医家所推崇。

国医经典

本书综合了最新的食物营养研究成果及传统的中医治疗理论，针对不同病症的患者，提供整套个人营养方案所需的食物。在详尽地阐述各类食物营养保健功能的同时，提出有利于健康的忠告。

这是一本操作性很强的家庭实用保健指南，借用精心设计的饮食调配及营养补充方案，协助您和家人实现身康体健的愿望，并维持生命的最佳状态。即使那些幸免于病变的人，也将受益匪浅。

主编 《中医堂》编委会

黑龙江科学技术出版社

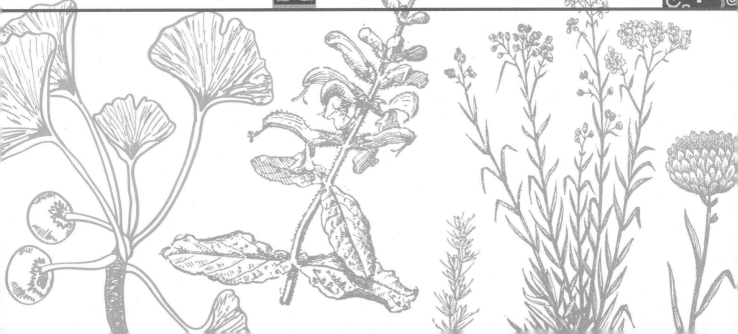

图书在版编目（CIP）数据

食物药效全典/《中医堂》编委会主编. —哈尔滨：
黑龙江科学技术出版社,2015.1
ISBN 978-7-5388-8153-0

Ⅰ.①食… Ⅱ.①中… Ⅲ.①食物疗法－验方－
汇编－中国 Ⅳ.①R247.1

中国版本图书馆CIP数据核字(2015)第016394号

食物药效全典

SHIWU YAOXIAO QUANDIAN

主　　编　《中医堂》编委会
责任编辑　李玄梅
封面设计　刘丽奇　赵雪莹　叶　子
出　　版　黑龙江科学技术出版社
　　　　　地址：哈尔滨市南岗区建设街41号　邮编：150001
　　　　　电话：(0451)53642106　　传真：(0451)53642143
　　　　　网址：www.lkcbs.cn　　www.lkpub.cn
发　　行　全国新华书店
印　　刷　深圳市雅佳图印刷有限公司
开　　本　889mm×1194mm　1/16
印　　张　27.50
字　　数　500千字
版　　次　2015年4月第1版　2015年4月第1次印刷
书　　号　ISBN 978-7-5388-8153-0/R・2436
定　　价　109.80元

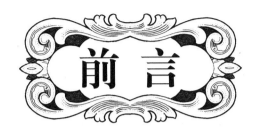

前　言

在现代医学高度发展的今天，感冒了用几粒儿小小的药片来治疗相关的症状，这是人尽皆知的常识。因为我们在生活中早已习惯于用各种不同的药片来治疗疾病。然而，"是药三分毒"，并非所有的药物都是有益于人体的。但凡稍有点医药常识的人都会知道：很多医药都是有副作用的。药物进入人体，作用于患病部位的同时，也会对身体的其他部分有一定影响。如此一来，为了治病，人们的身体反而成了各种医药剩余毒素堆积的垃圾场，而日积月累的结果还有患上药源性疾病的可能。不仅如此，人们还为此付出了巨额的费用。

对于这个问题的认识，我们似乎远不如2400多年前的古希腊名医希波克拉底，他曾很有前瞻性地提出了："我们应以食物为药，饮食是你首选的医疗方式。"与此相类似的是，传统中医学一直强调着："药补不如食补。"这样的论断却正是我们现代人所忽略的。

食物才是最好的医药。自古以来，药食同源，食物与医药从来就没有严格的界限，中医中的很多药物本身就是食物。食物能有效治疗疾病，自古至今就不断被世界各地的人们用实践证明了它的可行性。比如中国人常用红枣治疗贫血，用秋梨治疗咳嗽；西方人用洋葱治疗感冒，大蒜消除炎症，芹菜降血脂等。通过现代科学的研究，也完全证明了食物对疾病的治疗功效，而且揭示了食物有效治病的机理：食物中含有各类植物化学物质，它们通过某种复杂的作用来抵抗致病因子以达到控制人体疾病的目的。让许多人大吃一惊的是，研究还证明了，一些食物成分的有效性完全等同于现代医药，很多药物便是从食物中提取得来的。更重要的是，相对于现代医药和医疗技术而言，食物治病的形式对人体的影响十分温和，不会带来诸如打针吃药等痛苦的体验，而且简便轻松，因为这些有益的食物是我们日常饮食中的重要组成部分，我们在大快朵颐的同时，便能收到良好的治病防病的效果。此外，天然食物基本上是无毒害的，对我们的身体不会产生任何毒副作用。这一点足以让我们更安全、更放心。

有效地利用食物治病来替代医学治疗，需要满足的一个前提条件是合理地选择食物和正确地安排饮食生活。事实上，这也正是食物治疗疾病的重要意义所在，现代科学也证明了，现在许多逐渐呈高发趋势的威胁人类健康的慢性疾病，如高血压、糖尿病及多种癌症等都是由于错误的饮食方式所致。就这一点而言，疾病预防的意义远甚于疾病的治疗。长期坚持科学而合理的饮食可从根本上降低发生疾病的概率。各种食物的有效成分能对人体本身起到一定的调理作用。它保证了人体各项功能的正常，降低或规避了本身产生突然病变的可能性；也提高了人体抵抗诱发疾病的外因（如各种病毒的侵袭）的能力。

为了帮助读者能够正确了解食物与医药的关系，对我们的食物有全面而科学的认识，从而可以更好地利用食物来进行常见疾病的预防和治疗，我们特组织了国内外营养保健学方面的专家，结合中医传统养生理论与国外最新保健概念，编写了《食物是最好的医药》一书。

本书通过六个部分的讲解，让读者不仅认识到食物是最好的医药，而且学会如何运用食物来治病防病。第一篇"食物是最好的医药"，从食物药用的化学基础讲起，让人们从医药的角度来重新认识食物，详细阐释食物在生活中的医疗保健效用，并结合我们的日常的饮食结构与膳食习惯，指导大家科学利用食物，为身体健康服务。第二篇"200种食物的药用功效"，选取了人们日常生活中最常见的200种食物为例，分门别类进行解析，介绍了每种食物的特性，让大家认识这些食物的营养性能及药用功效，且在一些食物介绍的基础上配以适量药膳，使人们对食物药用有生动的理解。第三篇"食物治病"，本篇则以各个系统常见病的食疗方法作为基本案例，对每一种病都描述症状，分析疾病根源，讲解日常检查和防治方法，提出了针对疾病的各种有效的食物治疗方案，并对各类食物的天然药用成分及抗病原理进行了解释。第四篇"食物排毒"，引进了当前最流行的食物排毒理念，教大家利用日常的饮食来进行体内排毒，学会运用不会对身体造成任何损害的方法来排除体内毒素，并附有各种营养排毒餐点，让人们可以轻松排毒，健康生活。第五篇和第六篇分别介绍了醋和葡萄酒这两种在现代人的健康理念里占据着重要位置的饮品，不仅提出了它们的保健治病功效，还讲到了这两种食品在日常生活中的一些其他功能。

本书不仅是一本食物治病指南，更是一部健康饮食宝典。通过阅读本书，你会更加正确地认识我们的食物，找到适合自己的科学饮食方式，拥有更积极健康的生活。

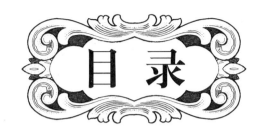

目录

第二篇　200 种食物的药用功效

第一章　谷物豆类

第二章　蔬菜类

第三篇　食物治病

第一章　食物治疗心血管疾病

第二章　食物治疗消化系统疾病

第三章　食物治疗呼吸系统疾病

第四篇 食物排毒

第六章　排毒示范菜单

第五篇　醋：神奇的治愈力量

第一章　醋时代

第二章　苹果醋

第三章　红酒醋

第四章　其他醋

第五章　醋的神奇功效

第六篇　葡萄酒：健康的长寿力量

第一章　葡萄酒生活

第二章　葡萄酒与健康

第三章　选择最健康的葡萄酒

第一篇
食物是最好的医药

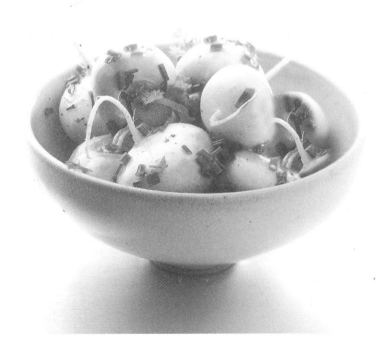

第一章
食物：神奇的医药

密不可分的食物与药物

饮食决定健康，你所吃的食物在很大程度上决定着你的身体状况。现代医学和营养学的研究成果告诉我们，对人体健康影响最大、最直接的就是我们每天的饮食。饮食为我们提供每日所需的营养素、保持人体各器官的正常运作，是生命活动的基础。如果饮食不当，人体就无法正常运转，疾病也就随之产生了。我国古代人民很早就认识到了这一点，他们非常关注食物的养生功效，形成了博大精深的饮食养生文化。无独有偶，在西方，几千年前的古希腊医学之父希波克拉底也曾经说过："你就是你所吃的（You are what you eat）。"

但在物质文明高度发达的今天，我们的饮食却越来越不健康了：我们大量食用高热量低营养的加工食品、方便食品和垃圾食品；我们习惯不吃早饭，中午吃快餐，晚饭吃得很丰盛；我们不知道什么是时令果蔬，也从不购买有机食品；我们追随着各种各样的流行"食"尚，却没有自己的饮食标准……不健康的饮食使我们的身体面临前所未有的挑战，导致我国肥胖、高血压、糖尿病等慢性疾病的发病率急速上升。"怎样吃最健康"已经成为一个全民关注的话题。

密不可分的食物与药物

自古以来，食物与医药就是密不可分的，药物来源于食物，食物也演化成为药物，在中国传统医学里，很多药材也可以认为是食材，或者很多食材也是药材。

人们进餐不仅是为了自己的口腹需求，更是出于健康的考虑。通过合理而恰当的饮食，人们在吃得满足的同时，还可以治疗或者预防各种各样的疾病。这些也正是中国饮食文化中最博大精深的一部分——将食物与养生紧密结合在了一起，产生了药膳。

食物即是医药，我们的食物为我们的身体提供我们所需求的；食物决定健康，我们所吃的食物在很大程度上决定着我们的身体状况。

我们不仅在与时间赛跑，同时也在不停地与健康进行较量。在这个过程中，我们必须清楚我们所摄取的食物有什么作用。健康、结实而且喜好步行的人每日食用大量水果和蔬菜、高纤维食品及低脂奶制品，而肥胖、走路吃力、上气不接下气的人常喜欢吃甜点、快餐、零食以及大量的油炸食品。

可供我们选择的饮食越来越广阔，我们面临的问题也就越来越多，我们在吃这些食物之前，是否先去思考一下，这些食物对我们的身体到底是有意的还是有害的，通过吃这些食物，我们的身体是否可以更加健康呢？

究竟什么样的饮食才是健康的饮食呢，我们在吃食物之前，在考虑食物的健康与否的时候，从哪些方面进行考虑呢？越来越多的营养健康专家给我们提供了各式各样的建议和饮食方案，令我们目不暇接，他们的建议和方案就一定是正确的吗？一定会适合我们吗？在美食面前，我们更有可能会迷失自己的判断力。所以，我们需要的是科学的生活方式和适合自己的饮食方案。

人们研究食物影响健康的首要线索来自流行病学，这是一门研究生活方式、环境和疾病的学科。例如，通过对比不同国家的生活方式，流行病学可确定引起疾病的主要因素。

当然，并非所有疾病都是与食物相关的，

吸烟、压力及污染也是重要的因素，我们天生的基因也是一个重要因素。许多研究均强烈指出高脂、高糖、低纤维的西式饮食是导致心脏病、糖尿病及癌症的主要因素。

食物使我们远离疾病的危害，其在人体内的作用是什么？人类善于通过自己的第一线防御与疾病作斗争，主要的防线是免疫系统，如肝、肠道内的益生菌群，而它们需要补充什么样的食物？

我们看一下膳食纤维的角色，它是现今典型的西式饮食中所缺乏的。纤维在保持人体健康中至少起两方面的重要作用。首先，它向寄生在大肠的益生菌群提供营养。其次，有证据证明高纤维饮食能阻止肠癌的发生。我们对这两种观念进行调查，甚至在消化系统置入导航照相机以发现更多问题。

人体有一套精细的排毒系统，但是很多人担心在当今世界，我们对很多有害物质超负荷。"排毒"是指人们尽可能将体内的毒素清除，即使生活在现在这个充满毒素的世界，它也能为我们提供保持健康的机会。我们要证实排毒计划是否真能起到作用。

有毒物质摄入过量后我们会感到暂时的不适，比如比较普遍的有兴奋作用的有毒物质——酒精，比起那些危害人体健康的毒物，其作用并不明显。医药学专家已能战胜危害发展中国家人民健康的最大杀手，如霍乱及天花。但许多研究人员更关注的是慢性疾病如心脏疾病和癌症。

科学家发现有的化学物质可以对抗癌症，这些化学物质在不同人体中起的作用不同，这取决于人们的基因构成。事实上，许多基因决定了特定食物对不同个体来说是健康的还是不健康的。将来，基因检测会提供适合不同个体的健康饮食建议。

随着科学的不断发展，健康营养方面的研究成果将会越来越多，我们对食物与我们身体健康关系的了解程度也会越来越深，人们将会用更严谨而科学的方法来提高人类的健康水平了。

对于我们而言，我们需要做到的就是建立一种健康积极的饮食习惯和生活方式，为我们的健康加分。

与健康较量的过程中，我们必须清楚什么样的食物有什么作用。看起来，健康、结实的人，喜好步行而且每日食用大量水果和蔬菜、高纤维面包及低脂酸奶酪，而肥胖、走路吃力、上气不接下气的人常喜欢吃甜点、汉堡包、炸薯条、融化干酪及白面包。

是什么将健康的赢家和输家区分开？人体内部到底在怎样运行？为什么燕麦粥有利于健康，而碳酸饮料和冰激凌对健康不利？作为对健康不断追求的群体，我们已经开始了探索最适宜健康的饮食的征程。

远古人饮食的医药性

两片白面包卷着牛肉夹饼做成美味的三明治，大分量的法式炸薯条和起泡酒，餐后甜点，巧克力和冰激凌，这样可口的食物让我们满足，但经常吃会升高血压水平及胆固醇水平。许多医生认为它们是引起心脏病及脑卒中的最重要的因素。

现代医学认为降低胆固醇及血压即可明显降低患心脏疾病的概率，事实的确如此。成千上万的美国人服用达汀（阿司匹林复合药）来降低"有害"胆固醇水平，还服用许多降低血压的药物。

你也可以不用药来降低胆固醇及血压水平，一些科学家建议你必须对垃圾食品及快餐说"不"，而像远古时的祖先那样吃饭。

很久前，进化"设计"的人体，是不吃冰激凌、巧克力及薯片的人体。没有早期人类医学方面的记录，但考古学家可明确他们吃什么及死于什么。祖先吃的食物是探索最健康饮食的关键。在寻找理想食物时，我们要求一组喜欢垃圾食品的人做志愿者，来研究远古时的饮食是否能改善他们的状态。

物种的起源

现代人已经存在很长时间，我们这一种群——智人在20万年前起源于非洲。

回到10 000代人以前，即大约公元前18万年。那时所有人类均生活在非洲，很显然没有商店，同样也没有农田，甚至没有成群的动物，男人打猎、捕鱼，女人采集野果、照看孩子。他们的饮食与多毛类的祖先的食物没有什么不同，他

小知识

脂肪的 3 种类型

不饱和脂肪酸比饱和脂肪酸健康。它们存在于许多植物性食物中，特别是橄榄油、鳄梨、坚果、黄豆。肉类的饱和脂肪酸多于不饱和脂肪酸。

反式脂肪酸常存在于加工食物中，在植物油凝固成"氢化"、"还原"的植物脂肪后产生。正如其名一样，在这一过程中，油中的氢被抽离出来。在快餐食物中，氢化脂肪是入嘴即溶的固体形态，而不是像植物油那样的液体，因此它们能改变加工食品的质地，也能延长食品在货架上的保存时间。例如典型的巧克力条，若没有氢化脂肪，保质期只有 30 天而不是 18 个月。然而，越来越多的证据表明反式脂肪酸与心脏疾病的发病率升高有关。

们的消化系统也是一样。像身体的进化一样，他们的消化系统也进化得非常缓慢。

我们如何确定史前祖先的食物呢？他们并没留下菜单或是食物包装，考古学家研究粪便的化石（称为粪化石），许多残留的营养成分能描述历史，如果考古学家足够幸运，他们甚至能发现一些未消化食物的化石。

早期的人类与其祖先的重要区别是吃肉类及鱼。他们吃的肉类是打猎来的野生动物，富含热量及蛋白质，这正是新种群成长及生存所需要的。他们的食物绝大多数是蔬菜叶子、嫩芽及品种多样的水果、种子及坚果。

早期人类的饮食中纤维含量很高，它能使胆固醇水平下降。纤维在人体内直接通过，并能吸收废物及水。可溶性纤维可减慢肠道葡萄糖的吸收，它在人体营养缺乏时对保持体重起着重要作用。

我们祖先的饮食包括很多富含不饱和脂肪酸的蔬菜及瘦肉，它比饱和脂肪酸及垃圾食品中常有的"反式脂肪酸"更健康。饮食中也有足够的植物固醇，能降低血液胆固醇水平。新鲜蔬菜能提供抗氧化剂这类化学物质，有助于减少体内细胞的损伤。

垃圾食品文化

让我们穿越时间，在农业起源的时代——大约 12 000 年前（600 代人以前），看看农民在吃什么。那时家禽没有野生动物强壮，因此家禽肉含脂肪多。小麦已成为主食，淀粉类食物比如面包等成为饮食的主要组成部分。人们的日常饮食来自母牛及山羊，但他们仍很依赖新鲜水果和蔬菜，当然，面包是每餐必需的。

我们往近些时候看一点，在工业革命后饮食上发生了巨大变化，人们消费的新鲜水果和蔬菜变少了。氢化脂肪酸——它通常会破坏一些有益健康的营养成分开始出现——在工业加工的食品中更为普遍。进入 20 世纪后，我们喜欢高糖、高脂肪的食物，并且它们购买方便，这两方面的原因结合在一起，使越来越多的人超重。

现在，许多人愈发理性，开始进食新鲜食品，确保一日吃大量水果及蔬菜。但我们仍然热爱油腻食品、甜食及垃圾食品。快餐、商店出售的预制食物及外卖快餐与我们祖先的饮食原则相违背，我们的饮食中纤维及不饱和脂肪酸含量低，不包含植物固醇，抗氧化剂含量少，而且含盐量高，而盐是导致血压上升的主要因素。

在人类历史上，生物特征基本保持不变，我们的身体仍然是打猎、采野果的人的身体，野生蔬菜、水果及瘦肉使我们成长并得以进化。现代饮食看起来与此不符，今天地球有 60 亿人口，我们人类在当前的生活方式下生活得很好，但是没有人希望患心脏疾病，甚至面临生命危险。

祖先 18 万年前在非洲草原打猎、采野果，我们能从中学到什么？

许多科研项目研究我们能从远古饮食中受益多少，其中之一是加拿大多伦多大学营养科学系的詹金教授 2001 年开始研究的"猿饮食"对有害胆固醇水平的影响。

詹金教授研究的饮食主要成分为大豆蛋白、绿色食品及坚果。参与者分成 3 组，尝试 3 种饮食，第 1 组为"猿饮食"，第 2 组为素食及降胆固醇药，第 3 组为素食而无降胆固醇药。结果令人吃惊的是，"猿饮食"的一组与服用素食及降胆固醇药的一组血液胆固醇降低的程度完全一致——30%。

食物药用的科学探究

科学实验

我们对自己进行一个挑战：10天内不用药来降低胆固醇及血压，我们决定用我们自己版本的"猿饮食"——我们称之为远古饮食。我们找到9位志愿者，在封闭的环境提供饮食及住宿。志愿者年龄30~40岁，他们大多数人胆固醇及血压水平都高，大多数都有心脏病家族史。

为了更好地进行实验，我们与两位营养学家合作，他们是来自伦敦皇家学院的山德教授及里德教授。饮食设计由注册营养师丽娜完成。我们称设计后的饮食为"远古饮食"以反映人类进化早期的饮食。实验分为两期。

实验的第一期，饮食只包括原始水果、蔬菜及坚果，每个人每天消耗5.5千克食物，此部分饮食与我们认为的早期人类的食物一致；第二期中，允许志愿者每天食用少量鱼，代表进化后期人们开始渔猎，这样的饮食盐及饱和脂肪酸含量低，纤维高，当然饮食中无酒精。

实验采集9位参与者的血液及尿液样本，实验中期及结束各采样一次。从血样中我们可测量出血液的脂肪成分，包括有益胆固醇与有害胆固醇的降解产物及其他脂肪成分。每天量血压，与志愿者尿样中的钠、钾含量对比，这样我们就知道观测的血压下降是否与摄入盐的减少有关。

为确保实验的有效性，我们必须确保没有志愿者中途退出，也不允许任何人随便离开去买酒喝。

这样，如果在这12天尝试像远古祖先那样的饮食方式，结果是什么呢？每个志愿者都发现了胆固醇水平下降的神奇实验结果——平均水平下降将近1/4。血压下降大约10%。9人中有6人的胆固醇从危险水平下降至正常水平。这令人惊奇的结果几乎完全是因为饮食中的低饱和脂肪酸、高纤维及植物固醇。在消化系统中，纤维以胆盐的形式与胆固醇结合在一起，同样，植物固醇在体内与胆固醇完全结合，因此志愿者的胆固醇水平得以下降。

志愿者的血压同样也有明显下降，这可能是由于饮食中盐含量的下降，部分原因可能也是因为未喝酒。

虽然实验并非为减肥设计，但参与者在实验过程中体重有所下降（每人平均下降4.4千克），更明显的是他们的腰围平均减少了5.5厘米。实验饮食比志愿者平时饮食的热量少，他们在封闭环境中比平常运动得更多，当然，消化蔬菜也会消耗很多能量。体重下降可能导致血压下降，但专家认为并非都是体重下降引起，低盐饮食也可使血压下降。

志愿者们会为了心脏健康而继续尝试这种远古的饮食方式吗？哦，当然不会。但他们每个人都称他们会吃多一点水果、蔬菜，而减少食用垃圾食品。

正在服用降脂药的高血脂患者没有必要停止原本遵循的远古饮食规则。减少食用垃圾食物，增加坚果、新鲜蔬菜及水果的摄入是保持健康的好方法。这样，当你下次去超市时，你就知道什么食物是你需要采购的了。

第二章
从药的角度来认识食物

食物的种类与营养价值

谷类及薯类

谷物食品主要包括纤维、无机盐、B族维生素等营养素。谷类食品包括全谷类和加工谷类两大类。

全谷类食品

提到谷类食品，我们会想到面包、麦片粥、面粉、米饭，但鲜有人能够知道全谷类食品和加工谷类食品之间的区别。全谷类食物中，麸皮、胚芽和胚乳的比例和它们在被压碎或剥皮之前的比例是一样的。面粉、加工面粉、去除胚芽的玉米粉并不是全谷类食物，在食物中加了麸皮的食物也不是全谷类食物。全谷类食物是纤维和营养素的重要来源。它们能够提高我们的耐力，帮我们远离肥胖、糖尿病、疲劳、营养不良、神经系统失常、胆固醇相关心血管疾病以及肠功能紊乱。

加工谷类

谷类在加工时，麸皮和胚芽基本上都除掉了，同时把膳食纤维、维生素、无机盐和其他有用的营养素比如木酚素、植物性雌激素、酚类化合物和植酸也一起除掉了。但加工谷类的质地更细一些，保存期也更长一些。现在，很多加工谷类中被人工加入了很多营养素，也就是说，在这些加工谷类中加入了铁、B族维生素（叶酸、维生素B_1，维生素B_2和烟酸）。不过，在这种再加工的谷类中，往往不会加入纤维，除非加进了麸皮。

除了一般的营养素，全谷类食物中还含有其他营养素，对身体健康非常重要。木酚素和植物性雌激素（异黄酮素）是类雌激素，存在于一些植物和植物产品中。木酚素化合物或者多酚是非常强的抗氧化物，特别是黄酮类。除了强化免疫系统，它们还有助于预防心脏病和高血压，还能强化身体整个系统。多酚还有抗生素和抗病毒的效果。全谷类食物中发现的另一个重要的补充物是腐植酸，也叫肌醇六磷酸。所有这些营养素都可以预防癌症。

人们吃饭时，不太在意吃到嘴里的是什么食物，就像他们不在意吸收到身体里的是什么化学物质一样。动物在这个食物链的最顶部，所以，它们吃了最多的污染物。而食肉的人类还在动物的上边。多吃全谷类食物最大的优点之一就是谷类位于食物链的最底部，它们受的污染最轻。所以，多吃谷类可以减少杀虫剂和其他化学物质的摄入。

谷类的建议日摄入量为300~500克。

动物性食物

这一类食物包括猪肉、牛肉、羊肉、兔肉等畜肉类，鸡、鸭、鸽子等禽肉类，水产中的鱼虾贝类以及以上食物的副产品如奶类和蛋等。动物性食物的种类极为丰富，是人类获取蛋白质、脂肪、热量以及多种无机盐和维生素的重要来源。

人体组织的大约20%是由蛋白质组成的，人体生长需要22种氨基酸来配合，其中只有14种能够由人体自身来产生。剩下的8种氨基酸是：色氨酸、亮氨酸、异亮氨酸、赖氨酸、缬氨酸、苏氨酸、苯丙氨酸和甲硫氨酸。这8种氨基酸必须从食物中获得。肉类和豆类组中所有的食物都含有必需氨基酸。

除了蛋白质之外，肉类中还有其他种类的

7

饮食小贴士

肉类、禽类、鱼类、蛋类等食物对保持人体健康很重要，它们为人体提供大量蛋白质，但是，其中那些富含饱和脂肪和胆固醇的食物会破坏它们积极的作用，不仅会危害健康，还会增加体内胆固醇的含量。所以，一定要尽量选择瘦肉或者脂肪含量低的动物性食物。最好购买瘦肉和低脂产品，用鱼类和豆类来替代肉类和禽类，可以减少饱和脂肪的摄入，从而降低胆固醇含量。

营养物质。但肉类最大的缺点之一是它含有饱和脂肪。动物性食品的日建议摄入量为125~200克。

豆类及其制品

豆类是指豆科农作物的种子，有大豆、蚕豆、绿豆、赤豆、豌豆等，就其在营养上的意义与消费量来看，以大豆为主。各种豆类蛋白质含量都很高，如大豆为41%、干蚕豆为29%、绿豆为23%、赤豆为19%。大豆所含蛋白质质量好，其氨基酸的组成与牛奶、鸡蛋相差不大，豆类蛋白质氨基酸的组成特点是均富含赖氨酸，而甲硫氨酸稍有不足。由大豆制成的豆制品包括豆腐、豆浆等营养也十分丰富。大豆异黄酮有多种结构，其中三羟基异黄酮具有雌激素活性，对乳腺癌、骨质疏松、心脏病等许多慢性疾病具有预防作用。

豆类及豆制品的建议日摄入量为50克。

蔬菜水果类

这类食物中，除含有蛋白质、脂肪、糖、维生素和无机盐外，还有成百上千种植物化学物质。这些天然的化学物质，是植物用于自我保护、避免遭受自然界细菌、病毒和真菌侵害的具有许多生物活性的化合物。尽管人们目前对每一种植物化合物的生物活性还不完全了解，但可以肯定的是它们对人类健康包括预防和对抗皮肤过敏、各种病原体的入侵乃至人类衰老和癌症等，都有着重要影响。

植物化学物质具有一系列潜在的生物活性，如提高免疫力、抗氧化和自由基、抑制肿瘤生成、诱导癌细胞良性分化等。有激素活性的植物化学物质还可抑制与激素有关的癌症发展。例如儿茶酚能遏止癌细胞分裂，减缓其扩散速度。黄酮类物质可延长体内重要抗氧化剂（如维生素C，维生素E和β—胡萝卜素）的作用时间，降低血小板活性，防止血液凝集，从

而对心血管疾病如脑卒中、冠状心脏病等具有预防作用。

多吃蔬菜还可以降低患Ⅱ型糖尿病、口腔癌、胃癌、结肠直肠癌、肾结石、高血压等疾病的风险。

蔬菜水果类食物的日建议摄入量为1 000克。

食物的成分与我们的健康

对于味觉来说，食物仅仅能提供感官上的刺激，我们能品尝出并记住各种食物不同的味道，这也是我们对食物最表层的认识。但是对于整个身体，食物提供的不仅仅是味觉刺激，还意味着蛋白质、维生素等基本的营养成分，意味着机体的各个器官和系统的正常运行，意味着生命的延续和个体的生长发育。要想了解食物是怎样影响我们的健康，就要先了解它们的基本组成成分有哪些。

蛋白质

蛋白质是生命与各种生命活动的物质基础，是构成器官的重要元素，由20多种氨基酸按不同的顺序和构型构成的一种复杂的高分子有机物。蛋白质是构成细胞膜、细胞核的主要成分，参与重要的生理生化活动。另外，蛋白质也供给热能，1克蛋白质在体内氧化分解可产生17千焦的热量。碳水化合物、脂肪和蛋白质都含有氧、氢、碳，但是只有蛋白质含有氮、硫和磷。所有这些营养素对生命、生长和维持健康都很重要。血液中的蛋白质能够平衡含水量和酸碱度。蛋白质还能形成抗体来抵抗传染病。我们的骨骼、牙齿、指甲、肌腱和肌肉都是由纤维蛋白组成的。想保持它们的健康，必须要摄入足够的蛋白质，否则身体会从

它存储的蛋白质中借用，对骨骼和肌肉造成破坏。

"蛋白质"存在于肉类、禽类、鱼类、贝类、坚果、种子、豆类、谷类、奶制品和蛋类中。蛋白质消化的时间比碳水化合物和脂肪要长一些，但是过程基本相似。酶把大的蛋白质分子分解成小的蛋白质分子，叫作氨基酸。这些小分子会融进血液运输到身体的每个细胞，来构成和修补身体组织。细胞分子把氨基酸重新组合成细胞所需要的蛋白质，我们的身体是靠氨基酸来进行新陈代谢的。而且血红蛋白（血液中运输氧气的分子）也是由蛋白质构成的。

无机盐和微量元素

无机盐和微量元素包括钙、铁、磷、钾、钠、镁、锌等多种物质，这一大类物质不含热量，但是它们是地球上所有物质的构成基础。几乎所有食物都能提供或多或少的无机盐和微量元素，只是种类和数量上有所差别。我们的身体利用、存储和消耗掉无机盐和微量元素，它们支持身体结构和功能，帮助身体产生能量。无机盐有时候相互之间能抵消，我们最好吃健康一些的食品来保证身体摄取足量的无机盐和微量元素。

碳水化合物

碳水化合物是一大类具有碳、氢、氧元素的化合物，是人类从膳食中获得热能的最经济和最主要的来源。它按化学结构大致可分为单糖类、双糖类、多糖类。

碳水化合物存在于谷类产品（如面包、米饭、玉米等）及其他蔬菜、水果和糖果中。它们是由成千上万个葡萄糖分子构成的。消化系统把这些分子分解成独立的葡萄糖分子，进入血液循环。如果它们不能作为能量被马上消耗掉，多余的葡萄糖就会转化成糖原存储在肝脏和肌肉中。当糖原存储到饱和状态时，如果热量的需要也已满足，这些糖原就会转化成脂肪存储在脂肪组织中。

维生素

维生素是一组有机化合物，包括维生素A，B族维生素，维生素C，维生素D和维生素E等几大类，它们共同的特点是能够加强氨基酸、碳水化合物和脂肪在人体器官内的新陈代谢。这就是说，尽管维生素本身不能为身体提供能量，但是却能促进新陈代谢，把食物转化成人体所需要的能量。B族维生素，包括烟酸、泛酸、叶酸、维生素B_1、维生素B_2和维生素B_6、维生素B_{12}能帮助身体释放能量、建立新组织、生成血红细胞，保持神经系统的良好运转。作为抗氧化物，维生素E在细胞氧化过程中保护维生素A和必需氨基酸不受侵害。

谷物和动物性食品能提供大量的B族维生素；蔬菜和水果是维生素C的主要来源、维生素D和维生素E以及一部分维生素A大量存在于动物性食物中，蔬菜和水果如胡萝卜、芒果当中也含有维生素A的植物形式即胡萝卜素。

脂肪

脂肪甘油和脂肪酸构成的酯，学名"三酰甘油"、"甘油三酯"。是由三分子脂肪酸与一分子甘油脱去三分子水构成的酯，通常不溶于水。脂肪酸黏附于一种叫作甘油的物质上。脂肪是人体三大能量来源之一，每克脂肪可供37千焦热量，是构成机体组织、供给必需脂肪酸、协助吸收利用脂溶性维生素的重要营养素。

脂肪存在于黄油、人造黄油、植物油、调味汁、奶制品（脱脂牛奶除外）、烘烤食品、坚果、种子、肉类（肉眼可以看见的脂肪）、鱼类和贝类（肉眼看不见的脂肪）中。脂肪是产生能量的最重要的营养素，所以我们的身体需要一小部分脂肪。胆汁酸能通过血液循环促进脂肪的消化。如果不能作为能量消耗掉，脂肪就会存储在组织中备用。

平衡膳食宝塔

我国早在20世纪80年代就提出了"每日膳食中营养素供给量"用来指导我国居民的日常营养摄入。我国的膳食结构同其他国家不同，因此需要专门针对我们现有的膳食模式进行指导，基于此，我国推出了有针对性的《中国居民膳食指南》，引导居民合理食物消费，给出健康饮食明确的指导性原则。

《中国居民膳食指南》

食物多样、谷类为主

　　人类的食物是多种多样的。各种食物所含的营养成分不完全相同。除母乳外，任何一种天然食物都不能提供人体所需的全部营养素。平衡膳食必须由多种食物组成，才能满足人体各种营养需要，达到合理营养、促进健康的目的，因而要提倡人们广泛食用多种食物。

　　多种食物应包括以下5大类：

　　第1类为谷类及薯类：谷类包括米、面、杂粮，薯类包括土豆、甘薯、木薯等，主要提供碳水化合物、蛋白质、膳食纤维及B族维生素。

　　第2类为动物性食物：包括肉、禽、鱼、奶、蛋等，主要提供蛋白质、脂肪、无机盐、维生素A和B族维生素。

　　第3类为豆类及其制品：包括大豆及其他干豆类，主要提供蛋白质、脂肪、膳食纤维、无机盐和B族维生素。

　　第4类为蔬菜水果类：包括鲜豆、根茎、叶菜、茄果等，主要提供膳食纤维、无机盐、维生素C和胡萝卜素。

　　第5类为纯热能食物：包括动植物油、淀粉、食用糖和酒类，主要提供能量。植物油还可提供维生素E和必需脂肪酸。

　　谷类食物是中国传统膳食的主体。随着经济发展，生活改善，人们倾向于食用更多的动物性食物。如今在一些比较富裕的家庭中动物性食物的消费量已超过了谷类的消费量。这种"西方化"或"富裕型"的膳食提供的能量和脂肪过高，而膳食纤维过低，对一些慢性病的预防不利。提出谷类为主是为了提醒人们保持我国膳食的良好传统，防止发达国家膳食的弊端。

　　另外要注意粗细搭配，经常吃一些粗粮、杂粮等。稻米、小麦不要碾磨太精，否则谷粒表层所含的维生素、无机盐等营养素和膳食纤维大部分流失到糠麸之中。

多吃蔬菜、水果和薯类

　　蔬菜与水果含有丰富的维生素、无机盐和膳食纤维。蔬菜的种类繁多，包括植物的叶、茎、花、茄果、鲜豆、食用蕈藻等，不同品种所含营养成分不尽相同，甚至悬殊很大。红、黄、绿等深色蔬菜中维生素含量超过浅色蔬菜和一般水果，它们是胡萝卜素、维生素B$_2$、维生素C和叶酸、无机盐（钙、磷、钾、镁、铁）、膳食纤维和天然抗氧化物的主要或重要来源。猕猴桃、刺梨、沙棘、黑加仑等也是维生素C、β-胡萝卜素的丰富来源。

　　有些水果，维生素及一些微量元素的含量不如新鲜蔬菜，但水果含有的葡萄糖、果糖、柠檬酸、苹果酸、果胶等物质又比蔬菜丰富。红黄色水果如鲜枣、柑橘、柿子和杏等是维生素C和胡萝卜素的丰富来源。

　　薯类含有丰富的淀粉、膳食纤维，以及多种维生素和无机盐。我国居民近年来吃薯类较少，应当鼓励多吃些薯类。

　　含丰富蔬菜、水果和薯类的膳食，对保持心血管健康、增强抗病能力、减少儿童发生干眼病的危险及预防某些癌症等方面，起着十分重要的作用。

常吃奶类、豆类或其制品

　　奶类除含丰富的优质蛋白质和维生素外，含钙量较高，且利用率也很高，是天然钙质的极好来源。我国居民膳食提供的钙质普遍偏低，平均只达到推荐供给量的一半左右。我国婴幼儿佝偻病的患者也较多，这和膳食钙不足可能有一定的联系。大量的研究工作表明，给儿童、青少年补钙可以提高其骨密度，从而推迟其发生骨质疏松的年龄；给老年人补钙也可能减缓其骨质丢失的速度。因此，应大力发展奶类的生产和消费。豆类是我国的传统食品，含丰富的优质蛋白质、不饱和脂肪酸、钙及维生素B$_1$、维生素B$_2$、烟酸等。为提高农村人口的蛋白质摄入量及防止城市人口过多消费肉类带来的不利影响，应大力提倡食用豆类，特别是大豆及其制品的生产和消费。

经常吃适量鱼、禽、蛋、瘦肉，少吃肥肉和荤油

　　鱼、禽、蛋、瘦肉等动物性食物是优质蛋白质、脂溶性维生素和无机盐的良好来源。动物性蛋白质的氨基酸组成更适合人体需要，且赖氨酸含量较高，有利于补充植物性蛋白质中

赖氨酸的不足。肉类中铁的利用率较高，鱼类特别是海产鱼所含不饱和脂肪酸有降低血脂和防止血栓形成的作用。动物肝脏含维生素A极为丰富，还富含维生素B_{12}、叶酸等。但有些脏器如脑、肾等所含胆固醇相当高，对预防心血管系统疾病不利。我国相当一部分城市和绝大多数农村居民平均吃动物性食物的量还不够，应适当增加摄入量。但部分大城市居民食用动物性食物过多，吃谷类和蔬菜不足，这对健康不利。

肥肉和荤油为高能量和高脂肪食物，摄入过多往往会引起肥胖，也是某些慢性病的危险因素，应当少吃。目前，猪肉仍是我国除少数民族以外的人口的主要肉食，猪肉脂肪含量高，应发展瘦肉型猪。鸡、鱼、兔、牛肉等动物性食物含蛋白质较高，脂肪较低，产生的能量远低于猪肉。应大力提倡吃这些食物，适当减少猪肉的消费比例。

食量与体力活动要平衡，保持适宜体重

进食量与体力活动是控制体重的两个主要因素。食物提供人体能量，体力活动消耗能量。如果进食量过大而活动量不足，多余的能量就会在体内以脂肪的形式积存即增加体重，久之发胖；相反若食量不足，劳动或运动量过大，可由于能量不足引起消瘦，造成劳动能力下降。所以人们需要保持食量与能量消耗之间的平衡。脑力劳动者和活动量较少的人应加强锻炼，开展适宜的运动，如快走、慢跑、游泳等。而消瘦的儿童则应增加食量和油脂的摄入，以维持正常生长发育和适宜体重。体重过高或过低都是不健康的表现，可造成抵抗力下降，易患某些疾病，如老年人的慢性病或儿童的传染病等。经常运动会增强心血管和呼吸系统的功能，保持良好的生理状态、提高工作效率、调节食欲、强壮骨骼、预防骨质疏松。

三餐分配要合理。一般早、中、晚餐的能量分别占总能量的30%，40%，30%为宜。

吃清淡少盐的膳食

吃清淡膳食有利于健康，即不要太油腻，不要太咸，不要过多的动物性食物和油炸、烟熏食物。目前，城市居民油脂的摄入量越来越高，这样不利于健康。我国居民食盐摄入量过多，平均值是世界卫生组织建议值的2倍以上。流行病学调查表明，钠的摄入量与高血压发病呈正比关系，因而食盐不宜过多。世界卫生组织建议每人每日食盐用量不超过6克为宜。膳食钠的来源除食盐外还包括酱油、咸菜、味精等高钠食品，及含钠的加工食品等。应从幼年就养成吃少盐膳食的习惯。

饮酒应限量

在节假日、喜庆和交际的场合人们往往饮酒。高度酒含能量高，不含其他营养素。无节制地饮酒，会使食欲下降，食物摄入减少，以致发生多种营养素缺乏，严重时还会造成酒精性肝硬变。过量饮酒会增加患高血压、脑卒中等危险，并可导致事故及暴力事件的增加，对个人健康和社会安定都是有害的。应严禁酗酒，若饮酒，可少量饮用低度酒，青少年不应饮酒。

吃清洁卫生、不变质的食物

在选购食物时应当选择外观好，没有泥污、杂质，没有变色、变味并符合卫生标准的食物，严把病从口入关。进餐要注意卫生条件，包括进餐环境、餐具和供餐者的健康卫生状况。集体用餐要提倡分餐制，减少疾病传染的机会。

特定人群膳食指南

婴儿

1.鼓励母乳喂养。

2.母乳喂养4个月后逐步添加辅助食品。

婴儿是指从出生至一周岁的孩子，这段时期是生长发育最快的一年，一年内体重的增加为出生时的2倍，因此需要在营养上满足其快速生长发育的需求。

母乳是婴儿唯一理想的均衡食物，而且独具免疫物质，有利于婴儿的正常生长发育。母乳喂养也有利于母子双方的亲近和身心健康。提倡、保护和支持母乳喂养是全社会的责任。希望80%以上的婴儿获得母乳喂养至少在4个月以上，最好维持1年。

对于患先天性疾病，或母亲因病不能授乳的情况下，应为婴儿选择合适的、各种营养素

齐全的、经卫生部门许可出售的配方奶制品或其他同类制品，并根据产品使用说明喂养。

早在孕期就应做好哺乳的准备，做好乳房的保健，注意营养，保证乳房的正常发育。产后应尽早开奶，母婴同室，保持喂哺。母乳一般可满足婴儿出生后4~6个月的营养需求，但为确保婴儿发育的需要与预防佝偻病的发生，应在出生1个月后，在哺乳的同时，补充安全量的维生素A及维生素D（或鱼肝油），但应避免过多。

在母乳喂哺4~6个月至1岁断奶之间，是一个长达6~8个月的断奶过渡期。此时应在坚持母乳喂哺的条件下，有步骤地补充为婴儿所接受的辅助食品，以满足其发育需求，保证婴儿的营养，顺利地进入幼儿阶段。过早或过迟补充辅助食品都会影响婴儿发育，但任何辅助食物均应在优先充分喂哺母乳的前提下供给。

补充断奶过渡食物，应该由少量开始到适量，还应由一种到多种试用，密切注意婴儿食后的反应，并注意食物与食具的清洁卫生。在通常的情况下，婴儿有可能对一些食物产生变态反应或不耐受反应，例如皮疹、腹泻等。因此每当开始供给孩子一种食物，都应从很少量开始，观察3天以上，然后才增加分量，或试用另一种食物。辅助食物往往从谷类，尤以大米、面粉的糊或汤开始，以后逐步添加菜泥、果泥、奶及奶制品、蛋黄、肝末及极碎的肉泥等。这些食物应该加入适量的食用油，但不必加入食盐。

幼儿与学龄前儿童

1.每日饮奶。

2.养成不挑食、不偏食的良好饮食习惯。

1~2岁的幼儿需要特别呵护。孩子的身体发育迅速，需要吸取许多营养物质，但是他们的胃肠还不够成熟，消化力不强，例如胃的容量只有250毫升左右，牙齿也正在长，咀嚼能力有限，故应增加餐次，供给富有营养的食物，食物的加工要细又不占太多空间。每日供给奶或相应的奶制品不少于350毫升，也注意供给蛋和蛋制品、半肥瘦的禽畜肉、肝类、加工好的豆类以及切细的蔬菜类。有条件的地方，每周给孩子吃一些动物血和海产品类食物。要引导和教育孩子自己进食，每日4~5餐，进餐应该有规律。吃饭时应培养孩子集中精神进食，暂停其他活动。应让孩子每日有一定的户外活动。

3~5岁的孩子有的进入幼儿园，他们活动能力也要强一些，除了上面照料幼儿的原则外，食物的种类也要增加，并且逐步让孩子进食一些粗粮类食物，引导孩子有良好而又卫生的饮食习惯。一部分餐次可以零食的方式提供，例如在午睡后，可以食用小量有营养的食物或汤水。

应该定时测量孩子的身高和体重，并做记录，以了解孩子发育的进度，并注意孩子的血色素是否正常。应该避免在幼年出现过胖的现象，如果有这种倾向，可能是因为偏食含脂肪过多的食物，或是运动过少，应在指导下做适当的调整，着重改变不合适的饮食行为。

成人食物和儿童食物是有区别的，例如酒类绝不是孩子的食物，成人认为可用的"补品"也不宜列入孩子的食谱。平衡膳食就是对孩子有益的滋补食物。

在有条件的地方，可以让孩子和小朋友共同进食，以相互促进食欲。

学龄儿童

1.保证吃好早餐。

2.少吃零食，饮用清淡饮料，控制食糖摄入。

3.重视户外活动。

学龄儿童指的是6~12岁进入小学阶段的孩子。他们独立活动的能力逐步加强，而且可以接受成人的大部分饮食。这一部分孩子，在饮食上，往往被家长误看作大人，其实他们仍应得到多方面的关心和呵护。

一般情况下，孩子应合理食用各类食物，取得平衡膳食，男孩子的食量不低于父亲，女孩子不低于母亲。应该让孩子吃饱和吃好每天的三顿饭，尤应把早餐吃好，食量宜相当于全日量的1/3。孩子每年的体重增加2~2.5千克，身高每年可增高4~7.5厘米。身高在这一阶段的后期增长快些，故往往直觉地认为他们的身体是瘦长型的。少数孩子饮食量大而运动量少，故应调节饮食和重视户外活动以避免发胖。

《中国居民膳食指南》中，除了不应该饮用酒精饮料外，其余原则也适用于这些孩子。要引导孩子吃粗细搭配的多种食物，但富含蛋白质的食物如鱼、禽、蛋、肉应该丰富些，奶类及豆类应该充足些，并应避免偏食、挑食等不良习惯。

应该引导孩子饮用清淡而充足的饮料，控制含糖饮料和糖果的摄入，养成少吃零食的习惯。吃过多的糖果和甜食易引起龋齿，应注意防止并重视口腔卫生和牙齿的保健。

青少年

1.多吃谷类，供给充足的能量。

2.保证鱼、肉、蛋、奶、豆类和蔬菜的摄入。

3.参加体力活动，避免盲目节食。

12岁是青春期开始，随之出现第二个生长高峰，身高每年可增加5~7厘米；个别的可达10~12厘米；体重年增长4~5千克，个别可达8~10千克。此时不但生长快，而且第二性征逐步出现，加之活动量大，学习负担重，其对能量和营养素的需求都超过成年人。

谷类是我国膳食中主要的能量和蛋白质的来源，青少年能量需要量大，每日需要400~500克，可因活动量的大小有所不同。蛋白质是组成器官增长及调节生长发育和性成熟的各种激素的原料。蛋白质摄入不足会影响青少年的生长发育。青少年每日摄入的蛋白质应有一半以上为优质蛋白质，为此膳食中应含有充足的动物性和大豆类食物。

钙是建造骨骼的重要成分，青少年正值生长旺盛时期，骨骼发育迅速，需要摄入充足的钙。据相关营养调查资料表明，我国中小学生钙的摄入量普遍不足，还不到推荐供给量的一半，为此青少年应每日摄入一定量奶类和豆类食品，以补充钙的不足。中小学生中缺铁性贫血也较普遍，有些青少年的膳食应增加维生素C的摄入以促进铁的吸收。青春发育期的女孩应时常吃些海产品以增加碘的摄入。

近年来，我国有些城市小学生肥胖发生率逐年增长，已达5%~10%。其主要原因是摄入的能量超过消耗，多余的能量在体内转变为脂肪而导致肥胖。青少年尤其是女孩往往为了减肥盲目节食，引起体内新陈代谢紊乱，抵抗力下降，严重者可出现低血钾、低血糖、易患传染病，甚至由于厌食导致死亡。正确的减肥办法是合理控制饮食，少吃高能量的食物如肥肉、糖果和油炸食品等，同时应增加体力活动，使能量的摄入和消耗达到平衡，以保持适宜的体重。

孕妇

1.自妊娠第4个月起，保证充足的能量。

2.妊娠后期保持体重的正常增长。

3.增加鱼、肉、蛋、奶、海产品的摄入。

妊娠是一个复杂的生理过程，孕妇在妊娠期间需进行一系列生理调整，以适应胎儿在体内的生长发育和本身的生理变化。妊娠分为3期，每3个月为一期。怀孕头3个月为第1期，是胚胎发育的初期，此时孕妇体重增长较慢，故所需营养与非孕时近似。至第2期即第4个月起体重增长迅速，母体开始贮存脂肪及部分蛋白质，此时胎儿、胎盘、羊水、子宫、乳房、血容量等都迅速增长。第2期增加体重约4~5千克，第3期约增加5千克，总体重增加约12千克。为此，在怀孕第4个月起必须增加能量和各种营养素，以满足合成代谢的需要。我国推荐膳食营养素供给量中规定孕中期能量每日增加836千焦，蛋白质4~6个月时增加15克，7~9个月时增加25克，钙增加至1 500毫克，铁增加至28毫克，其他营养素如碘、锌、维生素A、维生素D、维生素E、维生素B_1、维生素B_2、维生素C等也都相应增加。膳食中应增加鱼、肉、蛋等富含优质蛋白质的动物性食物，含钙丰富的奶类食物，含无机盐和维生素丰富的蔬菜、水果等。蔬菜、水果还富含膳食纤维，可促进肠蠕动，防止孕妇便秘。孕妇应以正常妊娠体重增长的规律合理调整膳食，并要做些有益的体力活动。孕期营养低下使孕妇机体组织器官增长缓慢，营养物质贮存不良，胎儿的生长发育延缓，早产儿发生率增高。但孕妇体重增长过度、营养过剩对母亲和胎儿也不利，一则易出现巨大儿，增加难产的危险性；二则孕妇体内可能有大量水潴留和易发生糖尿病、慢性高血压及妊娠高血压综合征。

哺乳期妇女

1.保证供给充足的能量。

2.增加鱼、肉、蛋、奶、海产品的摄入。

哺乳期妇女每天约分泌600~800毫升的乳汁来喂养孩子，当营养供应不足时，即会破坏本身的组织来满足婴儿对乳汁的需要，所以为了保护母亲分泌乳汁的需要，必须供给哺乳期妇女充足的营养。

哺乳期妇女在妊娠期所增长的体重中约有4千克为脂肪，这些孕期贮存的脂肪可在哺乳期被消耗以提供能量。以哺乳期为6个月，则每日由贮存的脂肪提供的能量为840千焦。我国推荐膳食营养素供给量建议哺乳期妇女能量每日增加3 350千焦，故每日还需从膳食中补充2 500千焦。

800毫升乳汁约含蛋白质10克，母体膳食蛋白质转变为乳汁蛋白质的有效率为70%，因此，我国推荐膳食营养素供给量建议哺乳期妇女膳食蛋白质每日应增加25克。

人乳的钙含量比较稳定，哺乳期妇女每日通过乳汁分泌的钙近300毫克。当膳食摄入钙不足时，为了维持乳汁中钙含量的恒定，就要动员母体骨骼中的钙，所以哺乳期妇女应增加钙的摄入量。我国推荐膳食营养素供给量建议哺乳期妇女钙摄入量每日为1 500毫克。钙的最好来源为牛奶，哺乳期妇女每日若能饮用牛奶500毫升，则可从中得到570毫克钙。

此外，哺乳期妇女应多吃些动物性食物和大豆制品以供给优质蛋白质，同时应多吃些水产品。海鱼脂肪富含二十二碳六烯酸（DHA），牡蛎富含锌，海带、紫菜富含碘。哺乳期妇女多吃些海产品对婴儿的生长发育有益。

老年人

1.食物要粗细搭配，易于消化。

2.积极参加适度体力活动，保持能量平衡。

随着年龄的增加，人体各种器官的生理功能都会有不同程度的减退，尤其是消化和代谢功能，直接影响人体的营养状况，如牙齿脱落、消化液分泌减少、胃肠道蠕动缓慢，使机体对营养成分吸收利用率下降。故老年人必须从膳食中获得足够的各种营养素，尤其是微量营养素。

老年人胃肠功能减退，应选择易消化的食物，以利于吸收利用。但食物不宜过精，应强调粗细搭配。一方面主食中应有粗粮细粮搭配，粗粮如燕麦、玉米所含膳食纤维较大米、小麦为多；另一方面食物加工不宜过精，谷类

加工过精会使大量膳食纤维丢失，并将谷粒胚乳中含有的维生素和无机盐丢失。

膳食纤维能增加肠蠕动，起到预防老年性便秘的作用。膳食纤维还能改善肠道菌群，使食物容易被消化吸收。近年的研究还说明膳食纤维尤其是可溶性纤维对血糖、血脂代谢都起着改善作用，这些功能对老年人特别有益。随着年龄的增长，非传染性慢性病如心脑血管疾病、糖尿病、癌症等发病率明显增加，膳食纤维还有利于这些疾病的预防。

胚乳中含有的维生素E是抗氧化维生素，在人体抗氧化功能中起着重要的作用。老年人抗氧化能力下降，使非传染性慢性病的危险增加，故从膳食中摄入足够量抗氧化营养素十分重要。另外某些微量元素，如锌、铬对维持正常糖代谢有重要作用。

老年人基础代谢下降，从老年前期开始就容易发生超重或肥胖。肥胖将会增加非传染性慢性病的危险，故老年人要积极参加适宜的体力活动或运动，如走路、太极拳等，以改善其各种生理功能。但因老年人血管弹性减低，血流阻力增加，心脑血管功能减退，故活动不宜过量，否则超过心脑血管承受能力，反使功能受损，增加该类疾病发生的危险。因此老年人应特别重视合理调整进食量和体力活动的平衡关系，把体重维持在适宜范围内。

平衡膳食宝塔

中国居民平衡膳食宝塔是根据《中国居民膳食指南》结合中国居民的膳食结构特点设计的。它把平衡膳食的原则转化成各类食物的重量，并以直观的宝塔形式表现出来，便于群众理解和在日常生活中实行。

平衡膳食宝塔提出了一个营养上比较理想的膳食模式。它所建议的食物量，特别是奶类和豆类食物的量可能与大多数人当前的实际膳食还有一定距离，对某些贫困地区来讲可能距离还很远，但为了改善中国居民的膳食营养状况，这是不可或缺的部分。应把它看作是一个奋斗目标，努力争取，逐步达到。

平衡膳食宝塔说明

平衡膳食宝塔共分5层，包含我们每天应吃的主要食物种类。宝塔各层位置和面积不同，

这在一定程度上反映出各类食物在膳食中的地位和应占的比重。谷类食物位居底层，每人每天应吃300~500克；蔬菜和水果占据第2层，每天应吃400~500克和100~200克；鱼、禽、肉、蛋等动物性食物位于第3层，每天应吃125~200克（鱼虾类50克，畜、禽肉50~100克，蛋类25~50克）；奶类和豆类食物合占第4层，每天应吃奶类及奶制品100克和豆类及豆制品50克。第5层塔尖是油脂类，每天不超过25克。

宝塔没有建议食糖的摄入量。因为我国居民现在平均吃食糖的量还不多，少吃些或适当多吃些可能对健康的影响不大。但多吃糖有增加龋齿的危险，尤其是儿童、青少年不应吃太多的糖和含糖食品。食盐和饮酒的问题在《中国居民膳食指南》中已有说明。

宝塔建议的各类食物的摄入量一般是指食物的生重。各类食物的组成是根据全国营养调查中居民膳食的实际情况计算的，所以每一类食物的重量不是指某一种具体食物的重量。

1.谷类。　谷类是面粉、大米、玉米粉、小麦、高粱等等的总和。它们是膳食中能量的主要来源，在农村中也往往是膳食中蛋白质的主要来源。多种谷类掺着吃比单吃一种好，特别是以玉米或高粱为主要食物时，应当更重视搭配一些其他的谷类或豆类食物。加工的谷类食品如面包、烙饼、切面等应折合成相应的面粉量来计算。

2.蔬菜和水果。　蔬菜和水果经常放在一起，因为它们有许多共性。但蔬菜和水果终究是两类食物，各有优势，不能完全相互替代。尤其是儿童，不可只吃水果不吃蔬菜。蔬菜、水果的重量按市售鲜重计算。

一般说来，红、绿、黄色较深的蔬菜和深黄水果含营养素比较丰富，所以应多选用深色蔬菜和水果。

3.鱼肉蛋。　鱼、肉、蛋归为一类，主要提供动物性蛋白质和一些重要的无机盐和维生素。但它们彼此间也有明显区别。

鱼、虾及其他水产品含脂肪很低，有条件可以多吃一些。这类食物的重量是按购买时的鲜重计算的。肉类包含畜肉、禽肉及内脏，重量是按屠宰清洗后的重量来计算。这类食物尤其是猪肉含脂肪较高，所以既使生活富裕也不应吃过多肉类。蛋类含胆固醇相当高，一般每天食用不超过一个为好。

4.奶类和豆类食物。　奶类及奶制品当前主要包含鲜牛奶、酸奶、奶酪和奶粉。宝塔建议的100克按蛋白质和钙的含量来折合约相当于鲜奶200克或奶粉28克。中国居民膳食中普遍缺钙，奶类应是首选补钙食物，很难用其他类食物代替。有些人饮鲜奶后有不同程度的肠胃道不适，可以试用酸奶或其他奶制品。豆类及豆制品包括许多品种，宝塔建议的50克是个平均值，根据其提供的蛋白质量可折合为大豆40克或豆腐干80克等。

平衡膳食宝塔的应用

确定你自己的食物需要

宝塔建议的每人每日各类食物适宜摄入量范围适用于一般健康成人，应用时要根据个人年龄、性别、身高、体重、劳动强度、季节等情况适当调整。青少年、劳动强度大的人需要能量高，应适当多吃些主食；年老、活动少的人需要能量少，可少吃些主食。下面表1列出了三个能量水平各类食物的参考摄入量。

从事轻微体力劳动的成年男子如办公室职员等，可参照中等能量（10000千焦）膳食来安排自己的进食量；从事中等强度体力劳动者如钳工、卡车司机和一般农田劳动者可参照高能量（11700千焦）膳食进行安排；不参加劳动的老年人可参照低能量（7550千焦）膳食来安排。女性一般比男性的食量小，因为女性体重较低，并且身体构成与男性不同。女性需要的能量往往比从事同等劳动的男性低836千焦或更多些。一般说来，人们的进食量可自动调节，当一个人的食欲得到满足时，他对能量的需要也就会得到满足。

平衡膳食宝塔建议的各种食物摄入量是一个平均值和比例。每日膳食中应当包含宝塔中的各类食物，各类食物的比例也应基本与膳食宝塔一致。日常生活无需每天都样样照着"宝塔"推荐量吃。例如烧鱼比较麻烦就不一定每天都吃50克鱼，可以改成每周吃2~3次鱼、每次150~200克较为切实可行。实际上，平日喜吃鱼的人多吃些鱼、愿吃鸡的人多吃些鸡都无妨碍，重要的是一定要经常遵循宝塔各层各类食物的大体比例。

同类互换，调配丰富多彩的膳食

人们吃多种多样的食物不仅是为了获得均衡的营养，也是为了使饮食更加丰富多彩以满足人们的口味享受。假如人们每天都吃同样的50克肉，40克豆，难免久食生厌，那么合理营养也就无从谈起了。宝塔包含的每一类食物中都有许多的品种，虽然每种食物都与另一种不完全相同，但同一类中各种食物所含营养成分往往大体上近似，在膳食中可以互相替换。

应用平衡膳食宝塔应当把建议营养与美味结合起来，按照同类互换、多种多样的原则调配一日三餐。同类互换就是以粮换粮、以豆换豆、以肉换肉（参见下表2，表3，表4，表5）。例如大米可与面粉或杂粮互换，馒头可以和相应的面条、烙饼、面包等互换；大豆可与相当量的豆制品或杂豆类互换；瘦猪肉可与等量的鸡、鸭、牛、羊、兔肉互换；鱼可与虾、蟹等水产品互换；牛奶可与羊奶、酸奶、奶粉和奶酪等互换。

多种多样就是选用品种、形态、颜色、口感多样的食物，变换烹调方法。例如每日吃50克豆类及豆制品，掌握了同类互换多种多样的原则就可以变换出数十种吃法。可以全量互换，全换成相当量的豆浆或熏干，今天喝豆浆、明天吃熏干；也可以分量互换如1/3换豆浆，1/3换腐竹，1/3换豆腐，早餐喝豆浆、中餐吃凉拌腐竹、晚餐再喝碗酸辣豆腐汤。表2，表3，表4和表5分别列举了几类常见食物的互换表供参考。

要合理分配三餐食量

我国多数地区居民习惯于一天吃三餐。

表1 平衡膳食宝塔建议不同能量膳食的各类食物参考摄入量

食 物	低能量膳食（约7550千焦）	中等能量膳食（约10000千焦）	高能量膳食（约11700千焦）
谷类	300（克/日）	400（克/日）	500（克/日）
蔬菜	400（克/日）	450（克/日）	500（克/日）
水果	100（克/日）	150（克/日）	200（克/日）
肉、禽	50（克/日）	75（克/日）	100（克/日）
蛋类	25（克/日）	40（克/日）	50（克/日）
鱼虾	50（克/日）	50（克/日）	50（克/日）
豆类及豆制品	50（克/日）	50（克/日）	50（克/日）
奶类及奶制品	100（克/日）	100（克/日）	100（克/日）
油脂	25（克/日）	25（克/日）	25（克/日）

表2 谷类食物互换表（相当于100克米、面的谷物食物）

食物名称	重量（克）	食物名称	重量（克）
大米、糯米、小米	100	烧饼	140
富强粉、标准粉	100	烙饼	150
玉米面、玉米糁	100	馒头、花卷	160
挂面	100	窝头	140
面条（切面）	120	鲜玉米	750~800
面包	120~140	饼干	100

三餐食物量的分配及间隔时间应与作息时间和劳动状况相匹配，一般早、晚餐各占30%，午餐占40%为宜，特殊情况可适当调整。通常上午的工作学习都比较紧张，营养不足会影响学习工作效率，所以早餐应当是正正经经的一顿饭。早餐除主食外至少应包括奶、豆、蛋、肉

表3 豆类食物互换表（相当于40克大豆的豆类食物）

食物名称	重量（克）	食物名称	重量（克）
鲜牛奶	100	酸奶	100
速溶全脂奶粉	13~15	奶酪	12
速溶脱脂奶粉	13~15	奶片	25
蒸发淡奶	50	乳饮料	300
炼乳（罐头、甜）	40	内酯豆腐（盒装）	280

表4 乳类食物互换表（相当于100克鲜牛奶的乳类食物）

食物名称	重量（克）	食物名称	重量（克）
大豆（黄豆）	40	素肝尖、素鸡、素火腿	80
腐竹	35	素什锦	100
豆粉	40	北豆腐	120~160
青豆、黑豆	40	南豆腐	200~240
膨化豆粕（大豆蛋白）	40	内酯豆腐（盒装）	280
蚕豆（炸、烤）	50	豆腐丝（油）	60
豆腐干、熏干、豆腐泡	80	豌豆、绿豆、芸豆	65
豆奶、酸豆奶	600~640	豇豆、红小豆	70
豆浆	640~800		

表5 肉类互换表（相当于100克生肉的肉类食物）

食物名称	重量（克）	食物名称	重量（克）	食物名称	重量（克）
瘦猪肉	100	瘦牛肉	100	鸭肉	100
猪肉松	50	酱牛肉	65	酱鸭	100
叉烧肉	80	牛肉干	45	盐水鸭	110
香肠	85	瘦羊肉	100	酱羊肉	80
大腊肠	160	蛋青肠	160	兔肉	100
大肉肠	170	小红肠	170	鸡肉	100
小泥肠	180	鸡翅	160	白条鸡	150
猪排骨	160~170				

中的一种，并搭配适量蔬菜或水果。

要因地制宜，充分利用当地资源

我国幅员辽阔，各地的饮食习惯及物产不尽相同，只有因地制宜充分利用当地资源才能有效地应用平衡膳食宝塔。例如牧区奶类资源丰富，可适当提高奶类摄取量；渔区可适当提高鱼及其他水产品摄取量；农村山区则可利用山羊奶以及花生、瓜子、核桃、榛子等资源。在某些情况下，由于地域、经济或物产所限无法采用同类互换时，也可以暂用豆类替代乳类、肉类；或用蛋类替代鱼、肉；不得已时也可用花生、瓜子、榛子、核桃等干坚果替代肉、鱼、奶等动物性食物。

要养成习惯，长期坚持

膳食对健康的影响是长期的结果。应用平衡膳食宝塔需要自幼养成习惯并坚持不懈，才能充分体现其对健康的重大促进作用。

食物的搭配原则

食物的营养价值和药用功效会因为不同的搭配方式而有所不同，有些食物搭配食用可以收到良好的效果，平衡营养摄入，而有的搭配方式则会降低食疗效果，影响身体吸收和利用营养物质，甚至会发生不良反应，有害身体健康。因此掌握一些日常生活中比较常见的饮食搭配常识，有助于避免因食物搭配不当带来的不良后果。

米面豆类的搭配

我国传统的主食存在明显的南北差异，北方人食面、南方人食米饭的习惯至今还存在着。但随着营养科学与饮食文化的发展，主食已不再局限于过去的单纯概念。由于各种各样主食类食物的营养成分不尽相同，谷类和玉米的赖氨酸含量最少，而薯类和豆类的赖氨酸含量丰富；玉米中缺乏色氨酸，但豆类中含量较多；又如荞麦、燕麦等粗粮赖氨酸、钙、锌、维生素B_1与维生素B_2等营养素优于大米、小麦等细粮。因此，在家庭日常主食中，应将细粮

与粗粮，谷与豆类、薯类、瓜类等食物进行科学搭配，使得家庭主食既丰富多彩又营养合理。按照我国传统饮食习惯及其主食营养搭配要求，通常可采用以下几种搭配方式：

细杂搭配

在做米饭或面类主食时，配上一定数量的杂粮，如玉米、小米、高粱等，使以米饭或面类为主的主食其营养成分趋于全面合理。

米麦搭配

在做米饭时搭配一定数量的麦类，如荞麦、燕麦、莜麦等，以使主食既有营养又色艳味香。

粮薯搭配

在做米饭时搭配一定数量的薯类食物，如红薯等，既可弥补米饭中所缺乏的赖氨酸等氨基酸，又可增加食欲。

米豆搭配

在做米饭时搭配一定数量的豆类，如大豆、红豆、绿豆、豌豆、蚕豆等，用豆类中所含的丰富赖氨酸来弥补米饭中该营养素的不足。

米瓜搭配

在做米饭时搭配一定数量的瓜类食物，最常见的是南瓜配米饭。南瓜中含有丰富的胡萝卜素，可补充主食中缺少的胡萝卜素。

粮果搭配

在做米饭时搭配一定数量的果类食物，如红枣、莲子、栗子或瓜子类食物，不仅会增加主食中维生素、不饱和脂肪酸的含量，还会使主食别有风味。

荤素搭配

动物性食物与植物性食物所含的营养成分各有不同，营养作用也各有特点。像鱼、肉、禽、蛋等动物性食物，以提供蛋白质、脂肪、无机盐和维生素A等为主；蔬菜、水果等植物性食物以提供无机盐、膳食纤维、维生素C和胡萝卜素等为主。大豆及豆制品也能提供优质蛋

白质以及脂肪、膳食纤维、无机盐和B族维生素。如果少吃蔬菜水果，多吃动物性食物，势必造成机体对膳食纤维、维生素及某些无机盐元素需要量得不到生理满足，长期下去，就有可能患心脏病、癌症、脑血管病、糖尿病、动脉硬化以及肝硬变等各种"富贵病"。反之，如果多吃蔬菜水果，动物性食物摄入不足，蛋白质就得不到充分供给，其明显后果是影响生长发育和智力发展，并使精神委靡，抗病能力下降。

因而，合理营养的平衡膳食，应当是动、植物性蔬菜进行比例恰当的合理搭配，来满足人体对各种营养素的生理需求。

然而，在"有荤有素"中，并非价格越高营养价值越高。营养学家曾作过分析，大豆烧猪蹄的营养价值不亚于甲鱼，强化豆奶所含的营养成分优于牛奶。牛奶中所含有的饱和脂肪酸摄入过多，就有可能引起成年期心血管疾病；而大豆中所含的是不饱和脂肪酸，可加速分解机体组织中的胆固醇，防止心血管病的发生。因而，营养膳食讲究合理的荤素搭配，不必被食物的价格所左右。

食物搭配宜忌

相宜的搭配

白菜+辣椒：可以促进肠胃蠕动，帮助消化。

白菜+豆腐：大白菜具有补中、消食、利尿、通便、清肺热等功效。豆腐提供植物蛋白质和钙、磷等营养成分。适宜于大小便不利、咽喉肿痛、支气管炎等患者食用。

白菜+猪肉：白菜含多种维生素、较高的钙及丰富的纤维。猪肉为常吃的滋补佳肴，有滋阴润燥等功能。适宜有营养不良、贫血、头晕、大便干燥等症状的人食用。

白菜+鲤鱼：营养丰富，含有丰富的蛋白质、碳水化合物、维生素C等多种营养素，适宜妊娠水肿的孕妇食用。

白菜+虾仁：虾仁含高蛋白、低脂肪、钙、磷含量高。白菜具有较高的营养价值，二者搭配可起到均衡营养的食疗作用。

菠菜+猪肝：猪肝富含B族维生素以及铁等造血原料，菠菜也含有较多的叶酸和铁，两种食物同食，是防治老年贫血的食疗良方。

菠菜+鸡血：菠菜营养齐全，蛋白质、碳水化合物、维生素及铁元素等含量丰富，鸡血也含多种营养成分，并可净化血液、清除污染物，保护肝脏。两种食物同吃，既养肝又护肝，患有慢性肝病者尤为适宜。

菜花+番茄：菜花含有维生素A、维生素B₁、维生素B₂、维生素C和维生素E、维生素K维生素U等特殊成分，能清血健身、增强抗毒能力、预防疾病。可治疗胃肠溃疡、便秘、皮肤化脓及预防牙周病。番茄含有丰富的维生素C和胡萝卜素，可健胃消食，对高血压、高脂血症患者尤为适宜。

葱+兔肉：兔肉中所含蛋白质高于等量的牛羊肉，且易于吸收，脂肪含量低，一直被认为是美容食品。葱有降血脂的功效。二者搭配能起到调解血脂的作用，对保护脑血管十分有益。

醋+姜：可促进食欲，具有帮助消化的功能。姜具有健胃、促进食欲的作用。两者合一，能缓解恶心和呕吐。

大米+绿豆：绿豆含淀粉、纤维、蛋白质、多种维生素及无机盐。在中医食疗上，绿豆具清热解暑、利水消肿、润喉止渴等功效，与白米煮成粥后，适宜于患者及老年人。

冬瓜+鸡肉：鸡肉有补中益气的功效，冬瓜能防止身体发胖，有清热利尿、消肿轻身的作用。二者同吃能起到良好的补益作用。

冬瓜+海带：冬瓜有益气强身、延年益寿、美容减肥的功能。海带有清热利尿、祛脂降压的功效。

冬瓜+火腿：含有丰富蛋白质、脂肪、维生素C和钙、磷、钾、锌等微量元素，对小便不利有疗效。

豆苗+虾仁：对体质阴寒怕冷、低血压、食欲不振、精力衰退等症状均有食疗效果。

豆苗+猪肉：猪肉对保健和预防糖尿病有较好的作用。豆苗是豌豆的嫩芽，含钙质、维生素C和胡萝卜素，有利尿、止泻、消肿、止痛和助消化等作用。二者同食能收到均衡营养的功效。

豆腐+鱼：豆腐中甲硫氨酸含量较少，而鱼体内氨基酸含量非常丰富。豆腐含钙较多，而鱼中含维生素D，两者合吃，可提高人体对钙的吸收率，可预防儿童佝偻病、老年人骨质疏松等多种骨病。

豆腐+虾仁：豆腐宽中益气、生津润燥、清热解毒、消水肿。虾仁含高蛋白、低脂肪、钙、磷含量高。豆腐配虾仁容易消化，对患有高血压、高脂血症、动脉粥样硬化的肥胖者尤宜，更适合老年肥胖者食用。

豆腐皮+芫荽梗：芫荽梗含大量水分，主要营养成分有蛋白质、脂肪、糖类、无机盐和大量维生素。可以促进麻疹透发，亦可健胃、驱风寒。

豆类+油脂类+蔬菜：适量油脂类与蔬菜和豆类同吃不仅不会形成新的脂肪，反而能消耗体内原有脂肪，是肥胖者的营养减肥餐。

豆奶+菜花：具有美化肌肤的功效。

豆干+韭菜：含丰富的蛋白质和维生素，是素食者最好的蛋白质补充来源。

土豆+猪排：小排骨和土豆一同烹饪可以去除油腻感，易于入口。土豆营养丰富，不仅可提供身体所需的热量，更能提供充足的膳食纤维。

相忌的搭配

萝卜+木耳：萝卜中的多种酶类会与木耳中的大量生物活性物质发生复杂生物化学反应，导致皮炎。

萝卜+橘子：萝卜含有多种酶类，在体内可合成一种硫氰酸，它是一种抗甲状腺物质，与橘子同时食用会加强抑制甲状腺功能作用，容易诱发甲状腺肿大。

蟹肉+茄子：两者均为寒性物质，同时食用会伤肠胃。

虾+枣：虾肉中含有五价砷，它能在维生素C的作用下转化为三价砷，三价砷为砒霜的主要成分，有毒。枣中维生素C含量非常丰富。所以二者不能同吃。

虾+南瓜：虾肉中含多种微量元素，与南瓜同时食用，能与其中的果胶反应，生成难以吸收的物质，可导致痢疾。

番茄+酒：番茄中含有鞣酸，与酒同时食用会在胃中形成不易消化的物质，造成肠道梗阻。

胡萝卜+酒：胡萝卜中含有丰富的胡萝卜素，和酒同时食用会产生肝毒素，对肝脏健康不利。

菠菜+牛奶：同时食用能产生草酸钙沉淀，对人体不利。

核桃+酒：两者均属热性食物，同时食用易导致上火。

柿子+酒：酒精能刺激胃肠道蠕动，并与柿子中的鞣酸反应生成柿石，导致肠道梗阻。

牛肉+酒：牛肉有很好的补益作用，酒也是大热之物，同食易导致便秘、口角发炎、目赤、耳鸣等症状。

猪肉+茶：茶中含有多种生物活性物质，和猪肉同时食用会影响肠胃对脂肪的吸收，导致便秘。

海鲜+酒：海鲜中含有大量的嘌呤醇，可诱发急性痛风，酒精有活血的作用，会使患痛风的概率加大。

鲫鱼+蜂蜜：同时食用会引起重金属中毒。

菠菜+大豆：菠菜含大量草酸，大豆中有丰富钙质，同时食用会形成草酸钙沉淀，影响消化吸收。

番茄+土豆：番茄含大量酸性物质，与土豆在胃中形成不易消化的物质，极易导致腹痛、腹泻和消化不良。

番茄+红薯：番茄含大量酸性物质，与红薯在胃中形成不易消化的物质，极易导致腹痛、腹泻和消化不良。

豆腐+葱：豆腐中含有丰富的钙，葱中含有草酸，同时食用可产生草酸钙沉淀，不易被消化吸收，对身体有害。

猕猴桃+牛奶：牛奶中含有大量蛋白质，能和猕猴桃中的果酸和维生素C发生反应，影响消化吸收，同时会导致腹胀、腹泻。

虾+果汁：果汁中含有大量的维生素C，能和虾肉中的蛋白质反应，形成难以吸收的硬块，对身体健康产生不良影响。

醋+牛奶：醋中大量的醋酸能在胃中与牛奶中的蛋白质结合生成硬块，导致腹痛、腹泻和消化不良。

果汁+牛奶：果汁中含大量的维生素C，能使牛奶中的蛋白质变性，降低它的营养价值，同时还易导致腹痛、腹泻、腹胀。

胡萝卜+白萝卜：胡萝卜中的维生素C分解酶能破坏白萝卜中的维生素C，使它失去原有营养价值。

胡萝卜+山楂：胡萝卜中的维生素C分解酶

能破坏山楂中的维生素C，使它失去原有营养价值。

南瓜+油菜：南瓜中含有维生素C的分解酶，和油菜同时食用会降低油菜的营养价值。

瘦肉+菠菜：瘦肉中含丰富的优质蛋白质和锌，菠菜中含大量草酸和铜，同食会阻碍机体对铜的吸收，会影响钙、铁的吸收和脂肪的代谢。

牛肉+栗子：栗子中的维生素C能使蛋白质变性，同时食用会降低营养物质。

鲫鱼+冬瓜：鲫鱼中含有多种微量元素，和冬瓜同时食用会降低营养价值。

甲鱼+芹菜：甲鱼肉中含有大量的蛋白质，芹菜中含有大量的维生素C能使蛋白质变性，降低营养价值。

甲鱼+桃：桃中含有大量的果酸，甲鱼肉中含有大量的蛋白质，果酸能使蛋白质变性，降低营养价值。

豆腐+蜂蜜：蜂蜜中含多种酶类，豆腐中大量的蛋白质和多种无机盐，同时食用会发生化学反应，降低营养价值。

木耳+茶：木耳中含大量铁，茶中含多种生物活性物质，同时食用不利于机体对铁的吸收。

南瓜+醋：醋中含丰富的醋酸，南瓜中含有大量的维生素，同时食用会破坏南瓜中的营养物质。

羊肉+醋：醋中的大量的醋酸会破坏羊肉中的营养成分（丰富的生物活性物质和蛋白质），使营养价值降低。

蟹肉+蜂蜜：蜂蜜中含有有机酸，能与蟹肉中的蛋白质反应，并使之变性，降低营养价值。

鸡蛋+茶：茶中含有多种生物活性物质，能使鸡蛋中的蛋白质变性，失去原有的营养价值。

鸡蛋+豆浆：豆浆中含有胰蛋白酶抑制物，能抑制人体胰蛋白酶的活性，影响蛋白质的吸收利用。

常见疾病的饮食宜忌原则

高血压的饮食宜忌

高血压患者平时应以清淡食品为主。宜常食植物性蛋白质含量高的食物，如各种豆类

和豆制品、菠菜、茄子、面筋、荠菜、芝麻、木耳、紫菜等。另外应常吃有降血压和降血脂作用的食物，如芹菜、白菜、萝卜、胡萝卜、海带、洋葱、山楂、荸荠、香蕉等；也可以稍吃一些动物性食物，如肉丝、肉片、排骨、牛肉、青鱼、鳜鱼、黑鱼等，以保持一定的营养。平时宜用植物油烧菜。

本病患者不宜食用动物油脂类及胆固醇含量过高的食品和甜味食品，如肥肉、猪肝、猪脑、猪腰子、蛋黄、鱼肝油、鱼子、螃蟹、糖及糖果食品等；辛辣食物，如胡椒、朝天椒、辣酱等也应少吃或不吃；食盐应少用，烧菜以低盐偏淡为妥，最好每天用盐量不要超过5克，腌渍食品更应少吃或不吃；忌食易产气食物，如干豆和薯类等；日常生活中，还应忌有兴奋作用的烟、酒、浓茶、咖啡、可可等，特别是烈性白酒，更应戒绝。

肥胖型患者除不吃高脂肪、高胆固醇和甜味食物外，还应适宜节制食量，可多吃些蔬菜，晨起宜饮水。近来，专家们通过大量研究又发现，体内钙的缺乏也可以诱发高血压。他们在实验中给高血压病人补充钙质，血压多能下降，其中有不少顽固性高血压患者经过补充钙质后，血压也可缓解。

另外，高血压病人应忌食狗肉等温补性强的食物。

糖尿病的饮食宜忌

1.不宜吃易使血糖升高的含糖食物，如白糖、红糖、冰糖、葡萄糖、麦芽糖、蜂蜜、巧克力、奶糖、水果糖、蜜钱、水果罐头、汽水、各种果汁、甜饮料、果酱、冰激凌、甜饼干、蛋糕、甜面包等。

2.不宜吃使血脂升高的食物，如动物油、黄油、肥肉、内脏类以及胆固醇高的食物。

3.不能喝各种酒类。

4.糖尿病病人不能食用精制糖类，应用木糖醇来代替蔗糖。木糖醇可起到增加甜度的作用，但食用过多不利于糖尿病的治疗，而且还可能会引起血中三酰甘油升高，发生冠状动脉粥样硬化。

木糖醇在代谢初始可能不需要胰岛素参加，但在代谢后期，就需要胰岛素的参与。所以，木糖醇不能替代葡萄糖，也不能避免发生

代谢紊乱，更不能降低血糖、尿糖和消除糖尿病的"三多"表现。因此，糖尿病患者也不宜多食木糖醇。

对于糖尿病的认识，医生们通常是把限制饮食，特别是限制进食含糖高的食品作为重要的防治方法来指导患者，但是，对盐的摄入量很少引起注意。现代医学研究表明，过多的盐能够增强淀粉酶活性，从而促进淀粉消化，并促进小肠吸收游离葡萄糖，可引起血糖浓度增高而加重病情。因此，糖尿病病人也不宜多吃盐。

心脑血管疾病的饮食宜忌

心肌梗死

宜补充维生素 C 和微量元素以加强血管的弹性、韧性并防止出血，微量元素碘可减少胆固醇和钙盐在血管壁上的沉积，阻碍动脉粥样硬化病变的形成（海产品含碘丰富）；镁可提高心肌兴奋性，有利于抑制心律紊乱（镁在绿叶菜中含量较多）。另外，还应进食粗粮及粗纤维食物，防止大便秘结对心脏产生不良影响。

应忌热能食物的摄入过多而使身体超重，避免食用过多的动物脂肪及含胆固醇较高的动物内脏。另外还要控制食盐摄入，咸菜、豆酱、香肠、腌肉等最好不吃或少吃。忌烟及刺激性食物。

冠心病

宜多食用植物蛋白（如豆制品）及复合碳水化合物（如淀粉等），少吃单纯碳水化合物（如果糖、蔗糖、蜜糖及乳糖等）；多吃富含维生素C的食物，因维生素C可促使胆固醇羟基化，从而减少胆固醇在血液和组织中蓄积；多吃高纤维的食物，因食物纤维不易被人体胃肠道所消化，摄入高纤维食物后可改善大便习惯，增加排便量，使粪便中类固醇及时排出，从而起到降低血清胆固醇含量的作用。多吃些水产海味食物，如海带、海蜇、淡菜、紫菜、羊栖菜、海藻之类，这些海产品中含有优良蛋白质和不饱和脂肪酸，还含有各种无机盐，这类食物在人体内具有阻碍胆固醇在肠道内吸收的作用，中医认为这类食物具有软坚散结的效

果，故经常食用可以软化血管；吃低盐饮食，食盐中的钠能增加血渗透压，促使血压升高，而高血压对动脉粥样硬化及冠心病均可带来不利的影响；吃植物油如豆油、菜油、花生油、芝麻油等。

忌多吃高脂肪高胆固醇食物，不要多吃常吃蛋黄、动物内脏之类食物。忌多食单糖食品，因单糖在体内可转化为脂肪而存积。忌吸烟喝酒，经常吸烟喝酒往往是脂质代谢紊乱的诱因，可促进肝胆固醇的合成，引起血浆胆固醇及三酰甘油浓度的增高。忌饮食过多过饱，切勿暴饮暴食，防止体重过度增加而导致肥胖，肥胖者容易患动脉粥样硬化症。

总而言之，冠心病人和动脉粥样硬化者适宜多维生素、多植物蛋白、多纤维、低脂肪、低胆固醇、低盐类食物。

脑血管意外

宜摄入缓解动脉硬化及降压食物，如木耳、果汁、米汤、菜汁等。必要时可进行鼻饲，少食多餐。

忌高钠饮食，少吃盐，日摄量应低于 5 克，因钠摄入过多能使血压升高。

忌高脂肪饮食，高脂肪食物能增加血液黏稠度。

忌高糖，少吃甜食，糖在体内仍转变成脂肪，也会增加血液黏度。

忌烟酒，尼古丁使血液稠黏度增高，乙醇能诱发脂质代谢紊乱。

胃病的饮食宜忌

胃、十二指肠溃疡

宜进食软质的富含蛋白质、维生素和必需微量元素的食物。因蛋白质、维生素C、钙、锌是修补组织、平复创伤不可缺少的物质，铁、铜、钴等元素均可治疗贫血；而维生素B1可以改善食欲，促进糖的代谢；维生素B_6可以防止呕吐，调节胃的功能。

不出血期间，可常食米粥、软的面食、豆浆、牛奶、奶油。因这些食物可减轻肠胃负担，减少胃肠蠕动和胃酸分泌。

忌各种刺激性食物、饮料，如辛辣食物、酒类、浓茶、咖啡；易胀气难消化的食物如豆

类、干果；多纤维的蔬菜，如芹菜、韭菜。此外，油炸物和腌制品、糖类等亦不宜多食。

胃炎

宜饮食定时定量，吃易于消化的食物。少食多餐，细嚼慢咽。萎缩性胃炎，胃阴不足者，宜吃一些滋润多汁的食物，如藕粉、粥类、果汁、酸味水果或乌梅制品，副食烹调中，也可用些醋以增加胃酸。肥厚性胃炎，宜进食一些碱性食物，如苋菜、芹菜、海带、牛奶、豆制品等。在面食和米粥中也可以适当加碱以中和胃酸。

忌烈酒、浓茶、咖啡等刺激性饮料和辣椒、胡椒、芥末等辛辣芳香调料。胃酸过多者，应忌食酸性食物，少吃糖类；胃酸缺乏者，应忌食碱性食物。

肾炎的饮食宜忌

肾炎病人在发病初期忌吃高蛋白饮食，一般每日每千克体重不应超过1克，每天可限制在35~40克。这是因为蛋白质在体内代谢后，可产生多种含氮废物，又称"非蛋白氮"，如尿素、尿酸、肌酐等，这会增加肾脏排泄的负担。特别是在肾功能减退、尿量减少的情况下，更会导致血液中非蛋白氮的含量增高，形成尿毒症。肾炎后期，若尿中排出大量蛋白质，并有明显贫血及水肿，且血中尿素氮接近正常值时，又当增加蛋白质饮食，每日每千克体重1.5~2.0克，全天蛋白质总量可在100克左右，而且要采用动物蛋白，如牛奶、各种奶制品、鸡蛋、鲜鱼、瘦肉等。

肾炎病人宜吃糖类食品和淀粉类食物，如粗粮、藕粉、甘蔗、山药、蜂蜜、白糖、各种果汁饮料、新鲜水果等。因为这些食品在体内代谢后，产生水和二氧化碳，不会增加肾脏负担。同时宜吃含维生素，特别是富含维生素C、胡萝卜素、维生素B_2之类的新鲜蔬菜瓜果。对于动物性脂肪，虽然无须严格限制，但亦忌多食。

肾炎病人宜吃容易消化、性质温和而无刺激性的食品，这样可以避免加重肠道及肾脏负担。忌吃油煎熏炸之类不易消化的食物，忌吃辛辣的刺激性食品，忌吃含草酸量较多的菠菜、竹笋、苋菜等，忌吃黄豆及豆制品、动物

内脏、浓鸡汤等含有大量嘌呤碱的食物，以免产生过多尿酸，对肾炎不利。

肾炎病人忌盐，民间有"忌盐百日"之说，特别是肾功能障碍，对钠的调节能力明显不良，出现浮肿、少尿、血压升高时，忌盐更是十分必要的。若病人尿量少于每天500毫升时，就更应该严格忌盐。若水肿消退，血压不高，尿量正常的情况下，则要保持低盐饮食。每日只能用盐1~3克，小儿不超过1克，并忌吃盐腌及含盐的食物。据分析，每100克常用食物含钠量在100毫克以下的有：牛肉、猪肉、鸡肉、大白菜、莴笋、冬瓜、西瓜、南瓜、丝瓜、番茄、芋头、荸荠、苋菜、大葱、韭菜、豆类、橘子、苹果、梨等；含钠量在200毫克以上的食物有：豆腐、蘑菇、紫菜、榨菜、茴香、雪里蕻、虾米、酱等。

肾炎患者宜食食物有：红薯、薏苡仁、蚕豆、白扁豆、四季豆、西瓜、玉米须、番茄、土豆、白菜、燕窝、木耳、泥鳅、海参、牛奶、蜂蜜、植物油、花生、芝麻、枸杞子、紫河车等。

肾炎患者应忌食鸡肉、鸡蛋、鹅肉、螃蟹、黄鱼、鲚鱼、鲥鱼、香蕉、菠菜、竹笋、白酒、韭菜、芹菜、洋葱、咖啡、带鱼等、还应忌食食盐、葱、大蒜、生姜、咖喱等辛辣刺激性的调味品；肾功能不全、血中非蛋白氮增高时，又忌吃河虾、禽蛋、肉类及动物的内脏等高蛋白高胆固醇食物。

风湿病的饮食宜忌

营养要丰富，食物宜清淡。风湿病是一种慢性消耗性疾病，患者常伴有发热、消瘦、贫血，应多食高蛋白、高维生素、低脂肪饮食。该病病程长，患者多有食不香、睡不安的反应。肥腻味重的食物往往有助湿生痰的作用，对病情不利，所以风湿病患者的饮食不能过于厚腻，味道也不宜过重，应以清淡为宜。

食疗要对症，选食要正确。食疗必须讲究辨证施治。所谓辨证，就是运用中医的"四诊"、"八纲"，对各种疾病进行综合分析，做出正确诊断；施治就是在正确诊断的基础上，采取相应的治疗原则和措施。一般而言，风痹者宜用葱、姜等辛温发散之品；寒痹者，宜用胡椒、干姜等温热食品而忌生冷饮食；湿

痹者易用茯苓、薏苡仁等药品；热痹者一般是湿热之邪交织在一起，宜食黄豆芽、冬瓜、丝瓜等食物，不宜吃羊肉及辛辣之品。另外，阴虚者应选用生地，阳虚者应选用淫羊藿，贫血者宜选食当归、黄芪。

烹饪要合理，饮食要节制。凡是用来治疗的食物，一般不宜采取炸、烤、爆等烹饪方法，以免有效成分遭到破坏。应该采取蒸、炖或者煲汤等方法，以保持食性不变。风湿病病人久病体弱，再加上长期服药，伤及脾胃，消化功能较差，所以饮食要适量、多餐，不宜暴饮暴食。食物软硬、冷热要适中，易于消化。尤其要注意的是，患者家属不应过度地给病人进食滋补之品，否则会伤及脾胃，引起营养不良。

饮食宜忌口。风湿病患者应根据病情而忌口。一般急性发作期不宜食辛热之品；胃肠失健、脾胃虚寒者，应少食生冷之品。但忌口也不能太严格，否则会影响营养成分的摄入。

类风湿性关节炎饮食宜忌

类风湿性关节炎是一种慢性消耗性疾病，有的患者伴有发热或贫血，有的可因药物治疗诱发胃肠道不适或溃疡。因此，类风湿性关节炎患者的饮食也需要补充足够的蛋白质、糖和维生素，食物以易消化为宜，避免刺激性以及生冷硬的食物。饮食不可片面，饮食的范围广些，摄取营养更为全面。对于服用非激素类抗炎药物或皮质类激素的患者，如有水肿或高血压并发症时，还需要适当控制水分和盐的摄入。

感冒的饮食宜忌

患感冒者在饮食上应选择容易消化的流质饮食如菜汤、稀粥、蛋汤、蛋羹、牛奶等。

饮食宜清淡少油腻，既满足营养的需要，又能增进食欲。可供给白米粥、小米粥、小豆粥，配合甜酱菜、大头菜、榨菜或豆腐乳等小菜，以清淡、爽口为宜。

保证水分的供给，可多喝酸性果汁如山楂汁、猕猴桃汁、红枣汁、鲜橙汁、西瓜汁等，以促进胃液分泌，增进食欲。

多食含维生素C、维生素E及红色的食物，如番茄、苹果、葡萄、枣、草莓、甜菜、橘子、西瓜及牛奶、鸡蛋等。预防感冒的发生。

饮食宜少量多餐。如退烧食欲较好后，可改为半流质饮食，如面片汤、清鸡汤龙须面、小馄饨、菜泥粥、肉松粥、肝泥粥、蛋花粥。

宜适当进食葱、姜、辛温发散之物，保暖取微汗，可收到较好效果；如属风热型，适当进食辛凉发散食物如萝卜、芥菜等，或以薄荷、金银花泡茶。

感冒期间，肠胃功能不佳时，宜食稀粥、面条、软饭，新鲜蔬菜、水果及富含维生素C的食物，以补充由于发热所造成的营养素损失，并增强抗病能力。

感冒发烧期间，禁忌酒类，风热型感冒，应忌酸辣动火食物，忌吃油腻、黏滞食物；服药服间当忌腥膻异味。

腹泻饮食宜忌

腹泻是指排便次数增多，而且粪便稀薄，甚至泻出如水样，一般不带脓血，腹痛或有或无。腹泻可分急性腹泻和慢性腹泻。中医称腹泻为"泄泻"，通常分为寒湿（风寒）型泄泻、湿热（暑湿）型泄泻、伤食型泄泻、脾虚型泄泻、阳虚型泄泻、肝脾不调型泄泻。

无论急性腹泻或是慢性腹泻，都应尽可能地查明病因，然后针对病因积极治疗。同时，注意饮食宜忌，分清类型并对症调理。

寒湿（风寒）型泄泻者，多因受了风寒或寒湿影响，导致泄泻清稀便，伴有腹痛肠鸣，或肢体酸痛。宜吃温中散寒、祛风化湿的食品，忌吃生冷油腻、性寒黏糯的食物。

湿热（暑湿）型泄泻者，多发生于夏秋之际，腹痛即泻，泻下臭秽，肛门有灼热感，粪色黄褐，心烦口渴，小便短赤，舌苔黄而厚腻。宜吃清热化湿或淡渗利湿的食物，忌吃辛辣温燥、黏糯滋腻的食品。

伤食型泄泻者，多因宿食停滞、食物不化而腐败，导致腹痛肠鸣，泻下粪便臭如败卵，泻后腹痛减轻、痞闷嗳气、舌苔垢浊。宜吃消食化积导滞食品或清淡食物，忌吃荤腥油腻、辛热温燥食品。

脾虚型泄泻者，是因脾胃气虚，消化吸收功能薄弱，大便时溏时泻，水谷不化，不思饮食，面色萎黄，神疲乏力。宜吃补气健脾食物，忌吃生冷伤胃、耗气破气的食品。

阳虚型泄泻者，多属脾肾阳虚，命门火衰，表现为黎明前肠鸣即泻，泻后则安，腹部畏寒，下肢觉冷。宜吃热性温暖食品，忌吃寒性生冷的食物。

肝脾失调型泄泻者，每因愤怒，即发生腹痛泄泻，平时常有胸胁痞闷，嗳气食少。宜吃疏肝健脾的食物，忌食荤腥油腻食品。

肝病的饮食宜忌

乙型肝炎

宜食香菇（隔水炖食，久食不厌）、瘦猪肉、猪腰子、猪羊肚、鸡鸭肫（即鸡、鸭胃）、白鸽、鲫鱼、昌鱼干、黄鱼干（忌白色小黄鱼）、冬瓜（清盐烧不放油）等。可偶而吃少量花生米或豆制品（豆腐除外）。可食用面条、面包、年糕、玉米。烧菜必用植物油，雨季烧菜多放生姜。

忌食茶叶、烟、酒、方便面、稀饭汤、各种滋补品、饮料、矿泉水、果奶（因此类食品有防腐剂，均伤脾损肝）等。忌食动物肝、酸冷、碍胃水果如桃、李子、草莓、橘子、梨、香蕉、柚子、橙子、甘蔗、干鲜荔枝、桂圆、瓜类和糖果、糕饼等甜味食物。忌食油腻食物和油炸品如猪头肉、猪蹄、熏鹅、肥鸭、麻油鸭、肥肉、油条、油饼、油炸食品等。忌食各种无鳞鱼，如鳗、泥鳅等。忌食寒凉食物如淡水青鱼、白鲢鱼、黄菜花、白菜、紫菜、海带、绿豆芽、豆腐、丁螺、番茄等。禁食引动肝风食物和发物如鸡、虾蟹类、茄子、咸菜、咸鱼及泥下食物如芋头、红薯、笋、茭白等。

肝窦状核变性

宜多食高蛋白、高糖食物，促进铜的排泄，保肝和提供能量；多食含铁的蔬菜如菠菜、芹菜、荠菜等，因铁与铜有协同作用，可促进铜的运转和利用；多食富含锌的食物如贝类、坚果等，因锌可降低血清铜的含量。

忌食用含铜量多的食物，也不要使用铜制用具。

肝硬变

宜补充蛋白质保食蛋、奶、鱼、瘦肉和豆制品；宜多吃含糖食物和水果以补充糖类；在补充维生素方面宜多食新鲜蔬菜、水果和动物肝类。特别注意补充B族维生素、维生素A和维生素C。

绝对禁酒和刺激性食物。胆汁性肝硬变应禁食肥腻多脂和高胆固醇食物；有腹水时应忌盐或低盐饮食；肝昏迷时，应禁蛋白质；食管静脉曲张时应忌硬食，吃流质或半流质食物；消化道出血时应暂时禁食，通过静脉输液补充营养。

脂肪肝

宜食用富含胆碱食物，如蛋黄、动物内脏、啤酒酵母、小麦胚芽（原麦）、黄豆、鱼类等；此外，含有肌醇的谷类食物，含枸橼酸的水果、坚果、蔬菜，优质蛋白食物如鱼、瘦肉、蛋类、奶类等亦适合食用。

忌食动物性脂肪，如猪油、肥肉等，不吃或少吃糖。

病毒性肝炎

宜进食高维生素食物如新鲜蔬菜、水果等；低脂肪饮食，注意适当进食蛋白质含量高的食物如鸡蛋、豆浆等与糖类。不可过分强调三高一低，不然反而对恢复不利（有的人容易发生脂肪肝）。

绝对禁酒，忌食辛辣刺激性食物，生冷、油腻、腥膻、咸寒之物也应禁忌。另外，不宜吃蛋黄，因蛋黄内含脂肪和胆固醇，于病不利。

不同人群的饮食宜忌原则

孕妇饮食宜忌

1.应适当增加优质蛋白质的摄入。蛋白质不够可造成怀孕、分娩到分泌乳汁等一系列过程的障碍，胎儿的身长、体重及智力发育等都有可能受到影响。因此，孕妇的膳食中供给的蛋白质要比一般妇女增加15~25克。如果条件许可，在食入适量的谷物食品的基础上，每日的食品中最好有1~2个鸡蛋、250~500克牛奶、50~100克瘦肉、100克豆制品。

2.宜增加无机盐和微量元素。钙摄入不足

可使孕妇牙齿松动，甚至骨质软化，胎儿的骨骼、牙齿发育不良；铁不够可使孕妇出现贫血现象，胎儿体内应有的贮备量不足；碘是甲状腺素的主要成分，甲状腺素是机体代谢的重要激素，能促进胎儿的正常生长发育；锌对帮助孕妇顺利分娩有重要作用。孕妇每日的膳食中，应供给钙1.2~1.5克、铁18~20毫克、碘125微克、锌13~20毫克，上述物质可以从蔬菜、牛奶、豆制品、肉、鱼、蛋、核桃、花生、海带、虾米及芝麻酱等食品中获得。

3.宜增加维生素的摄入。维生素A，B族维生素，维生素C和维生素D的足量供应对母体和胎儿都有重要意义。多食菜粮瓜果可获得胡萝卜素及维生素C；豆类、花生及芝麻酱则可提供B族维生素；维生素D可以经注射药物及晒太阳获得。

4.要少吃甜食及不易消化的油腻荤腥食物。妇女怀孕后，体内孕激素的含量增加，由于孕激素的作用，使胃肠平滑肌张力减低，胃肠蠕动减弱，胃酸分泌减少，加之子宫压迫胃肠，妨碍了消化活动，常使孕妇食欲不振。过多食入甜食会影响食欲，减少其他富含蛋白质、无机盐、维生素等营养物的进食；油腻荤腥食物一是不易消化，二是脂肪过多，会带来不良影响。

5.早餐应少食谷物。谷物含有较多的纤维，会影响机体对无机盐的吸收，进而造成胎儿对锌、铁等微量元素的缺乏，使胎儿出生后智力低下、发育迟缓。

6.应少吃盐。妇女在怀孕期间常发生下肢水肿，体内水分过多，影响血液渗透压，导致妊娠高血压疾病，血压升高，会危害胎儿安全。一般用量应为每日食盐2克或酱油10毫升。此外，不要吃咸肉、火腿、咸鸭蛋、榨菜等。海鱼、海虾等含盐量较高，也应少食。

7.禁食刺激性的食物，如浓茶、辣椒等，同时应尽量避免吃生冷食物。

幼儿饮食宜忌

多进食易消化的食物，避免煎炸等难消化的食物，不宜边看书边进食。

幼儿消化系统发育不完善，胃容量较小（350~400毫升），胃肠道排空较快（3~4小时），所以适宜少量多餐的膳食制度。提倡

每天4餐制，各次间隔3~4小时。各餐的热量分配可根据儿童活动情况和食量来决定，一般为早餐20%~25%，午餐40%~45%，午后点心10%~15%，晚餐20%~25%，或四餐平均分配。每次进餐时间15~30分钟，餐后休息0.5~1.5小时再开始学习和体力活动，晚餐离睡前至少1.5~2.0小时。

3岁以内的儿童，消化器官较稚嫩，牙没长全，咀嚼能力较差，吞咽活动也不灵敏。不宜吃带骨、刺、壳、筋的食物。如：排骨、鱼、虾、蟹、蛤类、鸡、鸭等，如果要吃，在烹饪前应去骨、去刺、去壳、去筋，切碎烧酥煮烂。硬果豆类食品颗粒较大，又比较圆，呛入气管造成窒息，危害极大。如一定要食用，可以煮熟磨碎放入汤粥中食用。含粗纤维的食物如韭菜、芥菜、黄豆芽、金针菜、橄榄菜、芹菜等应切碎。由于蔬菜种类很多，以上菜可尽量不用。产气类蔬菜如洋葱、生萝卜、干豆类等尽量少吃，有一定治疗意义时可吃。带刺激性的调味品，如辣椒、咖喱、葱、姜、蒜等有一定的食疗作用，可以少量熟食。有兴奋作用的饮料如酒、咖啡、浓茶等不宜食用。根据情况可适量吃巧克力、但不能吃太多，以不影响食欲、偶尔食用为好。冷饮食品含色素等食品添加剂过多，不宜给幼儿食用。油煎炸食品不易消化，还易碰破小儿比较嫩的口腔黏膜，幼儿不宜吃。带核带壳的水果干果比如桃、杏、李子、葡萄、花生、核桃等，应去皮、壳、核、子，切成小块煮成果羹饮用，或磨烂调羹喝。

老年人饮食宜忌

上了年纪的人往往食欲不振，所以饮食之道首先饭菜要香，饭菜搭配要合理，烹饪要得法，使得餐桌上的食品色、香、味俱全，以提高老年人的食欲。

其次，饮食质量要好，老年人应多食用营养丰富的食品，例如必需氨基酸含量丰富且易于消化的优质蛋白如禽蛋肉类及豆制品、含丰富维生素的蔬菜水果及含膳食纤维较多的食品。老年人每餐进食的量要少，不宜过饱，应以七八分饱为宜，尤其是晚餐更要少吃，可以采取少食多餐的方法。老年人不宜食用过咸食品，食盐过多易引发高血压病及心脑血管疾

病，所以每日的食盐摄入量应控制在6克以下。饭菜要尽量做得软一些、烂一些，以便于老年人消化吸收。食物温度应冷热适宜，特别注意不要食用过凉的食品以免引发胃肠疾病。老年人饮食要讲究粗细粮合理搭配，主食品种要多样化。由于谷类、豆类、鱼肉类等食品的营养成分不同，多种食物的合理搭配有利于各种营养物质的互补和吸收，粗粮和细粮的搭配还能预防便秘。老年人食用的蔬菜品种要多，进食量也要适当地多一些，其标准以每日进食500克以上为宜。由于新鲜蔬菜含有丰富的维生素和无机盐及纤维，对保护心血管和防癌、防便秘有重要作用。水果中含有丰富的维生素和微量元素，这些营养成分对于维持体液的酸碱度平衡有很大的作用，所以老年人应坚持每天吃水果。老年人进食时不要着急，应该细嚼慢咽，这样既有助于胃肠的消化吸收，又可预防因进食不当而发生意外。

老年人要控制肉类食品的摄入量，特别要注意不能摄入易引发高脂血症及心脑血管疾病的肥肉。不要贪食过硬或过黏的食品，以避免消化不良等胃肠疾病。老年人可以适量饮酒（50~100毫升红葡萄酒），但不宜饮酒过量或饮用烈性酒，以免诱发心脑血管疾病。老年人还应控制甜食的摄入，因为甜食所含得热量较多，易引起肥胖、糖尿病、瘙痒、脱发等。

第三章
食物药用的化学基础

碳水化合物

碳水化合物这类营养物质种类繁多，可以在大多数食品中找到。它包括单糖和合成形式的，比如淀粉（包含在面包、谷物以及一些蔬菜和水果中），后者在消化过程中被分解而成为单糖。我们所吃的食物中所含的单糖和淀粉的主要作用是提供能量。单糖中的葡萄糖用来满足人体对能量的需求，而我们的肌肉却将葡萄糖用于短时间的运动消耗。同时，肝和肌肉还将我们饮食中摄入的少量单糖和淀粉储存起来，这些储存下来的便被称为肝糖。在长时间的运动之后，肌肉中的肝糖储存必须得到补充。每克单糖和淀粉都大约提供17千焦的热量。健康专家们认为，我们应当从碳水化合物中获取人体所需的大部分（大约60%）热量。此外，我们每个人对热量的需求量还应视年龄、性别、体型和运动量大小而定。

不同于其他种类的碳水化合物，纤维（一种包含在麦麸、水果、蔬菜和豆类中的物质）是一种不易为我们人体所消化的复合碳水化合物。虽然它不易被消化，但对人体健康却是至关重要的。营养专家们建议，每天应当摄入25~30克的纤维。

单一碳水化合物（糖类）

糖类使食品产生甜味。它们是一个一个的小分子，形式多样，可以在很多食物中找到。一些糖类是在食物中天然存在的。比如果糖，这种单糖给水果以自然的甜味。

蔗糖是最为常见的单一碳水化合物。一个环状的蔗糖分子，是由一个果糖分子和另一种被称为葡萄糖的单糖分子化合在一起的。糖类中，果糖和葡萄糖因为它们的单环分子结构被归为单糖，而双环分子结构的糖，比如蔗糖，被归为双糖。另一种双糖，使奶类略微产生甜味的乳糖，是由葡萄糖和另一种被称为半乳糖的单糖结合而成的。如果人不能把乳糖消化分解成它的组成物质，就会导致乳糖不耐受。

我们食用的蔗糖是从甘蔗和甜菜中提取而来的。作为很多精制食品或加工食品的一种配料，蔗糖在增加食品营养价值（仅以热量的形式）、风味和口感的同时，还帮助保持食品的水分。如今，蔗糖主要被用来为碳酸饮料、其他果味饮料（不包括果汁）、糖果、糕饼、蛋糕、曲奇和冷饮增甜。糖类也经常以高果糖的

常见食品中的"潜在"糖分

食品	量	含糖量（克）
清凉饮料	340克	40
含糖碳酸饮料	340克	40
冰激凌	1杯	40
加糖麦片	1杯	15
果酱、果冻	1汤匙	10
面包圈	1个	10
蜂蜜	1茶匙	5
红糖	1茶匙	5
蔗糖	1茶匙	5

一些食品含有的糖分是在加工过程中添加的。我们平时应当试着减少含糖量高的食品的摄入频率和摄入量。对照这张表格，比较类似的食品，选择食用含糖量较低的食品。给食品加糖时更要多多控制。

玉米糖浆的形式为人们所食用，这是最常见的食用形式之一。高果糖玉米糖浆常被用来为苏打水、果味饮料（不包括果汁）、冰激凌、糕点和曲奇增甜。其他形式的蔗糖包括红糖、枫糖、糖蜜和粗糖。

糖分添加较多的食品，通常其他一些重要的营养物质比如维生素和无机盐等的含量较低。不幸的是，我们经常食用这类食品，而不是食用营养更为丰富的比如水果、蔬菜、低脂高谷类产品。这样不仅使得我们难以获取很多重要的营养物质，而且还会导致我们体重增加。

糖分摄入量的增长还有一个原因，就是低脂形式的甜点和零食，比如曲奇、蛋糕、冷饮等的增多。通常情况是，这些食品中含有大量的糖分，因为脂肪含量被降低后，需要糖分来弥补口味上的损失。我们摄入的那些可以长期黏附在牙齿上的糖类，还会加速牙齿的腐蚀。

因此，应当少吃含糖量高或者含糖量和含脂肪量均高而其他营养物质含量低的食物。相反地，含有天然果糖的新鲜水果或者含有乳糖（奶中的一种天然糖分）的低脂的酸奶可以使我们在摄入维生素和无机盐的同时，获取食物中的其他有益健康的成分，但这些成分可能还没有被我们所发觉。

乐观一点看，至今还没有确切的证据证明过多摄入糖分会导致糖尿病、注意力不集中、过度活跃或抑郁症。而且虽然很多人称他们难以控制地想吃含糖食品，尤其是那些同时含有高糖分和高脂肪的食品，但没有证据证明含糖食品可以使人上瘾。

复合碳水化合物

复合碳水化合物几乎仅能在植物性食品中找到，它是多个单糖葡萄糖分子的长链状结合。植物中的复合碳水化合物可以被分为两类：淀粉和纤维。

淀粉主要存在于谷物、某些水果、蔬菜、豆类和坚果中。它为新发芽的植物提供能量。纤维是一种较为粗糙的物质，它通常构成植物的种子外壳或者存在于植物的其他部分。淀粉可以被我们的人体分解成其组成成分——葡萄糖，从而用来提供能量，而纤维则不然。每克淀粉提供17千焦的热量，而纤维（有时被称为

各类食品中的纤维量

食品	量	纤维（克）
带皮苹果	中等大小，1个	4
香蕉	中等大小，1个	3
橙汁	400毫升	<1
橘子	中等大小，1个	3
草莓	300克	4
生西蓝花	100克	1
熟西蓝花	100克	2
生胡萝卜	中等大小，1个	2
带皮的烤土豆	中等大小，1个	4
熟菠菜	100克	2
生菠菜	100克	1
番茄	中等大小，1个	1
熟扁豆	100克	8
烤豆	100克	7
白面包	1片	<1
全麦面包	1片	2
白米	100克	<1
糙米	100克	2
纯麦麸麦片	80克	8
玉米片	100克	3
熟的干燕麦粥	100毫升	3
爆米花	50克	1

非营养性纤维）则不提供能量。因此，淀粉在我们饮食中的主要作用是像糖类那样提供能量。

纤维是一种广泛存在于水果、蔬菜、豆类和谷物外层的物质。科学家们将纤维分为两类，一类是不可溶性纤维，即不能溶于水的纤维；另一类是可溶性纤维，即可以溶于水的纤维。不可溶性纤维也被称为粗纤维，包括可以在许多水果、坚果和一些谷粮中找到的纤维素、半纤维素和木质素。可溶性纤维包括可以在水果中找到的胶质和可在一些谷物和豆类中找到的酯类。

富含纤维的饮食，应当包括大量的全谷

类食品、豆类、新鲜的蔬菜和水果，这些食品可以降低很多疾病的发病率。营养学家对膳食纤维在维护人体健康方面的作用的研究还只是处于起步阶段。纤维可以清理消化系统中无用的致癌物质，保持消化道清洁，预防消化道疾病。纤维还可以增加饱腹感，防止过度饮食，预防体重增加。富含纤维和富含碳水化合物的饮食可以降低血清中的胆固醇，降低血压，预防冠心病和一些癌症。但这不意味着仅服用一些纤维片就足够了。研究结果已经表明，食用水果、蔬菜、全谷和麦片等高纤维食品，是更有益的纤维摄入方法。结合其他的一些研究结果，我们可以知道，上述食品中除了含纤维，还有维生素、无机盐和其他组成物质，它们都在促进人体健康上起着各自的作用。

我们可以从碳水化合物中摄取大部分（大约60%）的能量，而这种碳水化合物最好是来自全谷、蔬菜、水果和豆类等食物中的复合碳水化合物。这些食品同时也是纤维、主要的维生素、无机盐和其他植物化学元素的良好来源，而且往往脂肪含量较低。

为了尽可能地获取纤维的潜在益处，我们应当从各种食品来源中摄入复合碳水化合物。虽然研究也表明，我们的碳水化合物的摄入量在增加，但来自全谷类食品的仍然很少，部分原因是因为很难界定什么是全谷食品。

天然含有纤维的食品或者添加了纤维的食品被允许在它们的成分表中加以标注。但是，那些用来表明含有纤维的用词，它的意思是什么呢？当你在一张食品标签上看到"高纤维"时，它指的是每份（按营养成分表而定）该种食品中含有5克或者更多的纤维。每份含有2.5~4.9克纤维的食品，可以称为纤维的"良好来源"，而每份含有至少2.5克纤维的食品可以在标签上标明"添加纤维"或"更多纤维"。

代糖

在控制体重的时候，基于为脂肪寻找替代品的相同理由，无热量的代糖变得越来越受欢迎。代糖有两种基本类型：强力甜味剂和糖醇。

强力甜味剂也被称为非营养性甜味剂，它们比普通的糖要甜很多倍。因此，少量的该类甜味剂就足以使食品变甜，同时又不会增加食品的热量。更好的是，这些甜味剂不会导致蛀牙。当前，该类甜味剂有4种，可以用于食品加工或家庭使用。

阿斯巴甜，这种甜味剂是通过化学地改变自然产生的氨基酸苯基丙氨酸而得到的。但是这种甜味剂不能让患有苯丙酮酸尿症（一种罕见的先天性疾病，可以破坏人体的代谢苯基丙氨酸的能力，导致严重的神经损伤）的群体食用。

糖精，第2种非营养性甜味剂。虽然糖精遇热稳定，但在有些情况下当它被用于待烘烤食品中时效果不是很理想。

AK糖，第3种强力甜味剂，如今已经被广泛地应用于多种食品中。它的甜度大约是普通的糖的200倍，该甜味剂的安全量相当于一个体重60千克的人每年摄入65千克糖（"日允许摄入量"为每千克体重15毫克甜味剂）。因为AK糖不能被人体代谢，所以糖尿病患者可安心食用。而且，这种甜味剂遇热比阿斯巴甜要稳定得多，它可以在烤箱中高于200℃的高温下保持其结构和口味的不变，同时其保存时间也较长。像阿斯巴甜和糖精一样，AK糖缺乏糖纤维，所以当将其用于家庭食品烘焙时，需要稍稍改动一下烹饪方法。

第4种强力甜味剂是蔗糖素，蔗糖素是对蔗糖进行化学改变后，使其成为一种非营养性、无热量的、甜度是普通糖的600倍的甜味剂。该甜味剂可以为成人、儿童、孕妇、哺乳期妇女安全食用的量相当于每年食糖22千克。因为它不像糖类那样参与人体新陈代谢，所以即使糖尿病患者也可以安心食用，此外，其遇热极其稳定，不会因此而损失甜味，所以适用于要经历长时间高温的烹饪方法（比如烘焙），其保存时间更是长久。这类甜味剂，主要以粉状代糖的形式被使用于烘焙食品、果酱、果冻、馅料、调味品、加工水果、果汁和饮料中。同时，它也被批准使用于各种添加食品。但是，蔗糖素因为缺乏糖纤维，在家庭烘焙中受到一定的限制。

含有强力甜味剂的食品不应给婴儿或儿童食用，因为他们需要能量和保持较强的活力。同样，这些含有强力甜味剂和缺少营养价值的食品也不能用来替代我们的高营养饮食。

糖醇包括木糖醇、甘露醇、山梨糖醇，其

每克含有的热量低于17千焦。这些糖醇的消化速度很慢，大部分是直接被排出体外。不过，需要注意的是，有的人过多地摄入此类甜味剂会导致腹泻和肿胀。

所谓的天然甜味剂，其实和糖类提供的热量相差无几，但却被人们错误地认为比糖类更为健康，以为它们似乎比经加工而来的蔗糖更为天然。其包括蜂蜜、枫糖和枫糖浆、枣糖和浓缩葡萄汁。事实上，这些甜味剂并不比蔗糖含有更多的维生素和无机盐。其中蜂蜜中甚至还会有少量可以导致中毒的细菌孢子的滞留，因此绝对不能给小于1岁的婴儿喂食。

蛋白质

蛋白质是我们饮食的重要组成部分。蛋白质是由较大的复合分子组成的错综复杂的珠链状体。链上的每一个"珠子"是由一组被称为氨基酸的更小的分子组成的。氨基酸是由碳、氧、氮和氢组成的，有些氨基酸还含有硫。

利用饮食中摄入的氨基酸，身体可以产生5万多种不同的蛋白质。这些蛋白质是我们皮肤、毛发、指甲、细胞膜、肌肉和结缔组织的主要组成元素。胶原质是我们皮肤的主要成分，能防止外来物质的入侵。细胞膜上的蛋白质决定哪些物质可以进出细胞。我们的肌肉，包含了整个人体65%的蛋白质，为我们的身体定型和提供力量。在结缔组织比如肌腱、韧带和软骨内的蛋白质，一方面可以使我们的骨架良好运作，另一方面构成人体的内部器官，同时还可以保持内部器官的位置。血液中的蛋白质把氧带到各个细胞，并带走二氧化碳和其他废弃物。肌肉、结缔组织和血液中的蛋白质占据了人体内蛋白质的大部分。其他蛋白质，比如酶，可促进新陈代谢。此外，还有些蛋白质和氨基酸是激素或者是影响神经系统的化学物质，这些物质在整个人体中传递信息，同时调节整个新陈代谢的进程。

我们的身体在生长的过程中必须制造和储存大量的蛋白质。因此在生长期，身体对蛋白质的需求量很大。即使是在非生长期，人体内每种蛋白质都是有其一定的存在期限的，必须及时得到补充。因此，人体对蛋白质的需求永无止境。

膳食蛋白质和人体内的蛋白质

构成我们人体的几千种蛋白质是由大约20种不同的氨基酸根据人体的需求组成的。那么，这些氨基酸是什么呢？它们又是从哪里来的呢？前一晚上我们所吃的肉类，并不直接成为我们的肌肉。膳食蛋白质先被消化分解成较小的缩氨酸，这些缩氨酸中的部分被继续消化分解成组成它们的氨基酸。只有氨基酸和小的缩氨酸才能从小肠中进入到血管中去。然后，它们被输送到肝、肌肉、大脑和其他器官中。在那里，它们将被用来制造新的蛋白质或者被转化成为这些器官所需的氨基酸。

组成蛋白质的所有氨基酸中，有8种被认为是必需的，因为它们不能为我们人体自身所产生，而必须通过食物来获取。而其余的被认为是"非必需的"，因为如果需要的话，我们的身体可以制造足量的此类氨基酸。不过，通过多样而均衡的饮食，这些氨基酸是很容易为人体所获取的。

氨基酸分类

必需氨基酸	非必需氨基酸
异亮氨酸	丙氨酸
亮氨酸	丝氨酸
赖氨酸	天门冬氨酸
甲硫氨酸	谷氨酸
苯丙胺酸	脯氨酸
苏氨酸	羟基脯氨酸
色氨酸	组氨酸
缬氨酸	丙氨酸
	酪氨酸
	胱氨酸
	精氨酸
	甘氨酸
组成所有蛋白质的20种氨基酸中，有8种被认为是必需的，因为它们不能为我们人体自身所产生，而必须通过食物来获取。	

大部分食物含有蛋白质，其中有一些是相对较好的蛋白质来源。所谓的"完全蛋白质"，含有用来合成人体所需的蛋白质的所有必需氨基酸。完全蛋白质的最佳来源是瘦肉和禽肉、鱼、低脂奶制品和鸡蛋。

谷类和麦类食物是蛋白质的优良来源，但是因为这些蛋白质往往缺少一种或两种必需的氨基酸，它们便被称为"不完全蛋白质"。玉米中的蛋白质，其赖氨酸和色氨酸的含量很低。小麦中的蛋白质同样也是赖氨酸含量很低。相反，豆类中赖氨酸的含量很高，但甲硫氨酸的含量低。豆类中，黄豆所含的蛋白质是最为完整的。

这是不是就意味着，我们必须食用肉类、鸡蛋和奶制品（动物性食品）才能获取所需的所有氨基酸呢？事实上并不是这样的。通过吃各种不同的食物，包括谷类和豆类，你可以获取你所需要的所有氨基酸。有各自不同饮食文化的人们以及那些严格的素食主义者（不吃任何动物食品的人），通过食用含有各种植物性蛋白的食物，包括豆类、玉米、大米和其他麦粮，来满足自己在数量上和种类上对蛋白质的需求。虽然，我们曾经认为有必要在一餐中对这些食物进行搭配食用，但是，现在营养专家已经认同，各种食品在一天内分多次食用，是同样可达到其目的的。

当我们吃谷类和豆类而不是动物性食物（我们饮食中更为常见的蛋白质来源）时，我们可以获得更多的健康裨益。因为除了含有蛋白质以外，全谷食品和豆类更富含维生素、无机盐、纤维和其他有益健康的物质。如果这些还不足以说服你的话，那就来看看以下我们将要了解的动物性食物中含量很高的饱和脂肪酸。这些脂肪与很多疾病相关，而谷类和豆类中恰恰没有这样的危险物质。

并不像很多人想象的那样，多吃食物蛋白质甚至摄入超过专家建议的量，便可以使肌肉长得更结实。我们身体不会储存多余的蛋白质。如果我们摄入的蛋白质多于我们用来补充日常消耗的氨基酸所需的量的话，多余部分将转化成脂肪囤积下来。由于我们对蛋白质的需求主要取决于体型的大小，所以随着身体的快速生长，人体对蛋白质的需求量就会增加。因此，专家对蛋白质的摄入量的建议是基于人的年龄来给出的，同时，孕妇和哺乳期妇女比普通的成年人对蛋白质的需求量稍大些。专家给出的摄入量建议基本可以满足所有的健康人群对蛋白质的需求。如果过量食用高蛋白食品如肉类和奶制品，会使得人体在吸收蛋白质的同时吸收过量的饱和脂肪，这也就增加了冠心病和某些癌症的发病率。

如果我们摄入的蛋白质太少又会怎样呢？比如那些严格控制饮食的人，不能吃某些特定食物的人，以及因为患有某些疾病或有某些损伤的人，他们大都处于蛋白质缺乏状态。为了弥补被消耗掉的必需氨基酸，从而制造重要的蛋白质比如酶和激素，缺乏蛋白质摄入的人体便开始从肌肉中攫取蛋白质，分解成其组成成分氨基酸。由于肌肉可为人体多种重要的功能提供帮助（比如，膈肌帮助呼吸、心肌帮助输送血液），因而，肌肉蛋白的大量缺少可以造成致命的结果。

脂　肪

脂肪含量高的饮食总是与不断增加的肥胖症、发病率不断上升的冠心病、高血压、糖尿病以及某些癌症联系在一起。健康部门建议，我们应该把脂肪的摄入量减少到能量来源的30%。我们还应将饱和脂肪（经常可以在肉类和奶制品中找到的那种脂肪）的摄入量减少到来自脂肪的能量的10%以下，同时确保我们摄入的大部分脂肪是单不饱和或多不饱和脂肪。这样的改变可以明显地减少很多疾病的发病率。

脂肪是一种很重要的营养物质，因为我们的身体需要从饮食中获取少量的某些脂肪酸来构造细胞膜，制造一些不可或缺的激素，即类固醇激素如睾丸激素、黄体酮和雌激素，以及类激素的前列腺素。饮食中的脂肪还可以使一类维生素，即脂溶性维生素（维生素A，维生素D，维生素E和维生素K）通过消化过程从食物中摄取。脂肪可以帮助这些维生素通过血液输送到它们各自的目的地去，脂肪也可以为人体的重要器官提供绝缘和防震保护作用。

作为三大营养素之一，脂肪是能量（热

量）的一个来源。食物中的每克脂肪大约提供9千焦的热量，比相同质量的蛋白质和碳水化合物要高出两倍多。所以，高脂肪的食品被认为是"热量密集型"的能量来源。饮食中的脂肪如果不被身体消耗掉，都将被储存在脂肪的组成成分——脂肪细胞内。

认识脂肪

我们的身体健康受到我们食用的脂肪的数量和种类的共同的影响。脂肪也是分子，根据各自组成部分的化学结构的不同，可以对它们进行分类。

膳食脂肪是食物中的脂肪。它们是由脂肪酸（由碳、氢和氧原子组成的链状分子）组成的分子。这些脂肪酸3个一组，连接在一个主干——甘油上。当我们吃含有脂肪的食物时，脂肪酸就会在消化过程中从甘油上脱离出来。

脂肪酸分饱和与不饱和两种，是根据碳链上的氢原子数量多少来区分的。我们饮食中的脂肪是由两种脂肪酸的混合物组成的，一些主要是不饱和脂肪酸，另一些主要是饱和脂肪酸。

单不饱和脂肪酸是在碳链上缺失一对氢原子的脂肪酸。富含单不饱和脂肪酸的食物包括油菜、坚果和橄榄油，它们在室温条件下是液态的。日常饮食中尽量食用单不饱和脂肪酸，并且减少食用动物性食物，可以降低冠心病的发病率。

多不饱和脂肪酸是在其碳链上缺失两对或多对氢原子的脂肪酸。葵花籽油、芝麻油、玉米油和大豆油都是多不饱和脂肪酸（在室温条件下也是液态的）的来源。两种基本的脂肪酸——亚酸油和亚麻酸，都是多不饱和脂肪酸。像单不饱和脂肪酸一样，多不饱和脂肪酸也可以降低血液中的胆固醇，是饮食中饱和脂肪酸的良好替代品。

饱和脂肪酸是由氢原子呈"饱和"状态的脂肪酸分子组成的。这类脂肪主要来源于如肉类、禽肉、奶制品和鸡蛋等动物性食物，和椰子、棕榈等植物性食物。饱和脂肪酸含量高的食品在室温条件下呈固态。

由于饱和脂肪酸摄入过多会增加冠心病的发病率，所以营养专家们建议，我们摄入的能量中只有10%以下可以来自饱和脂肪酸。

ω-3脂肪酸也是一种多不饱和脂肪酸，主要来自于鱼类（尤其是金枪鱼、鲭鱼和鲑鱼）和植物油，如菜籽油等。经检测，它们可以降低冠心病的发病率。另外，ω-3脂肪酸在预防感染方面起着重要作用。

氢化脂肪酸是经过加工，使不饱和脂肪酸

脂肪的分类

饱和脂肪酸	单不饱和脂肪酸	多不饱和脂肪酸	反式脂肪酸
奶油、硬乳酪、棕榈油和椰子油，肥肉和肉制品含不少饱和脂肪酸。	玉米油、橄榄油和菜籽油、鳄梨、坚果仁和种子含有单不饱和脂肪酸。	包括大多数脂肪油、鱼油。	氢化植物油以及人造黄油加工的食品如饼干、蛋糕等含有反式脂肪酸。

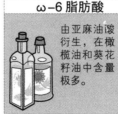

ω-6脂肪酸

由亚麻油酸衍生，在橄榄油和葵花籽油中含量极多。

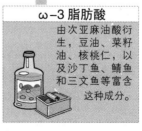

ω-3脂肪酸

由次亚麻油酸衍生，豆油、菜籽油、核桃仁，以及沙丁鱼、鲭鱼和三文鱼等富含这种成分。

在室温条件下形成固态并保持更为稳定的状态后得到的。氢化的过程涉及到添加氢原子，将不饱和脂肪酸饱和化。反式脂肪酸是经过氢化而得到的。该类脂肪摄入量的增大也是令人堪忧的，因为它也会提高冠心病的发病率。氢化脂肪是人造黄油、烘焙食品、点心和其他加工食品中常见的成分。

胆固醇是一种蜡色的、像脂肪一样的物质。它是细胞膜的重要组成成分，是形成胆酸（一种对消化十分重要的物质）、维生素D和一组重要激素（类固醇激素）的重要前体。我们的肝脏可以为实现这些基本功能提供所需的各种胆固醇。饮食中的胆固醇可以在比如肉类、牛奶、黄油、奶酪和鸡蛋等动物性食物中找到。植物性食物，比如水果、蔬菜、坚果、豆类、谷物和从它们中提炼出来的油中不含有胆固醇。鸡蛋是经常被我们与胆固醇联系起来的食物，因为一个较大的鸡蛋含有大约210毫克的胆固醇（只包含在蛋黄中），而胆固醇的日建议摄入量只有300毫克甚至更少。但是，对大多数人来说，他们从肉类中摄入的胆固醇远比从鸡蛋中摄入的要多，因为无论瘦肉还是肥肉都含有胆固醇。

代脂

为了满足人们既要饱口福又要保健康的要求，食品生产工业开始使用各种脂肪替代品开发出各种低脂或较低脂肪含量的食品。直到最近，脂肪的替代品主要是蛋白质或碳水化合物，比如淀粉或凝胶，但是可以使用这些代脂的食品的种类受到很大限制，因为这些代脂品不能承受油炸时的高温。

那么，你怎样来决定你的饮食计划中是否将包括代脂，以及将包括多少呢？从一个纯营养学的角度来说，大多数含有代脂品的食物都是点心零食类，它们基本上都是缺乏营养价值的食物。此外，这些食品并不是无热量的，很多都含有很高的热量，有些含有碳水化合物类代脂的食物甚至比普通的高脂食物含有更多的热量。所以，它们仍然是热量密集型、营养贫瘠型食品。这些食品偶尔吃一下没有关系，但是低脂零食的更好选择应该是蔬菜、水果、脱脂酸奶、全谷物脆饼和面包。

维生素和无机盐

人体各系统的任何运作都离不开维生素和无机盐。和三大主要的营养素不同，维生素和无机盐本身不含有热量。相反，它们彼此之间，以及和富含热量的碳水化合物、蛋白质和脂肪一起相互合作，帮助人体释放、使用和储存所获得的能量。

高脂肪含量的食物

食物	全部脂肪（克）	代脂（克）	热量（千焦）
黄油（2汤匙）	23	14	838
上等腰肉牛排（85克）	21	8	1 130
花生（75克）	18	3	880
花生酱（2汤匙）	16	3	796
巧克力/花生/奶油杏仁（100克）	14	5	1 130
冰激凌（100克）	12	7	754
奶油干酪（2汤匙）	10	6	419
全脂牛奶（300毫升）	8	5	629
含脂肪2%的低脂牛奶（300毫升）	5	3	503
酸奶油（2汤匙）	5	3	210

维生素

维生素是小型的复合型分子。除了帮助人体使用和储存来自三大营养元素的能量外，它们可以协助那些负责视力的分子更好地运作，同时它们还是骨骼形成的调节激素，此外，它们还是保护细胞正常运作的抗氧化剂。所有维生素都已经被发现，而对它们的发现都是基于对它们能够治愈或预防某种疾病的能力的需求。比如，对一种存在于橙酸中的能够预防和治愈坏血病的物质的发现，使我们了解到人体对维生素C的需求，正是维生素C的缺乏导致了坏血病的产生。

如今，已经很少有因维生素缺乏而导致的疾病发生了，除非一些严重的营养不良和处在某种特定的治疗情况下。然而，在营养大革命的时代，我们的研究已经超出了简单地认定和治愈一些维生素缺乏症状的范畴，而是开始意识到一些维生素（或含有这些维生素的食物）或许可以帮助营养状况良好的群体进一步保持身体健康，防止慢性疾病比如癌症和心脏病的发生。

那么，是不是也会有维生素摄入过量的情况？这些额外的维生素是不是应该从食物中获取？如果你的食物摄入量太小而不足以摄入额外量的维生素的时候，是否可以通过吃维生素片来补充呢？还有，这些被建议的维生素摄入量应该被增加吗？对于最后一个问题实在是没有确切的答案，但对于前三个问题，它们的答案取决于维生素的类型。在这里，我们讨论维生素的时候需要强调的一点是，虽然我们的确不可能仅通过食物额外摄入维生素，但是服用一些维生素片实在是没有必要。14种基本的维生素可以被分成两组：水溶性和脂溶性。这是基于它们的分子结构来划分的。这也决定了它们在食物中和在人体血液中的存在方式，以及在人体中的储存方式。

水溶性维生素

水溶性维生素有10种。B族维生素担当着各种各样的角色，其中的一些协同一致，参与调节人体对从食物中获取的能量的使用。叶酸是调节人体生长的重要因素。在怀孕早期，叶酸对于预防某些婴儿先天缺陷十分重要。维生素C被称为"抗坏血酸"，在很多方面有其独特功效，这很大程度上与其抗氧化剂的本质有关。

正如它们的名称所指的那样，水溶性维生素可以在水中溶解。身体努力地将各种水溶性维生素维持在最佳水平，以供随时所需。多余的水溶性维生素通过排尿和排汗排出体外，不会在人体内大量储存。水溶性维生素必须每天得到补充，而且最好是通过食用富含该类维生素的食物来摄取。水果、蔬菜、谷物和豆类是水溶性维生素的绝佳来源（除了只能在动物性食物中才能找到的维生素B_{12}）。

但是，如果你选择多维元素片或单营养补充片来获取所需的水溶性维生素的话，建议摄入量应当适量，因为有些B族维生素的大量摄入是有损健康的，过量摄取维生素C还会造成肾结石。

脂溶性维生素

脂溶性维生素，包括维生素A、维生素D、维生素E、维生素K。它们从食物中进入到血液中，并随着脂肪分子被输送到人体的各个部分。由于脂溶性维生素可以为人体所储存，所以它不需要每天更新补充，维生素A和维生素D储存在肝脏中，它们的储存量足以供人体使用6个月。不过，一般维生素K的储存量只够使用几个星期的，而维生素E的储存量可维持几天至几个月不等。

如果过量摄入，尤其是以维生素营养补充片的形式摄入，它们就会在体内积留下来。大量储存维生素A和维生素D事实上是有害的。所幸的是，单从食物中摄入脂溶性维生素是不会过量的。比如说，β-胡萝卜素可以在一些植物性食物中找到，它使胡萝卜和南瓜呈橘红色，它在人体内可以被转化成维生素A。但是，由于从β-胡萝卜素到维生素A的化学变化是受到人体严格控制的，食用蔬菜和水果几乎是不可能导致维生素A中毒的。同样，摄入维生素D，维生素E，维生素K要达到中毒的量也几乎是没有可能的。不过，过多地食用含有维生素K的食物，会导致正在接受血液薄化（抗凝血剂）治疗的人异常出血。因此，将含有维生素K的食物的摄入量保持在一个相对稳定的水平是十分重要的。对于上述人群，维生素E的摄入也要多加控制。

近期研发的一些减肥药，通过抑制人体对脂肪的吸收来实现效果。但这也令人们担心，该类药物的使用是否会导致人体脂溶性维生素的缺乏。初期结果表明，当按指导摄入该类减肥药后，它们妨碍了人体从食物中摄入β-胡萝卜素和维生素D。如果这些发现被证实，那么通过服用上述药品减肥的人，就需要每天补充含有脂溶性维生素的多维元素片了。

无机盐

像维生素一样，无机盐也在我们人体中充当了多种角色。但有些无机盐比如钙和磷具有结构性功能，这些无机盐是我们的骨骼和牙齿的主要组成成分。钙还有另外一种重要的作用，它和其他一些主要的无机盐如钠、氯、钾和镁一起，是细胞功能的调节器。无机盐钠、氯、钾（或称电解溶液）和钙负责保持细胞内外液体的平衡，控制脉搏。

微量元素是指那些人体需求量小、每天只需大约20毫克的无机盐。它们包括铁、铬、钴、铜、氟、碘、锰、钼、硒、锌。铁构成血色素的活跃部分。血色素是血液中的一种蛋白质，它把氧输送到人体各个部分，同时带回二氧化碳。

一些维生素和无机盐被认为是抗氧化剂，包括维生素E、维生素C、β-胡萝卜素（可被转化成维生素A）及类胡萝卜素（其中一些可以被转化成维生素A，同时在细胞生长过程中起一定作用），无机盐硒、铜、锌和锰。那么，什么是抗氧化剂呢？它们是用来做什么的呢？

我们人体内的细胞需要氧才能正常使用食物提供的营养。但是，当氧被细胞使用后，被称为自由基的副产品就形成了。如果任由这些自由基不断积累，那么它们将损害人体组织、细胞和脱氧核糖核酸（DNA，细胞中的基因物质）。要想观察氧化损害的过程，我们可以看看被切开的苹果或土豆暴露在空气中后逐渐变成褐色，或者闻闻储存时间过长的黄油和烹饪油散发出来的腐臭。环境中的污染物质比如香烟的烟雾和阳光中的紫外线也促使了我们人体内自由基的形成。虽然还没有得到确切证实，但很多研究已经显示，产生过多的自由基会引起癌症、心脏病、白内障以及与细胞老化有关的其他细胞恶化问题。

抗氧化剂的食物来源

类胡萝卜素

β-胡萝卜素：胡萝卜、红薯、绿色蔬菜（蒲公英、芜菁甘蓝、甜菜、菠菜）、南瓜、红甜椒、杏、香瓜、芒果

α-胡萝卜素：绿色蔬菜、胡萝卜、南瓜、玉米、绿甜椒、土豆、苹果、李子、番茄

番茄红素：番茄、西瓜、柚子

维生素C

甜椒（红色和绿色）、番石榴、绿色蔬菜、菜花、抱子甘蓝、西蓝花菜、草莓、番木瓜、橙子、柚子及果汁

维生素E

多不饱和脂肪酸油、种子、坚果、强化麦片、绿色蔬菜、番茄制品

硒

麦芽、巴西坚果、全麦面包、麦麸、燕麦、芜菁甘蓝、糙米、橙汁

就像柠檬汁中的维生素C可以防止切开的苹果变黑那样，抗氧化剂可以清除和抑制自由基在我们人体中的作用。每种抗氧化剂都有其独特的功效。

水溶性维生素C可以把自由基从主要由水组成的人体体液和细胞结构中清除出去。β-胡萝卜素和维生素E是脂溶性的。它们主要活跃在全身的脂肪组织和细胞膜中。而无机盐硒则主要用来协助维生素E发挥功能。

抗氧化剂的最好来源是什么呢？除了维生素E以外，抗氧化剂的最好来源是食物。水果、蔬菜和谷物可以提供大量的抗氧化剂，包括已知或有待发掘的，这些抗氧化剂将保护你的身体正常运行其重要功能。

水

作为一种基本的营养物质，水是最容易被遗忘和忽视的。然而，我们身体75%的重量来自水分，水几乎参与人体每一项功能运作。水可以保持体温的稳定、将人体化学物质保持在一个适当的密度、将营养和氧分子带到细胞、

清除体内废弃物。它还是各个关节的衬垫，同时保护人体的器官和组织。

水分摄入不足或过度丧失水分可以导致人体脱水或心力衰竭，于是会出现眩晕、呕吐、抽筋、疲乏和精神混乱等症状。所幸的是，大多数情况下，当我们几近脱水时，身体都会及时告诉我们。当我们感到口渴，我们的身体就需要水分了。但是，随着年纪变大，身体的缺水感知能力会下降，老年人甚至常常没有口渴感。由于运动量的增大，环境的变化（如炎热、温暖、干燥或寒冷的环境），正处于怀孕或哺乳期间以及正在服用某些药品的时候，人体对水的需求量都会有所增加。营养学家们建议我们每天用容积200毫升的水杯饮用8杯或更多的水。很多水果和蔬菜中的80%~90%是水分。因此，水果和蔬菜不仅向人体提供维生素和无机盐，它们还提供了大量的水分。

其他微量元素

植物性化学元素

类胡萝卜素、异黄酮、辣椒素等都被归为植物性化学元素（植物营养素）。一种植物性化学元素，从字面上看，即指来自一种植物的化学物质。我们已经知道，以植物性食物为主的人群，很多严重疾病的发病率都相对较低。基于这种认识，营养学家们开始试图从食物中提取出可以促进健康和预防疾病的化学物质。他们称这类物质为植物性化学元素或植物营养素，它们的确可以为实验室中的动物预防疾病。现在，这类提取物质的种类正在日益增加。

迄今为止，已经认定的一些植物性化学元素被认为在它们原来所存在的植物中充当了多种角色，包括从阳光中获取能量，抵抗真菌、细菌、病毒的感染。

抗氧化剂β-胡萝卜素是已知的类胡萝卜素的一种植物性化学元素。这种化学元素在我们人体内被转化成维生素A。其他类胡萝卜素包括叶黄素、玉米黄质（来自绿色蔬菜）和番茄红素（来自番茄）。多吃富含类胡萝卜素的食物可以降低癌症和心脏病的发病率。研究者们正

大豆食品

常见的大豆类食品	蛋白质含量	热量
500克烤大豆	23	1 089
250克成熟大豆，煮熟	14	629
200克青大豆，煮熟	11	528
1杯豆奶	7	335
200克豆腐	6	210

越来越多的证据证明，存在于大豆类食物中的植物雌激素——异黄酮，可能具有与雌激素相同的功效。其益处包括：

降低血脂——大豆可以降低胆固醇的总含量，降低低密度脂蛋白胆固醇含量，降低三酰甘油含量。

减少癌症发病率——对癌症人群的研究表明，在一些国家，人们的饮食以植物性食物为主，从而导致摄入较多的植物性雌激素。在他们身上，与激素相关的疾病如乳腺癌、卵巢癌、子宫内膜癌和前列腺癌的发病率就相对较低。

减轻更年期症状——广泛的调查显示，以豆类作为其蛋白质主要来源的妇女，更年期症状可以相对减轻。

在调查叶黄素是否可以减少视网膜黄斑恶化的发病率，这种疾病可能导致失明。

大豆中的异黄酮可以降低血液中的胆固醇，还可以降低冠心病的发病率。此外，这种被称为植物雌激素（从植物中提取出来的雌激素类分子）的异黄酮，可以减轻更年期症状，降低乳腺癌和其他一些癌症的发病率。为了健康着想，我们建议每天摄入20~25克的大豆蛋白。

虽然一些植物性化学元素已经有片剂的形式供我们选用，但我们迄今所掌握的知识还是不足以让我们大胆假定，这些物质如果没有维生素、无机盐、纤维和其他包括未鉴定出来的植物性食物中的物质的参与，仍然可以依靠自身来发挥功效。科学家们正在研究，这些化学物质是怎样发挥作用的，但确保摄入植物性食物中所有有益健康的物质的最好办法是食用这些食物本身，包括水果、蔬菜、豆类、坚果、种子和全谷。

营养补充片是维生素、无机盐、纤维、氨基酸、脂酸、香草产品、酶、动植物组织精华

或者激素的集中形式。一些营养补充片包含一两种已知的营养物质，或者一小组营养素，比如B族维生素或抗氧化剂。

其他的，像多维元素片，可能包括了所有维生素和无机盐。

绝大多数情况下，食物是比营养补充片更好的营养物质来源。水果、蔬菜、全谷食品、豆类等食物可以为我们提供几乎所有已知或尚未发现的营养物质。当我们建立起一个食物种类齐全的饮食结构时，我们便获得了植物化学元素（包括已知或未知）以及我们正在逐渐认识的、对健康极其重要的纤维。

植物精华提取物营养补充片

植物精华提取物类产品的受欢迎度一直在上升，因为很多人相信这些从植物中提取出来的精华液有其药用价值。虽然，一些植物精华提取物疗法可能显示出其有用的效果，但是大多数都没有证据表明其对人体健康到底有多少益处。事实上，一些植物精华提取物不仅可能危害健康，甚至还会影响其他一些药物的疗效。如今，对于植物精华提取物的安全性和有效性，科学家和专家们还在研究中，因此，人们在选用营养补充片时请考虑以下警示：

不要用植物精华提取物疗法治疗严重疾病。

植物性化学元素的治病功效

植物性化学物质	食物来源	功效
烯丙基硫	大蒜、洋葱、韭菜	抵抗冠心病、血液凝结异常、癌症
α–亚油酸	亚麻籽、黄豆、胡桃	消除炎症
花青素	茄子、红橙、蓝莓	抵抗癌症
辣椒素	辣椒	外部止痛
类胡萝卜素，包括番茄红素、叶黄素	橙色、红色、黄色水果；很多种蔬菜，包括番茄	抵抗冠心病、视网膜黄斑病变、癌症
儿茶素	茶（尤其是绿茶）	抵抗癌症
纤维素（纤维）	全麦粉、麦麸、十字花科和块根类蔬菜、豆类、苹果	抵抗结肠癌、冠心病
香豆素	胡萝卜、柑橘类水果、欧芹	抵抗血凝
鞣花酸	草莓、覆盆子、蓝莓	抵抗癌症
类黄酮（包括白黎芦醇）	柑橘类水果、洋葱、苹果、葡萄、红酒、茶	抵抗癌症
半纤维素（纤维）	麦麸、全麦	抵抗结肠癌
吲哚	十字花科蔬菜	抵抗癌症
植物雌激素	大豆和大豆制品	缓解更年期症状；抵抗癌症，降低血脂，促进骨骼健康
异硫氰酸酯	十字花科蔬菜	抵抗肺癌、食管癌
木质素	全谷、橘子、梨、椰菜、亚麻籽	抵抗癌症（胰腺癌、乳腺癌、前列腺癌）
单萜	柑橘类水果	抵抗癌症（胰腺癌、乳腺癌、前列腺癌）
胶质	苹果、柑橘类水果、蓝莓	抵抗癌症、冠心病、糖尿病
酚酸	糙米、绿茶	抵抗癌症
蛋白酶抑制剂	大豆	抵抗癌症
植物甾醇类	豆类、黄瓜	抵抗冠心病和乳腺癌
皂角苷	大蒜、洋葱、豆类	抵抗癌症

不要拿植物精华提取物营养补充片喂食婴儿或儿童。

如果你已怀孕或正准备受孕的话，不要服用植物精华提取物营养补充片。

如果你有对药物有过敏史，服用植物精华提取物营养补充片前请先向医生咨询。

如果你正在服药，服用植物精华提取物营养补充片前请先向医生咨询。

对营养补充片的认识

总而言之，高剂量地服用维生素或无机盐营养补充片对我们的身体健康没有什么好处，而且还有可能引发疾病。那些超过你日常所需量的营养补充片会导致严重的营养失衡甚至产生毒副作用。当你的维生素是来自食物而不是营养补充片时，这种失衡情况就不会发生。

通常，那些声称可以提供人体日常所需的所有纤维的片剂是很危险的，因为它们一般仅能提供一种纤维，而从植物性食物中含有的纤维来看，每一种纤维在促进人体健康方面都有其独特的功效。我们所需的脂肪酸在各种食物中也都是有余的。

营养补充片不是替代品。如果要保持均衡饮食，营养补充片并不能替代我们所需的几百种营养物质，也不能弥补不良的饮食习惯。

多样化饮食，特别是多吃那些植物性食物，可以满足大多数人对所有的已知营养物质甚至是尚不为我们所知但为人体所需的物质的需求。不过，营养补充片可能适合某些人群的需要。

所以，在吃任何营养补充片之前，请务必与医生进行讨论，同时要告知医生你正在服用的所有药品。

功能性食品

如果你今天的早餐包括强化钙橙汁和用富含叶酸的面粉制成的吐司，那么你就是一个功能性食品的消费者。什么是功能性食品呢？如今，新型的食品不断涌现，功能性食品是指那些被生产商认可并添加的可以促进人体健康、预防疾病的食品或食品组成部分。虽然功能性食品这一名字很新，但这个概念却是早已有了的：早在20世纪早期，当人们发现甲状腺疾病是由于缺乏无机盐碘而引起的，生产商们就开始在食盐中添加碘。从那以后，很多强化食品开始出现，如用维生素D强化的牛奶，用各种维生素、无机盐强化的早餐麦片，添加作为很多加工食品抗氧化剂的防腐剂，等等。在过去的几年当中，虽然我们已经看到了很多功能性食品的出现，其中一些是经过了细致的研究并受到营养专家们支持和推荐的，但也有一些，人们对其可能有的裨益仍是存在着疑虑的。

第四章
科学利用食物

什么是全面营养

大多数人都知道我们需要保持均衡的饮食。全面营养即摄取能提供适量的脂肪、碳水化合物及蛋白质并同时满足人体所需维生素与无机盐的食物。对有些人来说，这与他们一向食用的食物没多大区别：他们可能仅仅需要增添一些食物花样。对另一些人而言，某些饮食习惯则意味着他们要排除某些食物；他们选择的食物可能会致使维生素及无机盐摄入不足从而使患癌症及心脏病的概率增加，并且会由于免疫系统不能抵抗感染而更易患其他一些疾病。例如，如果你经常感冒，那么你的饮食可能存在问题。

碳水化合物、脂肪与蛋白质被称为宏量营养素，它们为人体提供热量（以千卡或千焦耳计算）。维生素、无机盐与微量元素被称为微量营养素，它们不含热量。许多人主要吃热量高的缺乏必要的微量营养素的食物。这些食物通常含有较多的精制碳水化合物与饱和脂肪。过量食用（他们确实是这样做的）这些食物不仅会导致肥胖，而且说明他们的饮食营养不全面。对食物消费的有关调查显示，很多国家有超过一半的人多种维生素与无机盐摄入不足。这一结果令人担忧，因为许多人都将面临患多种疾病的危险。对大多数维生素与无机盐而言，随着年龄增长，身体吸收这些物质的能力会下降，因此老年人更需补充这些物质，否则将会危及身体健康。

专家指出，不良饮食是导致患很多疾病的主要因素。当很多人在就诊时得知是他们的不良习惯导致了不健康时，他们会认为为时已晚。的确，想要去除以前的坏习惯所造成的危害不太可能，但很多研究显示，那些养成了好习惯的患者健康状况得到了改善并延长了寿命；相比之下，那些不愿意改变饮食习惯或生活方式的患者则没有得到这样的好结果。因此，不论年龄多大，你都要自己掌控自己，健康地饮食——永远都不晚！有规律的运动——哪怕只是爬楼梯。多吃水果与蔬菜可以延长寿命。

为维持健康，你每天都需要规律的饮食与运动——一个全面营养的生活方式！越早实施，越容易形成长久的习惯。你需要知道你的食谱里缺乏哪些食物，并多吃这些食物。同时减少或不吃那些对健康不利的食物。尤其是那些经过加工的含糖量高、盐分高或氢化（反式）脂肪多的食物。本章将重点介绍那些能促进特定维生素与无机盐的吸收，并能维持碳水化合物、脂肪与蛋白质的均衡摄入的食物。

维持平衡

近期的研究表明，人体每日所摄取的热量总量最好是约50%来自于碳水化合物，30%来自脂肪，20%来自蛋白质。为维持长期健康，制定每日饮食计划以使饮食最接近此标准是很重要的。当然，要每一餐都制定计划以达此标准确实很难。最重要的是主要吃那些健康食品而且勿过量食用。

人体每日平均需要8 360~10 450千焦热量，其中30%的热量来自脂肪，这听起来好像很多：2 508~3 135千焦。其实5~6汤匙橄榄油就能提供这些热量。很多人吃的远远超过此数。这还没算那些小吃、奶酪、蛋糕及饼干里"藏"

的热量呢。

女性每日需8 360千焦热量，男性需10 450千焦热量。这一数字应视具体情况而定，有些人需要多一些，有些则不需要那么多。年龄、体重、体型以及运动量都对热量摄入有很大影响。孕妇及哺乳期女性需咨询医生。

为了更直观地了解你每餐的食物营养是否均衡，要记住每克脂肪大约含38千焦热量，蛋白质与碳水化合物则每克含17千焦热量。许多食物都既含有蛋白质又含有碳水化合物与脂肪。

很多减肥食谱建议不能吃的食物都应包含在健康的饮食模式中。例如，意大利腊肠尽管脂肪含量高，但如果只是偶尔少量食用的话，不仅可以使一些食物更美味，而且不会有任何害处。欧洲撒丁岛与法国西南部很多最长寿的人都有规律地吃一些含饱和脂肪的食物。重要的是他们的饮食不是以脂肪食品为主。如果你的胆固醇含量高或需要减肥，那么你应该节制这些食物。不过偶尔吃一些可以使你的食物多

样化、倍添美味。

多吃水果蔬菜

为了我们的健康，应多吃水果和蔬菜，每天吃水果与蔬菜的次数因人而异，从一天5次到9次甚至12次不等。一次大约80克。换句话说就是男性每天吃750~1 000克，女性每天500~750克。总之，我们日常的食物应兼顾蔬菜、水果、肉蛋奶类，这样便可营养均衡又美味了。如果是一整天早、中、晚餐都吃的话，这其实是比较合理的。

有些营养学家不把土豆算做蔬菜。其实每周吃2~3次连皮煮的或微波烤的土豆是可以的。土豆维生素C的含量非常丰富，如果连皮吃的话它能提供重要的微量元素。但是请勿把炸薯条当作一道附加菜。

抗氧化剂的食物来源

富含维生素C
水果：黑莓、蓝莓、蔓越橘、柚子、番石榴、猕猴桃、柠檬、酸橙、荔枝、柑橘、橙子、番木瓜、菠萝、覆盆子、无核小蜜橘、草莓
蔬菜：西蓝花、抱子甘蓝、红色卷心菜、小胡瓜、羽衣甘蓝、长叶莴苣、辣椒、土豆、菠菜、番茄、豆瓣菜
富含叶酸
水果：杏、芒果、橘黄色果肉的西瓜、番木瓜、西番莲
蔬菜：四季豆、西蓝花、胡萝卜、羽衣甘蓝、青椒或红椒、南瓜、菊苣、菠菜、番茄、豆瓣菜
富含多酚
水果：苹果、黑莓、蓝莓、柿子、覆盆子、石榴、草莓
富含无机盐及其他微量营养素
蔬菜：小扁豆、豌豆
富含碳水化合物
蔬菜：甜菜根、块根芹、四季豆、洋姜、小扁豆、土豆
富含益生菌
蔬菜：芦笋、菊苣、洋姜、韭菜、洋葱
其他可选择的蔬菜
茄子、白菜、芹菜、黄瓜、莴苣、蘑菇、秋葵、萝卜、葱
其他可选择的水果
樱桃、红枣、无花果、葡萄、桃子、梨、李子

人体对蛋白质的需求

蛋白质的最适宜摄入量为它所提供的热量占总热量的20%，也有许多饮食法建议摄入更少的蛋白质（使其提供的热量只占总热量的15%）。但食物中稍微多一些蛋白质更易满足食欲并能更好地控制食欲。有些饮食指南建议再多摄入一些蛋白质（占20%~30%）以利于减肥和促使新陈代谢平衡，尤其是那些患有糖尿病、超重的、不爱运动的人及Ⅱ型糖尿病患者宜多摄入些蛋白质。短期内多摄入蛋白质没有什么害处，一般情况下蛋白质摄入量最好是维持在总热量的20%左右。这样可以避免一些肾脏问题或者因高蛋白而引发的痛风。有些流行食谱强调从肉类、家禽、鱼以及奶制品中获取高蛋白。这在短期内有助于减肥，但对于长期健康而言却不够理想。

还有许多其他食物含有蛋白质、脂肪以及碳水化合物。豆类、谷类、坚果以及种子都是蛋白质的良好来源。许多蔬菜也含有少量的蛋白质。在一些临床研究中发现，增加蔬菜蛋白质摄入量有益于健康，特别是能降低血压、减少患心脏病的危险。

豆类、干豆的碳水化合物含量是蛋白质含量的2.5倍。这一比例很理想，这样你就可以从碳水化合物中获取50%的热量而从蛋白质中获取20%的热量。

大豆产品 大多数的豆类脂肪含量低，但大豆例外。它含有的脂肪约占20%。这些脂肪中15%~20%为饱和脂肪酸、20%~25%为单不饱和脂肪酸、ω-3多不饱和脂肪酸与ω-6多不饱和脂肪酸分别为7%~8%与50%。大豆所含的蛋白质及碳水化合物也高于其他豆类。它使得我们有更多的营养选择，同时也说明了大豆蛋白被认为是最好的肉类替代品的理由。大豆与豆腐几乎没有什么气味，最好把它们跟别的食物、作料或调料一起食用。大豆粉可以给面包或其他烘焙的食品增添蛋白质。大豆对健康不利的一面是目前我们对转基因豆类的潜在危险还不清楚。有些人认为转基因大豆可能会使豆类敏感症出现的概率增加。对于这一点我们必须要严格监控，因为这可能是呼吁吃有机生长的非转基因豆类的最有力的例证。

有益健康的蛋白质来源 从蛋白质中获取20%的热量即相当于每天所需的8 360~10 450千焦热量中的1 672~2 090千焦。上面表格中都是富含蛋白质的食物，它们一般脂肪含量都较低。把这些食物跟富含碳水化合物的食物如糙米或全麦意大利面食以及足量的蔬菜一起食用。

氨基酸 蛋白质由20多种不同的氨基酸组成。其中8种被认为是人体必需的，因为它们是健康的源泉而且只能从饮食中获得（包括异

富含蛋白质的食物

食物	食用量（克）	蛋白质所含热量（千焦）	每份所含总热量（千焦）
鱼（烘焙）	180	685	790
鲑鱼片（烤制）	150	627	1 141
对虾（煮）	60	221	250
鸡脯肉（不带皮，烤制）	120	644	744
羊排（烤制，去肥肉）	85	414	756
瘦牛排（烤制）	150	777	1 108
鸡蛋（水煮）	50	100	314
鹰嘴豆（罐装）	100	121	481
小扁豆（绿色，水煮）	120	175	543
豆腐（蒸）	85	113	259
奶酪	115	234	485

亮氨酸、亮氨酸、赖氨酸、甲硫氨酸、苯丙氨酸、苏氨酸、色氨酸、缬氨酸）。婴儿还需要组氨酸与精氨酸。有些植物蛋白中某一两种氨基酸含量较低，因此需要多吃。全天或一周下来要选择多种不同的豆类、坚果、种子、谷类和蔬菜以保证你不会缺乏重要的氨基酸。

食用富含精氨酸的食物能增强血管的功能，因为精氨酸能保证形成足量的一氧化氮，而一氧化氮能起到血管扩张剂的作用，从而阻止血液凝结成块。在这里并不是建议服用精氨酸补剂。在临床实验中人们发现，那些心脏病发作的患者服用精氨酸补剂是有害的。我们可以从蔬菜或富含动物蛋白的食物中摄取足够的精氨酸。

碳水化合物的选择

说到碳水化合物，最好的选择当然是全谷食品，如全谷早餐、未经加工的燕麦、全麦面包与意大利面食以及糙米。这些食物也含蛋白质、维生素和无机盐。健康专家对体重方面的跟踪调查表明，那些把全谷食品当作饮食的一部分的人体重增加最少。

可惜的是，在现在这个工业化社会里，多数人过多地摄入精加工谷类食品，如白面包和白大米。蛋糕、饼干以及其他一些烘烤的甜食都是不该吃的食品，因为这些食品通常热量高、营养少，有些还含有很多的反式脂肪。如果你想减肥或保持健康，那么工作时啃饼干是最坏的习惯之一。比萨（尤其是皮厚的那些）也是不好的选择。比萨的血糖指数与血糖负荷高，盐分含量高，有时还含很多饱和脂肪酸；另外比萨的维生素含量也很低。在这里并不是要大家从此不吃比萨，而是建议营养均衡的饮食，可以偶尔吃些比萨，而且要同时吃足量的蔬菜与沙拉。

均衡摄入脂肪

科学建议饮食总热量的30％应该来自脂肪。以地中海饮食为例，摄入的脂肪中约2/3是单不饱和脂肪酸（如橄榄油、坚果与鳄梨），另外的1/3有一半来自多不饱和脂肪酸，一半来自饱和脂肪酸。多不饱和脂肪酸不应超过总的脂肪摄入量的1/3（也就是总热量的10％）。选择食物时要选那些饱和脂肪酸占脂肪酸总量不到1/5的食物。

ω-3多不饱和脂肪酸与ω-6多不饱和脂肪酸对于维持健康起着很大的作用。由于能从饮食中获取，它们被称为是人体必需的基本的脂肪酸。DHA（二十二碳六烯酸）是ω-3多不饱和脂肪酸中最为重要的一种，对大脑尤其重要。老年人体内DHA含量低就有可能患老年痴呆症，儿童与年轻人则多会导致注意力不集中等症状。孕期妇女需要摄取足量的DHA以使婴胎儿的大脑健康发育。

许多含多不饱和脂肪酸的食物都同时含有ω-3多不饱和脂肪酸与ω-6多不饱和脂肪酸。但有些常用的植物油如玉米油、葵花籽油及红花籽油中ω-6多不饱和脂肪酸的含量很高，ω-3多不饱和脂肪酸则没有。这些植物油被广泛地应用于工业食品。工业化国家的典型饮食都含有过多的ω-6多不饱和脂肪酸。过多地摄取ω-6多不饱和脂肪酸而ω-3多不饱和脂肪酸的摄入量却不足，会使心脏病、哮喘、过敏以及各种炎症疾病如关节炎、肠炎的出现概率增加。如果想改善多不饱和脂肪酸不均衡的情况，最好是尽量不要食用这些植物油。

为使ω-3多不饱和脂肪酸与ω-6多不饱和脂肪酸达到1：1的理想比例，饮食中保持含有ω-6多不饱和脂肪酸与ω-3多不饱和脂肪酸的食物的（鱼油及亚麻籽富含ω-3多不饱和脂肪酸）平衡是很重要的。亚麻籽是ω-3多不饱和脂肪酸的最好来源，它的ω-3多不饱和脂肪酸含量是ω-6多不饱和脂肪酸的3~4倍。其中的亚麻酸在人体内被转换成EPA，然后再转换成DHA。不过这种转化效率较低，当ω-6多不饱和脂肪酸的摄入量远远超过ω-3多不饱和脂肪酸时甚至不会转化。

油菜籽与大麻子富含亚麻酸（ω-3多不饱和脂肪酸的一种），但这也只是亚油酸（ω-6多不饱和脂肪酸）的25％~30％。

在加工或烹调时温度过高易使多不饱和脂肪酸受到破坏。选择油类时请选择那些冷榨油。由于烹调时高温会破坏亚麻酸，所以菜籽油不适合烹调。橄榄油较适合烹调，它的单不饱和脂肪含量高，也就是说ω-6多不饱和脂肪酸与ω-3多不饱和脂肪酸的比例不悬殊。亚麻籽油不太稳定，也不适合烹调而应该冷藏备用，可以用它制成沙拉或蔬菜的坚果味调料。陆生亚麻籽油还可以洒在开胃菜、水果酸奶上，或与牛奶什锦早餐一起食用。

从DHA含量这方面来说，多油鱼是ω-3多不饱和脂肪酸的最好来源。但在不久的将来，它将可能没法满足我们的需要。由于鱼及海产品有可能受到如汞、镉以及其他污染物的污染，因此依赖鱼来获取ω-3多不饱和脂肪酸这一做法需慎重考虑。无污染的鱼将越来越少。人工养殖的鱼如果不严格控制的话也可能被污染。在这种情况下，在饮食中应尽可能以其他ω-6多不饱和脂肪酸含量过高的食物代替鱼。如此一来，食物将不再是人们获取DHA的最好选择，从而也无法满足人体所需的DHA。我们需要寻找别的出路。

如果想依赖自身肌体制造DHA，食用亚麻籽是一个好办法。亚麻籽的ω-3多不饱和脂肪酸与ω-6多不饱和脂肪酸含量基本持平。不过有些人食用亚麻籽会导致腹泻。核桃也富含ω-3多不饱和脂肪酸。别的一些绿色蔬菜如西蓝花、羽衣甘蓝、菠菜以及豆瓣菜的脂肪含量不高，但这些少量的脂肪却主要是ω-3多不饱和脂肪酸。这可以说是我们吃绿色蔬菜的又一个理由。

选择放养动物的肉会有所帮助，因为它们已经将草中的亚麻酸转化成了EPA与DHA。富含ω-3多不饱和脂肪酸的蛋类的生产已比较常见。最近的创新是用发酵槽生产浮游植物。这些微生植物能合成DHA。从中提取的DHA可以用来补充食物中DHA的不足。未来几年内有望有各种方法来代替鱼油，并规定每日的DHA摄入量。

多吃坚果

坚果主要含单不饱和脂肪酸与多不饱和脂肪酸。临床研究证明，每天吃一些坚果能使LDL-胆固醇含量降低10%。坚果还富含蛋白质、维生素与无机盐，对健康饮食大有裨益。坚果含B族维生素（维生素B_1，维生素B_2，维生

素B_3），维生素E（尤其是杏仁与榛子），铜，锰，镁，磷与锌。

以前的减肥食谱常常建议不要吃坚果，因为它脂肪含量高。坚果确实热量高。如果吃大量的坚果而且又不减少其他食物摄入量，则对减肥不会有什么帮助。但把坚果加到沙拉或开胃菜里可以代替肉类。而且坚果因含有蛋白质与脂肪可以作为小吃满足食欲。从营养这方面来说，坚果与谷类和牛奶什锦搭配是不错的早餐。如果吃带壳的花生或其他坚果，吃得就要比较慢以防止吃得过多。如果巧克力糖衣含70%的固体可可而且不含植物油反式脂肪，适量吃些巧克力糖衣坚果是很好的。

如果你对坚果过敏就需要吃些富含单不饱和脂肪酸、植物蛋白、维生素E以及其他微量营养素的食物。豆类与种子富含植物蛋白。鳄梨富含单不饱和脂肪酸、维生素E与叶酸。

维生素的补充

维生素A　维生素A对于健康的皮肤、毛发、视力以及男性与女性的生殖功能都是很重要的。干燥脱皮的皮肤以及夜间视力差都可能意味着缺乏维生素A。身体的每一个细胞实际上都需要维生素A。它使细胞功能发生细微变化以保证细胞繁殖并使机体能够抵抗感染。经常性的病毒感染可能就是维生素A不足造成的。

维生素A这一术语是指一系列相似的自然化学物质。肝脏含有丰富的维生素A，黄油与奶酪也一样。不过我们不必非要吃动物类食品才

富含维生素 A 的食物

食物	食用量（克）	维生素A含量（微克）
烤大豆	23	1 089
炒鸡肝	50	2 100
煮胡萝卜	60	1 050
煮菠菜	90	980
烤甘薯	180	1 180
煮嫩圆白菜叶	90	340

能获取足够的维生素A，因为我们自身可以利用类胡萝卜素（很多蔬菜与水果中的黄色、橙色与红色色素）如β–胡萝卜素来制造维生素A。胡萝卜、欧芹、绿叶蔬菜、南瓜、甘薯、橘黄色果肉的西瓜、番茄、辣椒以及番木瓜都富含类胡萝卜素。有些绿叶蔬菜并不总是能很明显地表现出它们含有类胡萝卜素，因为它的叶绿素多，从而盖过了黄色或橙色。有些类胡萝卜素有特殊的功效。例如黄体素与玉米黄质是保持视网膜健康的必要元素，它可以降低因年龄老化产生黄斑变性从而导致失明的危险。羽衣甘蓝、瑞士甜菜、菠菜、豆瓣菜以及其他一些叶子呈深绿色的蔬菜如菊苣，都富含叶黄素及其他类胡萝卜素。

每天都应该吃些绿叶蔬菜，它能够提供足量的类胡萝卜素从而满足身体所需的维生素A量。

女性每日摄取的维生素A应为600微克，男性应为700微克；相当于维生素A的类胡萝卜素永远都不会达到有害的程度，因为人体只会转化身体所需的维生素A。不过对于现成的维生素A来说，日平均摄入量不能超过3 000微克。我们不建议吃维生素A补剂，因为每日摄取的维生素A如果超过1 500微克将易造成骨折和骨质疏松症。孕妇过多地摄入维生素A（每天超过7 500微克）会造成胎儿畸形。为了避免过多地摄入维生素A，一般建议孕妇不要吃各类肝脏。

维生素D 维生素D有助于钙和磷的吸收，有利于骨骼与牙齿的健康。因此对防止骨质疏松症来说，维生素D很重要。它还能增强免疫功能。足量的维生素D能降低患各种癌症的危险，而维生素D缺乏则易导致自身免疫性疾病，如风湿性关节炎。

富含维生素 D 的食物

食物	食用量	维生素D含量（微克）
烤鲭鱼	150克	13
鲑鱼罐头	50克	4.5
沙丁鱼罐头	50克	2.5
半脱脂牛奶（脂肪占1.8%）	0.2升	2
荷包蛋	一个大的	1

皮肤能够利用阳光合成维生素D。对大多数人来说，每天晒15分钟的太阳就够了。

油鱼是维生素D的最好来源，鱼肝油是常见的补品。对虾（小虾）、蛋黄、牛奶也富含维生素D。牛奶什锦早餐、人造黄油以及涂在面包上的低脂酱经常会添加维生素D。如果你经常吃这类食品，那么就不要再食用维生素D补剂，以避免食用过多。

维生素D的日摄入量应为5~10微克，65岁以上的老人应为15微克，超过50微克对人体有害。冬天或不晒太阳的情况下需要多摄入一些维生素D。

维生素E 维生素E是一种重要的抗氧化剂。它能防止细胞膜氧化，使之有活性，从而保护所有细胞的健康，包括皮肤、血液、神经及肌肉的细胞。维生素E还可以增强免疫功能，通过防止LDL–胆固醇氧化而降低患心脏病的危险。

摄入足量的维生素C能够使维生素E发挥最大功效。维生素E缺乏并不常见。不过低脂食品会减少维生素E的吸收而且会使人体吸收维生素E的能力下降。葵花籽、榛子及杏仁都富含维生素E。松子、巴西坚果、鳄梨都能促进维生素E的吸收。其他含维生素E的食物有黑莓、芒果、番茄、鹰嘴豆、西蓝花、芦笋、豆瓣菜及菠菜。

成年人维生素E的日摄入量应为10毫克。对补剂的研究表明，每天摄入超过100毫克并不能给身体带来更多的好处，反而有增加冠心病发作风险的可能。

富含维生素 E 的食物

食物	食用量	维生素E含量（毫克）
鳄梨	半个（75克）	1.5
榛子	10个	2
葵花籽	1汤匙	5.5
黑莓	80克	1.9
芒果	一个（150克）	1.6

维生素K 这种维生素很少有人谈起。它是维持正常的血液凝固及骨骼的生长发育所必需

的，并且能防止骨质疏松症。

婴儿出生时会被注射维生素K，不过这是人体唯一有可能缺乏维生素K的阶段。绿色蔬菜与草本植物中都含有丰富的维生素K，例如西蓝花、罗勒、瑞士甜菜、菠菜、莴苣（绝大多数种类的莴苣，但不包括卷心莴苣）、卷心菜、欧芹、芦笋、抱子甘蓝、葱、海藻。大豆及其他豆类、水果（李子、猕猴桃、黑莓）、鸡蛋、坚果与全谷食品也含有不少的维生素K。肠菌能够制造维生素K，但目前还不清楚它是否能提供每日所需的维生素K量。

女性维生素K日摄入量应为55微克，男性为65微克。

富含维生素K的食物

食物	食用量	维生素K含量（微克）
李子	6个	36
欧芹	1汤匙	61
抱子甘蓝	90克	126
莴苣或芝麻菜	50克	50
猕猴桃	60克	24

水溶性的维生素及其来源

B族维生素具有很多新陈代谢功能。它们使细胞具有生长和从食物中获取能量及合成蛋白质的能力。尽管某些B族维生素具有特定的功能并各负其责，比如制造红细胞，但各种B族维生素需协作起来以维持神经系统、消化系统等的健康。一种或多种B族维生素不足将会造成疲劳、健忘、皮肤与黏膜发炎、贫血、肌肉及心脏问题、神经系统失常等。B族维生素包括维生素B_1、维生素B_2、维生素B_3、维生素B_5、维生素B_6、维生素B_{12}以及叶酸等。其中维生素B_3是烹调时唯一稳定的维生素。其他几种在烹调时因烹调时间、烹调的食物的类别等都会部分或全部流失。健康多样的饮食应该能够提供足量的各种B族维生素。

维生素B_1（硫胺素）谷物外皮（如麦麸）含有维生素B_1，因此全麦面包、全麦面食、糙米及燕麦片都是维生素B_1的好来源。葵花籽、花生以及其他各种种子和坚果都含有较多的维生素B_1。蛋黄、鱼、豆类、猪肉、熏肉和火腿也含有维生素B_1。

女性维生素B_1日摄入量应为1.1毫克，男性1.2毫克。

维生素B_2（核黄素）杏仁、奶酪及其他奶制品、鸡蛋、鲭鱼、青鱼、沙丁鱼、豆粉、肝脏、鹿肉、牛肉、羊肉和鸭肉里维生素B_2的含量最多。

女性维生素B_2日摄入量应为1.1毫克，男性为1.3毫克。

维生素B_3（烟酸）维生素B_3可以从鱼、鸡肉、火鸡、瘦肉、蘑菇、谷类、坚果及种子中获取。

女性维生素B_3日摄入量应为14毫克，男性16毫克。

维生素B_5（泛酸）维生素B_5存在的范围很广泛。坚果、种子与鳄梨富含维生素B_5，其他大多数食物也都含有一些维生素B_5。因此健康多样化的饮食能够提供足够的维生素B_5。

大多数成年人的维生素B_5日摄入量应为5毫克。

维生素B_6（吡哆醇）这种维生素的分布也比较广泛。坚果、鱼、家禽、瘦肉、香蕉及鳄梨都富含维生素B_6。

对大多数成年人来说，维生素B_6的日摄入量应为1.3毫克。50岁以上的女性应为1.5毫克，50岁以上的男性为1.7毫克。

维生素B_{12}所有动物类产品包括鱼、甲壳类动物、瘦肉、家禽、蛋、牛奶、酸奶及奶酪都含有少量的维生素B_{12}。除非是严格的素食主义者或者肠的吸收功能有问题，一般人都不会缺乏维生素B_{12}。严格的素食主义者应该补充维生素B_{12}。不过有很多人不能充分吸收维生素B_{12}。越来越多的事实表明，维生素B_{12}缺乏与老年痴呆症有关系。

动物肝脏富含维生素B_2，维生素B_3，维生素B_5，维生素B_6，维生素B_{12}及叶酸。50克动物肝就可提供超出每天所需（实际上是超过一周所需的）的维生素B_2与维生素B_{12}。与大多数的水溶性维生素不同，维生素B_{12}是储存在人的肝脏里的，因此两周吃一次动物肝脏就能提供足够的维生素B_{12}。许多饮食中建议不吃肝脏因为它含有很多的饱和脂肪与胆固醇。有人认为这一建议不完全对。50克牛肝、羊肝或鸡肝所含的饱和脂肪还不到2克，食物中的胆固醇也不易被吸收，因此血液中的胆固醇含量并不会因此而受到多大影响。

大多数成年人维生素B_{12}日摄入量应为2.4微克。

富含维生素 B_1 的食物

食物	食用量	维生素B_1含量（毫克）
葵花籽	1汤匙	0.4
全麦面包	2片（70克）	0.2
全麦意大利面食（煮的）	150克	0.3
瘦猪肉排（烤制）	1个去骨肉排（85克）	1
酵母精	半茶匙（5克）	0.4

富含维生素 B_2 的食物

食物	食用量	维生素B_2含量（毫克）
杏仁	30	0.2
奶酪	30	0.2
酸奶	125	0.2
烤鹿肉、牛排	100	0.6
烤鲭鱼	150	0.5

富含维生素 B_3 的食物

食物	食用量	维生素B_3含量（毫克）
蘑菇爆炒	80	2.5
金枪鱼，浸于水中罐装	90	12
火鸡鸡脯肉，烤制	90	6
瘦牛排，烤制	150	8

叶酸　叶酸是B族维生素尤其是维生素B_6与维生素B_{12}的重要的增效剂或协作剂。尽管只有在叶酸缺乏较严重的情况下才会出现一些症状比如贫血，但叶酸摄入量少的话将会增加患心脏病及癌症的危险。

饮酒过量会干扰许多B族维生素如叶酸的吸收。长期过量饮酒会出现B族维生素缺乏症状。

对女性来说，有规律地饮适量的酒并食用富含叶酸的食物能降低患乳腺癌的概率。类似的，对于所有的饮酒者来说，增加叶酸的摄入量能降低患结肠癌的概率。

叶酸对胎儿的健康发育是必需的。孕妇或准备怀孕的女性应该保证叶酸的摄入量。为了防止神经管缺陷，怀孕之前到怀孕后12周这段时间内应该每日补充400微克的叶酸。

绿叶蔬菜（尤其是芦笋、西蓝花、抱子甘蓝、菠菜及嫩圆白菜叶）、菜花、大豆粉、各类豆子以及动物肝脏都是叶酸的好来源。水果、鳄梨、葵花籽、坚果和奶酪也含有适量的叶酸。

大多数成年人叶酸的日摄入量应为200~400微克。

富含叶酸的食物

食物	食用量	维叶酸含量（微克）
煮芦笋	5个嫩茎（125克）	200
煮西蓝花	90克	78
煮菠菜	90克	100
橘子	1个中等大小的（60克）	50
榛子	30克	28

维生素H　这是一种水溶性的维生素，它与B族维生素一起协同起作用。维生素H是脂肪新陈代谢及从其他来源中获取能量时所必需的。许多食物中都含有维生素H，因此我们一般不会缺乏。肠菌也能合成维生素H。不过生蛋白中一种叫作抗生物素蛋白的物质能够阻止维生素H的合成，因此吃生蛋白——比如鲜奶油慕思及其他甜点——会阻碍维生素H的吸收。

维生素C　维生素C是一种典型的维生素。它来自于柑橘类的水果，能防止坏血病。维生素C是有效的抗氧化剂并且能促进维生素E发挥功效。维生素C在细胞的水环境中起抗氧化剂的作用，而维生素E则是在细胞的脂质部分起抗氧化剂的作用。我们每天都需要摄入维生素C因为它不能在身体内储存，超过身体所需的部分就会被肝脏过滤掉。

新鲜水果与蔬菜中维生素C含量最丰富。经过储存的食物维生素C含量会降低。橙子和鲜榨橙汁比浓缩橙汁的维生素C含量高。柑橘类的水果、猕猴桃、草莓、黑莓、辣椒、豆瓣菜及新鲜的切碎的欧芹都富含维生素C。绿色蔬菜如皱叶甘蓝、嫩圆白菜叶、羽衣甘蓝、抱子甘蓝、西蓝花、豆瓣菜等及红甘蓝和番茄也富含维生素C。维生素C在烹调过程中不稳定，因此这些蔬菜最好是生吃或稍微烹调一下食用。常吃热量高、微量元素少的食物的老年人多会缺乏维生素C。缺乏维生素C的普通人要比我们所想象的多。流鼻血、常常感染、伤口愈合慢及牙龈不健康等都是缺乏维生素C的征兆。

成年人维生素C的日摄入量为60毫克。

富含维生素 C 的食物

食物	食用量	维生素C含量（毫克）
猕猴桃	1个（中等大小，80克）	46
红椒	80克	132
西蓝花	80克	44
橘子	1个（中等大小，160克）	91
草莓	80克	55

富含无机盐的食物

在无机盐中，有些在人体中含量较多，如钙、镁等，它们被称为常量元素。有些在人体中含量较少，如铁、碘等，这些被称为微量元素。

人体不能自身产生微量元素，只能通过摄取食物来补充。

含常量元素的食物

我们日常所需要的常量元素有钙、磷、镁、钾、钠与氯化物。硫也常被认为是必需的常量元素，不过含硫氨基酸如甲硫氨酸与半胱氨酸的食物就可以提供足够的硫；它们存在于多数蛋白质食品如动物类与蔬菜类食品中。

钙与磷 它们在保持骨骼及牙齿健康方面是必需的。细胞的许多功能都离不开钙的作用。钙还能调节血压。鱼（尤其是鲑鱼、罐装沙丁鱼及银鱼）连鱼刺一起吃的时候能够提供丰富的钙与磷。奶酪也富含钙与磷。牛奶、酸酪乳、豆腐与芝麻酱中钙与磷的含量很丰富。各种种子、坚果、水果、蔬菜及豆类都可以提供我们日常所需的钙。

很多含钙的食物同时也含磷，因此钙与磷很容易达到平衡。细胞的许多功能都离不开磷，没有磷细胞就无法存活。

成年人钙的日摄入量为1 000毫克；50岁以后需1 300毫克。

富含钙的食物

食物	食用量	钙含量（毫克）
罐装沙丁鱼	50克	220
西蓝花	100克	40
牛奶	200毫升	240
奶酪	10克	120

镁 镁对神经、肌肉及骨骼的健康很重要。许多细胞功能也离不开它。镁缺乏症状表现为抽筋与心律不齐。种子、坚果、全谷食品、豆类、蔬菜、贝类及干果都富含镁。任何一种天然食物都含有镁。

女性镁的日摄入量为270毫克；男性为300毫克。

富含镁的食物

食物	食用量	镁含量（毫克）
南瓜子	1汤匙	75
不加糖的可可粉	1汤匙	25
螃蟹	85克	50
红芸豆	80克	36

钾 钾与钠是维持体液平衡的关键，而体液平衡又是每个细胞发挥作用的关键。大多数食物都含有钾，多吃些富含钾的食物，如新鲜或干的水果、鳄梨与坚果，能够降低因摄入过多的盐分而导致的不良作用，可以降低血压。

成年人钾的日摄入量为3 500毫克。

氯化物与钠　它们也就是众所周知的盐，是重要的无机盐。不过大多数食物所含的盐都超量了。一般而言，食物中额外添加盐会有使人患上高血压的危险。

人体一般情况下不会出现盐缺乏的情况。不过在特别炎热的环境中盐可以通过汗排出去。在这种情况下特别是大量喝水而又出很多汗的情况下可能会造成血液中的钠含量低，出现脱水现象。晚上腿抽筋可能就是由于盐摄入量少。如果经常腿抽筋（并没有大量出汗，天气也不热）的话需要咨询医生并进行治疗。

含微量元素的食物

除了铁之外，微量元素缺乏现象一般比较少见。不过，摄取足量的微量元素与微量元素不足之间的差别是很微小的。一些研究认为，集约生产及土壤退化会导致食物中的微量元素含量逐渐下降。如果确实是这样的话，我们很难预测人类何时会由于相关微量元素不足而出现重大问题。有人因此而建议有机农业，不过也许更重要的是我们需要饮食的多样化以摄取均衡的微量元素。

碘　由于土壤中碘含量低而造成的碘缺乏是微量元素缺乏的典型例子。直到今天在世界的某些地方这仍然是一个问题。碘不足会导致甲状腺激素分泌不足从而导致智力迟钝或智力缺陷，以及新陈代谢、生长、发育异常等。在缺碘的地区蓄养的牲畜容易出现健康问题，因此人们常让这些牲畜舐盐以弥补不足。

鱼、贝类及海藻的碘含量特别丰富；奶制品、蔬菜及肉类也能为我们提供日常所需的碘。

在大多数国家，精制盐都添加碘，即加碘盐。海盐含有一些碘，但量极少。那些认为要减少盐的食用量的建议对于依赖加碘盐的人来说是有危险的，因为这可能会增加碘缺乏的概率。

女性碘的日摄入量为110微克，男性为130微克。

铁　铁是血红蛋白即血液中的红色色素的重要组成部分。血红蛋白使得血液能向全身输送氧气。贫血是铁缺乏的最常见症状，它将导致易疲劳、脸色苍白、体虚及呼吸困难等身体不适。

红肉、野味、肝脏与蛤蜊都富含铁。动物类食品中的铁比植物类食品（如豆类、芝麻、南瓜子、亚麻籽、绿叶蔬菜、全谷食品）中的铁容易被吸收。维生素C能促进铁的吸收，因此饮食中把含有可食用性铁的肉类与含有维生素C的蔬菜（如辣椒）一起食用能使铁得到更有效的吸收。据说多酚会干扰铁的吸收，不过对于坚持健康饮食的人来说这不太可能会导致铁缺乏。

富含铁的食物

食物	食用量	铁含量（毫克）
烤羊肝	100克	10
鸟蛤、蛤蜊	50克	14
煮小扁豆	100克	3.5
菠菜	90克	2.5
全麦面包	两片（75克）	2

富含硒的食物

食物	食用量	硒含量（微克）
沙丁鱼（罐装）	100克	50
新鲜蚌类	50克	33
全麦面食	150克	24
鸡脯肉	130克	28

富含锌的食物

食物	食用量	锌含量（毫克）
新鲜的生牡蛎	2个（10克）	5
小牛肝	80克	10
南瓜子	20克	1.5
全麦面包	两片（75克）	1.3
奶酪	30克	1.3

女性铁的日摄入量为14.8毫克，男性为8.7毫克。

硒　有很多项研究已经证明，硒缺乏会增加患癌症与心脏病的概率。那些土壤中硒含量低的国家在历史上曾出现过硒缺乏现象。不过，现在食物来自世界各地，硒缺乏的可能性减小了。巴西坚果是硒含量最丰富的，每天吃2个就可满足1天的硒需求量。洋葱与大蒜也是含硒的，它们能聚集土壤中的硒。吃海产品、全谷食品及蔬菜越多，就越不会出现硒缺乏的状况。

女性硒的日摄入量为60微克，男性为75微克。

锌　锌在很多酶反应中起着重要的作用，并有助于伤口愈合。锌摄入不足会导致免疫功能下降从而增加感染的危险。动物肝脏、贝类尤其是牡蛎富含锌。坚果、种子、豆类、全谷类、肉、家禽及奶制品都含有较多的锌。

女性锌的日摄入量为7毫克，男性为9.5毫克。

铬　糖尿病和心脏病都与铬缺乏有关。不过目前还不清楚铬的物理作用是什么。在有关研究中，研究者把铬添加到混合食物中，结果收效甚微。因此，铬缺乏可能只说明饮食不良而不是危害健康的主要因素。超量摄入铬可能会有毒。鸡蛋、动物肝脏、肉、奶酪及蔬菜都含有铬。

铜　铜在细胞的很多功能中发挥作用。它常与铁和锌一起起作用。由于铁的代谢需要一些铜，故贫血有时候可能是铜缺乏引起的。不过，铜是比较普遍的，一般人都不会缺乏铜。

氟化物、锰与钼　这些微量元素比较普遍，饮食中不必特意添加。其他一些微量元素如硼与硅的重要性目前还不确定。不过健康多样化的饮食能提供足量的硼与硅。

人体必需的益生菌

正常健康的肠道内充满了被称为肠菌的细菌。通常肠内的活细菌能多达1千克。人们已经识别了100多种细菌，不过据估计应该还有300多种未被识别。肠菌能抑制有害细菌的生长、减轻炎症及防止结肠癌的出现。它有助于抑制有害细菌及其他微生物如酵母菌的生长并在消化及新陈代谢中起作用。这些肠菌与人体之间

是如何相互作用的现在还不得而知。不过据研究，它们能代谢或激活致癌物质从而降低患结肠癌的危险。此外，它们还能影响整个肠内环境从而减轻发炎及缩短发炎性肠病的发病期。

很多因素会影响肠菌：不良饮食、抗生素、食物中毒及年老都会使肠菌减少。足量的微生物益生素能为有益的益生菌提供营养。研究证明，益生素有助于使腹泻后的肠功能恢复正常，而且还有利于那些常便秘的人减轻便秘症状。不过益生素对健康的人是否有作用还不得而知。

酸奶与含益生素的饮料　益生素最常见于酸奶及含益生素的饮料中。酸奶是由发酵的牛奶加乳酸菌调和而成的。传统的做法是用嗜酸乳杆菌和喜温链球菌，近年来则强调用双歧杆菌类。这些活菌如果想要到达肠道，它们的耐胃酸能力就很重要。双歧杆菌的耐胃酸能力比其他种类的杆菌强。有些益生素饮料是用乳酸杆菌类制成的，它们附着在大肠与小肠的肠壁上，防止有害细菌的附着。这些菌类也能耐胃酸。乳酸杆菌类还能刺激小肠中一种叫作免疫球蛋白A的保护性抗体的分泌。这种抗体是防止人体被有害细菌感染的关键保护机制。

有人认为健康饮食需要的是天然的酸奶。如果它具有益生素的功效那也只是额外收获。最好的酸奶除了需要一些用来发酵的培养菌之外不添加任何别的东西。不加糖的酸奶每100克约含5克糖，购买酸奶时请检查商标上的营养信息以确保产品是不加糖的。酸奶的脂肪含量无关紧要，一般来说100克全脂酸奶约含3克脂肪。作为健康饮食的一部分来说，如果限制肉的摄入量，那么这点脂肪是无碍的。

有些益生素饮料标榜能使你感觉好、能提神，但这类饮料含有很多糖，所以任何提神的功效都可能是加糖的结果。含特定的菌类的胶囊也可能具有益生素的功效，不过这些产品的质量参差不齐。

益生菌　益生菌尤其是低聚果糖，是不可消化的碳酸化合物。它们到达大肠后由那里的细菌群发酵消化。益生菌是有益健康的细菌的营养来源，它跟益生素一样有利于有益健康的细菌的生长及增进它们的保护功效。洋姜、芦笋、韭菜和洋葱都富含益生菌。

第五章
人体不同阶段的食物需求

婴儿时期

婴儿长得非常快。通常情况下，一个婴儿在第1年中体重会增加2倍，身高会增长1倍。一个新生儿前6个月中体重为3~6千克，而至第1年年末，可以长至9.0~9.5千克。这就是婴儿期良好的营养供给可以为其一生的健康打下基础的原因。

母乳中正好含有婴儿所需的所有营养，包括蛋白质、碳水化合物和脂肪。它同时也为一些常见的婴儿疾病提供抗体，而更为重要的是，它可以防止婴儿的食物过敏。此外，母乳也便于婴儿消化。

母亲们如果不能或不准备对婴儿进行母乳喂养，也可以用奶瓶向其喂食配方奶粉来满足婴儿的营养需求。但每次喂食都应该仔细准备，奶粉也应该妥善保存。

当婴儿变得越来越容易饥饿时，最好是增加母乳喂养或奶粉喂食的次数。大多数营养专家建议，固体食物应该在4个月以后喂食。也有很多专家建议应在6个月以后。虽然，有些宝宝可能在几周或几个月后就可以进食固体食物，但还是应该基于他白天的活动情况和饮食习惯来决定，同时也要与他不断增加的营养需求相协调。即使已经开始喂食固体食物了，母乳或配方奶粉也应该至少再继续喂食1年。

宝宝的第一餐固体食物最好是麦片。麦片是个"多面手"，因为它可以在初始喂食的时候被调得很稀，而随着宝宝学会咀嚼和吞咽后，可以逐渐调稠。除了麦片之外，水果和蔬菜也相对较容易为宝宝所消化。

9个月之后，宝宝开始进入初步学习走路的

阶段了，这时候就要使其慢慢地与家里饮食时间相一致了。大约12个月之后，宝宝就可以跟上和家里一样的一日三餐的饮食进度，同时两餐之间喂以母乳、奶粉、麦片和其他小点心。

如何喂食牛奶

*宝宝长到1岁后，可以用全脂牛奶代替母乳或配方奶粉。

*全脂牛奶喂到2岁，之后可以改喂低脂牛奶。

什么时候喂食固体食物

*宝宝在大人的帮助下可以坐起来了。

*对别人吃的东西开始感兴趣了。

*食物入口后，宝宝能够使它从嘴的前部移到后部。

*体重加倍了。

*在24小时中需要喂奶8次甚至更多，或者需要喝奶粉900毫升左右。

*不要早于4个月。

所能吃的食物的顺序

*铁强化的单种谷粮食品。

*蔬菜。

*水果。

*去渣的肉类。

*松软、捣碎的正餐食品。

*小点心。

如何喂食固体食物

*每周喂食1种新的固体食物。

*在一天中多次但少量地喂食。

*避免使宝宝吃得太多或太快。

*蛋清很容易过敏，所以建议在宝宝1岁或更大一些以后再喂食。

*不要给小于1岁的宝宝喂食蜂蜜。因为蜂蜜含有的细菌孢子可以导致严重的肉毒中毒症。但1岁以后这种状况会有所改变。

到了1岁以后，宝宝们可能会长出4~6颗牙，并且开始具有更为明显有力的咀嚼动作。伴随着这些变化，宝宝们可以适应较稠的一些食物了，比如说块状和碎粒状的食物。保持以一周一种新食物的进度向宝宝喂食固体食物。在这一阶段，最为重要的一点是，喂食宝宝的食物形式一定要与宝宝的生长发育状况相适应。喂食的任何一种固体食物都一定要足够松软，以你的手指很容易压碎为标准。

1岁婴儿的饮食包括：奶、肉、蔬菜、水果、面包和麦粮食品，量在1汤匙左右，这份菜单也可以改成1汤匙煮熟的胡萝卜、两口米饭、一口肉和几口梨。

尽量定时有规律地给宝宝喂食，但也要注意其饥饿的任何表现。要给孩子养成良好的饮食习惯，越早开始越好。

学龄前时期

宝宝开始蹒跚学步的时候，他就可以和家里人吃一样的食物了。1岁时的最大特点是，体重快速增长，到了2岁就趋于稳定，年均体重增长2.0~2.7千克。宝宝在婴儿时期的生长速度不一样，所以，他所需的食物量也会相应有所变化。有些学龄前儿童可能对吃不感兴趣，而有些可能胃口特别好。有时候，一个学龄前儿童可能只喜欢吃3~4种菜，而不喜欢尝试新的食物。当允许从一系列营养丰富的食物中挑选时，大多数儿童选择的食物，从几天一个周期的角度来看，是能够提供人体所需的营养物质的。

2岁前，幼儿的脂肪的摄入量不应被限制。膳食脂肪和胆固醇对幼儿的生长是十分重要的。2岁之后，幼儿的脂肪摄入量可以与家人一样，控制在一个适当的范围内。此时的饮食可以包括谷类、蔬菜、水果、低脂奶制品、瘦肉以及它们的替代品。

记住一点，每个儿童的能量需求是不一样的。因此，儿童尤其是较小的学龄前儿童食用点心是有必要的，因为他们不能通过一次进食满足自己的能量所需。在正餐之间少量多次地吃一些品种丰富的小点心，对健康是有利的，

也是正常的。但是，如果对点心的食用完全不加控制，会影响儿童吃正餐时的胃口。

学龄儿童时期

在学龄早期，儿童就应该开始建立起健康的饮食习惯，并进行有规律的运动，来保持健康的体重。一个正常的学龄儿童每年体重约增加3千克，身高约增长6.5厘米。随着儿童进入青少年时期，男孩和女孩在生长模式上有了很大的不同。女孩们的青春期大约开始于10岁，而男孩们大约开始于12岁，一般持续2~3年。在这几年中，身体飞速生长。

在学龄时期，父母指导儿童如何养成良好的营养习惯，显得尤其重要。

养成健康的饮食习惯，比如吃脂肪含量低而复合碳水化合物和纤维含量高的食物是很重要的。早饭是很重要的一餐。健康的午餐应该包括水果、蔬菜、米饭和其他形式的淀粉类食物，肉类或其他形式的蛋白质类食物，以及低脂牛奶。如果孩子是在学校吃午饭的，那么应该告诉他们如何选择营养丰富的食物。课后点心应当包括水果、蔬菜、全谷面包或者低脂酸奶。如果孩子参加了运动量大的活动，就应该补充更多的能量。

对于很多学龄儿童来说，控制体重是一项主要的挑战。如果孩子能量摄入多而消耗少，体重就会增加，不爱动的孩子更是容易长胖。体重超标除了会使孩子遭到同龄人取笑而产生外在的和精神上的压力外，还会给他们带来很多的健康问题，比如肥胖、高血压，以及造成血液中胆固醇和三酰甘油的增加，等等。

但是，超重儿童仍然有和其他儿童一样的营养需求。目标应该是减缓体重的增加，而不是阻止体重的增长。不能为了防止孩子长胖而将其饮食限制在几样特定的食物中，更不要让孩子尝试所谓的流行饮食或时尚饮食减肥疗法。相反，应该向他们提供少量的但健康的食物。

要向孩子传输关于营养方面的知识，其最好的方法是父母在自己的饮食习惯上树立良好的榜样。

青少年时期

对于年轻人来说，青少年时期是成长过程中的第二个重要阶段。这一时期，人体发生更大的变化，与营养物质的关系也变得更为紧密。所以，青少年对于能量和其他所有的营养物质的需求都有很大的增长。

人体的生长和对能量的需求使得青少年对热量的需要日益增长。通常情况下，11~14岁男孩每天需要热量大约10 475千焦。而在15~18岁，热量需求增加至11 732千焦。青少年时期的女孩也需要较多的热量，每天大约是9 218千焦。

青少年所需的热量，大部分应该来自复合碳水化合物。应该让他们每天食用3份高钙的食物（牛奶、酸奶、奶酪和某些蔬菜），因为这样可以保证满足骨头生长对钙质的需求。铁质对于体内血量和肌肉的增长都非常重要。青少年时期的女孩，由于经期铁质的损失导致的缺铁是十分危险的。为了确保广泛地摄入铁质，应当鼓励青少年食用鱼、家禽（尤其是鸭肉）、红肉、鸡蛋、豆类、土豆、大米和富含铁质的粮食制品。处于生长期的活跃的青少年非常需要在正餐之间吃一些点心。鼓励吃健康的小点心，比如新鲜水果、蔬菜、低脂酸奶、低脂牛奶、全谷面包、爆米花、椒盐卷饼和麦片等。

有几个因素会对青少年的饮食造成影响。青少年有繁忙的学业、课外活动。这些可能导致他们省略早餐甚至其他正餐，喜欢吃快餐店里的食物，而在方便的时候则会吃较多的小点心。另外，青春期是补充钙质的重要时期，而钙摄入量的不足将很容易导致青少年今后的骨质疏松和其他疾病的发生。

当不良的饮食习惯导致体重增加时，很多青少年为了快速减肥，开始依靠所谓的时尚饮食减肥疗法。所有这些都会导致营养过剩或缺乏，最严重的是导致饮食失调症。

体重问题可以带来更严重的后果。饮食模式的两个极端——吃得过多或吃得过少都会导致严重的甚至危及生命的健康问题。这两种极端都会损害一些机体功能，比如减少了激素的生成，从而延缓了青春期男孩和女孩的性成熟。

成年时期

成年人的身体状况是动态的，随着年龄的增长而发生相应的变化。因此适合你23岁时的饮食，到你五六十岁时就不一定仍然适合了。

比如说你的新陈代谢（身体将摄入的食物转化为能量的过程）变得缓慢了。这就意味着，运动量相同的情况下，你所需的食物渐渐减少了。年龄的增长还使得你所需的热量越来越少，从50岁以后，大约每10年减少10%。这种新陈代谢的减缓是完全自然的，因为随着人体的老化，肌肉（肌肉消耗你的大部分能量）也在缩小。运动可以帮助你保持肌肉量，也可以帮助你燃烧脂肪。

多样饮食和适度饮食是健康饮食的关键。平衡的饮食可以确保摄入适量的维生素、无机盐、蛋白质、碳水化合物和其他营养物质。适度不仅针对控制热量摄取者，还针对饮酒者而言。多喝水、多吃高纤维的食物、尽可能地多运动还可以帮助你远离便秘的困扰。

孕期和哺乳期

妇女最好是在怀孕前就开始考虑关于营养的问题。这样，才能够保证从受孕的那刻起，孩子就可以有所有基本的营养物质。

出生时体重偏轻（轻于2.5千克）的宝宝很可能有健康问题。准妈妈可以通过广泛地食用适合其年龄段的食品，同时按身高保持相应的体重来避免这一问题的产生。比正常体重偏轻15%甚至更多的妇女可能在受孕和分娩方面都会有困难。

受孕前，最好和医生谈一谈关于是否需要食用叶酸营养补充片（B族维生素中的一种，是一种存在于植物中的天然形态的维生素）的问题。医生和营养学家们都认同，叶酸营养补充片的服用可以减少一种叫作"神经管缺陷"的先天缺陷疾病的发生率。这种缺陷的一种表现形式是脊柱裂，即脊柱的不完全闭合。人体含有叶酸的水平还受饮酒和吸烟的影响，这两者都对成形中的胎儿有毒害。因此，已经怀孕的妇女需要立即停止饮酒和吸烟。口服避孕药也会引起叶酸水平降低。

你需要和医生商量关于叶酸补充片的问题，因为服用过多会损害你的健康。叶酸最好的膳食来源包括强化早餐麦片和强化谷制品。叶酸存在于多叶绿色蔬菜、橙子、柚子、四季豆和其他煮熟的干豆中。不过，即使你的饮食非常均衡，还是建议服用产前营养补充片。

研究证明，怀孕时体重正常的妇女，如果体重增加11~16千克的话，她们的受孕和所怀的宝宝会最为健康。体重偏轻的妇女则需要增重。即使是体重超重的妇女，也应该增加7~9千克的体重。在前3个月中，不需要增加额外的热量。在中间的3个月，孕妇就需要每天在正常饮食外增加1 257千焦的额外热量。孕妇应当多吃瘦肉、低脂或无脂奶制品、深绿色蔬菜，这些能够向孕妇提供丰富的维生素、无机盐和蛋白质。

即使增加食物的摄入量，也几乎不可能使孕妇获取足够的铁质，因为此时她们的需要量是非怀孕妇女的铁质建议摄入量的2倍。随着胎儿的长大，血液量的增加，孕妇对铁质的需求量也在增加，所以人体需要补充额外的铁质。铁质是形成胎儿和胎盘组织的重要物质。而且，胎儿在出生时需要储存一定的铁质，以满足其前6个月使用。所以，孕妇要保证健康饮食，同时按照保健医生的建议服用营养补充片。

> ## 小知识
>
> **晨吐**
>
> 晨吐并不是仅仅出现在早晨。大约有一半孕妇在怀孕的头12周里会经历晨吐。此时饮食应注意。
>
> *吃饼干。
>
> *少吃多餐，这样你的胃不会太空或太饱。
>
> *限制或避免吃辣的或油炸食品。
>
> *多吃液体食物。试试少量碎冰和冰镇饮料，以防止你因为呕吐而脱水。
>
> *烹饪时保持厨房里通风良好。

片。

宝宝出生后，母亲如果决定母乳喂养的话，就需要每天额外补充大约2 095千焦的热量。同时继续食用营养丰富的食品。

烧心

在怀孕的稍后一些阶段，激素的变化，以及子宫变大对胃造成的压力会延长食物在肠胃中停留的时间。此时饮食应注意：

* 少食多餐。

* 限制或避免食用巧克力或辣的和油脂类食品。

* 限制咖啡因的摄入。

便秘

随着胎儿的长大，不断增大的压力导致肠胃蠕动减慢。此时饮食应注意：

* 多摄入液体——每天2.0~3.5升。

* 吃全谷面包和麦片以及新鲜的水果和生蔬菜。

* 适度和有规律地锻炼。

贫血

孕期妇女铁质和叶酸摄入量不足，或者因为胎儿对这两种营养物质有更大的需求，或者是两种原因的综合结果，此时饮食应注意：

* 食用富含铁质的食物（红肉、鸡蛋、肝脏、水果干果、铁质强化麦片）。

* 食用富含叶酸的食物（多叶的绿色蔬菜、橙子和柚子、干豆、叶酸强化麦片）。

* 遵从医生给你的关于服用营养补充片的建议。

母乳喂养

当你需要用母乳喂养你的孩子时，此时饮食应注意：

* 多摄入液体——每天2.0~3.5升。

* 选择高钙食品（牛奶、酸奶、奶酪、布丁、豆腐）。

* 如果你的饮食是有一定限制的，与医生商量关于继续服用产前维生素补充片的问题。

* 适度和有规律地锻炼。

* 如果你饮酒，请停止。

* 如果你抽烟，请戒掉。

＊ 避免过量摄入盐分，否则可能引起水肿或血压升高。

老年时期

将良好的饮食习惯一直保持到老是一个大挑战，尤其是当饮食在味觉上和嗅觉上的愉悦感开始减少之后。牙齿的脱落和口腔疾病的困扰，可以使吃东西变得更为困难。用来治疗一些慢性疾病的药物也可能影响胃口。很多人按时进食三餐，但不知道是什么味道。许多因素综合起来使得老年人保持良好的饮食习惯变得更难，但事实上，此时却是最为重要的。

随着人们年龄的增长，他们对热量的需要也越来越少，50岁后，平均每10年减少10%。70岁左右的老年人，摄入的热量应该是20年前的80%。

热量摄入的减少一般意味着食物摄入总量的减少。但此时，老年人对其他营养物质的需求并没有减少，所以，就需要通过食用营养更为丰富的食物来保证摄入足够的营养。随着年龄的增长，你可以以"平衡膳食宝塔"为指导来减少热量的摄入：以全谷食品、水果、蔬菜为主；适量吃些肉和奶制品；少量摄取脂肪、油脂和甜食。

注意老年人营养不良的一些特征，咨询医生、营养专家或者其他健康专家，认定营养状况，从而确定是否需要服用维生素营养补充片。

第六章
食物与疾病的双面性

肥胖是一种病

肥胖

如果肥胖只是美学上的概念，可能就不会有那么多人关注了。但肥胖是健康问题，它与糖尿病、脂肪分布异常、心脏病、高血压、某些癌症（比如妇女乳腺癌、结肠癌、胆囊癌和男性结肠癌、前列腺癌）、脑卒中、退行性关节炎、呼吸系统疾病、睡眠紊乱和胆囊疾病存在一定关系。肥胖给人们带来的负担表现在死亡、生病、精神痛苦、歧视和经济代价上。最明显的就是肥胖会影响生活质量，缩短寿命。越是肥胖，早亡的可能（与总人口中平均死亡年龄相比）就越大。

肥胖之战

无数方案和产品宣称能帮你减肥，减肥似乎应该很容易，因为吃得太多、动得太少是导致超重的主要原因。但是减肥其实很难，维持减肥成果更难。超重和肥胖是摄入的热量和消耗的热量长期失衡的结果，基因和环境问题也是原因之一。"超重"和"肥胖"是经常被互换使用的两个词语，但它们的意思是不同的。"超重"是指超过了与一个人的身高相比的正常体重，这个术语并不能表明是什么导致的体重过重。比如，根据身高体重对照表，运动员往往超重，因为他们的肌肉特别发达。当然，对于大多数人来说，超重的是脂肪。"肥胖"这个词是指超过了个体的正常体重。对于一个健康的女性来说，可接受的范围是脂肪占其体重的25%~35%，男性则是10%~23%。

身体利用食物的方式

个人所消耗的热量取决于3个因素：基本的新陈代谢、食用食品所需的热量和身体活动所需的热量。基本的新陈代谢是指当人休息时维持各项身体功能所需的能量，长期坐着的成年人这一项可达到每日热量需要的60%~75%。基本新陈代谢率由人体中不含脂肪的组织决定。肌肉就是这样一种不含脂肪的组织。阻力训练可以促进肌肉生长从而加快新陈代谢。阻力训练也能帮助预防由年龄的增长而引起的肌肉减少。一般男人比女人肌肉多，所以需要消耗更多热量。

食用食品所需的热量是指消化、代谢和存储营养所需要的热量。食品的化学变化占每日热量需求的大约10%。

运动所消耗的热量，因量和度的不同而大有不同。对于大多数习惯久坐的人来说，每天的活动（比如行走、交谈和坐着）会消耗15%~20%的热量。

你是否应该减肥

你如何确定你是超重还是肥胖？科学家利用非常复杂的测量方法来检测身体的组成。但是，对于大多数人来说并没有那个必要。你可以适时测一下体重是否符合健康标准，可参照中国正常男子、女子身高与体重表。

体型

身体肥胖所暗示的健康风险已经越来越引起人们的关注。特别是腹部的脂肪，与一系列新陈代谢疾病有关。身体存储脂肪的容量几乎是无限的。腹部堆积的脂肪会导致许多疾病，包括糖尿病、高血脂和高血压。脂肪还与冠心病、脑卒中和某些癌症有关。减肥能降低这类风险并有助于减少下背、臀和膝盖所承受的压力。

测量腰围有助于帮你确定你的身体是否在囤积脂肪。腹部的脂肪会增加你罹患高血压、冠心病、糖尿病、脑卒中和某些癌症的风险。在臀部和大腿部分的脂肪似乎不会或者很少增加患病风险。而上半身肥胖则会增加患冠心病、脑卒中和某些癌症的危险。

减肥的目的

任何人都有健康风险，即使是最健康的人也有可能患上心脏病、糖尿病或者癌症。如果你的体重超出正常标准，脂肪主要集中在上半身，或者你有糖尿病、心脏病、高血压、睡眠呼吸暂停综合征等个人或家族病史，减肥将在很大程度上改善你的健康状况。

记住，关注体重和腰围仅仅是开始而已，其他因素也相当重要。如果有什么疑问，可以做一次体检。彻底的身体检查能弄清你的体重是否对你的健康产生了负面影响。那样你就可以针对你的个人情况做一些适当计划了。

开始减肥

肥胖不仅仅是一个健康问题，也是一个生活方式的问题。你的习惯可以帮助你减肥，也可能阻碍你的减肥事业甚至使你变得更胖。你所食用的食物和进行的运动将决定你是减肥、增肥还是维持不变。因此，专家建议，任何减肥计划应该包括3个部分，即营养、锻炼或者运动和行为方式的改变。

其他需要考虑的特殊情况

减肥并保持的唯一方法就是将健康的饮食习惯与定期锻炼相结合。轻微超重和患有与肥胖相关疾病的肥胖人士可以考虑药物减肥，但药物减肥可能有潜在的风险。食用这些减肥药不能代替营养补充和运动及改变生活方式等减肥方式。医疗监控也是必要的。只有患有肥胖相关疾病的严重肥胖的人群和极端肥胖人群，才应当考虑手术减肥。

减肥时期的营养

流食和特别的食物组合等号称能"燃烧"脂肪的东西，并非长期控制体重的健康选择。学着如何享受低热量的均衡膳食是减肥并保持健康的最佳战略。你应该把"饮食习惯"这个词改为"健康营养计划"。

大多数人通过每天摄入4 190~6 285千焦来减肥。在许多情况下，低于5 866千焦的饮食是很难满足建议营养摄入量的。因此，热量过低的营养计划对你的健康来说是有危险的。

你可以通过减少热量的摄入或进行更多的锻炼来减肥。14 665千焦的消耗相当于消耗450克脂肪。你可以每天从你的食物摄入中削减2 095千焦，或每天减少1 048千焦并通过锻炼消耗1 048千焦（比如每天散步30分钟）。

令人高兴的是，即使是体重下降数值相对较少，也能降低患因肥胖导致的疾病的风险。即使是10%的体重减轻也能改善你的血糖和血压。当这个目标达到时，如果需要的话就可以制订新的减肥目标。不要幻想"完美"的体重，而应该把重点放在获得和维持健康体重上。

能够控制体重的健康饮食应该保证平衡和多样性。注意消耗食品中的能量含量是非常有用的。每克脂肪的热量为38千焦，每克蛋白质的热量为17千焦，每克碳水化合物的热量为17千焦，每克酒精的热量为29千焦。

对于大多数人来说，你所消耗的食物量取决于你感觉有多饱。因此，食用少量高能量食物（如肥肉）常常不会觉得饱，而当你觉得饱时就已经摄入了过多的热量了。为了减肥，你应当减少食用脂肪类食品而选择低热量、高营养价值的蔬菜、水果和谷类。你也可以食用一些低脂肪的食品。但是，注意，低脂肪的不一定就是低热量的。

健康的饮食习惯也包括避免暴饮暴食或者饥饿现象的出现。每日三餐能提供日常活动所需的营养，间歇的小点心能保证你的食量得到控制。

运动

改善饮食习惯、减少热量摄入和增加消耗热量的运动是减肥和保持体重的最佳方法。除了保持减肥成果之外，运动还能促进脂肪的分解、增加肌肉组织并使心血管更为健康。经常锻炼能通过消耗大量热量帮助你减肥，而且还能够使你更容易地保持减肥成果。

散步是运动计划的良好开端。每天3千米的散步大约能让你每周消耗4190~5028千焦。此外，不要将锻炼排除在日常活动之外，做家务、爬楼梯、修整花园等所有重要的锻炼形式都可以减肥。如果你和一个朋友一起锻炼的话，可能更容易坚持锻炼。

你还可以进行阻力训练，这样可以促进肌肉生长、加快你的基本新陈代谢速度、增加骨密度（可以帮助你预防骨质疏松）和改善平衡和协调能力（降低你受伤的风险），还能使你的心情好很多。

超重且不活跃的人或者患有疾病的人群，在开始一项锻炼计划前，应当先咨询医生。你可以做一个锻炼强度测试，以检测心脏对锻炼的反应并确定一个安全的锻炼起点水平。

改变行为方式

改变行为方式能帮助你搞清一些不良饮食习惯（不加控制地吃零食和深夜进食等）的原因并提出对策。最终往往都发现是由不良的生活方式等问题导致的。食品日志和锻炼日记可以帮助你提升对所食用食品的种类、数量和锻炼的形式、数量的认识。这些记录可以帮你搞清额外的进食是如何开始的，并想办法避免或者改变这种行为。

不容小觑的高血压

高血压是最常见的健康问题之一。它是心脏病、心脏衰竭、脑卒中、肾衰竭和过早死亡的主要诱因。它也会损害循环系统的一些组成部分，包括：心脏、大脑、眼睛和肾脏中的血管。高血压有时被称为"沉默杀手"，它可以让你毫无察觉地潜伏很多年。血压越高或者越长时间没有被发现，其带来的危害就越大。

现在，在发现、治疗和控制高血压方面已经有了长足进展。最近，发现自己患有高血压并开始治疗的人数有了明显的增加。与此同时，冠心病和脑卒中的发病率有了显著的下降，这与在发现、治疗和控制高血压方面的进步有着密切联系。然而，大多数高血压患者却未能有效地控制血压，高血压仍是一个严重的健康问题。

大约有5％的高血压是由一些已患疾病如肾功能障碍或某些导致血管狭窄的情况所引发的。这类高血压被称为继发性高血压。但是，大多数高血压患者的致病原因并不是很清楚。这类高血压被称为原发性高血压。

导致高血压的风险因素

有许多风险因素可能会导致患上高血压。主要包括：

* 家族病史：家族高血压病史是导致患上高血压的一个原因。
* 年龄：随着年龄的增长，任何人都有可能患上高血压。
* 性别：尽管男女差不多都受到此病的威胁，但服用避孕药和吸烟的妇女更容易患上高血压。

不管你是否有上述导致高血压的风险因素，以下几点都可能导致你患病，但你可以掌控。

* 肥胖：控制你的体重。
* 缺乏锻炼：动起来。
* 饮酒：加以控制或戒除。
* 过量的摄入盐：减少盐的摄入。

测量血压

血压是心脏将血液输送到全身时，血液对血管壁所施加的压力。这一压力的强度取决于心脏输送血液时的压力大小及其输送量的多少。另外一个因素是血液在血管中遇到的阻力的大小——血管越厚或者越是堵塞，阻力也就相对越大。血管的弹性也起到了一定的作用。当心脏跳动时，血管弹性越小，它扩张的程度就越小，血管也就越窄，阻力也就越大。

对于大多数人来说，血压为16.0/10.7千帕或更低是比较健康的。

高血压对机体的影响

反复测量值为17.3/11.3千帕意味着存在潜在的问题，有血压继续升高的危险并且需要做定期的血压检查。如果心脏收缩压超过18.7千帕或更高，心脏舒张压超过12.2千帕或更高，都意味着你已经患上了高血压并且需要接受治疗。所以，患者应把血压控制在17.3/11.3千帕。降低血压能进一步降低患脑卒中、心脏疾病和肾脏受损以及其他血管疾病的风险。

高血压的分类

	收缩压（千帕）		舒张压（千帕）
理想血压[1]	16或更低	和	80或更低
正常	17.1或更低	和	10.7或更低
正常高值	17.3~18.5	或	11.3~11.9
1级高血压（轻度）[2]	18.7~21.2	或	12~13.2
2级高血压（中度）	21.3~23.9	或	13.3~14.5
3级高血压（重度）	24或更高	或	14.7或更高
单纯收缩期高血压	18.7或更高		12或更高

①将心脏血管的压力风险考虑在内。
②基于首次测量后的2~3次再测量时，每2~3次检测值的平均值。

高血压的出现意味着血管内部的压力已经超标，许多健康问题也可能随之而来：

心脏

高血压对心脏的影响表现在它迫使心脏以更大的强度工作才能将血液输送到较远的组织和器官中去。另一种理解血压的方式就是把它设想为心肌所必须"推"回去的重量。就像其他肌肉一样，心肌因为强度过大而变得肥大。最终，心脏的跳动功能因不堪重负而受到损伤。这样就会导致心肌变薄和心力衰竭。高血压会加速血管内壁脂肪类物质的沉淀，也就是常说的血管粥样硬化。随着血管内壁的不断收缩，心脏病的发生概率开始大大增加。高血压也会导致动脉瘤的出现，结果可能是致命的。高血压会损害许多重要的器官并导致一些有生命危险的健康问题。

大脑

高血压会导致大脑中的血管破裂或者堵塞，从而引发脑卒中。

肾脏

肾脏能过滤血液中的废物，保持血液中的无机盐和血液总量。当它的这些功能受到削弱或者破坏时，它们帮助稳定血压的作用也就随之而去了。这些会导致破坏性后果的恶性循环，最终导致血压持续升高，并使肾脏不能够再发挥从血液中过滤废物的功能。

眼睛

高血压经常会导致眼部疾病。视网膜检查可以发现血管狭窄、微血管出血和从受影响的血管渗透出的蛋白质沉淀。尽管高血压影响视力的情况很少见，但在有些情况下依然会出现，比如视网膜血管严重收缩或者在血压升高时的视网膜膨胀。治疗高血压是修复这类视力减损的唯一方式。

治疗高血压

幸运的是，对于许多人来说，高血压是可以避免的。即使是那些已经有高血压或者正有可能要患上高血压的人群也可以降低血压，通过药物进行控制，并通过改变如下生活方式使问题得到解决。

减肥

如果你超重，减肥是最有效的非药物降压方式。只要减去4.5千克的体重就能减轻众多超重人士所面对的压力。对于一些人来说，减肥就可以不用再进行药物治疗了。

与经常锻炼、体重正常的人相比，久坐而不运动的人群患高血压的可能性要高20%~50%。定期的有氧运动，比如每天进行30~50分钟的散步或骑自行车是一个非常有效的降压方法。

限制饮酒

过量饮酒是导致高血压和脑卒中的一大原因。它也会影响降压药物的药效。男性应将每日饮酒限制在2杯以内，女性不应超过1杯。

不要吸烟

每吸一根香烟，血压会暂时性地升高30分钟，吸烟也是心脏病的一大诱因。每个人，特别是有高血压的人，应该戒烟或者根本就不要开始吸烟。

限制或避免高钠食品

有些人群摄入过多的钠会导致血压升高，高血压患者应将钠的摄入量控制在每天2 400毫克以内，而且许多专家也建议每个人都应该保持这个水平。

此外，还必须遵循营养均衡计划。低脂肪、包含丰富水果和蔬菜的饮食能自然显著地降低血压。这种饮食能促进减肥，而且含有丰富的对于降低血压有帮助的无机盐，比如钙、钾和镁。当改变生活习惯不足以降低血压时，就需要降压药物的帮助了。降血压药物降低血压的方式各有不同，有些帮助肾脏排出钠和水，有些则使心脏跳动减缓、力度降低，还有一些则使血管放松，减少血液流动的阻力。你的身体情况将决定哪种药物或者药品组合最适合你。但无论怎样，高血压患者应该减少对于降血压药物的依赖。

糖尿病很严重

糖尿病是新陈代谢（身体用以消化食物获得能量并生长的方式）功能失调性疾病。单糖、氨基酸和脂肪酸被身体所吸收或者通过肝脏转化为身体所需的能量形式——葡萄糖。对于需要这类糖的细胞而言，胰岛素（一种由胰腺分泌的激素）必须"放行"，从而使葡萄糖进入这些细胞。

胰腺是一个大约一只手大小的长而薄的器官，位于胃的后面。通常，胰腺分泌适量的胰岛素从而控制血液中葡萄糖的含量。糖尿病事实上并不是一个单一的问题，而是一组有着共同问题——胰岛素问题的疾病。糖尿病患者的胰腺不能分泌身体所需的足够的胰岛素，或者身体的其他细胞不能对胰岛素做出正确反应，结果使胰腺不能分泌足够而且合格的胰岛素，还有就是这两种情况的综合。胰岛素对于葡萄糖正常代谢非常重要。如果胰岛素的量不够，血液中的葡萄糖就会累积，结果就会导致高血糖。

持续的高血糖会导致所有糖尿病症状出现，使人患上糖尿病。这些症状包括：尿频、极端口渴、视线模糊、疲劳、无原因的体重减轻、手脚麻木、刺痛或者没有知觉以及饥饿。患上糖尿病的人，过量的葡萄糖通过尿液排出体外，而且次数也会增加。结果就使患者脱水、口干舌燥。疲劳是由于细胞得不到葡萄糖供应，而导致能量水平下降。为了弥补能量的不足，身体就会消耗存储的脂肪，体重的减轻和饥饿就是这样出现的。如果听之任之，持续的高血糖也会演变为慢性的糖尿病并发症。

最常见的糖尿病类型

1型糖尿病

1型糖尿病也被称为胰岛素依赖型糖尿病。过去也称为青少年型糖尿病。每10个糖尿病患者中有1个是1型糖尿病。这些人的胰腺分泌很少或者是不分泌胰岛素，为了控制血糖，必须注射胰岛素。大多数30岁之前被诊断出患有糖尿病的人都是这种类型。男女罹患1型糖尿病的概率相差无几。很多情况下这是一种自身免疫性疾病，身体的免疫系统向胰腺中合成胰岛素的β细胞发起免疫攻击和破坏。这种糖尿病常常在儿童时期潜伏，有可能在任何时候发作，常常是多年没有察觉，在一场大病之后发现患上了糖尿病，有些人（特别是儿童和青少年）会在发现酮酸中毒时发现患上了糖尿病。酮酸中毒是一种非常严重的并发症，血液中的酸性因胰岛素严重不足而大大提高。

2型糖尿病

超过30岁的糖尿病人群中85%~90%是2型糖尿病。以前也称为非胰岛素依赖型糖尿病或成人型糖尿病。大多数2型糖尿病患者超重或者肥胖。

这些人并不是自身完全不能分泌胰岛素，而是分泌量不够身体所需或者胰岛素不能正常工作以控制血糖水平。这在学术上被称为"胰岛素阻抗"，并会导致高血糖。体重过重是目前患2型糖尿病的最大风险。多数2型糖尿病患者超重，影响到胰岛素发挥作用。有些超重的糖尿病患者只需减肥就能控制血糖水平而无需药物的帮助，减去10%的体重能有效降低血液中葡萄糖的含量。奇怪的是，传统上看来并不超重的人，也有患糖尿病的风险，腹部过量堆积的脂肪也会增加患病风险。其他一些风险因素包括年龄、人种、遗传和缺乏锻炼。

因为高血糖发展缓慢，而且不会马上出现糖尿病的一般症状，所以2型糖尿病也会有很多年的潜伏期。不幸的是，尽管没有症状，它还是会对包括心脏和肾脏在内的一些主要器官造成损害。由于2型糖尿病常常在40岁之后发病，在55岁以后明显，所以中年人适时检查是否有发展迹象就显得非常重要。

如何诊断糖尿病

及早诊断糖尿病非常重要，这样可以避免对身体造成过多的损害。作为第一步，建议45岁左右的人群，应该去医院做一个空腹血液葡萄糖检验。空腹一晚后提取血液样本，就可以测量葡萄糖含量了。血液中含有3.8~6.1毫摩尔/升葡萄糖是属于正常水平。

专家建议每3年进行一次检查。如果存在糖尿病的风险因素或任何糖尿病症状，则应该更频繁或者在较年轻时进行检查。空腹血液葡萄糖值超过7.0毫摩尔/升或者餐后2小时血液葡萄糖值超过11.1毫摩尔/升并伴有糖尿病症状就会被诊断为患上了糖尿病。这一诊断结果应该另选一天再做一次确认性检查。

糖尿病的并发症

研究已经证明，血液中的葡萄糖含量降低到正常水平能延缓或避免因糖尿病导致的眼部、肾脏和神经系统疾病。即便是过去未能控制血糖，任何糖尿病的控制治疗都可以预防糖尿病并发症或延缓它们的发展。对于常常与糖尿病联系在一起的高血压和高血脂的治疗也是非常重要的。

眼部疾病

血液中的葡萄糖含量未能得到有效控制的话，每一个糖尿病病人都会有眼部问题。糖尿病视网膜病变的发生是因为高血糖（常常伴随着高血压）会损害视网膜（眼睛内部的光敏感区）上的微血管。糖尿病也会导致白内障，破坏黄斑并增加患青光眼的风险。

此外，为了使你的葡萄糖水平在可控范围

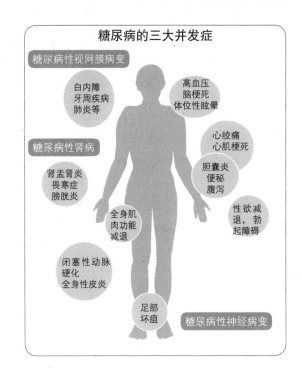

糖尿病的三大并发症

糖尿病性视网膜病变
白内障
牙周疾病
肺炎等

高血压
脑梗死
体位性眩晕

心绞痛
心肌梗死

糖尿病性肾病

肾盂肾炎
畏寒症
膀胱炎

胆囊炎
便秘
腹泻

性欲减退，勃起障碍

全身肌肉功能减退

闭塞性动脉硬化
全身性皮炎

足部坏疽

糖尿病性神经病变

之内，定期进行眼科检查非常重要，医生能对眼睛进行散瞳，并进行彻底详细的检查。不散瞳检查是不足以发现问题的。

肾衰竭

在没有有效控制葡萄糖水平的情况下，患有糖尿病的人发生肾衰竭的可能性是普通人的20倍。长期高血糖会破坏肾脏中负责从血液里过滤杂质的微型血管。严重情况下，就可能发生肾衰竭，从而需要进行透析或肾移植。因此，患糖尿病的人应定期检查肾脏。

神经性病变

糖尿病患者中30%~40%会发生神经损伤。神经损伤可能会导致麻木、刺痛、疼痛和温度知觉丧失和极端触觉敏感。专家认为这些问题是长期高血糖对向脑细胞供血的血管影响的结果。足部是最易受损的部位。

心血管疾病

长期的高血糖与动脉狭窄（动脉粥样硬化）、高血压、心脏病和脑卒中有密切关系。它也与血液中三酰甘油水平的上升和高密度脂蛋白（好胆固醇）的降低有关。除非得到控制，否则糖尿病病人患脑卒中的风险比常人高5倍，患冠心病的风险是常人的2~4倍。同时，吸烟也会加速这些心血管并发症的发作。

感染

高血糖会破坏免疫系统，增加感染的风险。口腔、牙龈、肺部、皮肤、膀胱和生殖器部位是常见的易感染区域。腿部和脚部的神经受损会使糖尿病患者意识不到这些地方的感染或受伤，并导致截肢的风险增加。多多关注脚部可以有效避免这类并发症或者将其危害降至最低。

预防糖尿病的方法

尽管糖尿病的研究非常发达，但目前没有已经证明的办法能够预防1型糖尿病。但是，以下生活方式的改变能降低甚至能避免2型糖尿病。

保持健康体重

大多数患2型糖尿病的人超重。旨在获得和维持健康体重的积极努力对防治糖尿病是非常有帮助的，特别是与锻炼相结合。

平衡的膳食

含少量饱和脂肪酸和糖、丰富的碳水化合物和膳食纤维的饮食也能降低患糖尿病的风险。

锻炼

积极锻炼的人群患2型糖尿病的比例非常小。

控制糖尿病的方法

糖尿病患者只有遵循一些基本饮食原则，才可以享受到完整的生活。

控制血糖最重要的方式是将血糖值控制在正常值范围或医生为你设定的范围之内。血糖的控制可以大大减轻眼睛、肾脏和神经的损伤，也能降低患心脏病、脑卒中和导致截肢的危险，同时还能改善血脂水平。

你可以通过综合治疗糖尿病的各种方式将血糖控制在正常水平之内，包括：注意营养、控制体重、锻炼和药物治疗。对有些人群而言，综合减肥、保证营养和定期锻炼就可以控制血糖，其他人则需要药物治疗。

血糖水平

血糖水平取决于几个因素：吃饭时被消耗的热量、活跃程度、控制血糖类药物的剂量，另外，患病压力也会改变血液中葡萄糖的含量。每天对糖尿病进行密切监测，能防止或减少血糖过高和血糖过低等紧急情况。这些紧急情况可能会导致精神混乱、丧失知觉。糖尿病患者应佩戴医疗警戒标识，并将糖尿病的一些迹象和紧急症状、恰当的应对步骤告诉家人、朋友、邻居和同事。

注意营养

过去对于糖尿病病人的饮食限制方法现在已经不再适用，吃多少和吃什么对于控制血糖是同样重要的。为了保持健康的血糖水平，糖尿病病人不应暴食，也不能有一顿没一顿，相反他们应该三餐定时地食用小份。就食谱而言，应多吃蔬菜、全谷和豆类，这些食品富含复合碳水化合物和纤维，对控制血糖水平很有帮助。另外，尽管水果含有糖，但也不应被省略，可适当吃一些。

由于糖尿病患者患心脏疾病的风险比常人要高，因此，很有必要把脂肪摄入量控制在每日总热量的30%以内，并限制含胆固醇的食品。应该尽量限制摄入脂肪和糖。研究已经证实，在固定时间内所消耗的碳水化合物的数量而非碳水化合物的种类是最重要的控制血糖的因素。所以如果血糖含量目前没有超标的话，糖可以成为均衡饮食的一部分。

就大多数人而言，每天固定时间的三餐、避免过量的糖摄入就足以控制血糖。

控制体重

因为许多糖尿病患者超重，控制体重就成了控制这种疾病并将严重并发症危险降到最低的重点所在。越是超重，细胞对胰岛素的阻抗就越严重，减肥就能缓解这种"阻抗"。通常减去大约10%的体重就能改善血糖，并会持续产生积极影响。

锻炼

通过锻炼，有些2型糖尿病患者能够降低甚至消除他们对于胰岛素的依赖，也无需再服用控制血糖类药物。任何一位糖尿病患者在开始一项锻炼计划之前，都应先咨询医生。

研究显示，有糖尿病潜在高风险因素的人

群通过锻炼能降低50%患2型糖尿病的概率。锻炼能帮助减肥、使细胞对于胰岛素更为敏感、加速血液流通、促进血液循环（即便是最微型的血管）。精瘦的体型也有助于更有效地消耗热量。此外，锻炼也能降低患心脏疾病的风险。

锻炼对血糖的影响能持续24小时以上。所以，如果胰岛素也是治疗计划的一部分的话，应经常联系医生进行血糖检查以调整胰岛素的使用。

药物治疗

除了注意营养、控制体重和锻炼外，药物治疗也是获得理想血糖水平的方法。1型糖尿病患者必须注射胰岛素。胰岛素不能口服，因为它会在消化道内分解。胰岛素的使用种类和数量取决于个人情况。胰岛素的使用也可以借助于胰岛素泵。

有些2型糖尿病患者可以仅仅通过健康的营养和锻炼控制血糖，如果不能获得令人满意的血糖值的话，就需要口服降血糖药物了。

有好几种口服降血糖药物可供选择。有些可刺激胰腺分泌更多的胰岛素，有些则通过减少肝脏合成糖、增加从细胞中分离出糖来帮助体内的胰岛素更有效地发挥作用。如果口服降血糖药品不足以达到一个满意的血糖水平，也可以采取注射胰岛素的方法。

健康杀手冠心病

知道自己的血脂水平（不同形式的胆固醇和三酰甘油）非常重要。但是，这些数字意味着什么？这些不同种类的胆固醇如何导致冠状动脉（心脏和血管）疾病是让人非常困惑的问题。

研究显示，某些胆固醇和三酰甘油的异常是导致冠心病的一个主要原因。令人欣慰的是，公众对于心脏病及其风险的认知有了很大的变化。死于心血管疾病的人数在不断下降。

冠状血管的堵塞（可能导致心脏病发作）比起其他心脏病，更易导致残疾、死亡。

提防动脉粥样硬化

冠状动脉是心脏自己的循环系统。它们向心脏提供血液、氧气和营养。心脏需要这一系统提供它不断跳动所需要的能量。冠心病有许多种类，但每种的后果都是一样的，就是心肌从冠状血管那里得不到足够的血液和氧气供应，结果心脏也就无法得到满足其自身需要的血液和氧气。这种情况可能是暂时性的，也可能是持久性的。

大多数冠心病是由动脉粥样硬化（也叫动脉硬化）导致的。

小知识

胆固醇相关术语

＊胆固醇：身体的所有细胞中含有的一种光滑的蜡色物质。用以合成细胞膜、某些激素和其他一些组织。饮食中的胆固醇只见于动物性食品中。

＊HDL（高密度脂蛋白）胆固醇：血液中20％～30％的胆固醇是由高密度脂蛋白（HDL）携带的。高密度脂蛋白将动脉中的胆固醇带回至肝脏，并排出体外。所以高密度脂蛋白胆固醇被认为是"好"胆固醇。

＊LDL（低密度脂蛋白）胆固醇：低密度脂蛋白胆固醇是血液中胆固醇的主要运输者。当血液循环中有过多的低密度脂蛋白胆固醇时，它会慢慢地在向大脑和心脏供血的动脉内建起 "城墙"。这就是低密度脂蛋白胆固醇被认为是"坏"胆固醇的原因。

＊脂蛋白：油脂和脱辅基蛋白的组合。

＊三酰甘油：三酰甘油合成于我们所吃的食物，或者身体通过其他一些物质如碳水化合物等来合成。饮食中摄入的热量和暂时不需要的热量被机体立即转化为三酰甘油并转移至脂肪细胞存储起来。激素协调脂肪组织释放三酰甘油，以满足人体三餐之间的能量需求。

＊VLDL胆固醇（极低密度脂蛋白）：在空腹状态下，除了三酰甘油之外，血液中总胆固醇含量中的15％～20％是极低密度脂蛋白。

健康的动脉血管是柔韧、强健、有弹性的。血管的内层非常光滑，能使血液自由流动。动脉粥样硬化是动脉血管内部含有胆固醇的废物不断累积的一个无声无息、无痛的过程。这些沉积以小块的形式出现，称为"斑块"。随着斑块的增大，血管会变得狭窄，血液的流量也就减少了。如果这种流量减少发生在冠状动脉（心脏）内的话，就会导致胸部疼痛，称为心绞痛。

随着斑块的增大，动脉内部的血液流通就变得艰难起来。斑块的撕裂或者破裂都会导致血块凝结。这样的血块会使血管堵塞并堵塞其他动脉。如果是输往心脏部分的血液流通停止，就会导致心脏病的发生，如果是通往大脑的部分发生了这一问题，结果就会是脑卒中。

进一步观察血脂

许多因素会导致血管的堵塞，胆固醇是其中的罪魁祸首。胆固醇是蜡色的类似于脂肪的物质。尽管谈到胆固醇时，总是将其和负面的东西联系在一起，但是，它却是细胞膜的必要组成部分，也起着分隔神经的作用，而且是合成某些激素所必需的物质，肝脏用胆固醇合成胆汁酸以帮助消化。

胆固醇的来源有两大部分：一部分来自我们所吃的食物（大约20%），另一部分来自人体自身的合成（大约80%）。饮食中的胆固醇只存在于动物性食物中，比如肉类和奶制品或者由动物类原料加工而成的食品。比如，所有的肉类、鱼、家禽、蛋类和奶制品。此外，摄入的脂肪的量和种类也会影响血液中的胆固醇水平。饱和脂肪酸（主要来自于动物性食品）和泛饱和脂肪（如经过加工的更纯的油）都会增加肝脏合成胆固醇的数量。

胆固醇和三酰甘油都是脂肪，不溶于血液。然而，当它们与蛋白质相结合时，它们就变成了脂蛋白，可以溶于血液，并通过血液输送至全身。

低密度脂蛋白是血液中胆固醇的主要运输者。低密度脂蛋白的含量（或者总胆固醇含量）与冠心病的发病概率有着直接关系。如果血液中有过多的低密度脂蛋白微粒，或者肝脏（新陈代谢的主要场所）未能及时把它们从身体中清除出去，它们会在血管内囤积。而高密度脂蛋白的作用就是对抗这种影响。

大约3/4的胆固醇是由高密度脂蛋白输送的。它们把胆固醇从动脉中输送到肝脏，并通过那里排出体外。所以高密度脂蛋白被认为是"好"胆固醇。高密度脂蛋白能够预防动脉粥样硬化和心脏病，低密度脂蛋白会增大患动脉粥样硬化的风险。所以，应该尽量保持高水平的高密度脂蛋白含量，降低低密度脂蛋白在血液中的含量。

血液中的三酰甘油源于我们所吃的食物。身体在将额外的热量、酒精和糖转化为脂肪时也会合成三酰甘油。大多数三酰甘油以极低密度脂蛋白的形式在血液中传输。有些胆固醇也会在极低密度脂蛋白中出现。

血液中有一定量的三酰甘油是正常的。激素会协调脂肪组织释放三酰甘油以满足人体在三餐之间的能量需求。但是，含量一旦过高，也会导致动脉粥样硬化的出现。三酰甘油的含量升高也有可能是其他疾病所导致的，比如未加治疗的糖尿病。

验血

要知道胆固醇和其他血脂是否在正常范围之内，验血是唯一的办法。专家建议20岁以上的成年人每5年应该至少进行一次总胆固醇、高密度脂蛋白和三酰甘油的检测。但是，医生也可能建议你检查低密度脂蛋白和三酰甘油。

检测三酰甘油含量必须经过一夜的空腹，因为进食会对血液中三酰甘油的含量产生显著影响。因此，在采血之前必须空腹至少12小时。在检测前24小时内不要饮酒。如果你有心脏病的致病风险，应咨询医生你的最佳检测频率。

虽然一定水平的胆固醇含量被认为是属于"过高"，但是，并没有确切的数字区分风险水平和安全水平。事实上，这些成年人适用的范围仅是专家们所达成的共识。他们已经指明血脂含量到什么水平会导致冠心病，从而需要治疗或者改变生活方式。

胆固醇和三酰甘油达到高风险水平时被称为"高血胆固醇"和"高血三酰甘油"，但是，就像所有的风险因素一样，处于高风险区域不一定就会患上冠心病，而处于低风险区域也不一定能保证不患上这类疾病。

验血结果只是作为一种参考。如果数值在理想值范围之外，医生可以指导你该做些什么。注意，在参考其他血脂值时，每组数据都是很有价值的。对于其他心血管疾病风险的确定也是很有帮助的。

了解高血脂的病因和控制高血脂的方法

为什么有些人血液中的胆固醇和三酰甘油含量过高？这些可能是由于基因、生活方式的选择或者两者的综合而造成的。遗传因素也可能使人难以有效地去除血液中的低密度脂蛋白和极低密度脂蛋白，或者使肝脏合成过多的极低密度脂蛋白微粒和过少的高密度脂蛋白微粒。生活习惯的因素，包括高脂肪饮食、肥胖、吸烟和锻炼不足也会导致或者加剧过高的胆固醇水平，增加个人患动脉粥样硬化的风险。

要更清楚地了解心血管健康状况，除了胆固醇和三酰甘油以外，其他风险因素也应该考虑。如果一个人的血脂水平不是很理想又有很多其他风险因素的话，他患动脉粥样硬化的概率也会随之而提高。

导致心血管疾病的风险因素可以分为可改变和不可改变两大类：

可改变的风险因素

1.吸烟　吸烟会破坏血管壁，加剧脂肪废物的堆积。吸烟也会使高密度脂蛋白的含量降低15%。戒烟会使高密度脂蛋白恢复到较高水平。

2.高血压　高血压也会破坏动脉血管壁，从而加快动脉粥样硬化。有些降压药会导致低密度脂蛋白和三酰甘油水平上升，同时减少高密度脂蛋白的含量，而另一些药则不会有这种问题。如果血压得到很好的控制的话，就会减缓或者避免心血管疾病的发作。

3.久坐　习惯于久坐的生活方式也会降低高密度脂蛋白的含量。有氧运动是提高高密度脂蛋白含量的一大方法。有氧运动要求手脚不断运动，增加呼吸的频率。即使是每天30~45分钟的散步也会帮助你保护循环系统。

4.肥胖　肥胖是心血管健康的一大威胁。身体中过量的脂肪含量会增加总胆固醇、低密度脂蛋白和三酰甘油的含量，同时会减少高密度脂蛋白的含量。同样，肥胖也会使血压增高，增加患糖尿病的风险，最终导致患上心脏病的概率大增。大约减去10%的体重就可以改善三酰甘油和胆固醇水平。

5.糖尿病　糖尿病也使三酰甘油上升、高密度脂蛋白下降。对血糖含量的控制有助于保持健康的三酰甘油水平。

6.雌激素减少　雌激素减少和绝经会导致患心脏病的风险增高。相反地，某些雌激素缺乏的女性补充雌激素能降低这种风险。

不能改变的风险因素

1.年龄　尽管目前还不清楚原因，但年龄的增长会提高低密度脂蛋白的含量。可能是年龄增长本身导致的这种情况，也有可能是由于年龄增长而囤积的脂肪量的上升而引起的。

2.性别　心血管疾病并非只是男性才患的疾病，它也是威胁女性健康的重要因素，美国每年有50万女性死于心血管疾病。心血管疾病的男女发病比例几乎是一样的。在绝经前，女性患冠心病的风险要小于男性。绝经使低密度脂蛋白含量增加，同时使具有保护性的高密度脂蛋白水平降低。绝经后的女性患冠心病的比例同男性相比就相差无几了，雌激素治疗可以使风险降至绝经前水平。

3.家族病史　非正常血脂水平和早期心脏病家族史也会增加患心脏病和脑卒中的危险。

降低风险

有许多方式可以降低患心血管疾病的风险。注意营养、锻炼并学会缓解压力能改善胆固醇和三酰甘油水平。通过饮食改变血液中的胆固醇和三酰甘油包括以下几个步骤：

保持理想体重

高脂肪的饮食势必含有不必要的高热量，导致不健康的体重，故需要降低总脂肪摄入量，并把脂肪（饱和脂肪酸、多不饱和脂肪酸、单不饱和脂肪酸）提供的热量控制在每天总热量的30%以内。有些人群需要更严格地控制脂肪摄入量。由于所有含脂肪食物都包括这些不同的脂肪，所以控制总脂肪量非常重要。

检测项目	含量水平（毫克/分升）		
	理想	理想警戒线	理想
总胆固醇	少于200	200~400	超过240
高密度脂蛋白胆固醇（被认为是越高越好）	60或更高	–	少于40
低密度脂蛋白胆固醇[1]（被认为是越高越好）	少于100	130~160	超过160
胆固醇/高密度脂蛋白（比例）	低于4.5	4.5~5.5	超过5.5
低密度脂蛋白/高密度脂蛋白（比例）	低于3	3~5	超过5
三酰甘油	少于150	150~200	超过200

本表可以作为一个基本指南。每组数据的重要程度因你的性别、健康状况和家族病史的不同而有所差异。比如，如果你已经患有心脏病，你就会希望把你的低密度脂蛋白水平控制在 100 毫克 / 分升以内。医生可以帮助你搞清楚你到底面临患何种疾病的风险。

[1] 低密度脂蛋白水平可以直接测，也可以通过其他数据估测，如果你的三酰甘油水平低于 400 毫克 / 分升，你可以换算你自己的低密度脂蛋白含量。

减少饱和脂肪酸食品的摄入

饱和脂肪酸食品是使血液胆固醇含量增高的首要敌人，也会增加患冠心病的风险。饱和脂肪酸在室温下呈固体或者蜡状。含大量饱和脂肪酸的食物包括：红肉、奶制品、椰子油和棕榈油等。

用不饱和脂肪酸代替饱和脂肪酸

剩余的脂肪限额应由多不饱和脂肪酸和单不饱和脂肪酸填补。在建议的量之下，多不饱和脂肪酸能降低低密度脂蛋白的含量，但是高密度脂蛋白也会因此而减少。在冰箱和室温下，多不饱和脂肪酸都是液体的。植物油，包括玉米油、葵花籽油、豆油和棉子油都富含多不饱和脂肪酸。单不饱和脂肪酸也会降低低密度脂蛋白含量，但是不会影响高密度脂蛋白。单不饱和脂肪酸在室温下是液体，但在冰箱中会变为固体。橄榄油、芥子油和坚果油都含有单不饱和脂肪酸。

限制反式脂肪

这种脂肪也被称为部分氢化植物油脂。这种脂肪和饱和脂肪酸一样，对身体有害，会导致血液中胆固醇的含量增高。主要来源是硬化植物油脂，比如植物黄油、酥油和这些脂肪制成的产品，如谷类食品和饼干。

减少饮食中的胆固醇

饮食中的胆固醇含量应限定在每天300毫克以内。饮食中的胆固醇只见于动物性食品之中。限制饮食中胆固醇含量的一个最有效的办法就是限制肉类和奶制品。动物内脏和蛋类也富含胆固醇。

食用以素食为基础的饮食

含有丰富谷物、蔬菜和水果的饮食含有较少的脂肪，是良好的可溶性纤维和抗氧化剂的来源，而这些物质对于保护血管非常有帮助。

食用水果、蔬菜和全谷食品

这些食物含有丰富的叶酸，叶酸是一种能控制血液中高半胱氨酸水平的B族维生素。高半胱氨酸是人体内常见的一种氨基酸（蛋白质的组成成分），人体需要高半胱氨酸来合成蛋白质以供身体的生长和维持机体的需要。问题是过多的高半胱氨酸会导致动脉血管内层组织变厚、出现损伤。胆固醇会在受损的血管中沉积，最终导致血管堵塞和血块凝结。足够的叶酸摄入量能将高半胱氨酸控制在正常水平并降

叶酸和心脏疾病

食品	份数（克）	叶酸含量（毫克）	每日百分比值（基于400毫克）
早餐谷类	100~200	100~400[1]	25~100
小扁豆	100	180	45
鹰嘴豆	100	140	35
芦笋	100	130	33
菠菜	100	130	33
黑豆	100	130	33
四季豆	100	115	29

高半胱氨酸是源于饮食中蛋白质的一种氨基酸。过量的高半胱氨酸会破坏动脉血管壁，导致脂肪废物堵塞动脉，出现血块的凝结。叶酸能降低高半胱氨酸含量。每天大约400毫克的叶酸就足以将血液中的高半胱氨酸控制在一个正常水平。为了获得叶酸，可以多食用一些豆类、水果和蔬菜——最好是生吃或只是轻微加工。烹饪会导致一半的叶酸流失。

低患心血管疾病的风险。

加强体育锻炼

在开始一项锻炼计划前，先咨询医生。然后选择一项有氧运动，比如散步、慢跑、骑车和游泳。逐步增加锻炼的强度和频率。每天锻炼30分钟。

药物治疗

如果生活方式的改变不能让血脂恢复到正常水平的话，就可能需要进行药物治疗了。在进行药物治疗前，医生会仔细检查你的身体并评估各个不同因素，包括性别、年龄、目前健康状况，如早期心脏病或者不正常血脂水平的家族病史，以及药物治疗的副作用等。

缺钙的标志骨质疏松

患骨质疏松的人的骨骼会变得特别弱而脆，即使是轻微的压力，比如弯腰拿本书、推吸尘器甚至咳嗽都会导致骨折。

骨骼强度主要取决于骨骼密度，也部分取决于钙、磷和其他无机盐的含量。在骨质疏松中，由于钙和其他无机盐慢慢流失和骨骼密度受到的破坏，骨骼强度会减弱。

骨骼是不断变化中的活体组织，新骨骼不断长出，老骨骼不断销蚀，这一过程被称为"骨骼重塑"。破骨细胞分解老的骨细胞，留出微型小孔，另一种造骨细胞则以柔软的蜂窝状蛋白质纤维填满小孔，并随着无机盐的沉积而变硬。

一个完整的骨骼重塑周期需要2~3个月。当你年轻时，身体造骨的速度快于骨骼销蚀速度，骨骼组织也会增加，其高峰期是在你35岁左右的时候。

对骨骼强度有着一定影响的蜂窝状物质的硬度主要取决于钙的充足与否。雌激素也对骨骼健康起着重要作用，它能减缓老骨骼的销蚀、促进新骨骼的生长。

随着年龄的增长，骨骼的重塑仍在进行之中，但是慢慢地，销蚀的部分超过了新增数量。绝经后，随着雌激素水平的下降，女性每年骨骼销蚀1%~3%，大约到60岁，骨骼流失减缓，但不会停止。男性也会患骨质疏松。到老年的时候，女性的骨质流失为35%~50%，男性是20%~35%。

骨密度的年龄变化

骨密度因性别和人种而不同，在人体35岁

小知识

男性骨质疏松

尽管骨质疏松主要是一种女性疾病，但还是有一部分男性患有这一疾病，其中1/3是75岁以上的老年人。男性患这一疾病的症状包括体型变化或者突然背部疼痛。但是，男性患骨质疏松的最常见的症状还是身高的变化或者骨折。

过量吸烟饮酒是男性患骨质疏松的最大风险因素。除此之外，男性的致病因素和女性相差无几，包括：使用了加速骨骼销蚀的药物、缺乏锻炼、吸烟、过量饮酒以及钙的摄入量或者吸收量不足等。睾丸激素水平较低也是加剧风险的因素。检查时医生会决定是否需要做一个骨密度测试。

小知识

评估是否患骨质疏松需要考虑的因素

*性别：性别是最大的风险因素。女性因骨质疏松症而导致骨折的风险是男性的2倍。在刚刚成年的那段时期内，女性生长的骨骼要比男性少。一般女性所摄入的钙也要少于男性。长期缺钙是一大风险。此外，研究证实，青春期女孩的钙摄入量不足，而那正是需要大量钙以供骨骼生长发育的时期。

*家族病史：母亲或姐妹患有骨质疏松可能会增加你的患病风险。

*年龄：年龄越大，患骨质疏松的风险也就相应越大。

*生活方式的选择：吸烟会加剧骨质流失，可能是通过减少身体所合成的雌激素和肠道内钙的吸收所导致的。此外，女性烟民同不吸烟的女性相比，会更早绝经，而这又是最大的风险。过量的咖啡因和酒精的摄入也会导致骨质流失。长期久坐也是风险之一。负重锻炼是强化骨骼的好方法。长期的缺钙不仅仅意味着饮食中摄入的钙没有进入骨骼，由于血液循环也需要钙，当缺钙时，人体会从骨骼中"抢夺"钙，以保证血液中有足够的钙。

*雌激素缺乏：女性缺乏雌激素时间越长，患骨质疏松的风险就越高。比如，过早绝经、过晚月经初潮都会增大风险。外科手术摘除卵巢而导致的绝经也会使患上骨质疏松的可能增大。女性通常都会在绝经后经历雌激素水平突然下降的状况，这会大大加剧骨骼的销蚀。男性睾丸激素的水平是缓慢下降的，所以他们不会经历骨骼的快速销蚀。最近有证据显示，雌激素也有可能在男性骨骼新陈代谢中扮演重要的角色。饮食紊乱，如厌食症或者过量锻炼造成的体重过轻也有可能导致雌激素缺乏。

左右到达生长高峰，之后随着年龄的增长而不断下降。一般而言，峰值越高，由骨质疏松引起的骨折的风险也就越小。

骨质疏松的风险因素

尽管统计数据令人沮丧，但骨质疏松并不是不可避免的。认识到这一疾病的诱因和风险因素之后，骨质疏松还是可以被早期发现和治疗的。此外，人们对于营养、激素作用的深刻认识和不断出现的新药物和治疗方法为预防这种疾病带来了新的希望。

患骨质疏松的风险取决于人在25~35岁这一骨骼生长高峰期内骨骼组织增长了多少，以及此后的流失水平。骨骼组织在高峰期生长得越多，个人"存储"的骨骼组织就越多，因此在正常的年龄或绝经期间，患骨质疏松的风险就越小。

骨骼组织的流失和骨架的小规模销蚀会导致骨骼脆弱、骨折、背部疼痛以及变矮。由骨质疏松引起的最常见的骨折包括脊椎、盆骨、前臂和手腕处的骨折。其他部位的骨骼也比较容易折断。

骨折会严重影响生活方式和行动。如果老年妇女盆骨骨折的话，她恢复到之前身体活动水平的概率只有25%。盆骨骨折很容易就会结束一个人的独立生活，甚至会因为手术引发并发症或者瘫痪而提前死亡。一旦你骨折一次之后，再次骨折的风险就大得多了。

骨质疏松的检测

医生可以通过简单无痛的骨密度测试来检验早期的骨质疏松。这一检测是通过使用X射线和超声波技术来检查有可能发生骨折的部位的。检测也能预测可能存在的骨折风险。

对于女性而言，应接受骨骼无机盐密度的检测。尤其是绝经前后的女性都应该接受骨密度检测以评估患此病的风险。包括出现以下情况的妇女：

*X射线检查发现有骨质疏松现象。

* 开始或正在接受长期的糖皮质激素治疗（比如使用强的松）。

*处于绝经前后并有甲状腺旁腺疾病。

* 正在接受骨质疏松治疗（可以以其作为监督疗效的方法）。

防治骨质疏松的方法

尽管骨质疏松不能被完全避免，但研究者们认为，以下这些步骤能延缓它的发生，改善治疗结果，从而相应提高生活质量。

使骨骼组织生长最大化

骨骼生长最大化会降低骨折的可能性。骨密度的提高取决于遗传的骨骼再生能力、消耗的钙的数量和锻炼水平。

雌激素补充疗法

雌激素补充疗法是女性在绝经前后最重要的降低患骨质疏松风险的单一方法。前提是患者了解这一疗法的风险和好处而且要由医生密切监测。雌激素能抑制其受体骨骼的销蚀。雌激素补充疗法可以降低或避免骨质流失，将脊椎和盆骨骨折的风险降低50%。对于已经患骨质疏松的女性（而且她不存在需要禁止使用雌激素的情况）而言，接受雌激素疗法可以提高脊椎骨密度的10%和盆骨骨密度的5%。

接受雌激素补充疗法也存在一些风险。单就雌激素而言，在没有黄体酮的情况下，患子宫癌的风险会上升。而且长期使用雌激素也有可能导致乳腺癌的患病风险小幅上升。然而，雌激素疗法会降低某些人群患心脏病的风险，也可能减少患其他疾病，比如痴呆症的概率。

患有乳腺癌或者子宫癌、未得到控制的高血压或者有形成血液凝结趋势的女性应避免使用雌激素。如果血液中的三酰甘油的含量过高，患者应咨询医生，是否有其他形式的雌激素。新型雌激素（类雌激素）在避免或减缓骨骼流失速度的同时，不会增加患乳腺癌的风险。但这种药物的效果没有雌激素好，而且也没有雌激素疗法的全部好处。除了雌激素和类雌激素疗法，还有其他一些疗法可供选择，新的治疗骨质疏松的药物也在研发之中。

摄入足够的钙和维生素D

足量的钙和维生素D对于年轻时候促进骨骼生长和老年时减缓骨质流失极端重要。钙对人体而言是一种极端重要的物质，除了是组成骨骼的必要成分之外，它还是肌肉（包括心脏）和神经发挥功能所不可或缺的，在人受伤的情况下，钙还能促进血液凝结。如果人们在饮食中得不到足量的钙，人体就会从骨骼中攫取钙，以维持血液中的钙含量。建议的钙摄入量因年龄和身体状况的不同而不同。对于9~13岁的人群来说，建议钙的摄入量是1 300毫克。

19~50岁人群钙的建议摄入量为800毫克。在妊娠和哺乳期中的妇女的钙的建议摄入量是1 500毫克左右。如果你的饮食中的钙摄入量不足，就应当考虑补钙了。含钙最丰富的食品是牛奶、干酪和酸奶。其他一些包括：绿芜菁甘蓝、带骨的罐装鱼、添加强化钙的橙汁和豆腐。当然，如果你想通过饮食获得额外的钙，你同时也应该监控体重，全脂牛奶、某些干酪和冰激凌富含钙和脂肪。

就饮食选择和习惯而言，单是食品本身就可以提供建议的钙摄入量。

医生可以评估你饮食中的钙的摄入量，可以用24小时的尿样收集来检测人体的钙含量，判断你从饮食中摄入的钙是否足够。

维生素D能帮助身体吸收并将钙转移至骨

维生素 D 的建议摄入量

年龄	每日摄入量（毫克）	每日摄入量（国际单位）
9~50	5	200
51~70	10	400
71岁以上	15	600
妊娠和哺乳期间	5	200

注：1 毫克（维生素 D）＝ 40 国际单位

钙的饮食来源

饮食种类	数量	钙（毫克）
脱脂牛奶	200克	300
含2%脂肪的牛奶	200克	300
全脂牛奶	200克	300
低脂原味酸奶	200克	400
低脂果粒酸奶	200克	300
木瓜	中等大小，1个	75
橘子	中等大小，1个	50
带干酪的比萨饼	1块	230
豆腐（强化钙）	100克	130
杏仁	1杯	75

阅读食品标签

不同形式的补钙产品含有不同量的钙元素。建议量针对的是钙元素，所以查看一下标签中的钙元素含量。

如果没有列出钙元素的含量，可以通过以下方法计算：

*碳酸钙（含40％的钙）：将总的碳酸钙量乘以0.4；

*柠檬酸钙（含21％的钙）：将柠檬酸钙总量乘以0.21；

*乳酸钙（含13％的钙）：将乳酸钙总量乘以0.13；

*葡萄糖酸钙（含9％的钙）：将葡萄糖酸钙总量乘以0.09。

补钙产品有这一标志表明其质量、纯度和分解都满足了要求，会被很好地吸收。

与三餐一起使用补钙产品

尽管一些食品会阻碍钙的吸收，但是在饮食中补钙会方便很多。许多老年人的胃酸分泌量不足。使用一些刺激胃酸分泌的药物会全面提高吸收水平。

*添加维生素：确定你的饮食中含有足量的维生素D。维生素D能改善钙的吸收。如果你有疑问，可以使用综合维生素片，其中含有建议标准的400国际单位钙。

*将副作用降到最小程度：有些补钙产品会导致肠道气体增多和便秘。为了将副作用降到最低程度，你可以多喝一些水，在饮食中加入补钙产品并减少用量，可以试用各种补钙产品以选择副作用最小的产品。

骼中。人们可以通过摄入维生素D强化牛奶、动物肝脏、鱼、蛋黄和接受日晒获取维生素D。在中午时晒10~15分钟的太阳，每周2~3次，就能获得足够的维生素D。

老年人和患有某些疾病的人会因补钙而获益良多。含有400国际单位维生素D的复合维生素片就能提供足够的钙。

限制咖啡因摄入

过量的咖啡因会导致钙从尿液中排泄出去。如果每天只喝2~3杯咖啡，饮食中又含有丰富的钙的话，就不会有什么问题了。

吸烟

吸烟会阻碍身体生成健康的骨骼。

负重锻炼

负重锻炼是指骨骼在承受体重情况下的锻炼活动。它能够减缓骨质流失、加强骨骼和背部的强度、改善体形并促进协调能力以防止跌倒。骨骼反复冲撞锻炼的效果更佳，比如腿骨就会对脚反复蹬地有所反应，从而延缓骨质流失。记住，什么年纪开始锻炼都不算迟。

能避免骨质疏松的骨骼生长锻炼包括散步、慢跑、跑步、走楼梯、滑雪和冲撞运动。强健的肌肉会发出更强的力量，骨骼也会随之有所反应而变得更强，所以举重（力量训练）

是另一种避免骨质疏松的绝佳方式。毫无疑问，任何骨质疏松患者都能通过咨询医生从而设计出安全的锻炼计划。

外伤是人在任何阶段都要注意避免的，对于骨质疏松患者来说尤为重要。你应穿结实、低跟、底部不滑的鞋子；查看一下家中是否有潜在的可能导致跌倒的障碍，比如：很低的桌子、地毯不平和照明不足等。翻倒或者跌倒引起的骨折可能会很严重甚至危及生命。

健康生活防癌症

许多人谈"癌"色变，可能是因为他们认为癌症是不治之症，事实上并非如此。许多人曾经患癌症，却一直健康地活着并被认为已经治愈了（"治愈"是指病后5年或更长时间没有再出现患病迹象）。他们的预期寿命和没有患癌症的同龄人、同性别人群没有差别。而且，他们也可以享受丰富多彩的生活。

尽管统计数据是令人兴奋的，但癌症还是一种非常严重的疾病。癌症共有100多个种类。有些只是影响一个器官，有些则是全面性的。但是，每种癌症都是由非正常细胞的失控生长和转移引起的。

目前所知的是许多癌症发展缓慢。癌症

营养补充片是否有助于防癌

如今，还没有证据显示摄入维生素和无机盐营养补充片比全部从饮食中获得营养更为有效。事实上，关于 β－胡萝卜素补充片的研究表明，它会和食用初衷相冲突甚至带来有害的结果。吸烟者食用 β－胡萝卜素患肺癌的风险会更高。其他一些研究则没有发现 β－胡萝卜素补充片有什么好处或者坏处。

已知的类胡萝卜素有 500 多种。其中只有一些经过了分析：α－胡萝卜素、β－胡萝卜素、γ－胡萝卜素、番茄红素、叶黄素、玉米黄素等。目前不知道哪些会带来好处或者风险。

专家建议应摄入丰富的水果、谷物和蔬菜而不是食用营养补充片。植物含有上百种防癌物质。目前还不知道其中哪一种特定物质能抗癌。此外，专家也不清楚这些物质是单独起作用还是结合起来发挥作用的。另外，依靠营养补充片而不是丰富的饮食补充营养的话，就不可能获得一些食物中目前未知的化合物。

在发作前可能潜伏5~40年。比如，吸烟引发肺癌至少要经过25年。这样长的一个发展期就能解释为什么那么多人对吸烟危害的警告置若罔闻。

过去30年的研究表明，营养在许多癌症的发展过程中起着很重要的作用，恰当地选择食物能降低甚至避免患癌症的风险。据调查，在癌症死亡者中，有1/3可以归咎于饮食因素。令人高兴的是，除了锻炼和不吸烟之外，人们还能控制一项对癌症的发展很重要的因素即食品的选择。任何饮食因素都可能和癌症风险相关。

癌症生物学和癌症的诱因

生物医药的革命正促使我们了解癌症的起因，研究新的、更为有效的治疗方法并激发更大的预防癌症的希望。这一革命的基础是对致癌基本过程的科学调查。

人体是包含几十亿个细胞的活体，并且是一个不断生长的系统。这些细胞实现了人体的所有活动，包括新陈代谢、输送、排泄、繁殖和移动等。身体随着新细胞的不断出现和变为各种组织而生长。新细胞通过细胞分裂繁殖。不同种类的细胞通过细胞区别过程获得各种独特的功能。细胞分裂的结果就是人体的正常生长。细胞区分使人体的生长发育得以有序进行。

与正常细胞不同，癌细胞缺乏生长控制机制。它们会无限制地分裂、取代周边的正常细胞、影响它们的正常功能和生长并与它们争夺营养。这些失去控制的细胞会生成肿瘤组织，入侵并破坏周边的正常组织。它们也可以通过一种称为"转移扩散"的方式，通过血管或淋巴系统转移到身体的其他部位。并非所有飞快地失去控制生长的细胞都是癌细胞。细胞也可能会聚集生成良性肿瘤，它们就不会入侵或破坏周边组织。

尽管科学对于细胞的生长、分裂、交流和区别过程的详细情况还有待于进一步的认识，但人类已经了解了在许多遗传或非遗传的癌症中正常细胞是如何转变为癌细胞的知识。

导致癌症的因素有外部的（化学物质、辐射、病毒和饮食）也有内部的（激素、免疫和新陈代谢情况和遗传基因突变）。有些是人可以避免的，另一些人则无力变更。科学家已经列出了许多可以控制的会导致癌症的风险因素。这些因素的复杂综合或重叠会促进癌细胞的生长。

当正常细胞的遗传编程被破坏之后，它恶性的一面就被释放了出来。每个正常细胞基因内都含有潜在的恶性部分，被称为"原癌基因"。正常基因的产物通常都起着非常重要的作用，比如调节细胞分裂和细胞区分。然而，这些作用会随着年龄的增长和接触致癌物而被削弱。出现这种情况时，它们就会变为致癌基因，导致正常细胞变为癌细胞。

营养会影响癌症发展的每一个阶段。癌症的发展及其与营养的关系是一个极其复杂的过程。因此，分析和证明癌症与饮食之间的关系是困难的。此外，研究结果也是令人疑惑的，因为有时会出现矛盾的结果。

降低癌症风险的饮食指南

就像非健康饮食和非健康生活方式会大大增加患癌症风险一样，有证据表明恰当的食物是降低癌症患病风险甚至是避免患癌症的有力工具。为降低患癌症的风险，专家建议从以下几个方面改善饮食：

大量选择植物性食品

选择植物性食品对于健康饮食而言非常重要。许多科学研究已经表明，大量食用水果、蔬菜和全谷会降低患肠胃和呼吸道及肺部癌症的风险。这也是植物性食品占据平衡膳食宝塔底部的原因。

植物性食物含有有益的维生素、无机盐、纤维和几百种其他防癌物质。当然，还需要更多研究以搞清楚植物性食品中哪些特定成分或者物质能够抗癌。已有的研究对象包括：维生素、无机盐、纤维和植物性化学元素（包括类胡萝卜素、类黄酮、萜烯、固醇、吲哚和苯酚）。由于这些物质的正面功效是含有它们的所有食品带来的，所以专家建议多多食用这类食品。

蔬菜和水果中发现的抗氧化剂能预防癌症。这些营养物质能帮助身体防止氧化（在正常细胞发生作用的情况下对身体组织所造成的伤害，会导致衰老和增加患癌症的风险）。各种抗氧化剂营养物质（如维生素C、维生素E及类胡萝卜素）均能为人体提供防癌屏障。研究人员目前正在研究抗氧化剂的保护作用。

谷物能提供维生素和无机盐，比如叶酸、钙和硒，这些物质也能预防癌症。全谷比加工过的谷物食品更好，它们含有更多的纤维和维生素及无机盐。豆类也是很好的抗癌物质来源。尽管还需要对这些食品中的成分的特定作用进行进一步的研究，但有一点是可以肯定的，那就是每天应当食用适量的水果和蔬菜（特别是深绿色和深黄色的水果和蔬菜、卷心菜类和豆类及其制品）以及谷物。

限制高脂肪食品（特别是动物性的）的摄入

限制高脂肪食品特别是动物性高脂肪食品的摄入是非常重要的。研究显示，食用高脂肪食品的人易患结肠癌、直肠癌、前列腺癌和子宫内膜癌。尽管这一联系存在，但是不清楚其是否是由于饮食中的总脂肪量或某种特定的脂肪（饱和脂肪酸、单不饱和脂肪酸或多不饱和脂肪酸）或其他未知因素导致的。

和相同质量的蛋白质和碳水化合物相比，脂肪的热量是它们的2倍。很难把那些影响和其含有的热量分隔开来。高脂肪饮食的人群往往比一般人群体重更重、摄入蔬菜和水果的量更少，因而会提高患癌症的风险。

红肉的食用，是癌症（特别是结肠癌和前列腺癌）风险上升的另一个原因。科学家们还未能确定红肉和癌症之间的联系是由总脂肪量、饱和脂肪酸或其他化合物引起的。肉类含有与癌症有关的一些化合物，如烹饪时产生的物质。这种物质可能与结肠癌有关系。

小知识

肉类的烹饪方式和癌症

高温烹煮肉类会产生未加工肉类中所不含的物质。与癌症有关系的杂环胺就是肉类在高温烹煮时所产生的。有4个因素会影响杂环胺的形成：

＊食物种类：杂环胺见于经过烹饪的肉类。其他蛋白质（牛奶、蛋、豆腐、动物内脏如肝脏）来源在自然状态下和烹饪后都含有很少的或者没有杂环胺。

＊温度：适宜的烹饪温度是减少杂环胺形成的最重要的因素。在200℃或者低于这个温度的烤箱中炖肉、煮肉或者以100℃或低于这个温度煮肉，相比油炸、烧烤产生的杂环胺，要少1/3。

＊烹饪方法：油炸、烧烤会产生大量的杂环胺，这些烹饪方法的温度比建议的要高许多。在微波炉中加工肉类2分钟会减少杂环胺。在油炸、烧烤前用微波炉加工一下肉类会减少90％的杂环胺。加工前，在调味汁中浸泡也会减少杂环胺的产生。

＊时间：完全煮熟的肉类（中间没有粉红色）所含的杂环胺，比煮至中等程度的肉类要多。

不同的脂肪种类（如 ω-3 脂肪酸和植物油）会对你患癌的风险产生不同的影响。饱和脂肪酸被认为与癌症和冠心病息息相关。

如何加工食物也很重要。有些烹饪方法，如烘焙、炖、煮比油炸和烧烤健康得多。

限制酒精饮料的消费数量

过量饮酒的人，患癌症的风险要高于普通人，特别是喉癌、食管癌、胃癌和胰腺癌。

毫无疑问，限制饮酒能降低患癌症的风险。每日饮酒超过2杯，患癌症的风险就开始增加。吸烟和饮酒的综合效应比两者的单一影响要大得多，特别是对口腔、咽喉、食管和喉咙等部位。

研究显示，饮酒与乳腺癌患病风险的增加也有联系。激素科学研究认为，酒可能含有致癌物质，原因是它能改变人体的激素水平。

过量饮酒对饮食也有负面影响。酒精中的热量没有多少营养价值。所以，通则是：男性应将每日饮酒限制在2杯内，女性限制在1杯内。

第七章
作为药的食物

浆果：有益于思考的食物

在讨论如何保持大脑年轻时，不可避免会讨论"使用大脑还是闲置大脑"这一问题。有时即使坚持不断锻炼思维，大脑也会衰老；当进入老年期时，需要更努力地工作，这样大脑才不会衰老得更快。

自由基会侵袭脑细胞，我们必须采取行动抵制自由基的侵袭，每天一把蓝莓会很有效。

蓝莓是一个很好的例子，其色泽黑、香味浓，毫无疑问，它富含营养，是健康饮食的最佳选择。

味美的浆果

数千年来蓝莓生长在亚洲及南美，野生品种最有营养，其个头小，抗氧化剂含量高。南美是蓝莓产量最高的地方，加拿大的野生蓝莓在全世界是最多的。

研究人员发现吃浆果（尤其是蓝莓）可减少血液中有害胆固醇的含量，降低某些癌症的危害，但其在保持大脑及思维年轻活跃方面扮演的角色也许最受人关注。

预防大脑老化

据说30岁时脑细胞每天丧失10万个，同

> **小知识**
>
> **花青苷**
>
> 花青苷是强力的抗氧化剂，该成分使蓝莓呈深蓝色。半杯蓝莓浆与5份豌豆、西蓝花、胡萝卜或是苹果含有等量的抗氧化剂。

时也不会生成新的脑细胞。但这只是传说，脑细胞的确会死亡，但是新的脑细胞还会不断生成，细胞之间也会产生新的联系。研究者认为，60岁人的大脑结构与20岁的大脑没有任何区别。成年后，大脑实际上每20年会缩小2%，但这并不意味着它不能最好地运作。对于80岁的人来说，重要的是新脑细胞能不断生成。

现在，越来越多的老年人比以前的老年人生活得更多姿多彩，70岁以上的老年人数正在迅速增长。在今后的几十年里，第二次世界大战后出生的人会退休、变老，智力的衰退也许是他们最害怕的问题之一。

没有人希望行动变得缓慢，思维变得迟钝。每个人都害怕记忆力衰退，甚至失忆。阿尔茨海默病以及其他形式的老年痴呆正危及超过1/4的80岁以上的老年人。与年龄相关的认知力下降在身体上不会造成特别不舒服的症状。

总的来说，80岁的人做短期记忆、智力算术等智力测试比那些二三十岁的人要差得多。但是也有许多80岁的人测试成绩和年轻人一样好。也许有的人大脑衰老会延迟，但是为什么他们的大脑衰老能延迟呢？身体发生什么样的变化会导致记忆力下降呢？

发炎之后

和体内的所有组织一样，大脑对不利的侵入因子能产生防御作用，这称为炎症。虽然炎症对身体有利，但当我们看到或感到炎症发生时总会为之烦恼。炎症会增加血液流量，周围的神经末梢的压力增加使得发炎区域因疼痛而有所反应。大脑内发炎不容易被感觉到，因为脑内没有疼痛感受器。变态反应、毒素、压力、低营养饮食都能导致大脑发炎。

在大脑中，炎症反应的一个重要过程为

免疫反应，而进行免疫反应的"装甲部队"是小神经胶质细胞（在身体的其余部位称为白细胞）。这一过程便是通过"招募""装甲部队"袭击外来细菌以及一些不受欢迎的物质。"装甲部队"在进攻时能产生自由基，杀死不受欢迎的入侵因子。但是自由基也会破坏正常细胞，这也许就是大脑衰老的主要原因。

　　小神经胶质细胞除了能抵御入侵因子外，平常还扮演着大脑的管理者的角色，在细胞受损伤或是死亡时清除遗留的碎片。当小神经胶质细胞开始工作时，它们聚集在一种叫作淀粉样蛋白的物质周围（淀粉样蛋白存在于脑细胞之间）。此时神经胶质细胞为清除淀粉样蛋白而产生自由基，但是其实自由基对淀粉样蛋白是不起作用的，也无法将其清除，但小神经胶质细胞还是会不断产生越来越多的自由基，其结果是自由基的数量越来越多。老年痴呆患者的大脑与无老年痴呆的老年人大脑相比、老年人与年轻人的大脑相比，其中含有的小神经胶质细胞数量更多。

根本的解决方案

　　那么如何才能使大脑保持年轻？炎症及自由基对大脑的损害也许不可避免。但是数十年的研究表明水果和蔬菜可减缓大脑损伤及老化。健康的饮食甚至可减缓老年痴呆性疾病如阿尔茨海默病的发展。

　　浆果中含大量的多酚，在大脑内以两种方式对抗老化。第一种方式，浆果是强效抗氧化剂，能清除有害的自由基。第二种方式，浆果中存在天然的抗炎成分，可减少小神经胶质细胞的产生数量以减缓衰老。

　　研究者意识到长时间服用抗炎药物如阿司匹林可减少患老年痴呆的危险。那么，天然的抗炎物质应该也有这种作用。

　　多酚一直是衰老研究中的热门。水果及蔬菜中，大约含有5 000种不同的化学物质，其中

浆果尤其是蓝莓最受研究人员关注。

　　1999年，美国马萨诸塞州的波士顿人类营养研究中心宣布用蓝莓喂养老鼠后其智力明显得到改善。此后，上千个实验室给老鼠喂蓝莓，试图找到更多的答案。这些实验证明蓝莓的确是上等的益脑食物，它能改善老年老鼠的平衡及协调能力，明显降低卒中老鼠脑的损伤，加速老鼠大脑功能恢复。有证据表明蓝莓中的多酚有益于动物大脑产生新的脑细胞。

　　2000年以来，研究者在人类研究中得到了类似的结论。一个历时2年的全球范围的试验测试老年人的记忆力及反应力。志愿者随机每日分配蓝莓或是其他食物，蓝莓组的认知力改善了4.2%，比其他组高了2倍。

　　浆果及其他水果及蔬菜也有助于保持年轻，可以相信我们每个人的生命都可以尽量延长并且活得充实。

浆果

每份抗氧化剂比例	浆果或水果
最好	苹果（最佳）黑莓、蓝莓、樱桃、李子、覆盆子、草莓
非常好	杏、红或绿葡萄、柚子、桃子、梨、橘子
好	香蕉、猕猴桃、芒果、油桃
还可以	哈密瓜、西瓜

每日5份水果及蔬菜，其中可有一份浆果。

红酒：与心脏健康的关系

　　2002年，伦敦巴塞洛缪医院的罗格·库德博士在撒丁岛见到了一群百岁老人，他希望发现他们健康长寿的秘密，尤其是希望能找出宜于他们健康的红酒种类。

　　另一些科学家发现红酒中的化学物质能减少患心脏疾病的危险，他们决定找到其含有的化学物质以及查明这些化学物质是如何起作用的。

古老的酒

酒是在葡萄皮发酵过程中形成的。古时候，发酵能防止食物变质，此外还有腌制、晒干、烟熏及浸泡等方法。

人类至少有5 000年的制酒历史，现今该产业的产值有上百亿。全世界大约有8万平方千米的土地是用来种植葡萄的，面积比新西兰的国土面积还大。2005年全球红酒销量大约有3 000万升。

尽管饮红酒有益于身体健康，但也不能忽视酒精的过度摄入带来的诸多副作用。在英国，依赖酒精的人群比依赖其余药品的人群的总和（包括除尼古丁外的处方药）还多2倍。酒精的过度摄入会增加肝脏及心脏疾病的危险性。急诊病人中有1/6与酗酒有关，酒后驾驶者中1/7死于车祸。据官方数据表明，有1/4的男性及1/6的女性饮酒量多于推荐的安全量。如果红酒真的有益于健康，那么只有适度饮红酒才是最好的。

许多人都不太明白红酒与白葡萄酒的区别，白葡萄酒可由绿色、红色、黑色葡萄酿成，发酵过程中不包括葡萄皮；红酒仅由红色或是黑色葡萄酿成，葡萄皮与汁一起发酵，这样制成的红酒，有浓郁的香气。也许最重要的区别是白葡萄酒比红酒成分更复杂。

红酒富含抗氧化剂，特别是类黄酮，有一种类黄酮是花色素前体，能引起兴奋。现已知花色素前体能延缓皮肤胶原分子的降解，胶原分子的降解是引起皮肤衰老的主要因素。

厚皮葡萄生长于高海拔处，其酿成的红酒含更多类黄酮。同样，酿酒时葡萄皮在葡萄汁中的时间越长，酒酿完后含有的类黄酮含量越高。类黄酮，库德博士及其他一些研究者都认为它可降低患心脏疾病的危险性。

酒精有损心脏

心脏疾病夺去了太多人的生命，许多心脏病人都死于心脏病突发，仅在英国，每年大约27.5万人患有心脏疾病，每2分钟就有一个人因心脏病死亡，也就是说每年大约有1.2万人死于心脏病。

心血管疾病患者占心脏疾病患者的绝大多数，这类疾病首先发生的是心脏的供血动脉内膜下形成脂类物质，这些沉积物是黄色的，内含死亡的白细胞，白细胞是炎症消除后在动脉内膜下沉积的，是人体的免疫反应的一部分。随着时间的流逝，这些沉积物不断增大，还会出现纤维甚至是骨样组织，这就是这一过程又称为"动脉硬化"的原因。

动脉内这些物质的生长最后会限制血液流动，就像是水管里的石灰一样。血流的减少可使心脏供氧能力丧失，导致心绞痛，表现为胸部及上臂疼痛及不适。心绞痛通常是更严重的心脏疾病的预兆。

最后，狭窄的血管会破裂，此后，血液在受损部位凝固，血凝块可完全阻塞动脉，并完全阻断到达心脏肌肉的血流，心肌细胞很快因缺氧而死亡。

危险因子

许多人在75岁之后死于心脏病突发，而其中大部分人还并发患有其他疾病，故通常人们认为心脏病患者多在老年时死亡。但年轻人不应放松警惕，心血管疾病也是导致早亡的一个主要原因，许多中年人正处于危险之中。

心血管疾病形成的主要原因是致动脉狭窄的物质的形成。许多病例中，心脏病突然发作往往是首发的症状，这些物质在数十年中缓慢形成，最早可在5岁时形成。事实上，病情恶化前有时几乎不可能察觉，这些物质在每个人体内聚集的速度并不一致，自由基及高血压也能加速动脉内膜的损伤。

吸烟能增加血压，产生更多自由基——这是心脏疾病的主要危险因子，压力大也可升高血压。另外，胆固醇也起着重要的作用，它会从血流中渗入动脉内膜。减少心脏疾病的最好方式是改变生活方式，多做运动、避免高饱和脂肪类食物、远离香烟及压力。此外，田园式生活更是不错的选择。

寻找线索

以色列医生布莱克注意到法国人虽然喜欢肉、牛奶、黄油、奶酪及红酒，但与以色列人相比他们不容易患心脏疾病，他称之为"法兰西奇迹"，而美国的心血管疾病患病率是法国的3倍。

许多科学研究指出红酒是产生"法兰西奇

酒精饮料中含有多少酒精

不要假定 1 杯红酒含 1 个单位酒精，仅仅是在浓度 8% 的 125 毫升酒中含有 1 单位酒精（ABV）。计算酒精饮料中含有多少酒精的方法：酒精饮料的量（毫升）乘以酒精浓度再除以 1 000。

有益于心脏的红酒

食物	量（相当于125毫升红酒中多酚的平均含量）
黑巧克力	1块（大约6~7克）
蓝莓汁	小杯（大约200毫升）
苹果	1/4个苹果（大约25克）

酒精摄入的推荐量为女性每天少于2~3单位，男性每日3~4单位，最好每周有1~2天不饮酒。不饮酒时可吃含多酚的食物，比如以上列出的。多酚类化合物现在广受关注，因为它们同健康关系密切。红酒中多酚质量最高的是用高原生长的耐寒葡萄酿成的，如南美红葡萄酒。用传统方法酿制的红酒多酚含量也较高。

迹"的重要因素，部分原因是红酒中含有的酒精能降低胆固醇水平并使血压下降，也可使血小板变得不"黏稠"，这样凝血的可能性会减少。长期研究表明适度饮酒可延长寿命，适度饮酒比不饮酒及重度饮酒的人患心脏病的机会少。对不同类型酒精进行比较研究得出的结果中，红酒被认为是最好的。

2002年，世界卫生组织的心血管疾病协会声明，适度饮酒与降低心血管疾病死亡率之间的联系无可置疑，每天饮1~2杯的红酒能显著降低患心脏疾病的危险。

找出红酒保护人们远离心脏疾病的确切原因迫在眉睫，一些研究表明红酒中的类黄酮能减少人体中内皮素–1的产生；内皮素–1在动脉内膜中产生，降低其含量可使得患心脏疾病的危险性下降。

生活中，有时我们喜欢吃的食物对身体无益，而不愿吃的却对身体有益，而适量的红酒却是一个受欢迎的例外。继续喝吧，为了你的健康。

番茄：拯救你的肌肤

喜欢阳光的人得小心，长时间在阳光下晒可加速皮肤衰老，阳光中的紫外线是使皮肤衰老的最大因素。你也无需迷信阳光浴，每天暴露在阳光下会造成皮肤损伤。

皮肤是机体最大的器官，也是唯一能直接看到的器官。我们都会变老，大多数人都希望阻止皱纹不可避免地出现和增多，皮肤的皱纹及色斑出卖了我们的年龄，不仅仅是虚荣心使我们想要保持皮肤年轻，年轻的皮肤也是健康的象征。

在与皮肤衰老的斗争中，小小的番茄是强大的武器。

番　茄

番茄是夏天的精灵。在悠闲的地中海，在温暖的午后，从藤蔓旁采摘番茄，吃第一口时，番茄的汁液从下巴流下时的感觉是那么的惬意。番茄在我们的各种食物中都随处可见，夏日里的各种菜里总能看见番茄的影子，如番茄与茄子的搭配。冬天一碗热气腾腾的番茄汤能驱走冬日的寒冷，番茄是万能的蔬菜。

那么番茄还是"水果"吗？1893年，英国最高法院判决了一项水果进口商的案例。他因被索要番茄的进口税而提起诉讼，当时只有蔬菜支付税，水果不用。法院否决了该人的起诉，认定番茄是蔬菜。也许我们会认为番茄是蔬菜因为我们总是将它作为蔬菜食用，但是植物学家将番茄分类为水果，因为它们会成熟，种子包含在花的子房中。

为使其颜色及味道最佳，最好将番茄留在藤蔓上直到成熟时再采摘。成熟的番茄较柔

番茄汁

使番茄红素更好地被人体吸收的方法很简单。将番茄加热，加一点初榨橄榄油，当番茄变软时番茄红素开始分解，再加一点新鲜罗勒。用番茄做成的法式面包绝对美味，而且还有助于保持年轻。

软，搬运时容易受损，因此超市卖的进口番茄是未成熟时摘下的。当它们运到目的地时用乙烯（能催熟番茄的植物激素）处理。

在英国，大多数番茄用水栽培，而不用土，在控制适当的条件下产量可达到最高，培育出的番茄形状及大小一样，这种番茄汁少且比在土地上生长、藤蔓成熟的番茄味淡。

番茄的颜色鲜艳是因为其中含有番茄红素，番茄红素存在于各种自然成熟以及人工催熟的番茄中。番茄红素在营养学界引起了不小的轰动，一项研究表明它能阻止阳光对皮肤的伤害，有助于保持年轻。

衰老的皮肤

随着年龄增长，皮肤不断变干、松弛而且产生皱纹，皮肤上还有不规则的色素沉着，衰老的皮肤更易留疤，也更易受疾病侵害，包括皮肤癌。

你只需看那些在户外活动多的人就能发现阳光对皮肤的作用，典型的饱经风霜的农民及水手的形象是长期在阳光下，过度暴露于紫外线辐射的结果。

防晒霜可减少紫外线对皮肤的辐射，有助于保持年轻。番茄的特殊成分番茄红素的作用也是如此。你无须像涂防晒霜那样将番茄红素涂于皮肤上，它在人体中起作用，无论你走到哪儿，它都可保护你，而不仅仅是在阳光下。

生番茄的番茄红素量多，木瓜及柚子也是。烧番茄时加油可使番茄红素更好地释放，有以下两个原因：第一，烧番茄时会破坏细胞壁，释放番茄红素。第二，番茄红素能溶解于脂肪而不溶解于水。番茄沙司、番茄酱都是番茄红素的较好来源。

番茄中的防晒因子

防晒霜可减少紫外线对皮肤的辐射，"防晒指数"是用来描述紫外线被阻断的量的，指数10表示紫外线被阻断了90%，而指数30表示阻断了将近97%的紫外线。

防晒霜中的化学物质能反射、吸收紫外线辐射，番茄红素是番茄中的天然防晒霜。

当紫外线照射皮肤时会产生很多种效应。其积极作用是合成维生素D，油质鱼及其他一些食物中含有大量的维生素D。维生素D缺乏可导

有益于皮肤的番茄红素

食物	分量
番茄糊	55克（约3点心匙的分量）
新鲜生番茄	600克（7~8个中等大小的番茄）
罐装番茄汤	300毫升（1小杯或1碗）
番茄汁	200毫升（1小杯）
罐装番茄	400克（1罐）
干番茄	40克
番茄酱	100毫升（6~7汤匙）

如果你想尝试和实验中志愿者同样的饮食，你每天需要摄入16毫克的番茄红素，以上是一些食物中番茄红素的含量。

烹饪及加工（如切碎）有助于人体吸收番茄红素，同时加点油效果更好。

要是不喜欢吃番茄，以下食物同样含有番茄红素

食物	分量
葡萄柚	3个
石榴汁	300毫升
西瓜	350克

致骨质疏松症及其他疾病。

白皮肤的人在太阳光下晒几分钟就能合成许多维生素D，黑皮肤的人比白皮肤的人合成的维生素D要少得多，这是因为他们的皮肤中的黑色素能阻断紫外线，番茄红素的作用与黑色素一样。

因此黑皮肤的人比白皮肤的人患维生素D缺乏症的危险性高，尤其是在冬天，然而，黑皮肤的益处比害处要多。

黑皮肤的人受紫外线伤害比较小，紫外线辐射可降解胶原，胶原是一种强韧的纤维，可保持皮肤绷紧以及柔韧。正常的皮肤老化以及紫外线可破坏胶原，结果是使皮肤长皱纹，变松弛。紫外线同样会破坏DNA——体内绝大多数细胞核中存在的"生命分子"。DNA的破坏会导致发生癌症，紫外线对皮肤细胞的DNA损害是导致皮肤癌发生的主要原因。

番茄红素能阻止紫外线吸收，也能阻止DNA及胶原的破坏，番茄红素还是抗氧化剂，它可清除紫外线产生的自由基，自由基会干扰细胞的正常功能，例如，会损害DNA，破坏细胞壁。

虽然人体自身有DNA修复分子，但当皮肤过度接受强烈的紫外线照射时，皮肤损伤随即就会发生，激发一系列的反应步骤。该区域的血液供应增加，皮肤变红，出现红斑。这是暴晒后皮肤的第一个改变，冰敷后会消失。黑色素对黑皮肤具有保护作用，研究表明，番茄红素对那些白皮肤也有保护作用。

科学实验

番茄红素是番茄中天然的防晒成分，能保护皮肤远离阳光中的紫外线辐射。吃番茄有益于健康吗？英国曼彻斯特大学皮肤病学的高级讲师莱斯利和纽卡斯尔大学的分子皮肤病学教授马克进行了一系列的研究与实验，来探究番茄素的作用。志愿者是23位20~50岁的女性，她们无皮肤过敏史，也没有人吸烟。

志愿者分成两组，第1组每日吃一份番茄糊（55克），含大约16毫克的番茄红素，同时吃10克橄榄油；第2组每日饮食的成分是10克橄榄油，参与者同时也进食正常饮食。

实验开始及结束，用紫外线照射女性臀部皮肤，通过测量灼伤皮肤（红斑）的面积估计放射效应，使用一种称为红斑计的仪器测量红斑颜色，同时使用一种精确的技术测量皮肤细胞的DNA受损量。

实验已经完成，专家告诉我们饮食中含的番茄红素对皮肤的保护作用是显著的。

像生命活动中的许多情况一样，皮肤保护也关系到一个平衡问题。太注重防晒，人体得不到充足的维生素D；不注意防晒，人就会易患皮肤癌且易加速皮肤老化。因此，你得适度晒太阳，同时也得保持番茄红素的摄入。

菠菜：对视力的帮助

视力理所当然是最珍贵的，也许当你认识到时已经晚了，随着身体的衰老，视力也会衰退，研究表明一些食物能保护视力，阻止与年龄有关的衰老，菠菜就是其中之一。

许多孩子不愿意吃菠菜，家长们却认为孩子们必须吃。过去，菠菜总是煮得过久，像是潮湿的杂草，吃起来味道奇怪，因此人们都不喜欢吃菠菜。

今天，菠菜在人们心目中有了另一印象，它味道美妙，在锅里迅速炒一下，味道及口感极佳。

许多人因为菠菜铁含量高而对菠菜印象不佳，一些人认为它对身体根本就无益。那么，菠菜的真相又是什么呢？它真能有助于保护视力吗？

小而绿的菠菜

就像所有的绿叶蔬菜一样，菠菜富含营养，不含脂肪，含有足够的膳食纤维及抗氧化成分，菠菜中也富含维生素及微量物质。最重要的维生素是叶酸，许多妈妈都了解这一物质，因为医生建议怀孕期间多吃富含叶酸的食物以减少患贫血以及婴儿患先天疾病的危险性。

菠菜摘完之后，叶酸及抗氧化剂的成分迅速下降，如果你买新鲜菠菜，得尽快吃，在冰箱中放的时间不得超过8天。洗好的菠菜会变软，在冰箱内也会腐烂，用色拉将之拌干，散放在敞开的袋子里，然后放入冰箱。如果你不喜欢新鲜菠菜，记住煮菠菜的时间得超过4分钟，可这也会破坏所有的叶酸，因此如果你打算做菠菜，最好是蒸。

菠菜被许多人认为是最佳食物，主要因为研究发现菠菜中含铁量高。卡通人物大力水手吃完菠菜之后就获得超级力量，他的形象的流行使得20世纪30年代菠菜在美国广受欢迎。

1937年，德国化学家发现了一个错误：菠菜中的铁浓度在60年前计算错误，而其实际浓度应该是该数值的1/10。事实上，菠菜的确含有铁，但是人体并不能吸收，大多数铁与一种称为酢浆酸的化合物结合，存在于菠菜中，而这种化合物不易被吸收，因此绝大多数铁没能被吸收而直接经过人体。

菠菜的食用量还是会升高，并不是因为卡通人物的作用，而是科学家这次的实验表明菠菜能阻止与视力衰退相关的疾病，即与年龄有

有利于视力的菠菜

食物	含叶黄素的量
菠菜（蒸）	50克（约1/4袋）
羽衣甘蓝（蒸）	30克（1大汤匙）
你也可尝试大分量的以下食物：	
扁豆	250克
夏南瓜	350克
南瓜	500克
西蓝花（生的或煮的）	350克

上面是志愿者在研究中摄入的含叶黄素的食物的量，每天吃其中一种食物。

叶黄素与脂肪混合更易被吸收，烧菜时可加一点黄油，或在蔬菜上撒一点黄油。

关的视网膜黄斑变性。至今对这一疾病还未有明确的治疗方法，可通过吃蔬菜保护视力。

歪曲的视野

与年龄有关的视网膜黄斑变性是视网膜细胞受损的结果，视网膜细胞存在于眼球后部的内表面，视网膜成像的原理与照相机内部成像的原理一样。视网膜上的许多光敏细胞能向大脑传递信号，自由基会破坏视网膜细胞并使其丧失功能。黄斑在视网膜的中央部位，有助于看清细节。

60岁的人中每6人就有1个人患有与年龄有关的视网膜黄斑变性，75岁的人每3个中就有1个人患此病。与年龄有关的视网膜黄斑变性不会使视力完全丧失，但是能破坏视力，因而许多人会失明。在美国大约有1 700万人患有与年龄有关的视网膜黄斑变性，其中大约有200万人失明。而在英国，大约有77万人患有此病。

与年龄有关的视网膜黄斑变性引起的一个主要的不良后果是视网膜下的坏死细胞残体堵塞，使得视网膜凹凸不平，这样眼睛看到的是扭曲的图像，视野严重扭曲。所有这一切都是因黄斑受自由基破坏引起的。

刺眼的光线

只要暴露于光线下，视网膜就会产生自由基，因此，除非整天戴眼罩，否则受到损害是不可避免的。光线越亮就会生成越多的自由基。紫外线最具破坏性。当然，视网膜上散布着色素，能吸收蓝光和紫外线。这个色素层就像是眼睛天然的太阳镜，能阻挡许多有害的紫外线。

视网膜的另一个角色是抗氧化剂。因此当自由基出现在视网膜细胞上时，其损害细胞的路径总会受阻。视网膜的保护性色素聚集在黄斑处，因此，此处也是最重要的地方，科学家将之称为"黄斑色素"，若是此处的色素比需要量少，那么你很有可能会患上与年龄有关的视网膜黄斑变性。

人体不能产生黄斑色素，它是由植物中存在的橘黄色的化学成分组成，因此维持眼睛色素水平的唯一方法就是吃富含这种化学物质的食物。黄斑色素的化学物质分别为叶黄素及类胡萝卜素，最佳来源是绿叶蔬菜及甜玉米。蛋黄是这两种物质的另外一种来源，母鸡饮食中这两种化学物质越多，蛋黄中它们的含量就越高。

对人类眼睛的分析表明，患与年龄有关的视网膜黄斑变性的人，其黄斑色素比不患与年龄有关的视网膜黄斑变性的人少。随着年龄的改变黄斑色素会变少，这就是为什么这种疾病与年龄有关的原因。一些研究表明吃富含叶黄素及类胡萝卜素的食物可明显降低与年龄有关的视网膜黄斑变性的危险性。一些研究认为，已患与年龄有关的视网膜黄斑变性的人可通过增加绿叶蔬菜的摄入来缓解症状。

羽衣甘蓝是叶黄素及类胡萝卜素最好的来源，但菠菜相对而言更为普遍。英国最近对8大类最受欢迎的蔬菜进行调查，菠菜比甘蓝受欢迎。而菠菜也应用于许多眼睛健康的研究项目中。对菠菜及与年龄有关的视网膜黄斑变性的关系，科学家曾经做了一些试验，得出了许多非常有用的结论。

西蓝花：防癌明星

西蓝花并非是每个人都喜爱的蔬菜，但总能在午餐残留的肉汤里找到它。许多孩子觉得它特难吃，老乔治·布什当总统时禁止其在白宫出现。那么，谁需要西蓝花呢？那些确实讨厌它的人能在大量可选的水果及蔬菜中找到他们一日应食用5份的食物。

讨厌西蓝花的人还是希望与这种蔬菜建立更好的关系。为什么呢？因为所有蔬菜中，西蓝花与抗癌关系密切。其中发现的重要化学物质能阻止这种魔鬼般疾病的进程。

然而，情况比较复杂，仅有一半的人能从西蓝花这令人惊奇的抗癌作用中完全获益，对于另一半人来说其有效物质在起作用前就从尿液中排出去了。

西蓝花的历史

对很多人来说，西蓝花就像是待在角落里典型的聪明小孩——充满优点但并不有趣。但它并非一直这样，在古罗马它可是在A级菜单中的。

古罗马人经常规律性地食用西蓝花，将之与酒、奶油、沙司一起食用，他们甚至培育了新品种。

从营养学角度看，西蓝花绝对有优势，其纤维及钙含量高，脂肪少。它是叶酸及维生素C的很好来源，这两种物质能促进机体吸收铁，而西蓝花同样也含铁。事实上，一份熟西蓝花与一杯牛奶的钙量相当，其中的含铁量为每日推荐摄入铁量的10%，含维生素量恰好是每日所需。

西蓝花在医学上很有潜力，它含有微量元素铬，能阻止成人糖尿病的发作。然而，现在西蓝花令人惊奇的作用是其抗癌能力。

科学实验

在1992年西蓝花成为头条新闻，美国巴尔的摩的约翰·霍普金斯大学癌症研究员玛丽·兰经过几年的研究表示：吃很多蔬菜及水果的人通常患癌率低。他们在实验室化验一部分蔬菜提取物，寻找可能阻止肿瘤形成或降低肿瘤形成概率的化学物质。

研究员化验的所有蔬菜中，抗癌效果最强的是西蓝花及相关食物——甘蓝及卷心菜。在实验室里得到的数据表明，这些蔬菜的提取物对降低肿瘤的发病率有明显的作用。

几个月后，用数千克西蓝花实验后，他们发现西蓝花中的化学物质能阻止癌症发生，该物质是胡萝卜素，这种含硫化合物使西蓝花有苦味，它与赋予芥菜及山葵特殊气味的化学物质来源一致。

研究人员还发现只生长了几天的嫩西蓝花芽含胡萝卜素的浓度比老西蓝花的浓度高30倍。胡萝卜素的存在能驱除虫类，植物很嫩的时候须对昆虫的袭击有更强的防护作用。

科学家对他们的发现申请了专利，现在西蓝花芽可在健康食品商店买到，在美国甚至在一些超市也可买到。它们看起来像水芹，有时你在超市买到的小茎并非是西蓝花芽，而只是老西蓝花的小茎。

化学物质的作用

癌症研究者对胡萝卜素非常感兴趣，在全世界很多实验室的研究中都显示了其抗癌特性。当DNA出现错误时会形成肿瘤，这在大多数细胞及功能蛋白质合成载体的过程中可发生。细胞每次分裂时错误指令会复制，这一过程持续发生，因而错误发生机会很高。

癌症的发生是随机的，谁也不愿有这样的机会。特定毒素（如存在于烟草中的毒素）会明显增加癌症发生的机会。所有可能引发癌症的化学物质称为致癌原。

人体修复系统不断进化，因此可辨识并

小知识

基因和酶

几乎所有细胞均能完全复制DNA——基因组（除不含细胞核的红细胞外）。基因能记录23个独立部分的基因组（称为染色体）。染色体上的一段称为基因，总共大约有25 000个基因。每个基因只有一个目的：产生特定的蛋白质。

一些蛋白质构成人体细胞，如头发由角蛋白构成。酶是能加速细胞内化学反应的特殊蛋白质，组成酶的基因有助糖分解，大多数基因模式不同，没有两人有完全一致的基因组，除同卵双胞胎外。

修正错误DNA，但是致癌原使这些修复系统失效。如果错误没能发现，那么每次DNA复制错误也会再次出现。危害最大的错误类型是使新生细胞无控制地分裂，从而形成肿瘤。肿瘤中的每一新细胞均携带错误DNA。

西蓝花中的有益化学物质胡萝卜素有3种抗癌方式。第一，它能减慢受损细胞的生长速度；第二，它能促使癌细胞死亡，减慢肿块的形成；第三，也是最重要的，胡萝卜素使细胞产生许多不同的酶，在体内形成重要的抗癌防线，这是体内排毒系统的一部分，能加速去除致癌原。

基因的作用

挪威食物研究所的理查德教授认为有一半的人缺少使胡萝卜素发挥有效作用的基因，同时这些人排出胡萝卜素的速度快于常人。这意味着这些人从西蓝花化学物质受益的机会更少。

所以，缺乏谷胱苷肽转移酶M1（GSTM1）基因的人需要吃更多的胡萝卜素才能产生同样的效应。是的，这意味着需吃更多西蓝花，你愿意的话也可吃多一点菜花。

对缺乏谷胱苷肽转移酶M1基因的应对措施很简单，第一，买嫩西蓝花芽，这样的西蓝花芽胡萝卜素含量较高。第二，将西蓝花与含金属硒的食物混合食用，这样可使胡萝卜素的效果提高13倍。富含硒的食物有巴西坚果、鸡肉、大虾及鸡蛋。第三，挪威食物科学研究所的科学家培育出一种"超级西蓝花"，胡萝卜素含量为正常品种的3倍以上。

如果希望通过食物对抗癌症，没必要仅依赖西蓝花。许多化学物质能对抗不同疾病，包括癌症。原则是饮食均衡，饮食中应包含各式各样的水果及蔬菜。

DNA：你需要吃什么

就像是谷胱苷肽转移酶M1决定胡萝卜素是否能被很好地吸收一样，基因决定了我们吃的食物。例如，一种酶可分解甜菜根的色素，大约10%的人缺少此酶的基因，他们吃过甜菜根后的尿液是粉红色的。芦笋也有类似情况，大约有一半人吃完后尿液气味古怪。

对食物与基因的内在联系的研究是营养学研究中进展快速的领域，一些私人公司开始提供个人"DNA饮食计划"。公司分析从嘴中取出的细胞中的DNA，查找大约20种不同基因，提出适合你的饮食建议。

除非你为实验付费，否则没有方法知道你是否有谷胱苷肽转移酶M1基因。将来，医生可使用一个小设备在数秒内能检查出你全部的基因组。数分钟之后，他们能制定出针对你个人的饮食建议。如果你不喜欢西蓝花及甘蓝，那么你会发现这些建议对你很难实行。

可可：能量的双刃剑

可可原产自中南美洲，大约3 500年前，住在墨西哥沙海湾的奥尔梅克人已经把可可作为本土植物来种植。公元600年，玛雅人在南美北部地区建立了第一个可可种植园，并且利用落在地面的可可豆皮制造出了饮料。由于有自然的苦味，它可以加些香子兰（一种热带兰花类的种子）、辣椒或其他作料调味，蜂蜜也常常被加入其中。但是大部分地区的玛雅人并不把他们的可可饮料调成甜味。从10世纪起，可可豆被中南美洲大部分地区的人作为货币。在14~16世纪初，占据墨西哥中部的阿兹特克人仍沿袭了这一习俗。阿兹特克人有他们自己关于可可的详尽的制作方法和程序。

1502年，第一位登上美洲大陆的欧洲人哥伦布在瓜纳拉岛——也就是现在的尼加拉瓜——遇到独木舟上的玛雅人时，发现了可可豆。虽然当时哥伦布拿了一些可可豆，但他并不知道可可豆有何种用处和价值。1519年，亨纳多·科迪斯从古巴远航墨西哥，并受到阿芝台克皇帝蒙特祖玛的欢迎。直到那个时候，可可豆可用来做成饮料的事实才公之于众。确切地讲，欧洲人什么时候开始饮用巧克力饮料并不明确。一些资料显示，1528年科迪斯献给西班牙王储的礼物中就有可可豆以及可可豆怎样制作成饮料的方法。其他一些人认为，传入欧洲的巧克力饮品是由一群多米尼加传道士于1544年觐见菲利普亲王二世时传过来的。在这种苦涩的饮料中加入糖让欧洲人觉得很对胃口，于是在短短的一个世纪里，巧克力几乎

"库那（Kuna）"之谜

从玛雅时代开始，中美洲人就一直从新鲜的可可豆中制造出苦的饮料，并没有经过现代生产流程。居住于巴拿马河北岸圣布拉斯岛的库那印第安人也是用这样的方法加工可可豆。哈佛医学院的诺曼·海伦伯格教授观察到他们很少患高血压，除非他们迁到大陆居住。海伦伯格发现，库那印第安人的健康血压与他们平均每天喝5杯可可饮料有关，这些饮料都是由岛上的绿色可可豆制造的。这就使得哈罗德·施密和他的同事们从20世纪90年代初开始就一直在研究巧克力中的类黄酮。他们认识到圣布拉斯岛人的低血压可能是由于他们的可可饮料中高含量的原花青素。这是一个伟大的发现。

传遍了整个欧洲，虽然当时只有少部分人能享用得起。17世纪下半叶，巧克力屋在伦敦很受欢迎，一些特权阶级常在这些地方进行社会活动。其中最有名的就是位于圣吉姆的怀特巧克力屋，这家巧克力屋一直到现在都是男性精英的俱乐部。

可可曾被18世纪瑞典营养学家林奈称为"上帝的食物"。可可带有天然的苦味是因为它含有可可碱——一种和咖啡因有着类似化学分子式，既可做兴奋剂也可做利尿剂的生物碱。

巧克力是怎样变得不健康的

当巧克力的消费开始面向社会各个阶层时，制造过程发生了改变，加上机械化的增长，意味着巧克力越来越便宜，并且更加便于制成饮料。很多国家的巧克力生产商发明了生产"吃"的巧克力的方法，这在19世纪上半叶是一种新的方法。

可可豆是原花青素最丰富的来源之一，但是，现代化生产工艺却使这种天然的营养物质大量流失。巧克力的生产是一项多步骤的工作，在每一步都有一大部分的原花青素会丢失。可可豆荚收割后，人们将其分开，把可可豆取出，使其发酵，这样就减少了它的苦味，同时也降低了原花青素的含量。而且发酵过程越长越热，原花青素丢失得就越多。然后可可豆被烘干——主要是为了提高其香味，但烘干过程也降低了原花青素的含量。烘干的可可豆被碾碎，去壳，再碾碎制成块状。也可能将糖、牛奶和其他原料混合进来以减少苦味。

"荷兰式（Dutching）"是荷兰化学家范·侯登在1825年发明的一种方法。它用一种碱中和掉可可的酸性来制造出可口的巧克力，但原花青素在碱性环境中特别容易被氧化，所以这个处理方法导致原花青素丢失得更多了。

巧克力与健康的故事

类黄酮的抗氧化作用就像在巧克力中发现黄烷醇一样得到了证实，然而其中某些重要的黄烷醇——原花青素在血管中的特殊功效是最近才引起有关专家的重视，开始深入研究。

2003年，哈佛医学院的诺曼·海伦伯格教授和他的同事纳俄米·费希尔公布了一项对身体健康的志愿者的研究结果。结果显示，富含黄烷醇的巧克力能使血管得到舒张（使血管松弛并扩张）。在这次研究中，志愿者们每天食用920毫升的可可饮料，这相当于670毫克的原花青素，结果大大改善了血管的状况。紧接着费希尔和海伦伯格又公布了另一项研究结论，在研究中发现50岁以上的人其血管的反应要比50岁以下的人强得多，而现在普遍认为血管扩张随着年龄的增长而降低。而且这项研究还显示，加大原花青素的摄入量能改善血管的状况。

另一项对20名志愿者的研究显示，在不服用降血压药的前提下，连续15天吃富含黄烷醇的黑巧克力的高血压患者比不吃这种黑巧克力的患者情况要好得多。食用者的血压与LDL-胆固醇水平得以降低，而胰岛素含量有所增加。这些发现对从事这项研究的人而言是极大的鼓舞。

这些关于含有原花青素的可可豆和巧克力有助于改善血管状况的研究更加坚定了我的信念：正是红葡萄酒中的原花青素使得饮酒者的血管健康状况很好。

2006年，荷兰的聚特芬老人研究所也发现，老年人吃巧克力对身体是有益的。在这项为期15年有470名参与者的研究中发现，那些每天食用约4.5克可可粉的人死亡率比不食用的人要低45%~50%。这些好处很可能就是可可粉中含有的类黄酮带来的，当然也可能是饮食中其他方面的因素，比如说少吃肉类，多吃坚果。

未来的巧克力

巧克力生产商正着力于提高巧克力中原花青素的含量。

早在20世纪90年代初，马兹实验室的哈罗德·施密和他的同事们就发现，许多生产商在生产巧克力时，流失了很多原花青素。马兹实验室的研究致力于让人们明白原花青素的功效，而且约翰·汉姆斯顿还负责发展精确测量原花青素的方法学。经过几年的研究，马兹实验室为生产步骤中的改变申请了一系列的专利，这些改变是为了保留大量的原花青素。

马兹不是唯一生产富含原花青素巧克力的生产商。百乐·嘉利宝是世界上可可饮料和巧克力的第一制造商，在20多个国家经营。这个公司是比利时的巧克力生产商嘉利宝和法国的可可制造商百乐在1996年合并而成的。嘉利宝在1911年制造了第一根巧克力棒，百乐起源于由查里斯·百利在1842年创建的英国公司，其在1920年制造了法国的第一块巧克力。今天，百乐·嘉利宝控制着全球15%的可可豆收成和35%的巧克力市场。百乐·嘉利宝已经采用了ACTICOATM工艺来保存可可中的原花青素。为了保留高含量的原花青素，可可豆被精心挑选，并进行手工洗浸，而不是采用标准的发酵、晾干、烘烤技术。用这种工艺制造的巧克力棒在许多国家销售，但你可能无法判断出来，除非它被标上ACTICOATM的标志。

富含原花青素的巧克力和可可产品似乎有望以每季度数亿美元的销售额成为新的功能性食品。尽管如此，这对消费者的帮助还是很小的，因为如果你想依赖于巧克力来提高你的血管功能，那么你要改变口味，接受苦味的巧克力而放弃高糖的巧克力。

许多结论还有待于用对志愿者和患者的临床试验结果来进一步证实。如果这些都成功，许多消费者将很容易克服他们对黑巧克力的厌恶。

对富含黄烷醇的巧克力的继续研究将会测试这种产品对胆固醇、抗氧化和血压的影响，另一项研究将对这些可可食品能否改善糖尿病患者和冠心病患者的血管功能进行研究。还有一个热点就是研究巧克力对脑细胞的活动和认知能力的影响。

最近的研究表明，提高血管功能和适度的活动刺激可能对人有很大的帮助，特别是对老年人。法国的一位百岁老人把她长寿的秘诀归功于橄榄油、适量的酒、加上每周1千克的巧克力，这是很有趣的。而且她在120岁高龄时表现出来的智慧和条理性也让人惊叹不已。

巧克力爱好者必读

一些研究人员，特别是那些长期研究巧克力生产的人员声称：巧克力中抗氧化物质和原花青素的含量要比红葡萄酒中的高。而研究数据显示，普通的巧克力中的原花青素含量并不高。一般用现代工序制成的红葡萄酒中原花青素的含量也不高，所以大多数的巧克力也不会好到哪里去。

相关研究的一组数据显示市面上流通的巧克力和可可粉中，有一大部分含有的原花青素的量很少，根本不能对身体产生有益影响，如牛奶巧克力。1杯红葡萄酒所含的原花青素

> **小知识**
>
> **原花青素能否抗癌**
>
> 一些科学家正在探索原花青素能否帮助预防癌症这个课题。华盛顿的一些肿瘤学专家带领的研究组研究了原花青素对乳腺癌细胞的作用。他们的研究表明，由可可豆的提取物提炼出来的或化学合成的原花青素可以阻止癌细胞的生长。这使依靠原花青素对某些癌细胞的直接作用来减缓癌细胞的扩散成为可能。
>
> 石榴汁也在实验中表现出抑癌作用，但这个研究能否应用到临床上还很难判断。
>
> 越来越多的科学家开始相信，健康的血管对预防癌症有很大帮助，这很可能是通过延缓疾病的扩散来实现的。研究还在继续，它将解释为什么那些经常喝红葡萄酒和富含原花青素的饮料的人患癌症的概率很小。

量至少相当于500克的牛奶巧克力所含的量。即使是黑巧克力，其原花青素含量也不是很稳定，有时125克黑巧克力的原花青素含量才相当于125毫升红葡萄酒中的量，这意味着要摄入2 500~2 900千焦的热量。研究表明，即使是含有75%甚至更多的固体可可，也并不意味着含有大量的原花青素。实际上99%的固体可可巧克力中不含原花青素。

研究显示，那些富含原花青素的巧克力来自厄瓜多尔。厄瓜多尔的巧克力因其味道极佳而得到很多专家们的称道，可是它含有非常多的单宁酸。那些对香甜的巧克力上瘾的人一旦知道苦涩的巧克力能让自己更健康，相信也会觉得这种苦味是值得品尝的。

25~30克"优质"的黑巧克力含有70%~85%的固体可可或者15克（3汤匙）未加糖的可可粉，它的原花青素含量和125毫升红葡萄酒的含量差不多。这个重量的巧克力其脂肪和糖提供的热量是可以接受的，大约为630千焦。

真正富含原花青素的巧克力只要10~15克就能和125毫升红葡萄酒中的含量差不多。在未来，巧克力的标签上会标明相应的原花青素含量，这将帮助人们选择最好的产品。

经常食用适量的低糖高原花青素的黑巧克力（每天20~30克）所能得到的好处比从饱和脂肪酸中得到的坏处要大得多。虽然巧克力中脂肪含量在减少，但是超过半数的巧克力中含有既不能降低胆固醇的含量也不会在肝脏中分解的硬脂酸。肥胖问题和加到巧克力中去的大量的牛乳脂肪、氢化脂肪有关。在生产过程中，应尽量减少这些脂肪的含量。因食用少量巧克力而引起的健康危险，与控制总热量摄入的重要性和饮食中饱和脂肪酸的摄入量相比是无关紧要的。

苹果：让你远离医生

一天一个苹果，不用看医生

"一天一个苹果，不用看医生！"这句谚语的历史起源并不确定，但却一直流传下来。可是，它到底是哪个年代提出来的，人们并不知道，或许是古罗马时代吧。难道古罗马人就发现了苹果对健康有促进作用？并不确定这个问题的答案。

苹果含有最适量的维生素C、钾、叶酸和纤维。而且近年来的研究表明，苹果还含有丰富的原花青素。一些研究员提出，苹果是饮食中植物化学成分的最重要来源之一。2004年发表的一项研究成果将生长在意大利的8种不同的苹果中所发现的大量维生素C和各种各样的多酚化合物进行了比较。通常苹果中原花青素的含量是维生素C含量的10~100倍（平均每100克苹果中含77毫克原花青素，含4毫克维生素C）。所以1个重约150克的苹果只能提供大约每天推荐摄入维生素C的10%，但是却能基本上满足人们对原花青素的需要。

每天1个苹果对你有益处，但并不是每天2个或3个苹果会更好。要吃多种水果，才能够提供其他营养。例如，1个苹果和1个猕猴桃会提供丰富的原花青素（苹果）和你每天所需求的半数以上的维生素C（猕猴桃）。

一个中等大小的苹果所含有的原花青素等同于125毫升红葡萄酒所含的原花青素。所以每天1个苹果能为原花青素的摄入起到非常有效的作用。

野苹果 野苹果中含有丰富的原花青素。实验分析结果显示，不同种类的100克的野苹果所含原花青素的数量为200~500毫克。虽然野苹果很小，而且很涩，人们不会像吃普通苹果一样食用，但是，当它们成熟之后，在沙拉中添加一些碾碎的野苹果却可以在很大程度上提高你的原花青素摄入量。

苹果酒 营养学方面的科学家进行了一系列的研究，分析了不同苹果酒中的原花青素含量。一般来说，未经过滤提取的苹果酒中原花青素的含量要比葡萄酒中含量高。这些苹果酒中酒精含量大约为6%，与红葡萄酒相当。但这并不是一个基于科学家所分析的许多原花青素含量为1%~5%的商业苹果酒上的结论。作为英格兰、法国、西班牙某些地方传统饮料的苹果酒，应该是一种较天然的产品，而不是添加了其他什么原料。现代的商业苹果酒仍然主要是由苹果汁制成的，但发酵过程会把糖转变成酒精（含量为7%~8%），这也意味着需要添加人造甜味剂来平衡酒精含量。为了延长保质期，这些苹果酒中所有的多酚都将被滤掉，因为它们被认为会对存储产生不利影响。现在看来，商业苹果酒中原花青素的含量如此之低也就不足为奇了。

苹果汁 和苹果酒一样，苹果汁一般也被滤除了原花青素。过滤后所产生的清澈的褐色的液体，不需经过其他更进一步的外观改进就可以储存。苹果汁之所以是褐色的，是由于在生产过程中，一些多酚被氧化了。想在生产过程中避免多酚的氧化是很难的，所以也许每天吃1个苹果来保持身体健康会更好！

蔓越橘：抗衰老的水果

人们把蔓越橘与健康联系起来已有几个世纪了。历史上，美洲土著人把蔓越橘当作食物和药物。浆果的可保存性使它成为干肉饼的原料之一。干肉饼是一种便利的食物，制作方法是把干野牛肉或鹿肉、动物脂肪和蔓越橘放在一起磨碎，然后晒干形成一种坚硬的不易咬碎的硬物。在长途旅行和冬天里，它被视为一种有营养的食物。另外，美国水手曾利用蔓越橘来治疗坏血病。

在近几十年，蔓越橘因有利于泌尿道健康而被推广。它被认为有利于抑制泌尿道中存在的细菌，能够预防或减轻泌尿道感染或囊肿。患有糖尿病的人患泌尿道感染的危险更高。

蔓越橘是原花青素的一个丰富来源。然而，蔓越橘中的原花青素不同于酒、巧克力和苹果中的原花青素。虽然蔓越橘原花青素的提取物和红葡萄酒有相似的保护血管的功能，但红葡萄酒中的原花青素并没有防护泌尿道感染的功能。

由于蔓越橘能被很好地冷冻，所以你整年都能品尝到。以40~50克的量冷冻之前，先在水中清洗，并用厨房用纸把它们擦干。在烹饪之前不需要将它们解冻。

蔓越橘果汁饮料在超市中很容易买到。然而，阅读标签确认你买的蔓越橘饮料果汁含量为25%是很重要的。也有一些100%的果汁，但是并不清楚它们是否跟苹果汁一样经过了过滤。大量的蔓越橘汁会贴上有关原花青素含量的标签，如果所有的制造商都提供这一信息，

小知识

天然的东西是最好的

不要以为药片或者胶囊里的蔓越橘提取物可以代替真正的蔓越橘。我们曾对很多种含有蔓越橘的草本类药物做过分析，如果把它们和新鲜的蔓越橘相比较，后者含有的有益的原花青素要多得多。

这会对我们做选择很有帮助。

关于蔓越橘汁饮料唯一的问题是高糖含量被蔓越橘中的酸味和苦涩所掩盖了。所以，在摄入饮料的同时摄入了大量糖分。要减少糖的摄入最好自己制作蔓越橘汁。在蔓越橘收获季节，你可以使用榨汁机或搅拌机压榨新鲜的浆果以获得果汁。而且，还可以把它和其他水果如苹果或柠檬进行混合。你也可以把新鲜或冷冻的蔓越橘与水果慕司进行混合。

相关的分析表明，40~50克新鲜或冷冻浆果，或者1杯250毫升浓度为25%的蔓越橘的果汁，大概与1杯125毫升的红葡萄酒含有等量的原花青素。

干蔓越橘 干蔓越橘是新鲜的浆果和果汁便利的替代品。大概40克干蔓越橘等同于250毫升的果汁，而且大多数干蔓越橘中加的糖量稍微少于规定的蔓越橘果汁饮料中糖的含量。

然而，只有很少一部分干蔓越橘产品是纯粹由干蔓越橘制成的。1979年，食品科学家发明的现场提取技术使得我们能够高效率地提取果汁，同时也能把果汁重新注入被榨干的果壳。就拿蔓越橘来说，这项技术就可以把果汁从果实中榨出来，然后，又可以再往果实中添进加糖的果汁，甚至可以填进其他的诸如苹果汁一类的果汁。这样就很难分辨出被榨干过的蔓越橘是否含有其他天然果汁和果酸。

石榴：补血专家

石榴和医学界之间的联系有着悠久的历史。1546年，英国皇家医学院把石榴标示在臂章上。石榴原产于伊朗及往东靠近印度北部的喜马拉雅地区，但是在很早以前就被引进到地中海的一些国家，在18世纪后期石榴被引进到

加利福尼亚。现在有很多种类的石榴，大部分都是软的，可以直接食用，也有一些比较硬。这些果实可以做成美味的石榴汁。

实验显示，石榴含有很多种类的多酚，石榴汁可以预防动脉粥样硬化。对患者的调查还显示，石榴果汁能改善血管状况并能降低血压。经常摄入石榴汁能有效地改善血管的健康状况。

相关的研究显示，鲜石榴汁和富含多酚的红葡萄酒一样能改善血管健康。

两个中等大小的石榴就可以榨出250毫升的果汁。新鲜的石榴加上一台榨汁机就可以得到最新鲜的果汁了。也可以用柠檬压榨机：首先把石榴放在硬板上，把里面的子压碎，然后从中切开用碗接住果汁，最后榨出剩余的果汁。市面上有几种这样的产品，可并不都是100%的石榴汁。

柿子与沙仑果：保持生命的活力

柿子和沙仑果

原产于中国的柿子，几个世纪前便被引进到日本和韩国，并备受欢迎。大约在19世纪中叶，柿子被带到了欧洲和美国。据说柿子有2 000多种，而大体上也就是甜的和涩的这两类。未成熟的柿子有涩味，这是其他水果所没有的。这种柿子之所以很涩是因为它富含单宁酸，包括原花青素。当柿子变得越来越甜腻爽口，单宁酸也就会越来越少。原产于以色列的沙仑果，即使还很硬，吃起来也没有涩味。在美国的加利福尼亚，不管是甜柿子还是涩柿子，其种类都增加了不少。冷冻过的柿子第二天吃起来不会有生涩感，而且会变得很软。

很难判断柿子是否已经长得足够熟了，或许剩下的酸涩味才会让你知道它还含有原花青素。即使过了成熟期并且变得很软也不必担心它的营养成分流失，它依然含有丰富的维生素C，β-胡萝卜素和钾。

坚果：最可口的药

食用坚果的人其心脏病的发病率要比不食用或很少食用的人低，这对于不提倡摄入脂肪的人来说是个不小的发现。

坚果中含有丰富的脂肪和蛋白质，还富含维生素和无机盐。其中饱和脂肪酸含量很少，含10%~60%的健康单不饱和脂肪酸，还有5%~50%的多不饱和脂肪酸。就拿核桃来说，它就含有多不饱和脂肪酸——ω-3脂肪酸。一些坚果中含有的有益的脂肪酸从某个侧面来讲要比一些其他所谓的健康的富有营养的食物多。

核桃是一种富含可食性多酚的坚果，大部分的多酚就集中在它外面包裹着的那层内皮上。这些多酚能够防止其中的脂肪被氧化，虽然随着时间的流逝最终依然会被氧化，但同时也提示我们，最好就是取出后马上把它吃进胃里，消化它。你也许会发现，新鲜的核桃可能吃起来会很生涩，不过没关系，你应该很高兴，因为你手中的核桃很新鲜，而且其中的多酚含量比较高。如果觉得嘴里的核桃有股不好的味道，比如腐臭味，那就说明里面的脂肪正不断地被氧化，多酚也快变质了。

核桃内皮中的多酚并不是原花青素，而是一种特殊的不容易被氧化的多酚混合物。科学家观察了核桃中的多酚作用于血管内皮细胞的结果，发现血管状况得到了很明显的改善。

相关方面的科学研究有西班牙巴塞罗那医院临床的研究也显示，核桃多酚对高胆固醇患

小知识

柿子单宁汁

在日本，具有止血功能的柿子常被做成柿子单宁汁。这种草本药物具有降低血压和安定情绪的功效。

实验显示，给易脑卒中的老鼠食用这种具有降血压功能的中草药能够延长它们的寿命。虽然还没有确切的药理学功效，但是它似乎能够改善血管状况，并有减少突发病的效果。

者有益。参与者享用地中海式的饮食，核桃可以做成小吃或做成甜食甚至可以做成沙拉。这样可以减轻对血管舒张药物的依赖，这个比例可以达到64%，同时LDL-胆固醇水平可以减少6.4%。对核桃不断增加的消费将会在很大程度上替代人们对红葡萄酒的消费。

40克的核桃和125毫升富含原花青素的红葡萄酒所能提供的保护性多酚一样多。杏仁、榛子、花生内皮中含有的原花青素同样对健康有很大的好处。

肉桂：不仅是调味品

肉桂也是原花青素最丰富的来源之一。它是具有多种用途的香料，既可以作甜食的作料，也可以放在美味佳肴中。在此，如果你喜欢肉桂，不要迟疑，尽管享用就是了。

2~3克的肉桂和125毫升红葡萄酒所含有的原花青素的量差不多，需要提醒的是：那已经是一个很大的量了！

茶：血糖的平衡者

浓茶味道很苦，所以让很多人误以为它含有丰富的原花青素。实际上，通过对绿茶和红茶提取物的化学分析显示，茶叶中含有低聚原花青素，但是不含高聚原花青素——后者才对血管健康有益。我的研究也显示，茶的提取物对血管内皮细胞没有什么保护作用。

对饮茶者的调查研究目前没有得到一致的发现。在英国这个饮茶大国，没有明显的证据说明饮茶者的心脏病率低。然而，英国人喝红茶还很普遍的，红茶中含有的多酚是绿茶的一半。饮茶者中心脏病发病率低的原因，与其说是茶的特殊功效，倒不如说是这群人拥有良好的饮食习惯。一组分析数据显示，每天喝3杯茶只能使心脏病发病率降低11%——而这和饮用红葡萄酒所取得的效果相比简直微不足道。当然也有研究显示，每天喝400毫升的红茶，坚持4周，能改善冠心病患者的血管状况。因此，饮用大量的茶或许是多酚摄入的良好途径。

第二篇
200种食物的药用功效

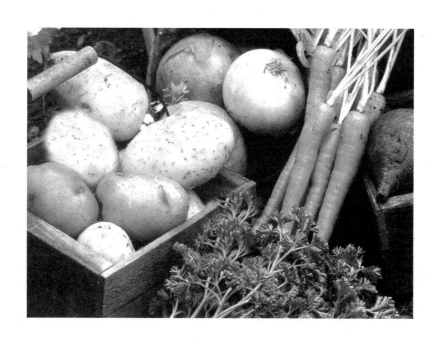

第一章
谷物豆类

小 米

尽管人们知道小米从史前时代起就在亚洲和北非种植，但这种谷物的原产地不详。有观点认为小米原产于亚洲中部或东部，而另一种观点则认为埃塞俄比亚是它的起源地。亚洲和非洲的小米产量占全世界的87%，主要生产国是印度（占40%）、中国和尼日利亚。小米是抗旱植物，可以忍受恶劣的土壤环境，但不太能抵御严寒。和大部分其他谷物不同，小米形成圆锥花序，而其他谷物结穗。小米仁很小，呈圆形，色泽不一，有白、灰、黄、红或红褐色。小米大部分品种的种子即便是在脱粒后还是裹在外壳里。一旦去壳，仁就会直接出售或做成薄片或碾碎出售。

很易消化，也不会产生过敏反应。小米之所以味道独特，是由于它的硅含量很高，硅是一种无机盐，能调节血液胆固醇水平和保持骨骼健康。

小米还有放松的功效，并可以治疗胆结石、胃溃疡和大肠炎，它也含有黏性物质，对膀胱以及胃肠系统有积极作用。

	烹制后的小米 （每100克）
水分	71.4%
蛋白质	3.5克
碳水化合物	1克
纤维	23.7克
热量	498千焦

营养及药用功效

小米富含镁，也含烟酸、维生素B_1、维生素B_2、叶酸、维生素B_6、钾、磷、铁、锌等。

小米蛋白质要优于小麦、水稻和玉米蛋白质，但两种精华氨基酸——赖氨酸和色氨酸含量不足。小米是少数几种显碱性的谷物之一，

百变吃法

尽管小米浓烈的味道不是每个人都喜欢，但它的确可以替代大多数其他谷物。它们可以被加入汤、煎蛋卷、炸丸子、肉馅饼、布丁和牛奶什锦早餐里。

因为小米粉不含凝胶，所以它不适合用来

值得一试的佳肴

小米蒸排骨

材料：

500克猪排骨，150克小米，15克红豆瓣，15克菜籽油，10克料酒，8克冰糖，5克甜酱，2克精盐，10克味精，10克大葱，5克姜，10克麻油

做法：

1. 排骨洗净，斩成4厘米长左右的块。豆瓣剁细，葱姜切碎，小米淘洗干净后用水浸泡，待用。

2. 排骨加豆瓣、甜酱、冰糖、料酒、精盐、味精、姜末、菜籽油拌匀，装入蒸碗内，然后在排骨上面放上小米，用旺火蒸熟，取出扣入圆盘内，撒上葱花。

3. 在锅内放麻油，用大火烧至七成热，淋于葱花上即可。

做发酵面包，但它在非洲和亚洲常被做成广为食用的扁面包。小米也被用来做粥、发酵做白酒或啤酒（尤其在非洲），或是像紫花苜蓿一样发芽后用来为其他食物增添风味。小米饭或磨碎的小米可以加入面包、蛋糕、馅饼和饼干里。

食用技巧

烹饪小米时每杯谷物要加2杯水，煨30~40分钟。烹饪之前，可先浸泡或直接烘烤，或加少许油烘烤。烘烤可以使它们具有坚果的味道。用中低温在煮锅里烘烤小米时，应不断搅动以免变糊，直到小米呈金黄色时加水。

储存方式

粗粒小米放入密封容器中，放在凉爽干燥的地方可以保存几个月。

玉 米

有观点认为玉米起源于墨西哥或中美洲。中国在16世纪中期开始引进种植。玉米是一年生植物，可长到1.8~3米，玉米穗长度有15~30厘米，每根玉米穗里的玉米粒为750~1000颗，排列成偶数排（通常8~24）。不同种类的玉米粒的颜色也不尽相同，有黄色、白色、橘黄色、红色、紫色、蓝色、黑色或棕色等不同颜色。

营养及药用功效

玉米里含有的主要脂肪为多不饱和脂肪酸（46%）、单不饱和脂肪酸（28%）和饱和脂肪酸（15%）。

玉米中的碳水化合物含量会根据种类不同而有所变化。淀粉含量高的玉米含糖量较低，而甜玉米则含有延迟将糖分转化为淀粉的基因。但是，甜玉米在收割的时候，迅速就开始了这种转化过程，在几小时之内，味道就会减弱。

煮熟的新鲜玉米是叶酸、钾和维生素B_1的充足来源，同时还含有镁、泛酸、维生素C、磷、烟酸、锌和维生素B_2，纤维的含量也很丰富。

奶油玉米是很好的叶酸来源，含有钾、维生素C、镁、锌、烟酸和磷等成分。

黄色的全玉米粉能提供大量镁、维生素B_1、铁和钾，以及磷、锌、烟酸和维生素B_6，而且含有维生素B_2、叶酸、铜、泛酸和维生素A等元素，另外，纤维含量也极其丰富。

除胚芽黄玉米粉是很好的叶酸和镁的来源，也含有维生素B_6、钾、烟酸、维生素B_1、锌、铁和磷。

黄色的全玉米面是极好的镁、钾和磷的营养来源，含有维生素B_6、维生素B_1、锌和铁，以及烟酸、铜、叶酸、泛酸、维生素B_2和维生素A等，纤维含量也很丰富。

玉米糠含有镁和铁，纤维含量也很高。

玉米胚芽是极好的镁、磷、维生素B_1、钾和锌的营养来源，除含有维生素B_2、叶酸和铜之外，也能提供较多的维生素B_6和铁。

无论是新鲜或煮熟的玉米还是干玉米，都缺乏基本氨基酸中的赖氨酸和色氨酸。

玉米中50%~80%的烟酸无法被人体吸收，因此，主食只吃玉米的人会罹患糙皮病，这是一种由于缺乏烟酸而导致的疾病，这种病会影响中枢神经系统、消化系统、皮肤和嘴巴里的

	煮熟的新鲜玉米（每100克）	奶油玉米（每100克）	全玉米粉（每100克）	脱胚玉米粉（每100克）	全玉米面（每100克）	玉米糠（每30克）
水分	69.6%	78.7%	10.3%	11.6%	10.9%	4.8%
蛋白质	3.3克	1.7克	8.1克	8.5克	6.9克	2.5克
脂肪	1.3克	0.4克	3.6克	1.6克	3.9克	0.2克
碳水化合物	25.1克	18.1克	76.9克	77.7克	76.8克	25.7克
热量	452.0千焦	301.4千焦	1 515.3千焦	1 532.1千焦	1 511.1千焦	281.3千焦

黏膜。传统的方法，如在玉米里添加酸橙、氢氧化钠等，都是弥补该作物营养缺失的做法，由于添加了这些物质，玉米中的烟酸就会被吸收。

由于玉米的纤维含量很高，故可起到助消化和预防肠癌的作用。

另外，玉米还有降血脂、降胆固醇及利尿的作用。

购买指南

购买新鲜甜玉米的时候，为了最大程度地确保玉米的味道和口感，一定要仔细检查玉米粒。检测玉米是否依然多汁的办法是用指甲挤压玉米粒，如果新鲜，就会流出乳白色的汁水。变色或起皱都是玉米不新鲜的标志。玉米穗颜色发暗、发干，外皮暗淡或发黄等也表明玉米不再新鲜。

不要购买被太阳直接照射或放在高温处的玉米，因为热量会使玉米很快变硬。在30℃气温下保存的玉米一天内会流失55%的糖分；20℃气温下，玉米也会失去26%的糖分。

百变吃法

玉米的用途非常广泛，既可以煮熟了吃（玉米棒或剥落下来的玉米粒），也可以制成玉米粥。玉米粒的胚乳可以磨制成玉米面和玉米粉，而玉米胚芽可以提炼玉米油。

在西餐中，玉米棒的传统吃法是加黄油和盐。

在烹制前可以将玉米粒从玉米穗上剥落下来。生玉米粒通常会加入汤里，与蔬菜、炖菜和调味品混合在一起，而熟玉米粒会被当作蔬菜配菜或放进沙拉里面。

玉米淀粉是用玉米粒胚乳提炼而成的。这类精细的白色粉状物可用作凝胶剂以使食物变浓稠。在热菜中添加玉米淀粉之前，为了防止淀粉凝结成块，应首先将其在冷水中溶解。至少要煮1分钟才能去除其苦味。食品工业在各类食品中都广泛使用玉米淀粉以使食物变得更加浓稠，包括调味汁、甜品、酥油点心、调汁酱油、酸奶油、花生酱、糖果、婴幼儿食品和冷盘肉等。经过水解或其他程序处理过的玉米淀粉，性质和功能会有所改变，此类淀粉被称作"改良玉米淀粉"。

值得一试的佳肴

玉米面包

材料：

250克玉米，1茶匙盐，125克通用面粉，60毫升软化了的黄油，1茶匙糖，2只鸡蛋，2茶匙发酵粉，250毫升牛奶

做法：

1. 将烤箱预热到200℃。

2. 在一个20厘米深的锅底及侧身涂上油。

3. 用小铲将玉米面、通用面粉、糖、发酵粉、盐和黄油等在碗里混合。

4. 将鸡蛋和牛奶放在另一个碗里搅拌均匀。

5. 将鸡蛋和牛奶倒入面粉混合物里，用木勺混合均匀。

6. 将这个牛奶鸡蛋面糊打入涂上油脂的平底锅里，放入烤箱内烤制25分钟或者将刀插进面包中间，刀拿出来的时候没有任何黏附物即可。等到面包冷却，再从锅里取出。

玉米粉是用干玉米粒磨制成的粗细程度不同的粉状物。为了让玉米粉保存较长时间，在磨制之前几乎都会将玉米胚芽去除。玉米粉会增加食物的松脆度，可用于曲奇饼、松饼、蛋糕和面包等。同样，玉米粉除了制作浓稠的汤和调味汁以外，也可用来制作类似粥类的食品，如玉米糊等。玉米饼、玉米片以及墨西哥的玉米粉蒸肉的生面团也都是由玉米粉制作而成。如果掌握不好，会导致食物易碎。

玉米面就是细磨玉米粉，为了延长保存寿命，胚芽也从玉米粒中去除。玉米面通常用来制作薄饼、蛋糕、松饼和面包，但是由于玉米面的面筋含量低，必须要与小麦粉混合发酵。

玉米油有两种：暗黄色的未精炼油和浅黄色的精炼油。玉米油里含有58.7%的多不饱和脂肪酸，24.2%的单不饱和脂肪酸以及12.7%的饱和脂肪酸。

玉米的其他用途还包括酿造啤酒、威士忌、杜松子酒和吉开酒（流行于南美印第安人中的发酵饮品）。

食用技巧

煮玉米的时候可以带外皮也可以不带外皮。玉米适合用煮、蒸、干热烹制（用烤箱烤制或烧烤）和用微波炉加热等方法烹制。

煮玉米的时候不要在水里添加盐，煮的时间也不宜过长，否则玉米会变硬，而且香味会丧失。建议煮玉米的水最好稍微有些甜，撕掉玉米外皮，在水里添加一点牛奶或啤酒。将玉米穗浸在煮沸的水中，穗短的玉米煮3~4分钟，穗长的煮5~7分钟。

如果使用高压锅煮玉米，在锅里倒一杯水，煮3~5分钟；如果是235℃的烤箱，需要烤制35分钟；用功率大的微波炉烹制需要3分钟；蒸玉米需要20分钟。食用之前放在一旁晾5分钟。

储存方式

玉米棒的口感和味道在很短时间内会发生变化，因此最好尽快食用，购买当天吃完好。如果没有立刻食用，应该带皮放入冰箱内保存。去皮的玉米也可用塑料袋包好，再放进冰箱内保存。

罐头装与冷冻的新鲜玉米保存时间较长。玉米棒用开水轻烫（根据玉米棒的大小，烫7~11分钟）过后可冷冻，也可将玉米粒剥落下来冷冻（剥落玉米粒之前将玉米棒用开水烫4分钟）。经开水烫过的玉米棒可冷冻保存1年，而玉米粒可冷冻保存3个月。

玉米面和玉米淀粉应该放进密封容器内，置于阴凉干燥的地方。

全玉米粉和玉米面很容易变质，应该放进密封容器内，置于冰箱内保存。冷冻可保存1~2年。

爆裂型玉米

爆裂型玉米是一种穗和颗粒都较小的玉米的原始变种。爆裂型玉米的特点是一经加热，玉米粒就会爆裂。它们的色泽各不相同，通常是白色或黄色，偶尔也有红色或棕色。然而，一旦爆裂开来，不论生玉米粒是什么颜色，爆米花总是白色或黄色。爆米花的体积为最初玉米粒体积的25~30倍。

营养及药用功效

爆裂型玉米与甜玉米的营养成分相同，

	爆米花（加油和盐）（每20克）	甜爆米花（每20克）	原味爆米花（每20克）
水分	3.1%	4%	4%
蛋白质	1.8克	1.2克	2.5克
碳水化合物	11.2克	16克	15克
纤维	1.6克	1.2克	1.6克

但含量较少。原味爆米花含有维生素B_1、镁、钾、磷、锌和铜，也是纤维的良好来源，对人体微量元素缺乏症有很好的疗效。

购买指南

新鲜的玉米粒比较蓬松，味道也较好。为了保证玉米新鲜，应到销售量大的商店购买。

百变吃法

爆好的爆米花可以直接食用，也可搭配黄油，也可根据个人口味与盐或香料一起食用，还可在爆米花外面包裹一层焦糖糖衣。

食用技巧

在中温炉火上进行烹制，为了让玉米粒均匀爆裂，不至于烧焦，应不断地摇晃锅子。等所有玉米粒全部爆裂开来，从炉子上拿开锅，立刻将爆米花盛入盘子里，以免烧焦。

储存方式

为了防止爆裂型玉米粒变干，应该将其放进密封容器内保存。

大　麦

大麦是人类所种植的最古老的谷物之一，起源于10 000多年前的亚洲西南部地区。大麦是一年生植物，其麦粒通常是奶白色，也会有黑色或紫色的。大麦在食用前必须去掉外壳，而大麦的营养价值很大程度上取决于去壳的方式，因为大部分营养成分都集中在外壳附近。不同的加工阶段可分别产生去壳的大麦、去壳大麦粒和珍珠粒。某些品种的大麦含有用来

	烹制后的珍珠粒大麦 （每100克）
水分	68.8%
蛋白质	23克
脂肪	0.4克
纤维	6.5克

制麦芽的原料，这种大麦比其他谷物更能经受住萌芽。麦芽是通过萌芽、干燥、烘烤、再碾磨大麦粒而得到的。在发酵的过程中，谷物淀粉会转变成各种糖，然后转化成酒精。大麦种子的萌芽增加了复合维生素B_1的含量，降低了淀粉含量。麦芽的主要用途是生产啤酒和威士忌。

营养及药用功效

大麦富含可溶性纤维。和其他谷物一样，大麦是"非完整"食物，因为它某些氨基酸种类匮乏，大麦所匮乏的氨基酸是色氨酸和赖氨酸。烹制过的珍珠粒大麦含有烟酸、铁、锌、镁、钾、叶酸、维生素B_6、维生素B_1、铜和磷等。

大麦可以增强体力、滋润肌肤，且有利于呼吸系统。大麦茶有镇咳的功效。

百变吃法

大麦的很多用途和其他大部分谷物一样。它通常被加入汤和炖菜中，也可以单独食用，珍珠粒大麦还可以与大米混合。大麦可以用于炸丸子或制作布丁和甜点。大麦略带橡胶特质，可以为混合的沙拉增加风味。

磨碎后烘烤过的大麦可以制作充当咖啡替代物的麦芽。而大麦粉可以使汤和酱汁变黏稠，也可为各种食物增加甜味。大麦粉也可以用来做小甜饼、面包和蛋糕等食物，但是由于它凝胶含量低，必须和小麦一起发酵使用。

大麦是藏族人的主食，他们用烘烤过的大麦粉来做粥和一种酒精饮料。麦芽可以用来做啤酒和威士忌，或做咖啡替代品，也可以用来为某些食物增添风味。麦芽汁可以用来给牛奶饮品和蛋糕调味。大麦麦芽还经常做成早餐食用。

食用技巧

用低温烹饪去壳大麦需要1小时，1杯大麦需用3~4杯水。去壳大麦和去壳大麦粒在烹饪前要浸泡几个小时（浸泡用的水可用来烹制大麦）。如果需要，可以在烹饪前将浸泡后的大麦去水并烘烤。烹饪珍珠粒大麦需用30分钟，不需提前浸泡。

小 麦

小麦是原产于亚洲西南部的一种谷物。和水稻一样，从史前时代起小麦就一直是人类的主要营养来源，如今世界近1/3的人口以小麦为主食。小麦的品种很多，体积、形状、色泽各不相同，不同品种的小麦有硬有软（取决于谷物的特质）。小麦的蛋白质含量取决于谷物的硬度，其中，硬质小麦富含蛋白质，软质小麦蛋白质含量较低。麦仁的最外层或外壳不能被人体消化，因此必须去除。

营养及药用功效

生麦麸富含镁、钾、磷、烟酸、维生素B_6、铁、锌和铜，也含有维生素B_1、维生素B_2、叶酸、泛酸，另外，它的纤维含量也很高。

麦芽在麦仁的根部，虽然它只占果仁总重的2.5%，但却包含了大部分营养。麦芽富含脂肪酸（约10%），所以易腐烂，麦芽中的脂肪酸大部分是亚油酸。

值得一试的佳肴

珍珠粒大麦粥（4~6人份）

材料：

125克珍珠粒大麦，1束芹菜，2升牛肉汤，适量的盐和胡椒粉，1个胡萝卜，1匙切碎的欧芹叶，1个洋葱

做法：

1. 用温水清洗大麦。

2. 将牛肉汤倒入大汤锅，加入大麦和蔬菜（未切）。煮沸后煨2小时。

3. 取出蔬菜，根据个人口味向粥中加盐和调料。用切碎的欧芹叶点缀即可上桌食用。

	生麦麸 （每30克）	生麦胚 （每30克）	硬质小麦 （每75克）	烹制蒸粗麦粉 （每100克）	碾碎的干小麦 （每100克）
水分	9.9%	11.1%	10.9%	72.6%	10%
蛋白质	4.7克	6.9克	10.2克	3.8克	11.2克
脂肪	1.3克	2.9克	1.9克	0.2克	1.5克
碳水化合物	19.4克	15.5克	53.3克	23.2克	75.7克

麦芽也含大量赖氨酸，这是一种重要的氨基酸，也是蛋白质的主要成分，但是，赖氨酸在麦仁的其他部分含量很少。

生麦芽富含维生素B_1、叶酸、烟酸、镁、锌、维生素B_6、磷和钾，也含有泛酸、维生素B_2、铁和铜，纤维含量也很高。

硬质小麦富含烟酸、镁、钾、磷、锌、维生素B_1、维生素B_6、叶酸、铁和铜，也含有泛酸和维生素B_2。

和大多数的谷物一样，小麦中的精华氨基酸尤其是赖氨酸、色氨酸和甲硫氨酸含量不高。有些人可能对小麦里的凝胶过敏，凝胶主要是影响胃肠系统、皮肤、呼吸系统、循环和中枢神经系统。

百变吃法

麦麸和麦胚通常被加在谷物类早餐食品中或加入馅料、面粉糕饼、松饼和面包里。将精制白面粉和麦胚或麦麸混合可以增加面粉的营养价值（用1/4杯麦胚代替1/4杯面粉）。可以在蔬菜、煎蛋卷、大豆和酸奶酪上撒麦胚来增加它们的营养价值，也可以用麦胚来代替蛋糕和小甜饼里的坚果。小麦不仅可以制作面粉，或将麦麸和麦胚分离出来单独使用，也可用以制成粗麦或粗碎粒，或膨化加工后使用，还可以制作麦片、粗粒小麦粉（蒸粗麦粉）或碾碎使用。麦胚还可以被用来制油。

粗碎小麦是将粗麦压碎而成的小颗粒。烹饪前必须浸泡（1杯麦要用2杯水），烹饪时间为30~40分钟。粗碎小麦可加入做面包用的生面团里，也可以当早餐食品或奶油甜点。

烹制好的麦片的营养价值很大程度上取决于精制的程度和小麦的烹制过程。生麦片的获取方式和滚制燕麦相同，将谷粒放在大滚筒里打磨。生麦片在食用前要先浸泡几个小时，再烹制大约1个小时，每1杯麦片要用2杯水。

储存方式

小麦粒要存放在凉爽干燥的地方，避开害虫和老鼠。小麦的副产品如蒸粗麦粉、麦麸和碾碎的干麦粉要存放在冰箱里，可防止变质并保持它们的营养价值。非真空包装的麦粒要存放在冰箱里，因为它们会很快变质。最好将它们冷冻起来，使用时不用融化。

燕　麦

燕麦是一种原产于亚洲的谷物。在用作食物之前，燕麦主要因其药用性能而被使用。燕麦是一年生植物，可分为冬燕麦和夏燕麦。大部分品种的谷粒外都覆有绒毛，颜色不一。不同的加工阶段和方法会生产出钢切燕麦、旧式滚制燕麦、速熟燕麦、速溶燕麦、燕麦麸和燕麦粉等。

营养及药用功效

和大多数谷物不同，燕麦去壳以后保留了几乎所有的营养成分，因为它的麸皮和胚芽没有和仁分离。尽管它和所有谷物一样，蛋白质质量不错，但它却缺乏某些精华氨基酸。燕麦粥富含镁和维生素B_1，也含有磷、钾、铁、泛酸、铜和纤维。未经烹制的燕麦麸富含镁、维生素B_1、磷、钾，也含有铁、锌、叶酸、泛酸和铜。燕麦含有天然抗氧化剂，这使它具有极强的抗腐坏性。此外，燕麦还含有脂肪酶。

燕麦富含可溶性纤维，有助于降低血液胆固醇，保护心脑血管。其所含的苗长素（一种促进植物生长的植物激素）有利于儿童生长

	生燕麦麸 （每30克）	干燕麦 （每30克）
蛋白质	5.4克	4.3克
脂肪	2.2克	1.7克
碳水化合物	20.5克	18.1克
热量	318.1千焦	435.3千焦

发育，而较高的硅含量使之具有利尿的功效。另外，燕麦片可以改善血液循环，促进伤口愈合，还能有效预防骨质疏松和贫血。

百变吃法

燕麦比较常见的食用方法是将其加在麦片和牛奶什锦早餐的混合食品、松饼、小甜饼、蛋糕和面包里。燕麦也常被加入汤、肉馅糕和布丁里，还可用于制作蛋糕、果冻、啤酒和饮料。燕麦麸可以单独食用，如熬制燕麦粥。燕麦麸跟麦芽一样，可以和其他食物一起食用。

荞 麦

荞麦原产于北欧和亚洲，在10~13世纪便在中国广泛种植，14~15世纪它取道土耳其和俄罗斯传入欧洲。如今，荞麦仍是一些国家的主食，主要用于做汤和粥。

营养及药用功效

荞麦面富含镁、钾、锌、维生素B_6、维生素B_1、磷、铁、烟酸、铜和叶酸，也含有维生素B_2、泛酸和钙。烘烤过的荞麦粒富含镁，也含有钾、铜、锌、磷、叶酸、铁和泛酸。荞麦含大量赖氨酸，但缺少甲硫氨酸。荞麦含有芸香苷（1%~6%），可用来治疗出血和冻伤。另外，荞麦易于消化，还可增强精力。

百变吃法

烘烤过的粗荞麦通常是作为配菜或加入汤、炖菜或松饼里食用的。没有烘烤过的荞麦味道更鲜美，更适合用于同口感细腻的食物，如鱼和甜点一起烹饪。由于荞麦面粉不含凝胶，在烘制时不会膨胀，所以必须将它和小麦粉混合才能做面包和其他发酵食品。荞麦粉可用于做面条、薄饼、谷物粥、小甜饼和荞麦蛋糕。另外，也可以用来做和俄罗斯鱼子酱搭配食用的小点心。

食用技巧

将荞麦加到沸水里，再加入2倍的水，如果荞麦在此前已用少量油脂炒制过的话就减少水的用量。在将荞麦放入沸水前与鸡蛋混合并放入煎锅里略微烹制一会儿，蛋清会将荞麦裹住，使它们不那么容易呈糊状。

储存方式

将没有精制的荞麦面放在密封容器中存于冰箱里冷藏可以延长保质期。粗荞麦存放在凉爽干燥条件下可以保存1年，而荞麦粉只能保存几个月。

	粗荞麦粉 （每100克）	烹制后的荞麦粒 （每100克）
水分	11.2%	75.7%
蛋白质	15.1%	3.4克
脂肪	3.7%	0.6克

黑 麦

黑麦原产于安纳托西亚或小亚细亚，其种植历史可追溯到公元前400年。黑麦种类繁多，常见品种的黑麦谷粒在外观上类似于小麦谷粒，但较长，不如后者饱满。谷粒颜色有黄棕色，也有绿灰色。黑麦被广泛用来制作面包。

营养及药用功效

由于加工时很难将黑麦谷粒中的胚乳从麸皮上分离开来，因此黑麦粉中保存着大量营养元素。深色黑麦粉是镁、钾、锌、磷、铁、铜、叶酸和维生素B_6等营养元素的极好来源，能提供易于吸收的维生素B_1、泛酸、烟酸和维生素B_2且含有钙质。浅色黑麦粉是极好的镁和维生素B_1的营养来源，也能提供丰富的钾、锌和磷等元素，还含有铁、维生素B_6、铜、叶

	深色黑麦粉 （每100克）	浅色黑麦粉 （每100克）
水	11%	8.8%
蛋白质	14克	8.4克
脂肪	2.6克	1.4克
碳水化合物	68.8克	80.2克
纤维	2.4克	0.4克

酸、泛酸、维生素B₂和烟酸等成分。黑麦的基本氨基酸缺乏，色氨酸和甲硫氨酸的含量也有限。黑麦粗纤维含量高，且易于消化，对胃肠道疾病有极大效用。

百变吃法

去除外壳后的黑麦谷粒可整颗或压碎食用，也可磨制成黑麦片或黑麦粉。全黑麦谷粒营养价值极高，烹饪方式与其他谷物相同。黑麦谷粒可用来酿造诸如威士忌、啤酒、波旁酒和伏特加等酒类。黑麦片可以煮成热的早餐粥或者添加到牛奶什锦早餐当中食用。用黑麦粉制作的德国裸麦粗面包十分有名，另外，黑麦也可制作干面包片、姜饼、薄煎饼和松饼等。

储存方式

黑麦粉和黑麦谷粒应放入密封容器内，置于阴凉干燥的地方保存。

面 粉

面粉是一种由小麦、其他谷物、豆类或某些蔬菜（如栗子、鹰嘴豆、小扁豆、马铃薯、花生和木薯等）磨制而成的产物。我们所说的面粉通常是指小麦粉，以及比较优质的谷物磨成的粉，如燕麦粉、黑麦粉和荞麦粉等。面粉的用途取决于使用的谷物特征。例如，柔软的小麦几乎不含有面筋，非常适合制作蛋糕，而硬质小麦的面筋含量较高，比较适合制作面包。市面上出售的面粉种类繁多，包括全麦面粉、通用面粉、低筋面粉、自发面粉、粗制面粉、高筋面粉和面包面粉等。

营养及药用功效

面粉的营养价值取决于多种因素，包括谷物的种类和陈化程度，尤其在于面粉的碾磨程度或提取率。自20世纪中期以来，面粉加工厂就已经在由于去除麸皮和胚芽而导致营养流失的白面粉中增补营养素了。被添加的营养素包括一定数量的烟酸、维生素B₂、维生素B₁和铁等元素。特定数量的钙和维生素D也会加入面粉中去。增补营养素只能在某种程度上弥补提取过程中流失的营养成分，因为无机盐（尤其镁、锌和铜）和纤维含量在麸皮和胚芽去除过程中也会受到影响。无论是全麦面粉还是精制面粉，增补营养素面粉中的维生素含量（烟酸、维生素B₂和维生素B₁）要比非增补面粉高。

全麦面粉是镁、烟酸、维生素B₁、钾、锌、磷和铁的极好的来源，叶酸、维生素B₆和铜的含量也很丰富，还含有泛酸和维生素B₂。对人体维生素缺乏等症有很好的作用。

通用面粉是极好的维生素B₁、烟酸和铁的营养来源，维生素B₂含量也较丰富，还含有叶酸、磷、钾、镁、锌、铜和泛酸。

高筋面粉的烟酸含量极其丰富，还含有磷、叶酸和钾。

购买指南

为了最大限度地保证面粉的新鲜程度，面粉应该在信誉较好的商店购买。在健康食品店能购买到真正的全麦面粉，但仍应该阅读商标，因为并不是所有的全麦面粉都含有同等的营养价值。

	全麦面粉 （每100克）	增补营养素的通用面粉 （每100克）
水	10.3%	11.9%
蛋白质	13.7克	10.3克
脂肪	1.9克	1克
碳水化合物	72.6克	76.3克
纤维	12.6克	3.1克
热量	1 419.1千焦	1 523.7千焦

百变吃法

面粉能制作各种食物，如煎薄饼、华夫饼、通心粉、油炸圈、果馅饼、布丁、松糕、饼干等，在制作面包和糕点时也被广泛使用。面粉还可用来提高各种食品的黏稠度，如乳酪制品、调味汁、汤类、糖浆和点心上的奶油等。

储存方式

无论是否通过石磨，全麦面粉都必须冷藏或冷冻保存，这样可以保存面粉中的维生素E含量，并能使胚芽不致酸腐。一旦解冻，应将面粉存放于纸袋中，因为密封容器或塑料袋会保留水分，促进霉菌生长。精制面粉应该在阴凉干燥、光线较暗的环境下保存，置于昆虫及老鼠触及不到的地方。精制面粉和精制面粉产品的保质期都较长，这是由于面粉中没有含油的胚芽，因此不容易在短期内变酸腐。

面　包

在中东和欧洲文明中，面包既是粮食，也是一种象征。面包分为发酵和不发酵2种，前者含有发酵剂（酵母或发面），而中东的皮塔饼和印度的薄煎饼都属于后者。最先被埃及人使用的发酵剂是发面，也就是前一天已经通过野生酵母孢子及空气中的细菌所发酵的面团。自从1850年起，全世界的面包师开始采用化学发酵剂。如今的面包工业已高度自动化，都是大规模地进行生产。在20世纪，人们认为面包导致肥胖，因此面包的食用量大幅度下降。然而，近年来，由于面包营养价值高、热量适度而再次受到提倡。除了全麦面包和黑麦面包，市面上还出售由米粉、玉米粉和燕麦粉制成的面包。

营养及药用功效

不同种类面包的蛋白质、碳水化合物和热量比较接近，而维生素、无机盐和纤维含量却差别很大。增补营养素的白面包提供了大量的维生素B_1、烟酸、铁和叶酸，还含有维生素B_2、磷、钾、钙和泛酸。全麦面包含有叶酸、磷、维生素B_1、铁、钾和烟酸。深色黑麦面包含有钾、磷、镁、铁、维生素B_1、铜和锌。全麦面包、碎麦面包和深色黑麦面包的营养成分都较高。可以补充人体能量及各种微量元素。

购买指南

好的面包应当质地紧实、呈金黄色、面包外壳较厚，而且面包屑松软。

百变吃法

面包是许多人的早餐食品，可以与日常的每一道菜肴进行搭配。三明治、鱼子夹面包、吐司和面包屑都少不了它。面包也可加入某些汤内，而且还可以同奶酪等乳制品搭配食用。面包也可用来制作水果布丁和面包布丁等食品。不新鲜的面包除了放进汤里，制作面包汤以外，通常还可弄干制成面包干和面包屑。刚从烤箱里取出的新鲜面包不容易消化，如果是传统的发酵面包，最好等到第二天再食用。

	增补白面包（28克）	碎麦面包（25克）	全麦面包（28克）	黑麦面包（32克）	浅色黑麦面包（25克）
水分	35.8%	34.4%	35.9%	34%	35.3%
蛋白质	2.4克	2.2克	2.5克	2.6克	2.3克
脂肪	0.9克	0.5克	0.6克	0.4克	0.3克
碳水化合物	14.1克	13克	13.5克	16克	13克
纤维	0.5克	1克	1.6克	1.7克	0.7克
热量	314.0千焦	276.3千焦	280.4千焦	330.7千焦	255.3千焦

食用技巧

烤面包会降低面包的维生素B₁、维生素B₂和烟酸含量的15%~20%，而且面包烤制得越久，营养成分流失得就越多。

储存方式

传统的整块面包在阴凉的地方可保存几天，一旦切开，应将切开的面朝下。切片面包可放入塑料袋中保存，室温下可存放5~7天。冷冻的话可保存长达2个月之久。

豌 豆

花园豌豆在19世纪末成为第一种杂交的蔬菜后，不断出现新品种，如今豌豆共有1000多个品种，最常见的有荷兰豆与青豆2种。

营养及药用功效

烹制后的青豆富含叶酸和钾、维生素B₁、镁、维生素C、锌、维生素B₆、烟酸、铁和磷。

烹制后的荷兰豆含有大量维生素C、钾、铁、叶酸、泛酸、维生素B₆和磷。

值得一试的佳肴

家常豌豆（4人份）

材料：

12个小洋葱，250毫升鸡汤，125克瘦火腿，750克冻豌豆，1汤匙牛油，1汤匙面粉，1汤匙糖、盐和姜末

做法：

1. 洋葱去皮，火腿去皮，将火腿切成块，用沸水焯1分钟。

2. 将牛油、洋葱、火腿块搅好煮5~10分钟或直至呈金黄色，把火腿和洋葱放在一边备用。

3. 将面粉加到牛油里，用木勺搅拌成一个面团，加入盐和姜调味，倒入鸡汤。加入洋葱煮至沸腾并不停地搅动。加入豌豆和糖，搅拌，盖上盖子焖10分钟。

购买指南

选择光泽好、光滑、豆荚里面有许多子的新鲜豌豆，也可以购买冷冻或制成罐头的豌豆。

百变吃法

鲜嫩的荷兰豆可生食，新鲜的青豆可用沸水煮，也可入汤或与肉禽类食物一起做炖菜。整颗的干豆主要用于入汤，掰开的豌豆通常做浓汤、炖菜或配菜。

食用技巧

烹制时间不宜过长，煮或蒸荷兰豆需6~15分钟，干豆烹制前需浸泡1~2个小时。烹制青豆的时间也较短。

	烹制后的豌豆（每100克）
水	69.5%
蛋白质	8.4克
碳水化合物	21.1克
纤维	4克

黄 豆

黄豆是人类最早种植的作物之一，在中国的种植历史已有近13000年。

黄豆椭圆的豆荚呈浅绿色、灰色、棕色或黑色，外有一层细细的绒毛覆盖，豆荚内含有1~4个坚硬的种子。

营养及药用功效

黄豆富含钾、镁、铁、叶酸、磷、铜和蛋黄素，还含有维生素B₆、锌、维生素B₁和钙。黄豆比其他豆类含有更丰富的营养物质、蛋白质和热量。黄豆含有优质蛋白质，其所含氨基酸成分均衡。黄豆所富含的赖氨酸使得它成为粮食作物中理想的营养补充品。黄豆中的脂肪78%是不饱和脂肪酸，含有较多的卵磷脂且不

	烹制后的黄豆（每100克）	含脂豆粉（每100克）	脱脂豆粉（每100克）
水分	62.5%	5.2%	7.2%
蛋白质	16.6克	34.5克	47克
脂肪	9克	20.6克	1.2克
碳水化合物	9.9克	35.2克	38.4克
热量	724.2千焦	1 825.1千焦	1 377.2千焦

值得一试的佳肴

凉拌黄豆芽沙拉（4人份）

材料：

250克黄豆芽，50克腰果，250克菠菜叶，1/3杯葡萄干，1/2根芹菜，1瓣蒜，切碎，1/2个南瓜，1汤匙碎鲜姜，4个大的平菇，80毫升植物油，1个红胡椒，2汤匙酱油，1汤匙鲜芫荽叶，酸辣沙司，少许芝麻油

做法：

1. 洗净豆芽和菠菜，将菠菜撕成条，仔细切好芹菜、南瓜和平菇，将芫荽叶切碎。

2. 把沙拉蔬菜置于大碗中，然后放入腰果和葡萄干。

3. 将酸辣沙司的配料拌好，淋入沙拉。

含胆固醇。黄豆中的不饱和脂肪酸和大豆卵磷脂能保持血管弹性并健脑，还能利肝并保持精力充沛。另外，黄豆还有抗癌和防治骨质疏松的功效。

豆粉（脱脂或含脂肪的）也富含钾、镁、叶酸、铜、铁、磷、维生素B_1、锌和维生素B_6，还含有丰富的钙。

含脂豆粉含有丰富的蛋黄素，泛酸含量较低，而脱脂豆粉则富含泛酸，蛋黄素含量较低。豆粉的蛋白质含量比小麦粉的2~3倍还多，未脱脂的豆粉的脂肪含量较高。

百变吃法

鲜黄豆含有非营养物质，像胰岛素和植酸钙镁，这些物质只有在烹制和发酵时才能中和，所以正确烹制黄豆很重要。中国古人即发明了以一种转换形式（如酱油、豆奶和豆腐）来食用黄豆的做法。

黄豆可以鲜吃，也可以对其进行干燥处理或提炼出豆奶。黄豆极适宜炖菜。鲜黄豆在尚嫩时就可采摘，可单独食用或当作蔬菜食用，也可带荚煮。黄豆芽生食或烹食都可以。

黄豆粉可用于使沙司变稠和为蛋糕、松饼和甜饼提味，它必须和小麦粉一起做来防止发酵。黄豆粉味道很浓烈，因此使用时最好少用一点。

食用技巧

干黄豆必须至少煮3小时，有的品种甚至需要更长时间。因为黄豆吸水性极强，所以煮的过程中要经常检查水量。

煮鲜黄豆时，为了使黄豆皮软些，可用开水先焯5分钟。如用高压锅烹制，无需盖锅盖，先将黄豆煮沸并撇去泡沫，然后用小火将豆慢慢地煮沸。再盖上锅盖高压烹制；如果是事先浸泡过的，可将时间设置为30分钟，黄豆和水不应超过锅的1/3。

储存方式

去脂的黄豆粉可在室温下储存，没有去脂的黄豆粉则必须冷藏，从而防止其变质。

黑　豆

黑豆也称黑绿豆，是一种起源于亚洲的一年生草本植物，在印度、缅甸、巴基斯坦地区被广泛食用。

黑豆适合在干热气候条件下生长，其植株可长至20~90厘米高。黑豆豆荚有许多绒毛，长度3~7.5厘米，上面结有4~10个相当小、形似腰子的种子。黑豆豆荚一般呈黑色或灰色，种子呈深绿色或棕色，黑豆有一个白色的脐，里面的仁是奶白色的。

营养及药用功效

黑豆富含叶酸、镁、钾、维生素B_1、烟酸、泛酸、维生素B_2、铁、钙、锌、磷、铜。黑豆所提供的蛋白质是不完全蛋白质，即缺某种氨基酸。但黑豆仍然是营养价值极高的豆

	煮熟的黑豆 （每100克）
水分	72.5%
蛋白质	7.6克
碳水化合物	18克
纤维	1克
热量	439.5千焦

类，可以为人体提供微量元素。

百变吃法

嫩的黑豆荚可以食用，并经常作为蔬菜来食用。成熟后黑豆变得多毛而不能直接食用。黑豆味道浓烈、质地细腻，可像其他豆类一样烹食。在亚洲，它们是黑沙司的主要成分，也常被磨成面粉用来做甜点、薄饼和面包。

食用技巧

黑豆比较难熟，如果煮的话需1.5个小时（水变黑时不要担心）。用高压锅煮的话，未经浸泡的黑豆需20~25分钟，浸泡过的需15分钟。

绿　豆

绿豆自古代以来就被广泛种植，在亚洲国家的饮食传统中一直发挥着重要作用。世界上绿豆产量最大的国家是印度和巴基斯坦。在西方国家，绿豆经常用来发芽。

绿豆的植株能长至0.3~1.2米高，有着长长的、细0~20个微小的种子。绿豆约有200多个品种，其中最常见的是绿色的，也有金黄色、棕色、橄榄色、深紫色的。一些豆子带有斑点，其他的豆子颜色较均匀。

营养及药用功效

绿豆富含叶酸、钾、镁、维生素B_1、泛酸、铁、磷、锌、铜和纤维。绿豆所提供的蛋白质是不完全蛋白质，氨基酸种类缺乏。绿豆可以补充营养、增体质，并有清热解毒的功效。

购买指南

绿豆有颗粒的，也有发成豆芽的，应根据烹饪方式来有选择地购买。

百变吃法

在亚洲，绿豆经常被用来做成泥或面粉。中国人喜欢将它做成面条（即绿豆面）或者发成绿豆芽，绿豆芽可以做成凉拌菜或者炒食。绿豆的小豆荚可以食用，可像绿豆一样烹食。

食用技巧

绿豆可以整颗或碾碎后食用，烹饪前不一定要用水浸泡，煮上45~60分钟即可食用。使用高压锅煮的话会更快，未用水浸泡过的需煮10分钟，浸泡过的煮5~7分钟。

	生绿豆芽 （每100克）	煮熟的绿豆 （每100克）
水分	90.4%	72.7%
蛋白质	3.1克	7克
碳水化合物	5.9克	19.2克
热量	128.9千焦	441.2千焦

红　豆

红豆最初起源于中国，是一种一年生草本植物的果实。被世界各地广泛种植，如今其商业用途仅次于大豆。

红豆通常是深红色的，其种子有淡黄、绿、灰或黑色多种，或颜色均匀或有斑点，在豆的接合处有一道奶白色痕迹。

营养及药用功效

红豆富含钾、镁、磷、锌、铜、铁和维生素B_1，也富含纤维。所提供的蛋白质是不完全蛋白质，即氨基酸种类缺乏。红豆对贫血等症有极好的效用。

	煮熟的红豆 （每100克）
蛋白质	7.5克
脂肪	0.1克
碳水化合物	25克
纤维	8克
热量	439.5千焦

百变吃法

红豆的小豆荚可食用。红豆有一种独特的味道，经常干燥后食用，也可以像绿豆一样烹食，红豆还经常与大米一起做。在亚洲，红豆可做成面团，然后做成许多菜，味道香甜并可替代番茄面团。红豆磨成面粉后可做各式糕点，也可入汤或做牛奶替代品。还可发芽或烤后当作搭配咖啡的点心食用。

食用技巧

用冷水浸泡2~3小时后焖煮1.5~2小时。如用高压锅煮，用冷水浸泡过的红豆需煮20分钟，未浸泡过的需煮25分钟。

蚕　豆

蚕豆起源于北非和地中海地区。5 000年前中国人就已经食用蚕豆，圣经时代它就被埃及人、希腊人和罗马人种植。哥伦布发现美洲大陆后，蚕豆也随之传播到美洲大陆。16世纪西班牙人将蚕豆传播到欧洲。

营养及药用功效

蚕豆富含叶酸、钾、镁、铁、维生素B_1以及维生素B_2、锌、磷、铜和纤维。蚕豆所提供

	煮熟的蚕豆 （每100克）
水分	71.5%
蛋白质	7.6克
脂肪	0.4克
碳水化合物	19.6克

的蛋白质是不完全蛋白质，即缺乏某种氨基酸。蚕豆可为人体补充各种微量元素，是一种极好的食物。

百变吃法

蚕豆富含淀粉，味道浓烈，鲜嫩的蚕豆可去皮生食，但因其含有单宁酸所以会有些苦味。鲜蚕豆和生蚕豆入汤或焖菜都很可口。在中东，蚕豆是浓汤、油炸馅饼和沙拉的重要配料，西班牙有道以蚕豆为材料的菜享有盛誉。炒蚕豆是一种很棒的小食品，煮熟的蚕豆可以冷食或做汤。蚕豆也可以做沙拉、开胃品或者三明治涂层。蚕豆的嫩豆荚可像绿豆那样食用。另外，蚕豆还可以用来制作豆瓣酱。

食用技巧

干蚕豆可以带皮也可以不带皮煮。如果要去皮，应将蚕豆在水中浸泡12~24小时（经常换水），然后用沸水煮几分钟，此时，皮很容易脱掉。

完整的干豆在烹饪前应浸泡2.5个小时，鲜豆则只需浸泡20分钟，带皮的干豆可浸泡8~12小时，然后煮1个小时。在地中海和中东，尤其是埃及和意大利，人们通常事先将蚕豆浸泡48小时并经常换水，这样烹制前很容易去皮。沙拉三明治就是用浸过但没有烹煮的蚕豆制成的。如用高压锅的话，未浸泡的需煮25分钟，浸泡过的需20分钟。

红花菜豆

红花菜豆是一种源于墨西哥和中美洲地区的草本植物，它的种植大约开始于4 000年前。

红花菜豆的植株能长至3.9米高。粉色的豆荚有10~40厘米长，每个豆荚内有6~10个种子。红花菜豆种子有的是凸状的，有的是扁状的，有的是椭圆的，呈白带红点或红带黑点。

营养及药用功效

红花菜豆所提供的蛋白质是不完全蛋白质，即缺乏某种氨基酸。红花菜豆有补胃利气的功效。

	煮熟的红花菜豆 （每100克）
水分	12%
蛋白质	23克
脂肪	2克
纤维	5克
热量	1 611千焦

	煮熟的鹰嘴豆 （每100克）
水分	60%
蛋白质	8.9克
脂肪	2.6克
碳水化合物	27.4克
热量	686.5千焦

百变吃法

熟透的红花菜豆可以鲜食或干食。红花菜豆可以像红芸豆和其他豆类一样烹食，与洋葱、番茄和吞拿鱼搭配食用都很美味，小豆荚可像绿豆那样烹食。

食用技巧

将干的红花菜豆在水中浸泡1~1.5小时，如用高压锅煮，浸泡过的只需煮10~15分钟，而未浸泡的要煮15~20分钟。

鹰嘴豆

鹰嘴豆起源于中东，自古以来就在许多国家的饮食中起着重要作用。鹰嘴豆有许多品种，不同品种的颜色和质地都有所不同。

营养及药用功效

鹰嘴豆富含叶酸、钾、镁、磷、锌、铜和维生素B_1，还含有一定数量的烟酸、维生素B_6、泛酸、钙和纤维。是糖尿病、高血压患者的最佳食品。

百变吃法

熟透前采摘的鹰嘴豆可以像青豆一样烹制，而熟透的鲜鹰嘴豆和干鹰嘴豆可以像其他豆类一样烹制，只是鹰嘴豆比较硬，不像其他豆在烹制时易开裂。与青豆一样，鹰嘴豆可用作开胃品，也可加入汤和主菜里，用在冷沙拉或浓汤里味道也很好。鹰嘴豆还可烤食、发芽磨成来做无需发酵的面包和薄饼。

食用技巧

干鹰嘴豆在烹制前应浸泡12~16小时，浸泡后煮2~2.5小时。如用高压锅，浸泡过的需煮20~25分钟，未浸泡过的则需煮35~40分钟。

豆 腐

豆腐是中国人在2 000多年前发明的，是中国人饮食中非常重要的一种食品。豆腐大约在公元8世纪时传到了日本。豆腐质地略呈凝胶状并显结实。豆腐本身没什么味道，而且极易吸收其他菜的味道，所以可以随心所欲地调味。

制作豆腐的第一步与豆奶相同，只是制作豆腐所需要的豆奶比豆奶饮料要稠一些。在豆奶中加点盐和酸性物质，就形成了凝结物，这一步中所用的盐通常是由海盐提炼出的氯化镁，还有一些其他的凝固剂，像氯化镁提取物、氯化钙（来自于一种矿石）、钙磺胺（石膏）、镁磺胺（泻盐）。

不同类型的凝固剂对豆腐的质地和味道产生的作用不同，举例来说，氯化镁和海水所做的豆腐轻而精致，而石膏所做的豆腐则软而无

	结实的豆腐 （每100克）
水分	69.8%
蛋白质	15.7克
脂肪	8.6克
碳水化合物	4.3克
纤维	0.1克
热量	611.2千焦

味，泻盐做的豆腐较硬，味道较淡。过滤时间的长短也影响豆腐的质地，过滤的时间越长，豆腐越结实紧致。

营养及药用功效

豆腐营养极高，含铁、镁、钾、烟酸、铜、钙、锌、磷、叶酸、维生素B_1、蛋黄素和维生素B_6。豆腐里的高氨基酸和蛋白质含量使之成为谷物很好的补充食品。豆腐脂肪的78%是不饱和脂肪酸并且不含有胆固醇。其碳水化合物含量低，因其主要集中在乳清上，而乳清在其凝固后就被排干。

虽说100克豆腐的蛋白质含量只相当于45克肉的蛋白质含量，但将豆腐与其他谷物食品或动物性食物结合食用可以使豆腐所含蛋白质的质量与肉、鸡蛋相当。

在制作豆腐的过程中，黄豆里大部分的纤维会流失，但豆腐比烹制好的肉所含的铁多2~3倍，将豆腐和含有维生素C多的菜一起做可以帮助吸收大量的铁。

购买指南

豆腐通常是块状的（置于水中）或单独包装的（通常真空包装），也有豆腐干或冻豆腐出售。在买豆腐的时候，应确保其是新鲜和卫生的，尤其是水应洁净，所用器具也应干净。密封包装可以降低污染的危险并延长了豆腐的储存期，包装好的豆腐，不打开的话，最多可保存90天。豆制品同肉制品相比营养价值更高，所含蛋白质多，脂肪少，添加剂也少。

百变吃法

豆腐有许多做法，它的味道很淡，所以可以搭配其他菜和点心甚至饮料等很多食物。不同的菜可搭配不同软硬度的豆腐。豆腐可以热食或冷食，可入汤，也可做面食、比萨饼、肉块、蛋糕、果馅饼和松饼。

生豆腐磨碎后可以为沙拉和开胃品调味。

软豆腐在混合器里很容易打成液体，可以像炒蛋那样做。硬一点的豆腐可以炒、炖、煮、炸或烤。许多现成的食品都是用豆腐做成的，像炸丸子、肉饼和热狗。豆腐同鱼、鸡蛋、海带或排骨一起烹饪不仅可提高其蛋白质利用率，还可以提升鲜味。

食用技巧

豆腐有着惊人的适应性，不仅可以吸收其他菜的味道，其质地也会随着其他菜而改变。豆腐可以滤干、挤压、弄碎、磨成粉或煮，豆腐越干味道越浓。豆腐的水分和质地决定了它的烹制方式，硬一些的豆腐稳定性强，比软豆腐更易切成条或块，软豆腐易碎。冷冻会使豆腐变厚，豆腐会像海绵一样充满小孔且富有弹性，而且更易吸收其他味道。煮的话也会有此种效果，豆腐的稳定性决定了其烹制时间的长短。整块的豆腐因其大小及软硬程度的不同可烹制4~20分钟不等。嫩豆腐买后即食味道最好，老豆腐比较结实，味道较浓，最好多腌一会儿。

储存方式

鲜豆腐可以冷藏保存。真空包装的豆腐一旦包装被打开就必须保存好，可将之放入水中，然后用密封盒装好放在冰箱里。每隔2天换水的话，可以保存1周，过了保质期的带真空包装的豆腐也可以用这种方式储存，但要注意豆腐有没有难闻的气味和黏的感觉。

豆腐可以放入真空包装或除去水后放在密封盒内并置于冰箱中（确保盒里没有空气）保存。冷藏后的豆腐更有弹性，颜色泛黄。烹饪前应在冰箱内解冻，从而尽可能少地改变其质地并防止滋生细菌。

第二章
蔬菜类

菠 菜

菠菜是一年生的植物，原产于波斯。最早是被摩尔人引进到西班牙，然后在欧洲广泛传播开来，此后又传播到世界各地。

营养及药用功效

生菠菜含有大量的叶酸、维生素A、钾和锰，也含有大量的维生素C、铁、维生素B₂、烟酸、维生素B₆、钙、磷、锌、铜。菠菜有防止坏血病和贫血的功效。

购买指南

选择新鲜的菠菜时，要挑选那些叶子呈深绿色、手感柔软的，不要那种蔫的或黄叶的菠菜。

百变吃法

菠菜可生吃也可烹食。生菠菜做沙拉或三明治非常鲜美。如果烹制，可以单独烹制，也可以与粉丝一起做汤，还可用来涮火锅。菠菜可与牛肉、禽类和鱼等动物性食品一起做。

食用技巧

菠菜如果在出售之前没洗的话，会有许多泥沙，烹饪前必须彻底清洗。最好在快要烹制时洗，这样叶子不会软。把粗一些的根剪掉或分段可以使其在烹制时受热均匀。

菠菜洗好后，简单沥干就可以烹制。可在盖上盖子的锅里烹制1~3分钟。蒸制可去除菠菜的苦味。为了避免氧化，应尽量用玻璃器皿或不锈钢锅和厨具。烹制时间不宜过久，否则菠

	生菠菜 （每100克）
水分	91.6%
蛋白质	2.9克
碳水化合物	3.5克
纤维	2.6克
热量	96.3千焦

菜会变成棕色。

储存方式

菠菜只要是新鲜就能冷藏得很好，新鲜的菠菜放置于冰箱内可以保存4~5天，冷藏之前应用水洗2分钟。冷藏使得叶子很快变软，所以烹饪之前不要完全解冻。

白 菜

白菜起源于东亚，在亚洲有30多个品种，主要有大白菜、小白菜和芥蓝。大白菜产自中国，食用历史已超过千年。在中国北方，人们经常食用腌制的大白菜。大白菜形状与莴苣相像，最常见的品种是结球白菜，它可以长到46厘米长，10厘米宽，叶子扁平。大白菜的水分比洋白菜要高，比结球甘蓝纤维少，口感鲜脆，味道也更香。小白菜也是产自中国，小白菜是一种四季常青的植物，很像芹菜和瑞士甜菜。小白菜叶子光滑，颜色深绿，白色的茎肥厚，清脆并且味道柔和。它的味道结合了甘蓝和菠菜的独特味道，略带胡椒的风味，其叶和细的茎干可食。

	烹制后的大白菜 （每100克）	烹制后的小白菜 （每100克）
水分	95%	95.5%
蛋白质	1.5克	1.6克
脂肪	0.2克	0.2克
碳水化合物	2.4克	1.8克
热量	54.4千焦	50.2千焦

营养及药用功效

烹制后的大白菜富含维生素C、叶酸和钾，也含有一定量的维生素A。烹制后的小白菜也富含钾、维生素A、维生素C和叶酸，还含有维生素B_6、钙和铁。芥蓝富含维生素A、维生素C、钙和铁。

购买指南

在购买大白菜时，应选择新鲜而且叶子结实、紧密一点的。其外层叶子可能稍有枯萎，不过不影响烹饪，可在烹饪前去除。

百变吃法

大白菜可以生吃、烹食或腌渍，吃之前洗净即可。取足够的叶子并去除底部，洗净沥干后即可烹制。生大白菜可以做沙拉，它的菜帮可以替代芹菜。大白菜可以入汤、炖菜、做面食的馅料或炒食。腌渍的大白菜非常美味，能增进食欲且简单易做：将大白菜粗略剁一下，用盐腌好，然后放置几个小时，偶尔搅拌一下直至变软；彻底沥干水分，然后加入两三瓣蒜、一点姜末、葱末、米醋、酱油、糖、盐和辣椒即可。

小白菜和其他蔬菜一起做味道很好。因为烹饪叶子所需时间很短，所以应把菜帮先烹熟后再放入叶子，菜帮烹饪时间也不要太长，这样才能保持其鲜脆的口感。小白菜可入汤，也可以与面包和米饭一起食用。其菜帮和叶子可以分开来烹食，菜帮可以替代芹菜，而叶子可以替代菠菜和甜菜而食用。

芥蓝可以生食也可以烹食。烹食的话可以像花椰菜那样做，只是所需时间短些。芥蓝炒食的话，味道会很不错。

储存方式

可以将其装在透气袋中，放入冰箱保存，冷藏可存放2周，大白菜如果马上食用的话又脆味道又好。小白菜和芥蓝极易腐烂，只能保存几天，食用前清洗最佳。

卷心菜

卷心菜因有许多药用功效而备受推崇，希腊人和罗马人将它视为万能药。卷心菜有绿色、白色、红色等不同颜色。卷心菜里面的叶子比外面的叶子略白些。卷心菜的重量通常从0.9~3千克不等，直径在10~20厘米不等。卷心菜大约有400个品种，包括有开花的卷心菜、茎

值得一试的佳肴

奶汤白菜

材料：

400克大白菜心，25克火腿，25克水发香菇，500克奶汤，50克熟油，25克鲜冬笋，2.5克鸡油，5克味精，1.5克葱，1克姜

做法：

1. 将大白菜心洗净，切成4.5厘米长的段。嫩菜帮洗净，用刀拍一下，撕成1厘米宽的块。葱、姜切成细末。

2. 炒锅内放猪肉，烧至五成熟，放葱末、姜末，炸出香味时，倒入大白菜心煸炒1分钟，再加入精盐搅匀。然后加入奶汤煮3分钟，撒上味精盛入汤碗内。

3. 把冬笋、火腿均匀地切成4片（每片约6厘米长、1.5厘米宽、0.3厘米厚），每个香菇斜刀片成3片，与冬笋一起在沸水中烫一下，最后将火腿、香菇、冬笋逐片相间摆在碗内的大白菜的上面，淋上鸡油即成。

卷心菜、光叶和卷叶卷心菜。

营养及药用功效

生卷心菜富含维生素C、叶酸、钾和维生素B₆，烹制后的卷心菜也含有丰富的维生素C、钾和叶酸。卷心菜有防癌功能，对于胃溃疡也有一定的疗效，还可防治腹泻。卷心菜可以作为抗生素使用，具有抗菌消炎作用，对于咽喉肿痛、外伤肿痛、蚊虫叮咬等都有一定的作用。卷心菜还可增加食欲并防治坏血病。

购买指南

应选择比较重而且结实、叶子颜色纯正、有光泽并且没有虫咬、斑点、黄叶和破损的卷心菜。

百变吃法

卷心菜可以生食，也可以烹制后食用，还可以腌成泡菜，腌制后的卷心菜易消化，而且也保存了维生素和矿物盐。生卷心菜切碎或刹碎后可以做成美味的凉拌菜。吃之前如果能在冰箱里放30分钟，则效果更佳。适用于卷心菜的烹制方法很多，蒸、煮、炒、做泥、做馅、入汤、炖菜和干炒等。卷心菜与萝卜、洋葱、马铃薯以及火腿肉和香肠搭配都很美味。

食用技巧

一些卷心菜里有害虫，去除这些虫子只需用盐水或醋水浸泡约15分钟即可。没有害虫的卷心菜去除外层叶子后可以在流水下简单冲洗。烹饪时先把水煮沸，然后放入卷心菜，如果是碎的，烹制5~8分钟，如果是1/4块大小的，烹制10~15分钟。烹制红卷心菜时为防止褪色，应用不锈钢刀来切，如果做沙拉，可以放

	烹生卷心菜 （每100克）	烹制后的卷心菜 （每100克）
水分	93%	93.6%
蛋白质	1.2克	1.0
碳水化合物	5.4克	4.8克
热量	100.5千焦	129.8千焦

值得一试的佳肴

卷心菜肉卷（6人份）

材料：

1个中等大小的卷心菜，1瓣大蒜，25克米饭，5克奶油，10克番茄酱，125克切好的洋葱，125毫升柠檬汁，500克肉末（牛肉和猪腿肉），280克牛肉汤，280克马铃薯汁，2.5克柠檬风味盐和姜末

做法：

1. 将锅预热至175℃。

2. 将菜心去除然后放入煮沸的盐水中。不盖锅盖煮10分钟直至外层变软，沥干冷却。

3. 蒜去皮并切好。

4. 在锅里放油，炒洋葱、大蒜和肉。加入调味料及芹菜，放入烹好的米饭、番茄酱、柠檬汁和柠檬屑。搅拌2分钟，然后置于旁边冷却。

5. 轻轻分开卷心菜的叶子，太大的不要。用纸巾将叶子拍干并排开放，每一个上面放上均等的馅，由外向里卷起。

6. 在碟子里擦些油，然后放入卷好的肉卷。

7. 在碗里将牛肉汤和番茄汁混好，然后浇到肉卷上用锡箔盖好盘子，烘烤1个小时，直至肉卷开始变软。

点醋。

储存方式

卷心菜置于冰箱中可保鲜2周。卷心菜存储时间越长，味道越重，切后也是这样，所以应与其他菜分开来放。卷心菜也可焯后冷藏，不过一旦解冻，卷心菜会有些粉质。另外，卷心菜也可以干燥储存。

莴 苣

莴苣原产于东亚及地中海沿岸，莴苣的种子早在公元前4500年就被用来榨油，波斯人在600年后才开始食用莴苣的菜叶。在地中海地区，古希腊人及古罗马人将莴苣用作医疗用途。莴苣是种一年生植物，约有100多种。莴苣外型多呈鲜幼嫩的绿色，但也有其他颜色，如紫色。莴苣的外观及味道因品种不同而有很大

	结球莴苣 （每100克）	叶用莴苣 （每100克）	长叶莴苣 （每100克）	嫩茎莴苣 （每100克）
水分	95.9%	94%	94.9%	94.5%
蛋白质	0.6克	0.8克	1克	0.5克
脂肪	0.1克	0.2克	0.1克	0.2克
碳水化合物	1.2克	2.1克	1.4克	2.2克
热量	33.5千焦	46.0千焦	37.7千焦	54.4千焦

差异。在市场常见的莴苣有结球莴苣、叶用莴苣、长叶莴苣和嫩茎莴苣。

结球莴苣：外部呈幼嫩的鲜绿色，内部则因无法接受阳光照射而呈微黄色或白色，在颜色和营养价值上比其他品种差一些。

叶用莴苣：这种莴苣无法种植在水源处。它的叶片多呈松散的卷状，叶片很多而且又长又宽，有一种独特的香味及口感。叶用莴苣的颜色为鲜绿色或红色，在顶端处颜色较深。这种莴苣带点榛子的香味，是一种独特的莴苣。

长叶莴苣：此种莴苣叶长且颜色深，相当鲜嫩。其叶脉处相当坚硬，且呈纤维状。中心处颜色呈微黄的淡绿。

嫩茎莴苣：又称莴笋，是种带有芹菜质地及莴苣味道的混种莴苣。嫩茎莴苣可生吃或者代替芹菜来使用。

营养及药用功效

莴苣富含水分，属低热量食物。大多数品种含有叶酸，不同品种的莴苣维生素和无机盐含量不同。总的来说，莴苣越绿，其维生素和无机盐含量越高。莴苣可以提高食欲，有止痛、缓和、镇静和止咳的作用，还有辅助治疗失眠和抑制性兴奋的作用。

购买指南

首先要看莴苣中心是否叶菜浓密，是否整齐干净，然后看其外表是否有光泽，叶子是否坚硬脆绿。不要选择菜叶松软的莴苣，好的莴苣外表要是干的，边缘外侧呈褐色为最佳。

百变吃法

莴苣可生食也可烹食，莴苣像芹菜一样，有许多烹饪方式。莴苣通常与蛋黄酱或调味料一起做成沙拉或者三明治。将几种莴苣一起来做味道较好。莴苣还经常用来煮或做汤，在烹饪最后加入几片，然后用大火煮沸即可，这是一种做莴苣叶子的很好的方法。

食用技巧

除非是有机或溶液培养的，否则莴苣应去皮烹饪。将枯叶和硬的根部去掉。叶用莴苣需把叶上的沙子、土和昆虫洗掉，彻底地清洗并沥干，莴苣被沥干得越好，调味料越能够均匀。叶用莴苣应该用手而不是用刀把莴苣弄碎。为了使叶子更容易掰下，应先把芯取出。为了防止叶子枯萎，在做之前，可把莴苣从冰箱中取出并放好调味料。较苦一点的莴苣可以在做之前焯一下。

储存方式

为了防止莴苣腐烂或枯萎，应妥善保存。冷藏前应洗净，过多的水分会使莴苣很容易坏掉。

莴苣极易变质，应在食用前清洗。较嫩的更易腐烂，所以应及早食用。叶用莴苣可保存2~3天，结球莴苣可保存1~2周，长叶莴苣可放置35天左右。所有的莴苣都应用透气袋包好后冷藏，枯萎或蔫的莴苣可用冷水缓一下。应避免将莴苣和释放乙烯类气体的蔬菜水果，如梨、苹果、香蕉、哈密瓜、番茄等放在一起，因其释放的乙烯会使莴苣变成棕色。

菊　苣

菊苣起源于地中海地区，最初因其药用功

值得一试的佳肴

熏肉菊苣沙拉（4人份）

材料：

1棵菊苣，15克奶油，1个小洋葱，适量的盐和姜，1匙芹菜叶，2匙红酒醋，1匙碎葱，1匙芥末，125克熏肉，80毫升橄榄油

做法：

1.从菊苣的根部开始将破损的最外层的叶子摘掉并洗净沥干，撕成片，放在碗里。

2.洋葱去皮并切碎，芹菜切碎。将洋葱、芹菜和葱、菊苣放入碗中。

3.将熏肉除去外皮，切成小块，放在平底锅里煎成棕色。

4.准备酸辣沙司，将盐、姜和醋放在小碗里，放入芥末和橄榄油，搅拌均匀，浇到沙拉上，再搅拌。

5.上面放上热熏肉，注意不要倒入烹制时产生的油脂，再搅拌。

能被古希腊人和古罗马人使用。在欧洲，从14世纪以来菊苣就被当作一种蔬菜食用。

菊苣主要有以下几个品种。

皱叶菊苣：可以长至45厘米长，绿色的带齿的叶子柔软并且有尖，形成一个圆形花饰。皱叶菊苣味道相当苦，菜心和里层的叶子呈黄或白色。

宽叶菊苣：叶子宽大，比起其他品种来说叶片不太卷，味道也不那么苦。宽叶菊苣叶子有些小齿，里面的叶子泛白并带黄边。宽叶菊苣的叶子经常受外界影响而变成棕色，尤其是菜心，所以这个菜心应该去掉。

营养及药用功效

菊苣富含叶酸、钾、维生素A、泛酸、维生素C、锌、铁、铜和钙。菊苣能合成无机盐，有利尿、健胃、滋补、增加食欲、清洁肠胃和助消化的功效。用菊苣根做的咖啡有放松的功效。

购买指南

应选择那种浅色菜心的菊苣，外面包着结实、清脆并有光泽的叶子，叶子应该是卷着并且是绿色的。

	菊苣 （每100克）
水分	94%
蛋白质	1.2克
脂肪	0.3克
碳水化合物	3.4克
热量	71.2千焦

百变吃法

菊苣经常生食，但也可以烹食。菊苣可像莴苣和菠菜一样食用并可以与它们互相替换和搭配。生菊苣经常与其他绿叶蔬菜一起放酸辣沙司和蛋黄酱制成沙拉食用，既有营养，又能增加食欲。菊苣也可炒食或入汤，宜在烹饪过程快结束时再加入。

菊苣的叶子如果不太新鲜的话，还可以煮后做面包涂层，或者加到果馅饼和乳蛋饼里，也可以与沙司一起做。

食用技巧

除非是有机培植的，否则在处理菊苣时应将皮去掉，并除去破损的叶子和硬秆。为了保持其吸引人的外观，最好直到烹食前再清洗。烹制前应切好并调好味道，这样能保持味道并且维生素不会流失。

储存方式

为了保证菊苣的新鲜，将之放在一个透气袋里或用湿布包起来，这样能保存1周。不要密封储存，否则菊苣很容易腐烂。在冷藏前，应尽可能使其干燥。枯萎的菊苣可以放入冷水里。

芝麻菜

芝麻菜是一种源自于欧洲和西亚的草本植物，与豆瓣菜、芥菜和荨麻有很近的亲缘关系。芝麻菜可以长至50厘米高，其叶子柔软光

	芝麻菜 （每100克）
水分	92%
蛋白质	0.3克
脂肪	0.1克
碳水化合物	0.4克

	马齿苋 （每100克）
水分	93%
蛋白质	1.6克
脂肪	0.1克
碳水化合物	3.6克
热量	71.2千焦

滑，有锯齿，形状不规则，和蒲公英相似。

营养及药用功效

芝麻菜有兴奋、利尿和健胃的功能。

购买指南

选择那些柔软而又看着新鲜的芝麻菜，绿叶应错落有致。不要那种叶子是蔫的、黄的或带斑点的芝麻菜。芝麻菜通常在开花之前采摘，在挑选刚刚采摘的芝麻菜时，最好选那种叶子嫩的，因为芝麻菜越熟质地越粗，味道也越浓烈。

百变吃法

芝麻菜可以生吃也可烹食。芝麻菜可以与肉汤、沙拉、蛋黄酱、三明治、马铃薯和面粉一起做成非常漂亮且颇具风味的菜。芝麻菜种子可以用来做成味道很浓的芥末。

食用技巧

去除根和纤维茎。因其生长于沙和土里，故应彻底清洗叶子。为了保持芝麻菜鲜亮的外观，不要用水浸泡。

储存方式

即便是放在冰箱里，如果储存不当，芝麻菜还是很容易腐烂。冷藏前，用湿纸将其根部包好然后放入透气袋里，这样可以保存2~3天，但应尽快食用。芝麻菜也可以放在水里养着，只是每天需换水。

马齿苋

马齿苋是一种常见的、四季常青、极易生长的植物。马齿苋大约有40多个品种，被当作蔬菜和药物来种植已有3500年的历史。

马齿苋的植株通常有5~10厘米高，茎和叶的水分充盈。马齿苋通常在开花之前收获，其叶子形状像耳朵一样，颜色黄绿，味道酸而且微辣。

营养及药用功效

马齿苋含有丰富的钾、锰和维生素A，也富含维生素C、钙和铁，还含有黏液和抗氧化剂。马齿苋有降压、防治心脏病、利尿、消肿、清肠和镇痛的功效，还可以抑制大肠杆菌，从而治疗肠炎。

购买指南

购买时应选择茎和叶子都还较结实的马齿苋。

百变吃法

马齿苋生食、烹食均可，柔软的茎可像菠菜一样烹制。不过如果对它强烈的味道不太习惯的话，就不要用太多。马齿苋茎顶部的叶子很柔软，可以像豆瓣菜一样烹食，可用来做汤或用于做沙司、蛋黄酱和炖菜。马齿苋和碎萝卜或马铃薯泥一起做，味道很好，也可以和洋葱或番茄一起烹饪，其茎和叶可用醋腌泡食用。

蒲公英

蒲公英在许多国家和地区都是一种常见植物。近几个世纪以来，蒲公英因其药性和美味在欧洲尤其受欢迎。

值得一试的佳肴

蒲公英莼菜鸡丝汤

材料：

60克鲜蒲公英，1瓶莼菜，100克鸡胸肉，1500克汤，2个鸡蛋，精盐，味精，料酒，适量的水、淀粉

做法：

1. 蒲公英洗净去杂质，切成丝。鸡脯肉剔筋去皮，放在凉水中泡30分钟，捞出切成细丝备用。

2. 将莼菜用碗盛装，鸡蛋去黄留清，鸡丝用清水再洗一次，捞出并控干，装入碗内，加入蛋清、盐、水淀粉调匀。

3. 将鸡丝抓散，放入开水锅内，用筷子拨散，待鸡丝变白后盛起，用凉的清汤泡好。

4. 把蒲公英放入烧开的清汤内烫透，然后将莼菜放入汤内烫透，盛入汤碗内。鸡肉丝也用滚开的清汤烫透，放入汤碗内。烧开余下的清汤，用料酒、精盐、味精调好味，注入汤碗内即可。

蒲公英开小花，茎很长。人工种植的蒲公英叶子呈白色并夹杂着一点苦味，野生蒲公英长着嫩绿油亮的叶子，比人工种植的要小一些，味道也更苦一些。

营养及药用功效

生蒲公英叶富含维生素A、维生素C及钾，也含有铁、钙、维生素B_2、维生素B_1、镁、维生素B_6、叶酸及铜。

蒲公英具有滋补效用并可以作为一种解充血药使用，还有增强食欲和防坏血病的作用。蒲公英自古就被用来减轻疼痛、缓解溃疡和肝炎，但会导致轻微的腹泻。另外，其根里包含着一种对肝和胆囊有利的物质，叶子有利尿的功效。对于比较敏感的人来说，蒲公英可以引起过敏反应，大多数时候表现为出现一种皮肤疹。

购买指南

在选择蒲公英时，应选择叶子新鲜的那种，上面最好还带着根，这样保存的时间可以稍长一些。避免挑选那些叶子干枯发蔫的蒲公英。如果蒲公英是在梗还未形成的时候采摘的，叶子会比较嫩，并且味道会不那么苦。

不要挑选那种已被污染的蒲公英，如那种长在路边的，通常这种蒲公英中来自于废气的铅含量较高。

百变吃法

蒲公英叶可以生食也可以烹食。生吃的

	生蒲公英叶 （每100克）
水分	85.6%
蛋白质	1.6克
碳水化合物	5.3克
热量	108.8千焦

话，叶子通常被放入沙拉里，其苦味与味道强烈的油和醋相混合时会产生一种不错的味道，例如榛子油、橄榄油、覆盆子醋或葡萄酒醋。将蒲公英叶放入略微酸辣的沙司里，味道也会很鲜美。

蒲公英经常与猪肉、火腿、肥腊肉或咸肉一起烹饪，不同的部分有不同的吃法，蒲公英可以像菠菜那样烹饪，花蕾可以腌泡一下，花可以用来做酒，根可以像菊苣根那样来吃或替代咖啡。

食用技巧

将蒲公英用沸水焯1~2分钟后再烹饪可减少一些苦味。

储存方式

将其放在透气袋中，然后放在冰箱里，这样可以保存5天，蒲公英在新鲜时味道最好，所以最好做完即食。蒲公英可以洗2分钟后放在冰箱里冷冻保存，但解冻后也会蔫，所以在烹饪之前不要完全解冻。

芥菜

芥菜是庞大的卷心菜家族中最古老和最坚硬的一员，欧洲种植芥菜只是为了得到芥子，只有中国把它培养成了叶用蔬菜。芥菜耐寒，能够经受低至1℃的低温，芥菜的叶子光滑，呈深绿色，有着强烈的芥菜味道。

营养及药用功效

芥菜富含维生素A和维生素C，还含有钾和叶酸。烹制后随着水分减少，维生素A和维生素C的比重还会增加。

购买指南

选择那些结实、色泽明亮、叶片小而且没有发霉或长斑点的芥菜。

百变吃法

沙拉里放一点芥菜，会有一些辣味，应避免用得过多，因为其质地粗糙而且味道浓重。为了去掉一些味道，可以在烹饪前用开水焯一下。芥菜和大麦、黑米、荞麦、马铃薯及豆类都可以搭配，和沙司、面包糊一起做味道也相当不错，还可以用于做煎蛋卷和乳蛋饼，做汤和炖菜时加入芥菜可以使菜肴略带微辣。芥菜可用蒸、煮或炒等方式烹饪。

食用技巧

用流水冲洗，去除泥和沙。从中间将叶子扒开，去除那些老而硬的叶子。

储存方式

直接放入透气袋后置于冰箱内可保存几

	生芥菜 （每100克）	烹制后的芥菜 （每100克）
水分	90.5%	92%
蛋白质	1.6克	1.4克
脂肪	0.2克	0.2克
碳水化合物	7.1克	6.1克
热量	129.8千焦	113.0千焦

天，而且其味道没有新鲜食用时那么苦。焯2~3分钟或叶子变软后可以冷藏保存。

花式甘蓝

花式甘蓝是属于白菜家族一员的叶用蔬菜，和甘蓝有亲缘关系。

花式甘蓝的叶子松散而带卷，连着短茎，其颜色有粉紫色、奶油色、绿色和白色等多种。花式甘蓝易碎，虽说比莴苣结实，但同卷心菜相比要软很多。

营养及药用功效

花式甘蓝富含维生素A和维生素C，也含有钾、磷、钙和铁。对肝病有很好的作用。

购买指南

选择叶子结实、颜色纯正、无斑点和霉点的花式甘蓝。

百变吃法

花式甘蓝可以生吃也可以烹食。它可以切碎后放到沙拉里，也可和汤、米饭、豆、面团、煎蛋卷和豆腐等食物一块儿烹饪，花式甘蓝还可以做开胃品，也可以用在马铃薯沙拉、米饭和水果沙拉中。花式甘蓝颜色鲜艳，因此可以给很多菜肴做装饰。

食用技巧

烹饪前除去硬叶，以流水冲洗。

花式甘蓝应避免烹制过久以保证其颜色、味道和营养价值不会改变。烹制时加一点醋或柠檬汁可以保持其色泽不变。

	花式甘蓝 （每100克）
水分	87%
脂肪	0.5克
纤维	4.3克
热量	163.3千焦

储存方式

用湿巾包好，放入透气袋里，然后放在冰箱中保存，即买即食味道最佳。

球芽甘蓝

有观点认为球芽甘蓝是原产于北欧的一种植物，甘蓝和芜菁是它的祖先，这两种植物在16世纪和17世纪的欧洲是非常盛行的食物。

球芽甘蓝的形状颇为特殊，其露出地面的根部粗大，叶子也可食用。球芽甘蓝有浅绿色、白色和紫色的，有一层可食的薄皮。球芽甘蓝肉质甜脆，有些类似萝卜的味道，其茎和叶味道像卷心菜。

营养及药用功效

球芽甘蓝富含维生素C和钾，也含有维生素B$_6$、叶酸、镁和铜，另外，球芽甘蓝叶还含有丰富的维生素A，有很好的补虚作用。

购买指南

应选择光滑且没有斑点的球芽甘蓝，越小的球芽甘蓝，其纤维含量越低。如果购买有叶的芽甘蓝，其叶应结实并呈绿色。

百变吃法

球芽甘蓝可以生食也可以烹食。生食的话，其本身味道很鲜，可加一点醋或放点酸辣沙司，也可以做沙拉。烹制的球芽甘蓝通常是作为配菜出现，可做汤、炖菜或做馅。加入调料后腌或蒸，味道也不错，还可以在球芽甘蓝

	生球芽甘蓝 （每100克）
水分	91%
蛋白质	1.7克
脂肪	0.1克
碳水化合物	6.2克
纤维	1克
热量	113.0千焦

值得一试的佳肴

球芽甘蓝炒马铃薯

材料：

500克球芽甘蓝，100克马铃薯，少许大蒜、葱、酱油、盐

做法：

1. 先将球芽甘蓝洗净，马铃薯去皮，大蒜和葱切碎。

2. 锅中放油，将大蒜和葱放入锅中，以大火翻炒直至炒出香味。

3. 放入球芽甘蓝和马铃薯炖15分钟，加盐即可出锅。

上涂沙司或用大蒜和姜来调味。

大多数香草和调味品都适合球芽甘蓝。小而嫩的球芽甘蓝可以像萝卜那样做，其叶子可像菠菜那样做。球芽甘蓝的叶子烹制时间非常短，如果放点柠檬汁和奶油的话味道更好。

食用技巧

如果生食的话，先去茎，然后去皮，烹制后去皮更容易，注意要去掉皮下的纤维部分。

煮和蒸的时候，最好烹制后去皮。大小不同的球芽甘蓝，烹制时间为20~30分钟不等，也可以是否变软为判断其是否煮熟的标准。如果用煮、炒、烘烤或烤的方法烹饪，最好烹制前去皮。

另外应注意的是，紫球芽甘蓝烹制时会变色。

储存方式

将球芽甘蓝放入透气袋里，放在冰箱中可储存1周。其叶只能保鲜1~2天。球芽甘蓝可以做成菜泥后储存，但其性状都会发生改变。

甜 菜

甜菜表面光滑，肉质通常呈深红色，也有白色的。甜菜有几个不同的品种，其叶子也是可食用的。

较早食用甜菜的是古罗马人，他们食用的是红色和白色甜菜的根部。16世纪，英国人和

	烹制后的甜菜（每100克）	烹制后的甜菜叶（每100克）
水分	89%	90.9%
蛋白质	2.6克	1.1克
脂肪	0.2克	0.1克
碳水化合物	5.5克	6.7克
热量	113.0千焦	129.8千焦

德国人开始食用所谓的花园甜菜，而白色甜菜根则是给牲畜食用。

营养及药用功效

甜菜富含钾和维生素A，也是维生素C、镁和维生素B_2的重要来源。甜菜还含有铁、铜、钙、维生素B_1、维生素B_6、叶酸、锌和烟酸。甜菜叶含有丰富的钾、叶酸、镁、维生素C和铁。

甜菜很容易消化，有助于提高食欲，还能缓解头痛，甜菜还有预防感冒和贫血的作用。

购买指南

从甜菜的叶上看不出根的质量如何，购买时应选择结实的、表面光滑而呈深红色、没有斑点和伤痕的甜菜。为了能烹制均匀，应挑选大小接近的甜菜，避免那种特大或特长的品种，因为它们纤维太多。如果想食用甜菜叶的话，应选购叶子颜色嫩绿的。

百变吃法

甜菜可生食也可烹食，还可腌渍或制成罐头。生甜菜在烹饪前应去皮，撕成条或切碎后可自由调味。烹制过的甜菜冷食热食均可。另外，甜菜叶还可以像菠菜一样烹饪。甜菜还可用来替代咖啡，将甜菜切好并晒干，烘烤后压成粉即可，这种用甜菜制成的咖啡既可以单独食用也可以与其他调味品一起食用。

食用技巧

用流水冲洗甜菜，但不要搓伤。细细刮洗，将最好的整个连皮烹制，将根留2.5~5厘米长。加点柠檬汁或醋有助于保持甜菜的颜色，而碱性调味料，像苏打会使得甜菜变成紫色。另外，盐会使其变白，所以只能在烹制的最后时刻放盐。

根据甜菜的大小不同，蒸煮时间需30~60分钟不等。用烤箱烘烤可以保存甜菜的味道和色泽。煮熟的甜菜皮易剥落。不要用刀或叉接触甜菜，这样会使甜菜"淌汁"并且在烹制时褪色。

烹制中轻微的擦伤可以使甜菜"淌汁"，甜菜一旦与烹饪的汤汁接触，就会释放出紫色的汁水，这种特点在做罗宋汤时非常明显。

储存方式

鲜甜菜一般带有根和叶（或者5~8厘米的茎），甜菜在湿度为90%~95%的冰箱中或阴凉处（18℃）可保存2~4周。甜菜埋在土里或放在地下室中的话可以储存得更久一些，但不宜放得太久，否则会变硬。未洗过的甜菜叶子直接放到透气性好的袋子里冷藏可保存3~5天。生甜菜不宜冷冻储存，否则融化后会变软。烹制过

值得一试的佳肴

罗宋汤（8人份）

材料：

4个生甜菜，2汤匙油，100克大白菜，2升水，1个萝卜，适量的盐和姜，1棵芹菜，2汤匙番茄酱，1个洋葱，1汤匙柠檬汁，1头大蒜，125克酸奶油，少许芫荽

做法：

1. 甜菜去皮洗净，切成小块。把大白菜切成条状，把胡萝卜去皮洗净，芹菜洗净后切成条。将洋葱和大蒜去皮切碎，芫荽切碎。

2. 用焙盘把油加热后烹制芹菜，直至其变软并且变得透明，放入甜菜、胡萝卜、芹菜、水、盐和姜一起煮沸。盖上盖并用中火焖45分钟，然后放入大白菜、大蒜和番茄酱，再煮30分钟。

3. 放入柠檬汁和芫荽调味。

4. 用一勺酸奶油来装饰。

的甜菜可冷冻储存。

芜菁

芜菁是原产于欧洲的一种根类蔬菜，与卷心菜、芥菜和萝卜同属十字花科。人类很早以前就开始食用野生芜菁的根和叶。4000年前，芜菁开始在近东地区种植，在中世纪的欧洲一度非常盛行。芜菁的白色肉根被一层薄薄的淡黄色或白色的皮覆盖着，顶部还有一圈紫色的环。

营养及药用功效

芜菁富含维生素C、钾、叶酸，其所含的硫黄易使人肠胃胀气。芜菁叶含有维生素A、维生素B、维生素C、钾和镁。芜菁可以抵抗坏血病和减轻呼吸道疾病的症状，还可以用作护肤霜、利尿剂和润肤剂。

购买指南

应选择结实、有分量、光滑、无斑点的芜菁。不要购买根过大的芜菁，因为这样的芜菁含纤维过多，而且味道较苦。

百变吃法

芜菁生食或烹食皆可，烹制方法与萝卜类似。芜菁适宜做汤或炖菜，也可以做成馅或烹炒。较嫩的小芜菁可以用奶酪或者奶油、奶油蛋黄沙司来烘制，也可以放入新鲜或烹制后的沙拉里。芜菁叶子可像菠菜一样烹制。

食用技巧

小芜菁如果非常新鲜并且表面没有蜡层，

	生芜菁 （每100克）
水分	92%
蛋白质	0.9克
脂肪	0.1克
碳水化合物	6.2克
纤维	1.8克
热量	113.0千焦

只需轻轻刮一刮即可。可用水焯10分钟左右，这样既易于消化又能保存大部分营养，还可去除刺激的味道。通常芜菁的烹制时间约为10~15分钟，大小不同，烹制时间也略有差异。

储存方式

直接将芜菁放入透气袋置于冰箱可保存1~3周，洗净或做成泥再冷藏也可以。芜菁叶应该同根部分开保存，可存放4~5天。

胡萝卜

胡萝卜是一种根类蔬菜，起源于中东和中亚，有着1 000多年的种植历史。胡萝卜的祖先是紫色并接近黑色的，黄色胡萝卜是杂交的品种。直至文艺复兴时期，胡萝卜的食用才普及。19世纪中叶法国农业学家培育出了橘色的胡萝卜。胡萝卜约有近100个品种，色泽因品种不同而有橘色、白色、黄色、紫色或黑色。

营养及药用功效

生胡萝卜富含维生素A和钾，此外，还含有维生素C、维生素B_6、维生素B_1、叶酸和镁。烹制后的胡萝卜含有大量的维生素A、维生素B_6、铜、叶酸和镁。细嚼能最大程度地吸收胡萝卜里的营养成分。胡萝卜有许多为人称道的治疗作用，比如清洁肠胃、利尿、防止痢疾、解毒和防止心绞痛等。胡萝卜有助于保持良好的视力，胡萝卜的汁液尤其利肝，生胡萝卜还可以缓解烧伤。但如果食用过度，其所含的胡萝卜素会使皮肤变黄，但这种现象是没有任何危险的。

适量食用一些胡萝卜子可以利尿、开胃，缓解疝气和痛经。

购买指南

应选择结实、颜色鲜亮的胡萝卜，胡萝卜通常被去除茎和叶来卖，这部分通常是在收获时去掉的，这样能减少水分流失。如果购买的是带茎和叶的，也应该选择结实而且颜色鲜亮的，不要购买开花的或受潮的胡萝卜。

值得一试的佳肴

胡萝卜炖牛肉

材料：

500克牛肉，50克奶油，50克嫩豆荚，2个洋葱，30克枸杞子，适量的面粉、胡椒粉和盐，2个中等大小的胡萝卜，3个中等大小的马铃薯

做法：

1. 将牛肉切成3厘米左右的块，撒上盐与胡椒粉，再加入面粉搅拌。

2. 将胡萝卜切成1厘米见方的小块，马铃薯切片，豆荚切成3厘米的段，洋葱切片，备用。

3. 将奶油放入锅内熬热，放入牛肉块炒至呈茶色，然后放入少许洋葱片一起炒。

4. 锅内放入4碗热水，加入枸杞，煮至沸腾，然后用文火煮2小时。

5. 在煮枸杞的同时，按先后次序分别加入胡萝卜、马铃薯、豆荚和洋葱。

6. 放盐，再煮20分钟，并用3匙面粉调成糊状加入汤里，使汤变得黏稠。

7. 离火之前，再放一次调味品，可根据个人口味加入各种调味品。

	生胡萝卜（每100克）	烹制后的胡萝卜（每100克）
水分	87.8%	87.4%
蛋白质	0.9克	1.2克
脂肪	0.1克	0.1克
碳水化合物	3.2克	10.5克
热量	180.0千焦	188.4千焦

百变吃法

胡萝卜有很多用途，从开胃品到点心都可以用到，甚至可以做葡萄酒。生胡萝卜可直接食用或加入其他蔬菜或水果来做沙拉。胡萝卜无论单独还是与其他菜一起烹饪都可以做成非常美味的菜肴。胡萝卜可以和马铃薯一起做成泥或者汤和炖菜，也可用醋腌渍。胡萝卜靠近根部的地方富含无机盐，可放入汤、沙拉和沙司中，烹饪时最好加入油脂或同肉类一起烹饪，这样可以更好地吸收维生素A。

所有的烹饪方式都适用于胡萝卜，但为了最大限度地保留其味道和营养价值，应避免烹制过度。

食用技巧

鲜嫩的胡萝卜无需去皮，洗后轻刮即可，老的胡萝卜才需去皮。茎呈绿色的话，说明胡萝卜曾被露在阳光下，这部分通常有点苦，应去除。胡萝卜可整个食用，也可以切成条、块、长方形食用，还可以剁碎食用。

储存方式

胡萝卜极易保存，置于冰箱可存放1~3周（新鲜胡萝卜可存放2周）。保存之前应包好，如果接触空气，其水分很快就会流失。可将胡萝卜放入透气塑料袋或纸袋中以防止受潮而导致变质。胡萝卜可以储存于18℃以下、湿度93%~98%的阴凉干燥并且通风良好的地方。气温越低，胡萝卜就能储存得越久。储存胡萝卜最好的办法是将之直接埋入土里，这样可以保存6个月，如果温度适中，胡萝卜埋好后可过冬，直到用时才取出。

不要将胡萝卜和能释放大量乙烯的蔬菜或水果像番茄、苹果和梨混放在一起，这种气体易加速胡萝卜成熟并使其带苦味。

红萝卜

4000年前古埃及人与古巴比伦人就开始食用红萝卜，公元前500年左右红萝卜进入中国，之后又产生了新品种。红萝卜的叶子可食用。

营养及药用功效

红萝卜富含维生素C、钾和叶酸，红萝卜能预防关节炎、提高食欲并防止坏血病和佝偻病。红萝卜还有助于消化并可用于治疗气喘、气管炎、无机盐缺乏和胆囊炎等。

	生红萝卜 （每100克）
水分	95%
蛋白质	0.6克
脂肪	0.5克
碳水化合物	3.6克
热量	71.2千焦

购买指南

应选择结实、光滑、无斑点或裂口并且其叶子颜色鲜亮的。太大的红萝卜纤维多，味道过重，应尽量避免购买。

百变吃法

红萝卜可生食也可烹食，在西方，红萝卜经常用来做开胃品、沙拉、煎蛋卷、鱼、豆腐、三明治或下酒小菜，而在东方，烹制和腌渍的吃法很流行。红萝卜可以入汤、炖菜或干炒，叶子可以入茶，鲜嫩的红萝卜叶还可像菠菜一样烹制。红萝卜子香气浓烈，类似于豆瓣菜。

食用技巧

红萝卜应在去掉根和叶后冲洗，可整个做，也可切条或块。在烹制时加点酸性调料可以保持红萝卜的色泽。红萝卜应在烹制的最后时刻放入以保持其鲜脆的口感。

储存方式

红萝卜极易保存，放入透气的袋子置于冰箱可保存1周左右。

白萝卜

白萝卜是一种根用蔬菜，起源于地中海东部地区，公元前500年左右传入中国。白萝卜肉质呈白色，口感清脆，味道柔和，许多品种都略带甜味。

营养及药用功效

生白萝卜富含维生素C和钾，有开胃、杀菌、利尿、防毒、退烧、缓解咳嗽和鼻出血的功效，还有利肝和防治胆囊疾病的作用。

购买指南

选择结实、光泽好、无斑点和破损的白萝卜，不要购买个头太大的白萝卜，因其纤维过多，质地松弛，味道寡淡。

百变吃法

白萝卜可生食也可烹食。可做成开胃菜或者用于沙拉和三明治，也可做成下酒菜食用。可以切碎撒到酸辣沙司里，也可以和蔬菜、禽肉以及海产品一块烹制。烹制后的白萝卜味道柔和，常用来做汤或炖菜，配以其他菜一起干炒味道也很鲜美。如在冬天，很多家庭习惯用白萝卜与羊肉或排骨炖菜。白萝卜叶子可像菠菜一样烹食，嫩萝卜被用来做沙拉或汤，另外，盐腌的白萝卜也很受欢迎。

食用技巧

将白萝卜表层薄薄的皮去掉，然后根据烹饪需要，切成各种形状。烹制时间不能过长否则白萝卜会软而无味。

储存方式

白萝卜是一种极容易腐烂的蔬菜，所以应装入有孔的塑料袋置于冰箱。生食的话，购买后不应放置超过3~4天，烹制后的白萝卜可保存1星期左右。

	生白萝卜 （每45克）
水分	94.5%
蛋白质	0.3克
脂肪	0.5克
碳水化合物	1.8克
热量	33.5千焦

芜菁甘蓝

芜菁甘蓝是大白菜和芜菁的杂交品种，由

	烹制后的芜菁甘蓝 （每100克）
水分	90%
蛋白质	1.1克
脂肪	0.2克
碳水化合物	7.7克
热量	142.3千焦

斯堪的那维亚人在中世纪培育而成。芜菁甘蓝与芜菁极为相似，其根部有一突出部分。芜菁甘蓝有白色品种，但其叶与肉都泛黄，味道比芜菁更为浓烈。

营养及药用功效

芜菁甘蓝含有大量的钾和维生素C，还含有镁、叶酸和磷，另外还含有无机盐。芜菁甘蓝有利尿的作用。

购买指南

选择结实、分量较重且无斑点的芜菁甘蓝。不要挑选根大的芜菁甘蓝，因为这种芜菁甘蓝纤维很多而且极硬。芜菁甘蓝出售的时候通常不带叶子，因为叶子在收割的时候已被去掉以防止根部干枯。

百变吃法

芜菁甘蓝可生食也可烹食，可以加入汤和炖菜中，也可以与碎马铃薯及萝卜一起烹饪，还可用于制做法式甜品。在大多数食谱中，芜菁甘蓝可替代芜菁。

食用技巧

芜菁甘蓝在烹饪前应去皮，如果内部为棕色，则应将棕色部分去掉。

芜菁甘蓝比芜菁煮的时间要长，大约需沸煮15分钟。

储存方式

不要洗，放入有孔的袋后置于冰箱，可保存3周。冲洗几分钟后再冷藏或烹制的话效果也不错。像胡萝卜一样，芜菁甘蓝也可埋入沙里保存。

茄　子

茄子起源于印度，在亚洲的种植历史已有2500年。茄子在中世纪前传入非洲，在14世纪时又被引进意大利。茄子最初的品种非常苦，后来出现了许多改良品种。

在北美和欧洲最常见的茄子呈深紫色，外形椭圆，像个大鸭梨。其他的几个品种通常被认为是亚洲品种，有的像鸡蛋般大小，有的又长又软，还有的像葡萄。茄子薄而光滑的皮呈深紫色、淡紫色、奶油色、白色、绿色或橘色不等，茄子可食用，有些品种的皮比较苦。茄子淡黄色的肉像海绵一样，有棕色的、小而可食用的子。小而嫩的茄子子少皮嫩，味道也不太苦。

营养及药用功效

茄子富含钾，也含有叶酸、铜、维生素B$_6$和锰。茄子有利尿和止痛的功效，也可导致轻微的腹泻。

购买指南

选择比较重、结实、表皮颜色均匀而光滑的茄子。不要购买那些带斑点或外皮干枯的茄子，一般这种茄子都熟过了头而且味道苦涩。可用手轻压一下来判断茄子是否成熟，如果有压痕，就是已成熟，如果茄身回弹，证明茄子未熟。

百变吃法

冷食热食皆可，茄子可做馅和砂锅菜，采用烘烤、油炸、红烧、串烧等方式做菜均可。另外，茄子也常与番茄、大蒜、橄榄油一起做

	生茄子 （每100克）
水分	92%
蛋白质	1.2克
碳水化合物	6.3克
热量	113.0千焦

值得一试的佳肴

鱼香茄条（2人份）

材料：

300克茄子，3个鸡蛋，100克淀粉，葱、姜、蒜末共50克，1汤匙绍酒，1汤匙糖，50克泡辣椒，1汤匙豆瓣酱，1茶匙酱油，1汤匙醋，盐和鸡粉适量

做法：

1. 将茄子去皮去蒂，切成5厘米长、2厘米宽的条，用鸡蛋和淀粉调成糊，将泡辣椒剁成蓉。

2. 在锅内倒油，烧至五成热，将茄条裹上蛋糊后，放入锅内炸至变硬定型。

3. 将锅内重新倒油并烧至七成热，将茄条再炸一次，待茄条皮酥并呈金黄色时，捞出沥干油。

4. 锅内放油，放泡辣椒蓉，炒至油呈红色，放入葱、姜、蒜末炒香，倒入少许水，加鸡粉、酱油、糖、醋、盐勾成鱼香味，用水淀粉勾芡并装盘，将汁淋在茄条上即可。

蔬菜杂烩或茄合等。茄子可以用煮、蒸、烘烤等方式烹饪，也可以用微波炉烹制。

食用技巧

茄子切开后会很快褪色，所以切开后宜立即烹制或放些柠檬汁。大的茄子可切上几个口，然后撒点盐放置1~2个小时以减少水分并消除苦味。也不是所有的茄子都用这种方式来消除苦味，在水里浸15分钟也可去除茄子的苦味。由于苦味只集中在茄皮下，所以去皮也可去除这种苦味。略苦的茄子可直接烹食，烹制前焯一下可以使茄子变软。

茄子可以用煮、蒸、炒、烘烤或油炸等方式烹饪，茄子极易吸油，可在茄子外面裹上一层面粉、鸡蛋或面包屑，这样就不会太吸油。用烤箱烹制茄子时，将整个的或带皮的茄子切成两半，并在上面划几个口以使烹其制均匀并有助于散发蒸汽。180℃的温度下可烘焙15~25分钟，带馅的话，一般需烹制35~60分钟，撕成条或切成块的则需15~20分钟。根据个人的不同口味，可先用橄榄油和调味品刷在茄子上。

储存方式

茄子极易腐烂，应妥善储存。茄子对温度变化比较敏感，所以茄子不适宜冷冻保存。茄子可以用透气的袋子盛装并置于冰箱，这样可保存1周左右。焯过或蒸过的茄子放入冰箱可储存6~8个月。

甜 椒

甜椒原产于拉丁美洲，其种植历史可追溯到公元前5000年。甜椒的适应能力极强，在世界各地都有广泛种植。甜椒肉质新鲜，浆果内含白色的子。其植株可长至90厘米高。根据大小、形状、颜色和味道，可以将甜椒分为很多品种。

绿色甜椒会在完全熟之前被采摘，迟摘的话，随着越来越成熟，绿甜椒会变黄、变红。相反，紫色，棕色和黑色的甜椒如果留在植株上会变绿。在植株上成熟的甜椒更甜更香，红的和橘色的甜椒最甜。

营养及药用功效

红色和绿色的甜椒富含维生素C、维生素A、维生素B$_6$、叶酸和钾，它们比起同样大小的橘子含有更多的维生素C。甜椒生食与烹制的营养成分几乎相同。不同品种的甜椒营养成分比例稍有些差异，举例来说，红椒比绿椒的维生素A和维生素C含量更高。

甜椒有许多作用如健胃、利尿和防腐等。对某些人来说，甜椒也许不易消化，去皮可有助于消化。

购买指南

应选择结实、有光泽、肥厚、没有斑点或软点、颜色纯正并且肉质有弹性的甜椒。

	甜椒 （每100克）
水分	92.2%
蛋白质	0.9克
脂肪	0.2克
碳水化合物	6.4克
热量	113.0千焦

卤甜椒（4人份）

材料：

4个甜椒：2个绿的，1个红的，1个黄的，几根芹菜，2瓣大蒜，盐，180毫升橄榄油

做法：

1. 预热油锅。

2. 把甜椒置于烤箱烤10分钟左右，直至皮有些烧焦。

3. 将大蒜去皮压碎，把芹菜切好。

4. 把甜椒从烤箱中取出，用铝箔包住，放置15分钟，直至冷却。

5. 将甜椒去皮（此时应易去皮）并切成两半，取出子和白色筋脉。将椒里面擦干净，切成条，然后按颜色放入盘中，将大蒜和芹菜腌渍，用盐调味。

6. 洒入橄榄油，盖好，置于冰箱最少1小时。

百变吃法

甜椒既可生食又可烹食。在西方，生食的话，甜椒可作为开胃品或沙拉食用，也可用来做汤、炖菜，还可以做煎蛋卷、点心、比萨饼等食物。腌泡汁也会用到甜椒，吞拿鱼也常和甜椒搭配食用，葡萄牙和墨西哥的烹饪中经常使用很多甜椒。甜椒可以同豆腐、鸡肉、兔肉、火腿、鸡蛋搭配烹饪，还可以用来做馅。

食用技巧

甜椒可切成条、丝或片，烹制甜椒之前应将根去掉，仔细刮子并去除白色叶脉。在去核之前用水焯一下可缩短烹制时间。去皮的话，可将甜椒置于烤箱烘烤10~12分钟，直至皮变黑或膨胀起来，盖上湿布然后放到透气袋里或者用铝箔包起来。待凉了以后，用刀去皮，在流水下冲洗。

烹制时，甜椒会更甜一些，所以不需烹制过久，因为这样会使甜椒的味道和营养成分有所损失。烹制能使棕色、黑色和紫色甜椒变绿。

储存方式

甜椒不用洗。将甜椒置于透气袋并放入冰箱可保存1周。

黄　瓜

黄瓜是起源于南亚的一年生草本植物，和南瓜、甜瓜同属一科，有近40个品种。黄瓜是由航海家带到中亚、近东和印度的，在埃及、希腊和罗马都极受欢迎。

营养及药用功效

黄瓜中含有钾、维生素C和叶酸，有防止口角炎、降血糖和抗癌的作用，还有清热解渴、利尿清肿的功效。另外，黄瓜还能有效对抗皮肤老化并减少皱纹，有美容的功效。

购买指南

应选择色泽好、结实、无擦伤或发黄的黄瓜，中等大小的黄瓜要好过大黄瓜。

百变吃法

可生食或切碎与各种调味料调拌食用。做希腊沙拉、薄荷沙拉时，黄瓜更是不可缺少。黄瓜宜与海产品或肉一块儿烹制，也可以炖菜或做汤，还可用奶油或调味酱烹饪。黄瓜还可蒸或做泥，腌渍的黄瓜也很美味。

食用技巧

大多数时候，黄瓜可以像南瓜一样使用，两者可以互相替代使用。如果黄瓜较老，应去子食用。黄瓜无需去皮，尤其是无蜡层的新鲜的小黄瓜，一些菜谱建议将黄瓜腌渍并沥干以去除潮气和苦味，沥干会使瓜肉变软而且无味，但易于消化，并且可以减少黄瓜的水分。

储存方式

黄瓜冷藏可保存3~5天，切开的黄瓜应包

	黄瓜（每100克）
水分	96%
蛋白质	0.5克
碳水化合物	2.9克
热量	54.4千焦

好，以免散味。冷冻并不适合黄瓜，因为黄瓜在低温环境下会变软。

番 茄

番茄产自于墨西哥和中美洲地区，起初一度被认为有毒而无人食用。16世纪，意大利人对番茄越来越青睐，并将其命名为"金苹果"。

番茄共有约1 000个不同的品种，包括樱桃番茄、李子番茄以及其他为了能长期保存而改变基因的生物工程品种。品种不同的番茄形状各异，有圆的和椭圆的，大小不一，直径从2.5~12.5厘米不等。有的番茄即便是熟了，也是绿色的，但大多数番茄会变成红色、粉色、橘色或黄色。番茄的味道取决于很多因素，包括采摘时间、酸度、果肉中糖分与水分的比例以及外皮和果肉的质地。

营养及药用功效

番茄含有丰富的维生素C、钾、叶酸和维生素A。绿色番茄非常酸并含有毒物质茄碱，只有烹制后其毒性才能被去除。番茄有利尿功能并能降低胆固醇，还能健胃、防治坏血病和排毒。

购买指南

应选择那些结实、光滑、色泽纯正、没有褶皱或裂痕和伤疤、气味芳香、富有弹性的番茄。不要购买那种比较软而且颜色不均匀、带有伤痕的番茄，这种番茄一般水分大而无味，并且很容易变质。

百变吃法

番茄有很多做法，可做馅、做汤或沙司、煎蛋卷、酱或腌泡汁，也可以做西班牙番茄冻

	生番茄 （每100克）	烹制后的番茄 （每100克）
水分	93.8%	92.2%
蛋白质	0.8克	1.1克
碳水化合物	4.6克	5.8克
热量	87.9千焦	113.0千焦

值得一试的佳肴

番茄焖明虾

材料：

750克明虾，125克洋葱，50克芹菜，75克青椒，750克番茄，75克食油，15克蒜瓣，5克干辣椒，适量盐和胡椒粉

做法：

1. 将明虾煮熟洗净，剥去外壳，除去杂质并切成段。

2. 将番茄、洋葱、蒜瓣、芹菜和青椒洗净切成末，干辣椒洗净切成段，备用。

3. 把锅烧热后倒油，待油烧至六成热时，放入葱、蒜炒至微黄。

4. 放入番茄、芹菜和青椒炒至五成熟，放入胡椒粉和干辣椒炒透。

5. 将适量清汤倒入锅中并煮沸，加入盐调味，放入明虾段，用文火焖数分即可。

汤、蔬菜杂烩、比萨饼。番茄和大蒜、葱、孜然芹等调味品一起做味道不错，也可以用来与橄榄、姜和茄子一块儿烹饪。对鲥鱼、沙丁鱼、吞拿鱼、牛肉、鸡肉、小牛肉、鸡蛋来说，番茄是个好配菜。另外，番茄还可以用来加工酱汁、沙司和浓缩果汁。干的番茄颜色为棕红色，味道清香，可用来搭配开胃菜。

食用技巧

避免用铝锅来烹制番茄，否则会使菜里有股金属味道，而且对身体也有害。烹制番茄时加一勺糖或蜂蜜就不会太酸。品种不同，放糖多少也不一样。用旺火长时间烹制会使番茄不易消化，可用文火慢慢烹制。

储存方式

番茄在室温下避光可保存1周，熟透了的番茄置于冰箱可存放2~3天，取出后可放置30分钟再烹饪，做之前洗净。

绿色番茄在室温下会慢慢变熟，为了加速其成熟，可用纸或者布盖好。在10℃以下的环境中番茄成熟速度会变慢。绿番茄在避光条件下可存放几周。

番茄冻之前，可放一勺盐和糖。冷冻的番茄果肉会分层，融化时，汁液会流失，所以只能用来烹饪，但最好在其彻底融化前烹制。整

个的冻番茄可焯30~60秒后再用冷水简单地冲一下再去皮。

存，可存放几周。冬瓜在温度达-2℃~1℃，湿度70%~75%的环境下可存放6个月之久。冬瓜不宜冷藏，否则会变软。

冬　瓜

冬瓜主要生长在亚洲的热带和亚热带地区，在许多国家和地区尤其是印度和东南亚，其都是一种重要的蔬菜，西方市场对冬瓜还比较生疏。冬瓜长在藤蔓上，通常呈圆形或椭圆形，类似西瓜。冬瓜直径15~25厘米，长20~35厘米，某些品种可重达13.5千克。在成熟之前，冬瓜浅绿色的外皮会变厚并长出白色绒毛，绒毛在收获后继续长。

营养及药用功效

冬瓜含有多种维生素和微量元素，可调节人体代谢平衡。冬瓜有利尿、消肿、养胃生津的作用，还有抗衰老和润泽肌肤的作用。

购买指南

大冬瓜经常切开后出售，故应选择结实并且没有伤痕的。

百变吃法

冬瓜最主要的做法是干炒和做汤，类似于芦笋、南瓜，并可互相替换使用。冬瓜可做凉拌菜，还可做罐头。冬瓜的嫩叶和花子也可烘烤或干炸食用。

食用技巧

将冬瓜去皮去子，切成均匀的块，这样可以烹制均匀。

储存方式

将整个的冬瓜置于干燥和阴凉处，避光保

	烹制后的冬瓜 （每100克）
水分	96%
蛋白质	0.5克
碳水化合物	2.9克

苦　瓜

苦瓜起源于印度，主要生长于热带和亚热带地区，在亚洲已被食用了几个世纪。起初人们主要是使用苦瓜的药用性能。

苦瓜是一年生爬行植物，其藤蔓会攀到其他植物或物体上，其植株可长至7~10米长。苦瓜外形像黄瓜，外皮发皱，果肉像梨一样肥厚，肉质较干，子多呈白色。苦瓜的苦味来自其所含的奎宁，熟透时最苦。苦瓜的色泽可以表明其成熟程度，熟透的苦瓜是黄色或橘色的。

营养及药用功效

苦瓜含有一种具有抗氧化作用的物质，这种物质可以强化毛细血管，促进血液循环，预防动脉硬化。

购买指南

选择结实、无霉斑的苦瓜，深绿色的苦瓜苦味相对淡些。

百变吃法

因为味苦，苦瓜的用途较受限制。苦瓜经常与猪肉、洋葱、姜等一起烹饪，做汤时也经常用到苦瓜。在印度，吃饭前，人们经常先吃苦瓜，可单独吃也可与马铃薯一起佐以孜然和姜黄食用。苦瓜也可腌泡食用。

食用技巧

去皮后切成两块，去除黏附的白色物质和

	苦瓜 （每100克）
水分	94%
蛋白质	1克
碳水化合物	3.7克
热量	71.2千焦

子。将肉切成等长的块，这样烹制时才能保证调味和受热都均匀，烹饪前用水焯可去除些苦味。腌苦瓜时用盐腌渍约30分钟后冷水冲洗即可，腌制的苦瓜不需去皮。

储存方式

苦瓜极易腐烂，且不能密封保存。苦瓜用透气袋包好后置于冰箱可保存1周，苦瓜不宜冷冻。

南 瓜

南瓜是一种一年生的植物，起源于中美洲的墨西哥和危地马拉，人类食用南瓜已有10 000年左右的历史。人工种植的南瓜由野生的南瓜演变而来，最初印第安人培育其种子时，其肉质还很薄，几个世纪以来，南瓜的品种始终在改进，肉质变得肥厚并有股水果味。南瓜品种繁多，大致可分成夏南瓜和冬南瓜两类。夏南瓜在果实还很嫩即花开后2~7天时就被采摘，它的皮和子极软并可以食用。夏南瓜包括弯颈南瓜、直颈南瓜和面饼锅南瓜几个品种。冬南瓜只在熟透时采摘，不同品种的冬南瓜形状、色泽、大小和味道也大不相同。比起夏南瓜来，冬南瓜肉质略干且呈橘色，富含纤维，味道很甜，煮后呈乳脂状。其著名的品种有白脱奶南瓜、笋瓜、头巾南瓜和橡子南瓜，此外，还有圆柱形的香蕉南瓜。

除了食用外，有些品种的南瓜在西方还被用作万圣节的装饰品。

营养及药用功效

烹制后的冬南瓜比夏南瓜含有更多的碳水化合物，热量也更高。南瓜含有丰富的钾、维

	烹制后的夏南瓜（每100克）	烹制后的冬南瓜（每100克）
水分	93.7%	89%
蛋白质	0.9克	0.9克
碳水化合物	4.3克	8.8克
热量	83.7千焦	163.3千焦

生素A、维生素C、叶酸和铜。南瓜能有效防止高血压和糖尿病，还有抗癌和防中毒的功效。另外，南瓜也有美容的作用。

购买指南

购买夏南瓜时，选择结实、表皮光滑而无结疤的，色泽暗淡的南瓜不新鲜，暴露于冷空气下的南瓜则易带斑点。过大的南瓜多纤维，过小的则无味。判别冬南瓜是否成熟的方法很简单，未熟的南瓜皮发亮，熟过头的南瓜会多毛而且多纤维。结实完好、皮无光泽等特点表明南瓜是熟透时摘的。不要购买有裂缝或带斑点的南瓜，另外，带茎的南瓜水分流失较少。

百变吃法

南瓜可以同其他蔬菜和肉类一起炖或炒，南瓜汁里放入大蒜、洋葱和番茄味道会更鲜美。南瓜也可以用来裹面糊或面包屑炸着吃，还可做汤。

夏南瓜生食或烹食皆可，单独烹食或腌渍味道都不错。冬南瓜经常用来做汤或炖菜，与马铃薯泥一起烹制味道很鲜美。冬南瓜还可做成许多美味点心，像蛋糕、松饼、小甜饼、南瓜饼和奶油点心等。冬南瓜味道温和，可用多种调味料来调味，另外许多菜肴中的红薯都可用冬南瓜来代替。

食用技巧

在烹饪夏南瓜前，应洗净并将两头切掉。夏南瓜可整个烹制，也可以剁碎、切块、切条或切丝。

熟透的南瓜应去皮去子，也应尽量去除水分，否则需烹制较长时间。

冬南瓜烹饪前应洗净去皮，用勺舀出子和长丝。切好的冬南瓜很容易去皮，不过南瓜有时可带皮烹煮。

南瓜可煮、蒸、烘烤或用微波炉或高压锅烹制。煮制并不特别适宜南瓜，因为煮会使南瓜味道寡淡而且水分增加。可将南瓜切成1.2~1.8厘米的块，放少许水烹制10~15分钟直至南瓜变软。南瓜可带皮整个煮制，用叉在上面戳几个洞，浸入水里煮1个小时即可。

蒸是烹制南瓜最好的办法。将南瓜切成两块，然后切成条或小块，用盐调味，然后就可

以放在蒸架上蒸了。品种不同的南瓜烹制时间从15~40分钟不等。

储存方式

夏南瓜易变质，应小心保存。夏南瓜冷藏可储存3~4个月，但南瓜肉会变软，冷藏前需焯2分钟。

不同品种的冬南瓜可保存1周至6个月不等。不要放在过冷或过热的环境中保存，过冷会冻坏它，过热会使其淀粉转化，28℃~33℃的温度、60%的湿度和良好的通风是最好的条件。将南瓜表面的土去掉后可连根储存，也可以切好或烹制后冷藏。生南瓜包在塑料袋置于冰箱可保存1~2天。冬南瓜宜冷藏，尤其是做成泥或者切好后单独冷藏，保存期限更长。

佛手瓜

佛手瓜主要是在热带和亚热带气候条件下生长，也可以在温和气候条件下种植。佛手瓜与梨很像，可以长到7.5~20.0厘米长。佛手瓜的皮可食用，有黄绿色、浅绿色和深绿色。瓜肉呈白色，肉质结实，水分极高并有一点香味。

营养及药用功效

生的佛手瓜含有大量的钾、维生素C、叶酸、维生素B$_6$、铜和锰。佛手瓜有降血压和提高智力的功效。

购买指南

应选择没有任何斑点的佛手瓜，结实但不硬，硬的佛手瓜通常纤维过多。

	佛手瓜 （每100克）
水分	93%
蛋白质	0.6克
碳水化合物	5.1克
纤维	0.7克
热量	100.5千焦

百变吃法

佛手瓜可以生食也可以烹食，生吃的话，经常用于制作沙拉或放到酸辣沙司中。佛手瓜有许多做法，无论和哪种调味品一起烹饪味道都很鲜美。佛手瓜可以做汤和炖菜，也可以干炒、做馅或用腌泡汁及酸辣酱烹饪。佛手瓜有时可以替代夏南瓜。

食用技巧

开始开花时的佛手瓜已经成熟了，这样的佛手瓜可以去皮烹制菜肴。

佛手瓜的皮很硬，因此烹饪前需要去皮。戴上手套在流水下去皮是个好办法，这样能防止把手弄黏。

佛手瓜蒸煮的话需10~15分钟。

储存方式

将佛手瓜放入透气袋然后放到冰箱里，可以保存几个星期。

芦笋

芦笋起源于地中海地区，其食用历史已有2000多年。18世纪，芦笋开始被大量种植，之后陆续出现了新品种。

芦笋实际上是一种嫩的可食用的根。大多数芦笋在春季收获，一旦成熟，芦笋茎会变得像木头一样，而像蕨菜一样的叶子由顶部长出来，此时芦笋已不能食用。芦笋品种繁多，有近300种，但只有20多种可食用。它们被分成3类：绿芦笋、白芦笋和紫芦笋，其中绿芦笋是最常见的一种。

营养及药用功效

芦笋富含叶酸、维生素C、钾、维生素B$_1$、维生素B$_6$、铜、维生素A、铁、磷和锌。芦笋中含有一种硫黄类物质，它会使尿产生一种特殊气味。芦笋还有利尿的作用。

购买指南

应选择那种结实、脆嫩、颜色亮而且没有

	生芦笋 （每100克）
水分	92%
蛋白质	2.6克
脂肪	0.3克
碳水化合物	4.2克
热量	100.5千焦

值得一试的佳肴

波兰芦笋

材料：

1000克新鲜芦笋，125克牛油，2个熟鸡蛋，适量的新鲜面包屑，少许切碎的芹菜

做法：

1. 去除芦笋茎的底部，去皮洗净，均匀地分成4捆，用绳将之捆起。

2. 把芦笋放到一个大的煮锅里，里面放上盐水，然后焯10分钟，直至芦笋可以用刀轻松切开。沥干然后拿掉绳子，把芦笋放在盘子里。

3. 在烹制芦笋的时候，将鸡蛋皮和蛋清去掉。在一小碗里用叉将蛋黄弄散，然后放入芹菜中并搅拌。

4. 用一个小锅将牛油化开，然后放入面包屑并搅动，直至其变成金黄色，然后从火上拿开。

5. 把鸡蛋和芹菜放到芦笋上，浇上牛油调料后即可食用。

土的芦笋，尽量挑选大小差不多的芦笋，这样烹制起来会熟得比较均匀。避免购买那种泛黄的芦笋，另外，茎软、顶部开花等都是老的迹象。

百变吃法

芦笋一般烹食，通常用蒸或煮的方法烹饪。芦笋冷食热食皆可，冷食可配以调味料、蛋黄酱或芥末调料等。芦笋可以用来做汤，也可以切来配煎蛋卷、禽肉类或面食，炒食也相当不错。

食用技巧

在烹制前，将芦笋茎切下（芦笋茎可以入汤）。芦笋无需去皮，但需彻底地洗去泥沙。

过分烹制容易影响芦笋味道和颜色，并造成营养流失。在烹制芦笋的时候，将其捆起来，这样做熟后容易拿出来。烹制芦笋最好的办法是煮，尤其是对于那种又细又长的芦笋。这种办法之所以最好，是因为纤维过多的根部能彻底被煮熟而易熟的部分只是稍煮了一下。芦笋煮至茎变软即可。如果冷食的话，可将其立即放入冷水中。芦笋也可以用微波炉来烹制，但不要用铁锅烹制，因为芦笋含有单宁酸，遇铁的话会变色。

储存方式

芦笋极易腐烂，如果放入透气袋里并放进冰箱的话最多可以保存3天，焯一下之后冷藏的话可以保存9个月。

竹　笋

竹子是一种生长于热带地区的植物，原产于亚洲，竹笋是竹子的嫩芽，食用历史已有几千年。竹子有200多个品种，所有竹笋都可食用，通常竹笋一长出土就可以收获。

营养及药用功效

竹笋含有钾、维生素B$_1$及维生素C，纤维含量也比较高。竹笋有消渴化痰的功效，其还是一种较好的减肥食品。

百变吃法

总的来说，竹笋在中国和亚洲其他国家都非常受欢迎，罐装竹笋可以直接吃，也可以与肉或鱼一起煮、炒或炖制，竹笋可做成传统菜肴，也可以做成西式开胃品食用。竹笋含有毒物质，不能生食，但烹饪后其毒性会自动消除。

	罐装竹笋 （每100克）
水分	94%
蛋白质	1.8克
脂肪	0.4克
碳水化合物	3.2克
热量	79.5千焦

食用技巧

可将竹笋切成细条、块和片，用盐水烹制30分钟直至其变软，然后按菜谱来做。新鲜的竹笋上有一层软而尖的毛，焯之前须去掉。

储存方式

罐装竹笋如果没吃完，应将剩余的部分用清水浸泡，然后放在密封罐里，置于冰箱保存，每一两天需换一次水。新鲜的竹笋可用纸袋密封保存于阴凉通风处，可放几天。或者放冰箱保存几天。

蕨　菜

蕨菜有数千种，但只有少数可食用。荚果蕨、鹿角蕨菜与肉桂蕨都可食用。凤尾蕨长有羽状复叶，比荚果蕨味道苦。还有一种鸵鸟蕨菜，每株上可采摘3~5棵。

营养及药用功效

新鲜的蕨菜含有钾、维生素C、烟酸和铁等，还含有蕨素等营养成分。对症疾、脱肛等病有很好的效用。

购买指南

新鲜的蕨菜只有在春季才能见到，售卖的蕨菜通常是新鲜的，也有冷冻的或罐装的。一些品种的蕨菜会引起中毒，所以在购买时应谨慎挑选。

百变吃法

蕨菜根和一小部分茎都可食用，叶子已舒展开的蕨菜不应再食用。蕨菜可以冷食也可热食。蕨菜通常炒食，配以鸡蛋或肉类，味道都很鲜美。蕨菜也可以用作配菜或做成沙拉、煎蛋卷和炖菜，还可做汤。蕨菜有时还可以生食。

食用技巧

除去蕨菜的鳞苞，应搓洗或放在袋中摇晃，烹制之前洗净沥干。蕨菜不宜烹制过久，

	蕨菜 （每100克）
水分	62%
蛋白质	2.5克
脂肪	0.3克
碳水化合物	3.3克
热量	83.7千焦

也不要加发酵粉，否则会影响颜色，烹制时可以在水里加一点盐。把握好烹制时间，理想时间是5~7分钟，如果水颜色变深是正常的。蕨菜也可蒸或炖5~10分钟，直至变软。

储存方式

蕨菜易腐烂，购回后应尽快冷藏。放进冰箱前先用纸巾包好并放入塑料袋里，这样可以保存1~2天。如果焯1~2分钟再冷藏，效果会更好，但焯后需立即放入冷水里然后彻底沥干再放入冰箱。蕨菜可以冷冻保存。

西蓝花

西蓝花与花椰菜有很近的亲缘关系。西蓝花起源于意大利南部，种植历史悠久，是被罗马人从野生甘蓝培育成现在的样子的。

营养及药用功效

烹制后的西蓝花含有维生素C、钾、叶酸、维生素A、镁、泛酸、铁和磷。此外，西蓝花还含有胡萝卜素。西蓝花可以有效降低乳腺癌、直肠癌、胃癌、心脏病和脑卒中的发病率，还有杀菌和防止感染的功效。

购买指南

应选择颜色均匀并且结实的西蓝花。开花的西蓝花其外层叶子应呈深绿色并且茎应结实。叶子枯萎、变黄变硬或脱落都说明西蓝花是不新鲜的。

百变吃法

西蓝花可生食也可烹食，生食的话可单独

	烹制后的西蓝花（每100克）
水分	90.6%
蛋白质	2.9克
碳水化合物	5.1克
热量	117.2千焦

吃也可以和下酒菜、开胃品一起食用，用于生食的话稍硬些的较好，只放些调味酱，味道就很鲜美。西蓝花可以像花椰菜一样食用，还可用于汤、炖菜、煎蛋卷和蛋奶酥等食品中，西蓝花清炒或同其他蔬菜或肉类一起烹饪都很美味。

食用技巧

西蓝花可整个烹制，如果太大的话可将其掰成等份。西蓝花可以用流水冲洗，然后浸泡在盐水或醋水里以去掉小虫。西蓝花的茎比较难熟些，可去皮或切片，在茎上划几个口可以使其熟得更快些。煮、蒸、炸或用微波炉烹制皆可，蒸或煮的话需用10~15分钟，烹制时加点糖有助保持色泽。

储存方式

西蓝花在冰箱中可以保存5天。焯后可冷藏，在5.5℃的条件下可保存1年。

花椰菜

花椰菜的种植历史悠久，据考证其起源于亚洲，公元前4世纪在埃及已有种植。花椰菜包含有一个密实的菜头（或说是凝结物），其由无数个没有发育的花芽和中间的短茎组成。如果继续发育，这些花蕾会变成没有味道的小黄花。花椰菜一般是白色的，也有紫色的（在烹制后会变成绿色），紫的花椰菜比白色花椰菜更易熟并且味道更柔和。

营养及药用功效

生花椰菜富含维生素C、叶酸和钾，也含有维生素B_6和维生素B_1，烹制后的花椰菜富含维生素C、钾、叶酸、维生素B_6和铜。花椰菜含有柠檬酸和苹果酸，这使它成为卷心菜家族里最易消化的一种菜。像这个家族其他品种一样，花椰菜有抑制癌症的作用。

购买指南

应选择菜头部分密实、呈奶白色并带叶的花椰菜，叶子应呈亮绿色。从外层叶子是否新鲜可以判断出花椰菜头是否新鲜。不要选择那种颜色暗淡、带有斑点的花椰菜和那种要开花的花椰菜。

百变吃法

花椰菜生食与烹食一样可口。生食的话，可以单独食用也可以蘸调味料来吃，还可用来做沙拉和开胃品。花椰菜冷食或热食皆可。花椰菜可以入汤或做炖菜，也可用作面食、煎蛋卷和乳蛋饼。其同奶油蛋黄沙司、蛋黄奶油酸辣沙司、白奶油沙司或面包一块来做，味道也非常好。花椰菜还可以炒食，同其他蔬菜或肉类一起烹饪，味道也很鲜美。花椰菜的许多烹饪方法与西蓝花相同，并可互换使用。

食用技巧

去掉外层叶子和茎（可留下做汤），留下小绿叶。把小花从主茎上分开，留一部分茎。如果小花过大，可切掉，这样能缩短烹饪时间并保持受热均匀。用流水冲洗花椰菜，也可将其浸在醋水或盐水里以去掉虫子。

花椰菜很易熟所以不要过度烹制。这样容易掉叶并且使花椰菜的质地变成粉状，还会影响其味道和营养价值。花椰菜的处理方法与马铃薯相同。花椰菜在加热时易生成某种有着难闻气味的硫化合物，故可以在煮花椰菜的水沸

	生花椰菜（每100克）	烹制后的花椰菜（每100克）
水分	92%	92.5%
蛋白质	2克	1.9克
脂肪	0.2克	0.2克
碳水化合物	5克	4.6克
纤维	1.8克	1.8克
热量	100.5千焦	100.5千焦

值得一试的佳肴

奶酪花椰菜（4人份）

材料：

2000克花椰菜，1撮肉豆蔻粉，奶油蛋黄沙司、盐和姜，30毫升奶油，60毫升碎奶酪，15毫升面粉，几片黄油，500毫升牛奶

做法：

1. 把花椰菜掰成小块然后浸入冷水中10分钟，并放点醋，捞出后沥干。

2. 用沸水蒸或煮花椰菜，直至其变软但仍挺实。

3. 煮的话要沥干然后放在盘中，盖上盖子放到一边。

4. 制作奶油蛋黄沙司。用小火将奶油融开，然后放到面粉里搅拌几分钟直至起泡沫。立即放入牛奶，不停地搅，直至其变稠。从火上拿开，加入一半的奶酪。

5. 把奶油蛋黄沙司洒到花椰菜小花上，然后放几片黄油。

6. 放在预热好的煮锅中，烹制几分钟，或者直至其变黄。

腾时加一小块面包，它能吸收这种异味。

储存方式

花椰菜无需清洗，放入透气袋里并放在冰箱中可以保存10天。烹制后的花椰菜易变坏，只能保存2~3天，放置时间越长，其味道越浓烈。花椰菜还可以在沸水里焯3分钟，然后冷藏。冷冻的花椰菜解冻后水分会增加。

芹　菜

芹菜是一种产自于地中海地区的四季常青的植物。芹菜的食用历史十分悠久，古希腊人曾利用芹菜制成芹菜酒，罗马时代，芹菜被用作调味品。芹菜的祖先是16世纪的野芹，后来出现了两个品种：肉根的水芹和只长叶茎的秆芹。芹菜有几个品种，秆的颜色有绿色也有白色。

营养及药用功效

芹菜富含钾、维生素C、叶酸和维生素B_6。芹菜有提高食欲、预防坏血病、利尿、健胃、杀菌和防风湿病等作用，芹菜还富含铁，对缺铁性贫血有一定的效果。芹菜能通过降低激素的水平来降血压，其精华还有抵抗癌症和促进伤口愈合的功效。芹菜籽有许多药用特性，可用于治伤风、流感、失眠、消化不良和关节炎。

购买指南

应选择茎的颜色鲜亮、结实而且较脆的芹菜，如果带叶，叶子应是鲜绿色。避免茎变蔫或损坏的芹菜和带疤、黄叶的芹菜。

百变吃法

芹菜可以烹食也可以生食。生芹菜经常用作开胃品，也可以单独或者与奶酪、海鲜、禽、蛋一起烹饪，还经常用来做沙拉和三明治。烹制后的芹菜可以和许多食物，如汤、沙司、面食、豆腐、乳蛋饼、煎蛋卷和米饭等搭配。芹菜可以与许多其他蔬菜一起烹饪、也可以与白奶油酱或融化的奶油一起做。

没有必要扔掉芹菜叶，因为芹菜叶也可以食用，新鲜的或是干的都可以食用，可以剁碎也可原样烹制。芹菜籽会有些苦并且有很浓的芹菜味，芹菜籽可整个用水煮或弄碎来做馅，还可用于制作薄脆饼干等。

食用技巧

很容易处理，去根后用流水冲洗菜茎并

	生芹菜 （每100克）	烹制后的芹菜 （每100克）
水分	95%	94%
蛋白质	0.8克	0.8克
碳水化合物	9.2克	2.3克
纤维	0.7克	0.6克
热量	62.8千焦	71.2千焦

值得一试的佳肴

炒芹菜（6人份）

材料:

6棵中等大小的芹菜，适量的盐和姜末，30毫升橄榄油，250毫升鸡汤，15克无盐奶油，125毫升干白葡萄酒，1片月桂树叶，切碎的芹菜叶，1瓣切细的蒜

做法:

1. 将锅预热至175℃。

2. 去掉菜外层的粗纤维，由根部向上将芹菜心切15厘米左右，然后用冷水洗净。

3. 在盐水里焯10分钟，沥干。

4. 用一个防火的带盖的焙盘，将橄榄油和奶油加热。再加入月桂树叶。放入洋葱和大蒜，烹至变软，随后加入沥干的芹菜心蒸上几分钟，然后用姜和盐调味。

5. 加入鸡汤和葡萄酒，然后煮沸。在炉上烘约45分钟直至其变软。

6. 取出芹菜，切成等长的块，然后用热盘盛起。

7. 把焙盘放在炉上，倒掉烹汁，根据个人口味调味，然后浇上沙司并用芹菜装饰即可食用。

切成合适的尺寸即可。可将表面粗硬的纤维去掉，烹饪前先将芹菜放热水中焯一下。

储存方式

芹菜用透气袋或湿布包好后置于密封盒里，置于冰箱可保存1周。芹菜水分大，易枯萎，不宜于在室温下放置太久。芹菜浸于盐水里可保存好几天。已去皮和切好的芹菜不宜泡在水中，否则营养物质易流失。为了避免芹菜枯萎，可淋少许水，这样能恢复其嫩脆的口感，芹菜可以不洗，可保存较长时间。连根储存于0℃、潮湿的地方，用透气袋装好。

马铃薯

马铃薯原产于玻利维亚和秘鲁的安第斯地区，在这些地区已种植了4000~7000年，16世纪初，马铃薯被传入到欧洲，直到18世纪，马铃薯的种植在北欧才广泛开展起来。如今，马铃薯在世界大多数地区都有种植。

在3000多种马铃薯中，人类食用的只有100多种。这些品种不仅形状、颜色、大小不同，而且味道和淀粉含量也不同。马铃薯球根长于地下，有圆形、椭圆形和细长等形状。表皮呈红色、黄色、绿色或红色，肉质呈白色或黄色。

营养及药用功效

马铃薯的水分含量约占其总组成量的79.4%，马铃薯富含钾、维生素C、维生素B_6、铜、烟酸、镁、叶酸、铁和泛酸等营养成分。放置时间越长，马铃薯里的维生素C流失越多，如果在10℃左右条件下避光保存3个月，维生素C含量会降到68%，如放6个月，就只剩下50%了。约有30%的维生素C在前两个月中流失，在此之后，流失速度下降，在第7个月时开始稳定。

马铃薯有许多药性，其生汁可以起到止痉挛、利尿、镇静和使伤口愈合的作用。马铃薯还可以用来解决中暑、发烧和皮肤裂口等问题。暴露于光照或太阳下可以促使马铃薯变成绿色或黑色，这样马铃薯味道会变苦，而且有毒性的茄碱含量会大大增加。一点茄碱就会引起胃痛、头痛和腹泻，如果多的话会影响神经系统。即使经过烹饪，茄碱也不会减少，所以绿的、有芽和洞的地方都应去除，因为茄碱会集中在这些地方。

购买指南

选择结实、没有损坏也没有发芽或呈绿色的马铃薯，洗净的马铃薯因表层保护物质被去掉而更易受细菌侵入，所以最好不要买。如果买洗过的马铃薯，注意不要带绿色的，因其经常散着卖，没有避光措施，毒性会相应增加。

	生马铃薯 （每100克）	烘（整个） （每100克）	煮（整个） （每100克）	煮（去皮） （每100克）	干炸马铃薯 （每100克）	薄片 （每100克）
蛋白质	2.1克	2.3克	1.9克	1.7克	4.0克	6.6克
脂肪	0.1克	0.1克	0.1克	0.1克	10.6克	35.4克
碳水化合物	18克	25.2克	20.1克	20克	39.6克	48.5克
纤维	1.5克	2.3克	1.5克	1.4克	–	3.8克
热量	330.7千焦	456.3千焦	364.2千焦	360.0千焦	1 318.6千焦	2 256.3千焦
维生素C	19毫克	13毫克	13毫克	7毫克	11毫克	58毫克

百变吃法

马铃薯含有大量不能消化的淀粉，所以马铃薯必须烹食，烹制后其淀粉会转化成糖。马铃薯可以用许多办法来烹饪，煮、蒸、炒、烘、炸或碾碎做成泥都可以。除了可以和肉、禽和鱼一块烹饪以外，马铃薯还可以同各种蔬菜一起做成许多菜肴，人们经常用它来做汤或炖菜。马铃薯淀粉用途很广泛，通常被用作面食或在烹饪菜肴时加入。

食用技巧

为了防止马铃薯的肉接触空气而变色，马铃薯一切完就应烹制或者马上放入冷水，这样烹制时不会碎（烹制时用新鲜的水）。如连皮烹制的话应刮净，去掉芽和绿色的地方，但不要很早就去皮。如果是新马铃薯，直接烹制或者刮净并去除绿色地方后即可。马铃薯如超过一半发绿、味道发苦就不能食用了。

煮或蒸时，可以放一点盐后将整个马铃薯连皮煮（此水不要倒掉，可用来做汤）。在放入马铃薯前，盐水应煮沸。盖上盖子，确保盐水不黏。用碱性高的水煮马铃薯的话容易使之褪色。要保持原色可放入一点柠檬汁。整的马铃薯可以沸煮20~30分钟（如果蒸的话，需30~45分钟），切开的马铃薯煮或蒸都只需10~15分钟。

马铃薯也可烘烤食用。放进烤箱前，用叉子把马铃薯穿几个洞，这样可以允许蒸汽散发出来并且防止马铃薯碎掉。也可以用铝箔包起来，如果不包的话，马铃薯容易变干。铝箔可以包住热量，使皮软化并且保持肉质潮湿。包好的马铃薯烘的时间要长一些。

马铃薯条湿度越小，越适宜用来油炸食用，可以连皮一起炸。

炸薯片的话，把马铃薯切成厚度相同的几片，但别超过1.2厘米厚，否则会很油腻。将马铃薯去皮后在水中洗净并拍干，这样可以防止油溅起来。这种办法还可以防止马铃薯变黏和油腻，从而保持其生脆的口感。

储存方式

不同品种的马铃薯可以保存4~15周不等。马铃薯发芽后会进入冬眠期，储存条件也影响着储存的时间。在不高于4℃的环境下马铃薯可以放置将近9个月。置于一个凉爽、阴暗、干燥、通风良好的地方，温度控制在6℃~10℃度之间，这样马铃薯可以保存约2个月。温度越高，马铃薯的储存期越短，在室温下储存会促使其发芽和脱水。如果可能的话，不要用塑料袋包装，否则会促使其发霉，如使用的话应在上面弄几个透气孔。新马铃薯和陈马铃薯都可

值得一试的佳肴

烤马铃薯（4人份）

材料：

100克马铃薯，适量的盐和白姜，1瓣蒜，适量的淡奶油，15克黄油，一把碎核桃仁

做法：

1. 预热至200℃。

2. 马铃薯去皮、洗净并沥干，切成薄片。

3. 用蒜将烘盘刷一下然后涂上黄油。将马铃薯逐层摆入盘中，每层都用盐和姜调味。

4. 洒入足够的奶油盖住顶层，然后放入碎核桃仁调味。

5. 烤25分钟或直至其顶层变成金黄色。

以冷藏保存，但应远离某些味道浓烈的蔬菜，例如洋葱。新马铃薯可保存1周，烹制后的马铃薯也一样。放置时间太长的话，会产生一种难闻的味道。

芋 头

芋头生长于热带和温带地区，原产于东南亚，芋头的种植历史可以追溯到4 000~7 000年前。芋头有100多个品种，一些是椭圆形的，像红薯一样，另一些是圆的。芋头植株能长至1.8米高，叶子非常大。芋头呈球状，有一层厚厚的、深色并带环状的表皮，上面凹凸不平并有许多毛。芋头肉有白色的、奶油色或紫灰色的，还有的是粉色或棕色。芋头的淀粉含量高，味道香甜。

营养及药用功效

芋头中含有多种无机盐和微量元素，如钙、铁、磷、钾、钠、铜等，其中氟的含量较高，还含有镁、锌、维生素B_1等成分。芋头可以保护牙齿，能有效降血压和降胆固醇。另外，芋头还能增强人体的免疫功能，并能预防和辅助治疗癌症。芋头还有益胃宽肠、中气化痰的作用。

购买指南

尽量买结实的芋头，挑选没有霉迹和发软的，划一个小口就能看出其肉质和汁液有多新鲜，但最好的办法是将之一切为二。

百变吃法

芋头必须烹食，因其含有不可消化的淀

	烹制后的芋头 （每100克）
水分	64%
蛋白质	0.4克
脂肪	0.2克
碳水化合物	34.5克
热量	594.4千焦

粉和草酸钙盐晶体，草酸钙盐晶体是一种只能在烹制过程中才能中和的有苦味和刺激性的物质。烹制的时候，芋头的肉会变成灰色或紫红色。芋头趁热食用味道很好，而冷却后其肉质会有变化。在汤和炖菜里放入芋头可以使汤变浓，而且它会吸收其他菜的味道。

适合芋头的烹饪方式有很多，可以煮、蒸或炒食。在西式烹饪中，芋头可以像马铃薯一样烹饪，用油炸或与沙司一起做味道都不错。芋头可切成片与糖浆一起制成点心来食用。亚洲烹饪里经常用到芋头制成的芋头粉。芋头叶可以像菠菜一样烹制或在烘焙时用来包裹其他食品。

食用技巧

如果不马上食用的话，应把芋头去皮并放入水里。去皮时最好是戴上手套在冷水下进行，因为芋头的黏汁会刺激皮肤。

芋头可以煮（约20分钟）、蒸或者用微波炉烹制，也可用烤箱烹制（25分钟），但这种做法容易使芋头的肉质发干并且产生刺激性味道，为了防止变干可以放些奶油、牛油或沙司。芋头做泥会非常黏，最好再将泥烹制一下。为了防止芋头在做汤和炖菜时烹制过度而碎掉，可先蒸或煮一下，然后放入菜中。中餐传统做法一般是蒸熟，然后与其他菜相配，或单独食用均可。

储存方式

芋头对温度要求较高，一般应放置于阴凉干燥而且通风的地方。因为芋头很容易变软，所以购买后应尽快食用。芋头叶可以放在冰箱中保存，用湿布擦净后可在冰箱里保存几天。

山 药

山药是世界上被食用最多的食物之一，在许多国家都是主要食物。山药属于一个有600多个品种的大家族，其中山药的品种有200多个。山药主要产于非洲、亚洲和美国的热带和亚热带地区，中国山药是唯一一种长在温带地区的品种。

	山药 （每100克）
水分	70%
蛋白质	1.5克
脂肪	0.1克
纤维	3.9克
热量	485.6焦

营养及药用功效

山药富含钾，也含有维生素C、维生素B$_6$、维生素B$_1$、叶酸、镁、磷和铜。山药可以有效防止动脉硬化，能增强人体免疫力并延缓细胞衰老。山药还有健脾止泻、滋养肌肤的功效。山药的某些品种含有医学用的类固醇，这种物质被用作避孕药物。

购买指南

选择那种结实、完好、没发霉、没有软点和斑点的山药。

百变吃法

山药可以像马铃薯那样烹制，常用来做汤和炖菜或者磨碎后做成面包和糕点，炸山药也是味道非常可口的一种小吃。煮或做泥的山药多半没什么味道，用烤箱烤制的山药非常干，放点沙司味道会更好。在许多菜肴当中，山药可以与马铃薯和甜菜互换。山药可以制淀粉，山药淀粉被称为圭亚那竹芋粉。

食用技巧

像马铃薯一样，山药含有大量只有经过烹制才能转化成糖的不可消化的淀粉，因此，山药一般烹制食用。烹饪之前应先去皮，切成块，然后在盐水里焯10~20分钟。最小的山药可带皮烹制。

储存方式

山药对温度要求极为严格，温度越高，山药越易腐坏，而且注意不要用塑料袋盛装，否则极易发霉。山药应放在阴暗、凉爽、干燥且通风良好的地方。

木　薯

木薯生长于热带和亚热带气候地区，原产于巴西东北部和墨西哥西南部，许多品种的木薯都含有一种有毒的碳氢化合物。通常人们将木薯分为苦木薯和甜木薯两种。

营养及药用功效

木薯热量含量比马铃薯更高，木薯含有大量的维生素C、钾、铁、镁、维生素B$_1$及维生素B$_6$，还含有叶酸、烟酸、铜、钙、磷和泛酸等，是极好的补虚食品。

购买指南

选择无霉斑或斑点的木薯。木薯的外表很少有光滑的，应选择相对好一些的，因为损坏的木薯的碳氢化合物含量会更高。不要选那些味道有些辛辣并发酸、色泽暗蓝的木薯。

百变吃法

木薯粉很易吸收其他食物的味道，所以经常为汤或炖菜勾芡。甜木薯可以单独吃。

食用技巧

苦木薯比甜木薯含有更多的碳氢化合物，两种木薯都应在水中浸泡从而尽可能多地去除其毒性物质。去皮前将之切成2~3片，再切成块或磨碎，然后在水中泡一下，烹制前用流水冲洗干净。木薯粉很容易熟，但要不停地搅拌。

储存方式

木薯一般放于较低温度干燥处，如果置于

	烹制后的速溶木薯粉 （每100克）
水分	68.5%
蛋白质	0.2克
脂肪	0.4克
碳水化合物	15.6克
纤维	0.1克
热量	267.9千焦

空气过于潮湿或温度在20℃以上的地方会很容易腐烂。

红 薯

有观点认为红薯是一种长于墨西哥和南美洲北部的杂交植物。人类食用红薯始于史前时期，16世纪，红薯被移植到菲律宾，然后又被引进到非洲、印度、南亚和印尼等地。如今，在许多亚洲和拉美国家，红薯仍是主要食物。

红薯约有400余个品种，大致可分成两大类，一类肉质干而结实，几乎呈粉状，另一类在烹制时肉质会变湿变软。

营养及药用功效

红薯富含维生素A、钾、维生素C、维生素B_6、维生素B_2、铜、泛酸和叶酸。红薯颜色越深，维生素A含量越高，红薯同马铃薯的碳水化合物含量差不多。

红薯可以促消化，能有效防止便秘，对预防结肠癌有一定的作用。此外，红薯还有助于保持血管弹性。

购买指南

选择结实并且没有斑点、裂缝或伤痕的红薯。

百变吃法

红薯味道很甜，有许多种烹制方法，可以用在许多菜肴中。红薯经常用来做蛋糕、面包、布丁、果酱、甜饼和松饼。将它与肉桂、蜂蜜、椰子、肉豆蔻、酸橙、猪肉、火腿和禽类一起烹制菜肴，味道也很好。红薯可用烤箱烹制或碾碎，还可以风干后做成薯片。在中式

	烤或煮（不带皮）的红薯 （每100克）
水分	73%
蛋白质	1.6克
碳水化合物	24.3克
热量	439.5千焦

值得一试的佳肴

烤红薯（4人份）

材料：

2个红薯，适量的盐和姜末，30毫升橄榄油，15克切好的芹菜

做法：

1. 将烤箱预热至175℃。

2. 用流水将红薯冲净并沥干，不需去皮，将之切成块。将红薯放置在烤盘上，然后涂上橄榄油。用盐和姜调味，撒点芹菜，烤45分钟。

菜肴中，蒸或煮同样适用于红薯，另外，烤红薯也十分香甜可口。

食用技巧

红薯在流水下刷一刷即可烹饪。人们往往喜欢在煮之前去皮，为了防止其肉质接触空气变色，去皮或切后应放入冷水里（应整个放入）或者立即食用。

红薯可以用微波炉带皮烹制，可用叉子在上面打几个孔，然后用纸巾包好，用最高档温度烹制5~7分钟，烹制到一半的时候，将之翻个个儿，烤好后冷却儿分钟再食用。

用烤箱烹制的话，不需去皮，扎几个孔以防止其在烤制时散开，然后烘焙45~60分钟直至其变软。煮红薯需20~30分钟，煮时最好不去皮，因皮会自动脱落，而且带皮煮可以保持其中的各种维生素。

储存方式

红薯比马铃薯更加容易变质，应妥善保管。将之放于阴凉、通风良好的地方可保存7~10天。不要将之放在15℃以上的地方保存，因为红薯在温度过高的环境下易长芽或发霉，某些品种的红薯还会有渣。生红薯不宜冷藏，但烹制好的红薯可以在冰箱里放置1周，冷却后冷藏也可以。

荸 荠

荸荠是一种可食用的水中植物的根，原产于中国南部。在中国，荸荠的种植历史已有几

个世纪，主要被用作药材。荸荠的种植首先由中国传到了印度，然后又传至马达加斯加。现在欧洲也有小规模种植。

荸荠生长于湖水、河流和沼泽里，荸荠的生长需要大量的水分。在亚洲，人们经常在水稻田里培育荸荠，春天种植，秋季地干的时候收获。荸荠外形像栗子，膨大的顶部盖有一小簇像盖子一样的东西，盖有一层米色外皮。如果不及时收割，荸荠会发芽。荸荠有一层棕色的壳，肉脆汁多，烹制好的荸荠会有一种香甜的气味。

营养及药用功效

荸荠富含钾、镁、维生素C和磷，罐装的荸荠富含钾和铁。对牙齿骨骼发育有很大好处。

购买指南

选购荸荠时，应该选择坚实、没有变软和擦伤的荸荠。

百变吃法

荸荠可生食或烹食。生荸荠可作为开胃品或者点心食用。烹制的话，单独食用或者加入少许黄油，味道都很鲜美。另外，将荸荠加入拌好的沙拉、面团、肉类、禽类和海产品，味道也不错。荸荠也可以和豆腐或蔬菜一起做，和米饭、菠菜一起烹饪味道更好。

荸荠也可以做汤。将荸荠放到鸡汤里，再放入洋葱、苹果和淡奶油，一道鲜美的汤就做好了。荸荠还可以和马铃薯、红薯或芹菜一起做汤。

食用技巧

荸荠应彻底清洗，把变软或变成棕色的部分丢掉，坏的或已发酵的也应丢弃。烹制之前或之后去皮都可以。如果烹制后去皮，能减少浪费，用较锋利的刀可以很容易地将荸荠的皮去掉。烹制会使得荸荠肉变成与皮肤相近的米色。为了防止去皮的荸荠褪色，可将其浸入水中并加些柠檬汁。如要将熟的荸荠去皮，可在每个荸荠上较平的位置刻上"×"的形状，然后将其放入沸水4~5分钟，拿出来后即可去皮，棕色的薄膜也应去掉。

	生荸荠（每100克）	罐装荸荠（每100克）
水分	74%	86%
蛋白质	1.5克	1.1克
脂肪	0.2克	0.1克
碳水化合物	24克	12克
热量	4447.9千焦	209.3千焦

值得一试的佳肴

熏肉荸荠（6人份）

材料：

225克荸荠，1匙姜汁，125毫升生抽，8片熏肉，125克糖

做法：

1. 把生抽和姜汁在碗里混好后，放入洗净的荸荠，于室温下浸1小时，不时地搅拌。

2. 将烤炉预热至200℃。

3. 把熏肉切成条，淋干荸荠。

4. 在碗里放点糖，将荸荠滚上糖，然后裹上一两条熏肉。每块熏肉用根牙签叉好。最后将荸荠放在烘盘里。

5. 烘制15分钟即可。

荸荠烹制后，味道会有点甜并会褪色，但肉质仍很脆。可加入一点柠檬汁来防止褪色。荸荠可以用肉汤来煮，也可以用牛奶和水一起煮。烹制前，先将它们煮5分钟或蒸7~8分钟，荸荠可以整个食用，也可切成一半。

储存方式

由于荸荠极易腐烂，最好带皮储存。鲜荸荠可以洒些水然后用保鲜盒装好，再放入冰箱，这样可保存2周。这种方法会使荸荠的味道变淡，但不会影响其鲜脆的口感。鲜荸荠也可不洗直接放入纸袋里，再放入冰箱冷冻，这样也能保存2周左右。可定期查看，以确保它们没有干枯或腐烂。去皮的荸荠放在冰箱里可保存两三天。生的带皮的荸荠放在冰箱中可保存6个月，烹制过或做成泥的荸荠可以保存1年。冷藏可以使荸荠泥分层，将其稍稍融化后搅拌一下即可恢复原状。冷藏前加1匙黄油或蜂蜜，融化后就不会分层。

莲藕

莲是一种很古老的植物，是佛教的象征，常出现在佛祖和有宗教象征意义的雕塑中。中国很早就有食用莲藕和莲子的习惯，莲叶还被用来包裹食物。

莲藕可分为红花藕、白花藕和麻花藕3类。红花藕瘦长，外皮呈黄褐色并且粗糙，水分少，不脆嫩；白花藕较肥大，外表细嫩光滑，呈银白色，肉质脆嫩多汁，甜味浓郁；麻花藕呈粉红色，外表粗糙，淀粉含量比较高。

营养及药用功效

莲藕富含蛋白质、维生素C、维生素B$_1$以及钙、磷、铁等元素。

莲藕有消淤清热、健脾开胃的功效，能辅助治疗便秘、肝病、糖尿病以及缺铁性贫血等症，莲藕还是一种甘甜爽口的瘦身蔬菜。

购买指南

莲藕通常新鲜出售，也可以买到罐装或浸在水中的莲藕。

百变吃法

莲藕可以生食，直接食用或拌以调味品皆可，也可以翻炒、蒸或炖制，还可裹上面糊放到油中炸。莲藕可同许多蔬菜和肉类搭配食用。

莲藕可以制成罐头、淀粉，还可以制成藕粉。

食用技巧

使用前，需要彻底刷净泥土。将新鲜莲藕放到冷水中浸泡15分钟后，沥干切片即可。

储存方式

将莲藕用保鲜膜包好，放在冰箱中冷藏可保存4~5天。

细香葱

细香葱与大葱、韭菜、洋葱和韭葱均属一科，原产于欧洲和北亚，直至中世纪才被广泛接受并种植。一簇簇细小的白色鳞茎上长着细长的中空的草状的茎。收割细香葱时通常贴着地面齐切，这样它们可以继续生长。

购买指南

应选择新鲜、色泽均匀并且叶子没有发黄、变软和干枯的细香葱。

营养及药用功效

细香葱有杀菌作用，细香葱汁可用作驱蚊药。

百变吃法

细香葱是一种优质的调味品，不论凉菜或热菜都可以用它来调味。细香葱通常用来为酸辣酱、蛋黄酱、沙拉、下酒菜、各种蔬菜、汤、沙司、面食、豆腐、鱼、海产品、肉和禽增添风味。

香葱不可放入锅中太早，在烹饪快结束时加入细香葱可以保持其味道。不经烹制，即将细香葱在食用前直接放入菜肴中的话味道最好。

储存方式

细香葱对保存环境要求极高，特别容易腐烂，而且不可置于密封塑料袋中，一般置于冰箱内冷藏可以保存几天，也可以冷冻保存。

	莲藕 （每100克）
钙	20毫克
钾	440毫克
维生素B1	0.1毫克
维生素C	48毫克

	细香葱 （每100克）
水分	92%
蛋白质	0.1克
碳水化合物	0.1克
纤维	0.1克

大　葱

大葱起源于西南西伯利亚，在中国的种植历史已有2 000多年，在16世纪时被介绍到欧洲。大葱没有鳞茎，最高能长至1.5米。在种植过程中大葱经常以土覆盖，这样茎可长得又白又长。大葱没有洋葱辣，但味道比细香葱浓。

营养及药用功效

大葱富含维生素C和钾，还含有维生素A、铁、叶酸、锌和磷。大葱能促进血液循环，维持血脂的正常水平，还有防癌、缓解糖尿病、杀菌和利尿的作用。

购买指南

选择新鲜、色泽均匀、气味芳香的大葱。

	大葱 （每100克）
水分	90.5%
蛋白质	1.9克
碳水化合物	6.5克
热量	142.3千焦

百变吃法

大葱可用来为许多菜肴调味，凉菜或热菜均可。沙拉、下酒菜、各种蔬菜、汤、面食、豆腐、鱼、海产品、肉和禽等都可用大葱来调味。大葱在烹饪快完成时加入味道最佳。大葱叶可替代细香葱使用，少量即可。葱白可像普通洋葱一样使用。

储存方式

大葱置于冰箱中可以保存几天。大葱可以冷冻，冷冻比干燥法更适合大葱。

韭　葱

韭葱起源于中亚地区，最初由古埃及人培

	生韭葱 （每100克）
水分	83%
蛋白质	1.5克
碳水化合物	14克
热量	255.3千焦

值得一试的佳肴

奶油浓汤（8人份）

材料：

5棵韭葱（只取葱白部分），1/2汤匙盐，4个中等大小的马铃薯，750毫升牛奶，1片芹菜，500克浓奶油，60克无盐奶油，2汤匙碎韭葱，1升鸡汤

做法：

1. 将韭葱去皮并洗净，将马铃薯切成小块，芹菜切成细条。

2. 炒锅里放点奶油，放入韭葱，盖好盖焖5分钟，待韭葱略软但尚未变色时，加入马铃薯、芹菜、鸡汤和盐。煮至沸腾，小火焖35分钟。

3. 将锅内的食物煮成浓汤。

4. 将这些食物再放到炒锅里，放些牛奶和1匙奶油，然后搅拌。在煮的过程中要经常搅动，煮至沸腾，然后冷却。

5. 将汤倒入有盖的汤盘，倒入余下的奶油，置于冰箱冷却1个小时。

6. 冷却后食用，用碎韭葱点缀。

育，后由古罗马人带到英国。韭葱在欧洲有时被比作"穷人的芦笋"，威尔士人称之为"国家级植物"。韭葱的味道淡而可口。其葱白部分生成于地下，柔软的叶子最受欢迎。韭葱植株会长至50~90厘米高，通常在根的直径达2.5厘米左右时即可采摘。

营养及药用功效

韭葱富含叶酸、铁、钾、维生素C、维生素B_6、镁、钙和铜。韭葱能除菌、利尿、防关节炎，对于消化系统也有清洁作用。

购买指南

购买时应选择那些挺拔、结实、完好无损的韭葱，叶子应呈青绿色而且没有棕色斑点。

不要购买那些已破裂的、过于粗大的、已干枯的和已褪色的韭葱。

百变吃法

韭葱可生食也可烹食。韭葱可以放入沙拉中，也可以与洋葱一起烹制或代替洋葱来用。烹制韭葱的方式与其他蔬菜的烹饪方式基本一样。与酸辣沙司或奶油沙司一起烹饪时，放些马铃薯味道会很好。韭葱的葱叶部分经常用来烹制肉汤、炖汤和其他类似的菜肴，可替代大葱或细香葱。韭葱宜与火腿和乳酪搭配，也可以和柠檬、罗勒、百里香一起烹饪。葱白部分可切成长条或切碎放入鸡肉汤和肉羹里调味。

食用技巧

韭葱宜简单烹饪，如果烹饪时间过长，它容易变软。为了保证烹饪时受热均匀，最好买长度接近的韭葱。整棵的韭葱可以煮15~20分钟，如果是炖制就需要25~35分钟。切成条状的韭葱可以炒3~5分钟，也可以焖上10~15分钟。

储存方式

韭葱置于冰箱中可保存2天，放在湿度为90%~95%的阴凉处能保存1~3个月。

烹制后的韭葱容易变质，置于冰箱只能存放2天。韭葱可以冷冻保存，但解冻后其质地和味道会发生变化。韭葱冷冻前可整只用水冲洗2分钟，冷冻的韭葱可保存3个月，不用解冻，直接烹饪味道最好。

大　蒜

大蒜产自于中亚，已有5 000年的种植历史，数千年来人们公认大蒜具有许多治疗功能，包括防治瘟疫。大蒜因其味道驻留时间长和导致发汗而出名，但这也使得大蒜在某些地区不受欢迎。

大蒜的球茎包含12~16片蒜瓣，整个蒜头和每一颗蒜瓣上都包着一层像纸一样的薄薄的白皮。大蒜有近30个品种，其中最常见的是白蒜、粉蒜和紫皮蒜（只是皮是有颜色的）。

	大蒜 （每9克）
水分	59%
蛋白质	0.6克
脂肪	0.1克
碳水化合物	0.3克
纤维	0.1克
热量	54.4千焦

值得一试的佳肴

蒜泥蛋黄酱（6人份）

材料：

6瓣蒜，250毫升橄榄油，2个蛋黄，适量的盐和姜，2汤匙柠檬汁（所有配料宜置于室温下）

做法：

1. 将蒜去皮后一切为二，去芽。

2. 用食品加工器将大蒜和蛋黄搅拌，放入油、盐和姜末调味。搅拌过程中倒些油直至搅拌成为浓蛋黄酱。最后加入柠檬汁。

在吃鸡蛋、炖菜、煮鱼或冷肉食时，可放入此蒜泥蛋黄酱。传统做法可以用白来做蒜泥蛋黄酱。

营养及药用功效

大蒜被当作蔬菜大量食用的话，能够提供大量的硒。但有些人消化不了大蒜，还可能对之过敏而引起皮疹或发炎。

大蒜一直被认为是一种价值很高的万用药，有利尿、解毒、止痉挛、治风湿、杀菌和去污作用。它还能用来缓解许多其他疾病，比如疝气、支气管炎、痛风、高血压和消化道疾病等。

医学研究证实了大蒜含有蒜素，其对于心血管系统有益。研究显示，每天食用7~28个新鲜的蒜瓣会产生有益作用。但如果将蒜素提炼出来做片剂，就会破坏这种物质，因为其不能保存超过24小时。

购买指南

选择那些坚硬而结实、外皮包得很紧、还没有开花和污点的蒜，表面应完好无损。大蒜可以切成片、做成粉末、切碎或捣成糊状，这些办法都很实用，但最好的办法还是食用鲜蒜。

百变吃法

虽说大蒜可作为蔬菜食用，但更多时候人们还是用它做调味品。大蒜被广泛用于各种食物，包括汤、蔬菜、豆腐、肉、炖菜、冷肉和腌泡汁中。无论在西式烹饪还是中式烹饪中，生切或捣碎的大蒜都是一种重要的调味料。烹饪肉类菜肴，例如羊腿的时候，可以将肉切开口放入蒜片来调味。鲜蒜的绿色茎可替代葱或细香葱。吃蒜后，要去除口腔里的味道，可嚼一些欧芹、薄荷或咖啡豆。

食用技巧

将蒜用刀拍几下后会比较容易去皮。可将中间的绿芯扔掉，因其很难被消化而且难以去味。

蒜的味道只有在弄碎和剁碎时才会被释放出来。除去表皮后，其接触空气，气味才会散发出来。蒜被切得越细，味道越大。

在烹饪快结束时加蒜味道最浓。煮得越久，味道越淡。如使用的大蒜有种榛子的味道并且没有呛的蒜味的话，可不去皮或切碎。烹炒时注意不要让蒜变成棕色，这样会破坏其味道，并且大蒜本身和锅中其他食物也会变苦。

储存方式

大蒜不必冷藏，不然冰箱里会到处是它的味道。大蒜在室温下干燥并且通风良好的地方可储存几个月。如果置于又热又潮的地方，大蒜很快就会发芽并长霉。要长时间储存的话，室温应保持在0℃左右，湿度应低于60%。大蒜被编在一起，能保存几个月。去皮后，大蒜可以保存2个多月。鲜白蒜通常可以保存6个多月。

洋　葱

洋葱起源于中亚和巴勒斯坦，在埃及已种植了约5 000年。中世纪以来，洋葱就是一种主要的调味品和蔬菜。作为一种最普遍的调味品，现今很多国家都有种植。

洋葱是两年生植物，但被作为一年生植物来种植。洋葱在鳞茎成熟前即可收获，此时洋葱颜色鲜绿，而且比较嫩，当洋葱表层叶子开始发黄或枯萎时，鳞茎已完全成熟并变干，如果洋葱干了，不同品种的洋葱外皮会呈现白色、紫色、黄色、棕色或者红色。可根据形状、大小和味道的不同，来决定鲜食、半干食用还是干食。

对某些人来说，洋葱不好消化，尤其是生洋葱。洋葱也容易在口腔里产生一股味道，这种刺激性的味道恰是洋葱的特点，其是由一种可挥发性的油产生的。嚼一片芹菜或薄荷叶都可以去除这种味道。

营养及药用功效

洋葱含钾、维生素C、叶酸和维生素B_6，熟洋葱和生洋葱都含有维生素和无机盐。洋葱有很多疗效，能防止坏血病的发生，可以利尿、消炎、促进食欲、祛痰，还可用来治疗感冒、肠胃病、胆结石、疟疾和风湿病。洋葱还有杀菌消炎的功效，吃生洋葱还可以预防感冒。另外，洋葱还可以抗衰老以及防止骨质疏松。

购买指南

在选购干洋葱时，应选择干而光滑、皮脆、颈短并且没有发芽或发霉的洋葱。

百变吃法

洋葱的用途极广，可以生食也可以烹食，切洋葱时为防止因洋葱过辣而受到刺激，可用水将洋葱焯几分钟，也可用冷水或醋浸渍。但是，这样做会损失部分营养成分。

洋葱是许多西式菜肴，像洋葱乳蛋饼、比萨饼、洋葱汤的主要调味品。洋葱还可用作干

	洋葱 （每100克）
水分	89.7%
蛋白质	1.2克
碳水化合物	8.6克
热量	159.1千焦

酪涂层、炸、炒、酿馅或和奶油一起烹饪。许多冷热食品中都经常用到洋葱。洋葱和丁香搭配使用可为鸡汤和炖菜添加许多风味。小洋葱经常用盐渍，也可以被放入炖菜，如红酒葱烧牛肉等。

食用技巧

准备洋葱的过程比较单调，切洋葱时眼泪直流的原因是因为洋葱细胞所释放的含硫物质遇空气就会产生一种新的分子炳基硫，这种物质会刺激眼睛流泪。越结实的洋葱，越容易刺激流泪。以下是一些可解决这个问题的小窍门：

用一把锋利的刀，切时尽可能离远些；

切之前将洋葱置于冰箱1个小时或冷冻15分钟；

将眼睛遮住，戴个护目镜或者眼镜以避免眼睛直接接触刺激性物质；

在冷水里切洋葱，也可减少刺激性。

为了剥皮能容易些，先将根部切掉，切得好的洋葱烹制时比较容易熟，味道也不那么浓。避免在烹饪之前很久就准备洋葱，因为切的时候葱汁会被台面或砧板所吸收。柠檬汁或醋可除去手上洋葱的味道。不要用食品加工机将洋葱绞碎或打成泥。

在烹制过程中，洋葱会变甜并变软。放点油脂将洋葱蒸一下直到变软但不褪色，其味道会更佳。

储存方式

放在篮子里置于阴凉干燥的地方是保存洋葱的好办法。如果储存得当，洋葱可以保鲜3~4周时间，在15℃的温度下，洋葱所含的全部维生素C可保存长达6个月。不要放在冰箱里，因其味道很容易影响其他食物。另外，不要将洋葱和马铃薯放在一起，它们会相互吸潮气，从而腐烂和发芽。洋葱一旦切开应尽快食用，因为其中的维生素很容易流失并且洋葱会迅速氧化。绿洋葱放入冰箱可保存1个星期左右。

洋葱可以冷藏，但极易变软和失去味道，所以烹饪时应多放一些。洋葱冷藏前去皮切碎即可。

洋葱很容易晾干，把它切成片置于阳光下2~3天，然后放在103℃的微波炉中10分钟即可。也可以放在除水器（100℃~105℃）中几个小时以除水。

平 菇

平菇是种植最广泛和使用最多的蘑菇，它们在世界各地都有种植。平菇在被悉心控制的环境中生长，生产者将菌丝体撒播（由构成蘑菇繁殖体的单细胞孢子产生的非常细的丝）到已经发酵灭菌的天然肥料或用干草、稻草、树皮、玉米穗以及石膏和钾做的人造肥料上。平菇的白色肉质菌盖直径可达10厘米，秆也呈白色，有5厘米长。

营养及药用功效

平菇富含钾和维生素B_2。

平菇有抑制肿瘤的作用，可以抗癌，还能抗病毒、改善人体新陈代谢、增强体质、降低血胆固醇并防止尿道结石，另外，平菇对肝炎、胃溃疡和慢性胃炎都有一定的疗效。

购买指南

市场上出售的平菇有新鲜的、罐装的和干燥的。购买新鲜平菇要选那些完好无缺、光滑、圆润、坚实而多肉的，不要选那些起皱、带黏液、带斑点或菌盖已裂开的，这些都是不新鲜的标志。购买干平菇时最好买密封包装的。超市会卖预先切好的平菇，由于它们已经被快速漂白并存放在维生素C的盐溶液中，所以通常可以保存90天。用这种方法处理过的平菇的味道和营养价值介于新鲜平菇和罐装平菇之间。

百变吃法

平菇可以生吃或烹饪食用，加入开胃菜、沙拉或配以蘸汁都非常可口。平菇常同肉类搭配食用，配洋葱和米饭味道尤佳。汤、蘑菇酱、馅料、炖菜、炒菜等很多菜肴中都会用到平菇。

食用技巧

食用新鲜平菇前可以用水冲洗或将它们在醋里蘸一下，这样可以使平菇保持新鲜。清洗

	生平菇 （每100克）
水分	19%
蛋白质	3.0克
脂肪	0.2克
碳水化合物	0.3克
热量	58.6千焦

值得一试的佳肴

蚝油焖平菇（4人份）

材料：

500克新鲜平菇，1汤匙蚝油，1汤匙绍酒少许葱丝、姜丝、30克蒜片，适量的盐、淀粉和鸡粉

做法：

1. 把平菇洗净，撕成大片，放在沸水中烫透，取出后挤干水分。

2. 在锅内倒油并烧热，将葱丝、姜丝、蒜片及蚝油依次放入锅内，煸炒至有香味时倒入，绍酒，放鸡粉和适量水，再将平菇倒入并加盐，待平菇入味后勾入淀粉制成的芡汁即成。

平菇，如果需要的话可以用一把软刷清洗（可以买到专门用于清洗平菇的刷子）。不要浸泡，因为平菇会吸收很多水分。也可以仔细地刷刷它们或是用湿纸巾稍稍擦拭即可。

把根部除去，平菇可以整个食用，也可切块、切片、切末或切碎。平菇可制成浓汤。如果想生吃切开的平菇，可将柠檬汁、醋、沙拉、调味品或其他能防止平菇变成棕色的酸性溶液喷洒在平菇上面。

低温长时间烹制后平菇会缩小，可用高温将它们煮几分钟直至变成褐色，然后对其不断搅拌。如果平菇开始渗出水，将火关掉，不要倒掉渗出的水，这部分汁水味道鲜美，营养价值也很高，可以用它来调酱汁、汤或煨制菜肴。

储存方式

将平菇放在纸袋或包在湿布里，放在冰箱里储存，这样可以保存1周。切记平菇不应放在密封的塑料袋里。

金针菇

味道鲜美的金针菇也称作细绒腿，它的秆很长，大约有10厘米高，顶部是很小的白色菌盖。金针菇在亚洲备受推崇，是很多亚洲菜肴的主要原料，世界上金针菇的80%都源自日本。金针菇肉质柔软、味道温和，略带水果香。

营养及药用功效

金针菇含有多种微量元素、无机盐和维生素，如钙、铁、钾、磷、维生素A、维生素B_1、维生素B_2、叶酸等，其中赖氨酸的含量非常高。金针菇可以促进儿童智力发育并健脑，能有效地增强机体的活性，促进新陈代谢。金针菇还能预防肝病、控制血脂水平和防治脑血管疾病，另外，金针菇还可以抗癌。

购买指南

新鲜的金针菇通常成束包装。要选那些菌盖硬、洁白而有光泽的菇，通常人工种植的金针菇比野生的要白一些。不要买那些秆发黏或已褪色的菇。

百变吃法

金针菇可生吃，也可以用来装饰菜肴或为沙拉、三明治提味。在做汤和亚洲菜肴时加入金针菇味道也很好。应在烹饪快结束前再加入金针菇以保持它的鲜味。

食用技巧

如果金针菇的柄很粗糙，将柄下端截去2.5~5厘米。

储存方式

金针菇须密封保存，干燥环境容易失去水

	生金针菇 （每100克）
水分	90%
蛋白质	2克
碳水化合物	0.3克
热量	37.7千焦

分。放在冰箱里可以保存1周，将它们放在其本来的包装里即可。

香 菇

香菇是长在木头上的可食用蘑菇，原产于亚洲，人们了解这种菇已经有至少2 000年了。香菇是一种十分重要的烹饪原料，仅次于平菇。干燥以后，美味的白色菇肉有一点酸，同时也带有更浓的香味。在西方国家，香菇主要以干菇形式出售。

香菇长在木材、朽树干和锯末上，采摘的时间非常关键，因为采摘太晚它们的菌盖就会裂开，孢子会散失，这会使它们变得很薄很扁，并且丧失原有的风味。

营养及药用功效

香菇富含钾和多种微量元素及对人体有益的营养成分。亚洲人认为香菇有很多药用功效，可用来治疗高血压、流感、肿瘤、胃溃疡、糖尿病、贫血和胆结石。

百变吃法

在菜谱中，香菇经常代替其他蘑菇，它们味道可口而且会吸收其他配料的味道。将香菇加在汤、酱汁、炖菜、炒菜和面食以及米饭里，味道都不错。

食用技巧

用湿布、纸巾或用软刷清洗香菇，也可将香菇放在流水下快速清洗，不要浸泡，它们吸水后会膨胀。干香菇比新鲜香菇味道更浓，应该将它们加热水浸泡1个小时，用过的水可以加入肉汤、汤和酱汁里。可以将干香菇切碎或切成薄片单独烹饪，因为它们很硬而且很有弹

	干香菇 （每100克）
蛋白质	9克
脂肪	1克
热量	1 226.5千焦

性。烹饪可以使香菇的香味散发出来。香菇炒或炸（轻敷上油）需5~7分钟，也可以把它们放在盖得很紧的锅里加一点水煮15分钟或放在180℃的烘箱里烘15~20分钟。

储存方式

洗过的香菇放在纸袋里放入冰箱可以保存1周左右。

牛肝菌

牛肝菌是多肉的可食用菌类，原产于温带，多生长在常青森林或落叶树林里。牛肝菌多肉的长秆可以高达25厘米，并且又厚又硬。顶部是多肉的光滑而柔软的菌盖，有黄色、红色、褐色、粉色、白色和灰色。牛肝菌有几十个品种，包括大牛肝菌、彩色滑帽菌等。牛肝菌味道鲜美，很早就被人类开始食用，大部分牛肝菌都会被害虫卵侵害。

营养及药用功效

牛肝菌富含钾和维生素B_2，有消热养血、促进消化的作用，还能有效抑制肿瘤、降血脂、抗癌和防治心脑血管疾病。

购买指南

通常牛肝菌以干菇形式出售，购买时尽量选择菇龄小的，因为它们更可口。

百变吃法

牛肝菌可生吃，但最好烹饪后食用。牛肝菌在烹饪中可与其他蘑菇互换。牛肝菌不要和味道很浓的配料一起使用，否则它的味道会被盖住。牛肝菌同葱、大蒜和白酒一块儿烹饪非常可口，用在汤和砂锅菜里也不错。

食用技巧

熟过头或被虫蛀的牛肝菌根部通常要去除或刷洗，商店出售的牛肝菌的根部通常是洁净的。如果菇很黏就将菌盖下面的细须去除。干牛肝菌必须要在热水里浸泡20分钟使其吸收水分，浸泡用的水过滤后可以使用。牛肝菌可以

	牛肝菌 （每100克）
水分	90%
蛋白质	2克
碳水化合物	0.3克
热量	37.7千焦

炒或炸5~7分钟，也可以放在盖得很紧的锅里加一点水煮，锅可以放在炉子上煮15分钟或放在180℃的烘箱里烘15~20分钟。

储存方式

牛肝菌易变质，因此要尽快食用。牛肝菌放在冰箱里可以保存几天。

木　耳

木耳生长在一些树木的树干上。木耳柄很短，肉呈半透明的褐色或浅褐色，质地为凝胶状而且较坚硬，味道较淡。木耳在亚洲特别受欢迎。

营养及药用功效

木耳能帮助消化系统将无法消化的异物溶

	木耳 （每100克）
水分	93%
蛋白质	0.5克
碳水化合物	7克
热量	104.7千焦

解，能有效预防缺铁性贫血、血栓、动脉硬化和冠心病，还具有防癌作用。

百变吃法

木耳可以生食，也可以炸或煮后食用。木耳能吸收烹饪所用汤汁的味道和其他配料的味道并能为食物增添特殊风味，可用在汤、沙拉和炖菜里。

食用技巧

新鲜木耳需要用冷水快速清洗以去掉黏性部分。干木耳要在温水里泡10分钟，将水排掉，换水，再浸泡10~15分钟。泡好的木耳会膨胀到原来的5倍。

储存方式

木耳一般以干品储存，干木耳须放于密闭容器中，置于干燥阴凉处即可，但是注意不要放在温度过高处。干品木耳保存时间较长。

木耳应放在冰箱里冷藏保存，也可冷冻。不要将它们放在塑料袋里，要放在纸袋或盖有干净布的盘子里。木耳可保存1个月，但最好1周内食用。

紫　菜

紫菜长在海洋的岩石上面，叶片呈锯齿形，约30厘米长、3.8厘米宽。紫菜在干燥之前，通常要煮几个小时以使粗纤维变软。新鲜紫菜是黄褐色的，烹饪后会变成黑色，在完全成熟前采摘的紫菜会更嫩。紫菜比羊栖菜要脆

值得一试的佳肴

木耳海参煲排骨汤

材料：

460克已发海参，40克木耳，460克切好的排骨，25克火腿，2片姜，1棵大葱

做法：

1. 木耳用清水发好并撕成小块，放入滚水中煮5分钟，洗净。

2. 将排骨放在滚水中煮5分钟，捞起洗净。

3. 将海参洗净并放入滚水中，加入姜、大葱和半汤匙酒煮沸，然后再煮5分钟，洗净，切好并沥干水。

4. 加入适量水，放入排骨、火腿、姜、木耳煮沸，用文火煮2小时，放入海参再煮1小时，用盐调味即可。

	生紫菜
	（每100克）
蛋白质	8克
脂肪	0.1克
碳水化合物	56克

一点，味道更温和也更甜。

营养及药用功效

紫菜含大量纤维，能降低血液胆固醇，并且能增强免疫力，可用于辅助治疗水肿和贫血，也用于治疗甲状腺肿大。

百变吃法

紫菜和豆腐以及蔬菜搭配尤佳，紫菜可以入汤，常加在味噌汤和沙拉里，浸泡在醋、酱油和糖做的汁里也非常可口。紫菜煎制后还可以作为素菜菜肴的附菜。

食用技巧

紫菜在烹饪前需用冷水洗上几次，充分搅动以除去沙和杂质。食用前要浸泡5分钟，浸泡后它的体积会翻倍。也可以煮5~10分钟或炒几分钟。

裙带菜

裙带菜在海里生长的深度为6~12米，形如扇子，柄呈扁圆柱形，两侧有木耳状孢子叶，长约2米。裙带菜叶片的上部中心位置有一条很粗的可分泌黏液的经脉。裙带菜质地细腻，味道可口。

营养及药用功效

含多种氨基酸和丰富的碘、钙、铁、钠、硒、锰等无机盐，其所含的岩藻多糖是陆地上

	干裙带菜
	（每100克）
蛋白质	13克
脂肪	2.7克
碳水化合物	46克

值得一试的佳肴

裙带菜粥

材料：

200克泡好的裙带菜，1大勺香油，3500毫升水，625克粳米，2~3小勺盐

做法：

1. 将粳米淘好后泡2小时左右，并捞在筐里除去水分。
2. 把裙带菜切碎后用香油炒一下并加水熬汤。
3. 在热汤里放米熬粥。
4. 用盐调味。

任何蔬菜都没有的成分。裙带菜的另一种特殊成分是藻酸，可以和镉、锶等重金属结合从而将其排出体外。

购买指南

裙带菜有新鲜出售的，也有干的和腌渍的。如购买新鲜的，注意不要选看上去特别绿的，因为这样的裙带菜里可能加有色素。

百变吃法

裙带菜可以生吃，食用前需浸泡3~5分钟，裙带菜也可以烹饪后食用（烹饪时间不超过几分钟）。裙带菜味道温和，所以有很多用途。裙带菜配以米饭、蔬菜、豆腐、肉、家禽和贝类味道很不错，和豆类一起食用味道也特别鲜美。裙带菜也可以加在汤、沙拉和腌泡汁里。和海带一样，在烹饪的时候，裙带菜可以软化同它一起烹饪的食物里的硬纤维，缩短这些食物的烹饪时间。

海 带

海带是一种具有扁平光滑叶片的大海藻，叶片又宽又厚。最受喜爱的阔叶品种麻海带可以长至0.9~3米。人们从古时起就开始食用海带了，如今，在亚洲、大西洋和太平洋沿岸地区，海带都被广泛食用。

营养及药用功效

海带富含钙、铁、钾和大量的碘。海带可

	干海带 （每100克）
蛋白质	6克
脂肪	1克
碳水化合物	56克

用来治疗痛风，海带根的提取物是治疗高血压的传统药物。海带富含谷氨酸，这是一种氨基酸，溶于水后可以增加食物的风味，也可使纤维变嫩变软，使食物易消化。海带中的褐藻酸钠盐，有预防白血病与骨痛病的作用，对动脉出血症也有止血作用。食用海带可减少放射性元素锶90在肠内的吸收，海带还具有降血压、降血脂、镇咳平喘及抗癌的功效，对急性肾功能衰竭、乙型脑炎、急性青光眼等均有疗效。

海带还可以使头发富有光泽并调节内分泌。

百变吃法

海带冷食热食皆可，通常凉拌或者用来做肉汤。在日本，海带被称为"汤"，是很多菜肴的基本配料。

如果煮海带超过10分钟，无机镁、硫黄酸和钙就会流失到水里，破坏肉汤的味道，也溶解了可以使汤变黏的碳水化合物。煮过的海带不要丢弃，可以用来做其他菜。海带也可以加入很多菜肴，如在调味汁中浸泡的菜肴以及煮、烤和炸的菜肴。海带和蔬菜一起烹制特别美味，蔬菜会因为加入海带而熟得更快些。海带还可以用来沏海带茶，这是一种很受欢迎的饮料。

第三章
水果干果类

苹 果

苹果是最古老、最普遍的水果之一，最早种植于亚洲西南部。有证据证明苹果从古时即被栽培，在早期欧洲即有野生苹果，公元前6世纪罗马人就知道37种不同的苹果，另外还有不计其数的突变和嫁接品种。罗马人把苹果传播到英国和欧洲其他地方。现在所知的苹果有7500多种。

苹果树的高度差异很大，苹果花为白色或粉色，气味芳香，可用于装饰。苹果根据外形、味道、质地、营养价值、收获季节、功用、保质期可分为许多种类，不同种类的苹果其果肉的甜度、脆性和酸度都有所不同。因为市场需求决定供应的苹果的种类，所以有一些种类由于不适合大面积种植而慢慢消失了。

营养及药用功效

苹果含丰富的维生素C和纤维，有杀菌和保护呼吸系统的作用，还有生津止渴和益气的功效。

购买指南

购买时要准确地判断苹果的质量是很难

	苹果 （每100克）
水分	84%
蛋白质	0.2克
碳水化合物	13.4克
纤维	2.2克
热量	247.0千焦

值得一试的佳肴

什锦炒饭

材料：

3/4碗白饭，1/2个富士苹果，45克火腿，2片菠萝，10克青豆仁，10克肉松，10毫升色拉油，1/2茶匙盐

做法：

1. 苹果洗净、切丁，用盐水泡一下。捞起，沥去水分备用。

2. 火腿和菠萝片切丁，青豆仁烫熟。

3. 起油锅，放进色拉油，将白饭、火腿丁、苹果丁、菠萝丁用大火快炒，加入调味料拌炒后，再加进青豆仁略炒后盛起。

的，因为许多苹果是因为打蜡抛光而变得富有光泽，可以轻弹苹果梗检查成熟程度，声音缓和表明苹果刚好成熟，空洞的声音是苹果熟过头了的迹象。应选择硬的、色泽发亮并且没有伤痕的苹果。人们根据苹果的大小、形状、质量来分级，没有任何缺点的苹果是最贵的，但如果用来烹制就没有必要买这种太贵的。

百变吃法

可生食或煮熟食用，也可做成果干、果酱、果子冻等，苹果在很多甜食中都会用到。苹果常和奶酪、猪肉、鸡肉一起烹饪。

食用技巧

在生食或烹制之前最好在冷水中把苹果擦净。

果肉如果暴露于空气中的话会被氧化而变黑。为防止氧化，要赶快食用或根据特定用途烹制。煮苹果时可加足量的水用文火煮。为了提高速度，可以把苹果切成片状后再用微波炉

加热2分钟。根据苹果的种类决定是否加糖和其他种类的水果。

储存方式

苹果可以放在塑料袋或冰箱中，这样可保存几周。如果要长期保存则应把它放置于避光、低温（1℃~4℃）、湿度高的地方。为了保持湿度，可以将熟过头的和有损伤的苹果同完好的苹果分开，用塑料膜包裹。未熟透的苹果可以放在室温下以进一步成熟，注意经常检查，因为苹果在室温下比在冰箱中熟得快得多。煮制和未煮制的苹果耐低温能力都很差，不适宜冷冻。在冷冻前去皮去核、切成片并喷以柠檬汁可以防止苹果变色。

梨　子

梨起源于中亚地区，早在史前时期，就已有野生品种。梨有3 000年左右的种植历史，在古印度、古希腊、古罗马和古中国，梨是最受欢迎的水果之一。梨主要生长在亚热带地区，有上百个品种，有些近似圆形，但大多数是椭圆形的，尾部是陷进去的。梨皮呈黄色、棕色、红色或绿色，可以食用。梨的果肉通常又软又薄，有些品种的梨子在接近中心的地方有沙砾样的口感，其果肉呈白色或奶酪色，口感很不错。不同品种的梨子含汁量、软度和脆性都不同。

	鲜梨 （每100克）	梨干 （每100克）
水分	84%	27%
蛋白质	0.4克	1.9克
脂肪	0.4克	0.6克
碳水化合物	15克	70克
热量	247.0千焦	1 096.7千焦

营养及药用功效

梨富含钾、纤维、镁和铜。还含有铁和维生素C等。梨有利尿和解热的作用，对胃肠功能有益。另外，梨可以清心润肺、清喉降火并可以有效预防痛风、风湿病和关节炎。

购买指南

购买时应选择没有碰伤和发霉，光滑并且富有弹性的梨。

百变吃法

梨通常作为水果生吃，也可用来制作果酱、果醋、果汁或用来酿酒。用梨子做布丁或要放到酒里时，应选择没熟的那种，梨同苹果、巧克力等一起食用的话，味道更好。

在西餐中，梨还可加到色拉、酸奶、派和巧克力中，加上酱一块儿食用味道也不错。在与甜蒜和苦蔬菜例如苦瓜等一起烹饪时，梨肉也会变得十分可口。另外，梨子还是奶酪的完美搭档，也可与火腿搭配。

值得一试的佳肴

八宝梨罐

材料：

1000克梨，100克糯米，50克红枣，30克核桃仁（去皮），30克橘饼，25克桂圆肉，50克莲子，30克葡萄干，适量葵花籽仁，150克白糖，5克桂花酱，20克猪油

做法：

1. 将梨削去外皮，在有柄的一头切下1/4作为盖，再挖去梨核，把梨削成罐形，厚约1厘米。用沸水烫一下，沥干水。

2. 将江米淘洗干净，放入碗内，加入少许水，上笼蒸至八成熟时取出。

3. 红枣去核，连同核桃仁（去皮）、橘饼、桂圆肉切成1厘米见方的丁，用沸水氽过后捞出，沥去水分，装入盆内，加入蒸过的糯米，再放入莲子、葡萄干、葵花籽仁、白糖、桂花酱、猪油拌匀成八宝馅备用。

4. 将馅装入梨罐内，盖上盖，摆入盘内，上笼蒸透取出。

5. 炒勺内加入75克清水，放入白糖略熬，再放入少许桂花酱拌匀，浇在梨上即成。

食用技巧

梨肉暴露在空气中时会氧化并变为棕色，为防止变色，切后要马上烹饪或用柠檬、橘子汁或酒精浸泡。

储存方式

没熟透的梨放在室温下会继续成熟，成熟后放在冰箱里可保存几天，有些在成熟过程中不变色，而是仍然呈绿色。轻压一下，皮轻轻陷下的梨就可以吃了。梨子一旦熟透了，要尽快食用，以防止其变质。

不要将梨挤在一起放置，也不要放在密封的口袋或容器里，因为它们产生的气体会加快变质的速度，此外，也不要将其与味重的苹果、大蒜、番茄和大白菜放在一起。除非是已经烹饪过的，否则梨子不能冷藏。

桃 子

桃子原产于中国，中国自远古时期就开始培植桃子了。

桃树可长到5~8米高，桃肉多汁、味甜，气味芳香。桃仁可食用，但不可多食，因为它包含一种酸性物质。

营养及药用功效

桃子适宜低血钾和缺铁性贫血者食用。

购买指南

桃子很容易腐烂，甚至在没成熟时也很容易腐败，因此最好适量购买。选择气味芳香并且果肉比较柔软的，不要买青色的，因为摘得太早的桃子是不会继续成熟的，而且摘下来后糖分也不会再增加，所以也不会太甜。

	鲜桃 （每100克）	干桃 （每100克）
水分	88%	31%
蛋白质	0.7克	3.6克
碳水化合物	11克	61克
热量	180.0千焦	167.4千焦

百变吃法

桃子通常生吃，也可以加入水果沙拉中，还可以做成冰激凌。法国著名厨师爱斯科菲尔曾以桃子为主要原料创制了一款经典美食，其配方是半个桃子加一铲子香草冰激凌，附以覆盆子汤。熟透的桃子可以做成冰冻熟糖渍水果，为防止变色可加入柠檬汁。桃子还可以制成桃干或者罐头。

食用技巧

桃肉很容易因与空气接触而氧化变成褐色。为防止这种情况，去皮后要及时食用或烹制，也可以喷柠檬汁或橘子汁。

储存方式

桃子包得太紧容易变坏。未成熟的桃子在室温下可成熟，桃子放到纸袋里可以加速其成熟，但要经常检查是不是变坏了。室温下桃子可以保存3~4天，放在冰箱中可以稍微延长保存期。桃子从冰箱中拿出后放一会儿再食用味道更好。

樱 桃

樱桃树起源于东北亚，自史前就在很多地区广泛种植，与杏、李子、桃子和苹果有很近的亲缘关系。樱桃树植株可长到1.5米，花朵为白色，果实呈圆形，果汁丰富。樱桃可分为甜樱桃和酸樱桃两种，甜樱桃甜且果肉厚实，近似圆形，有薄皮，呈暗红色或亮红色，有时是黄色，品种有500个左右。酸樱桃的果皮一般呈暗红色，有约250个品种。野生樱桃要小些，且颜色更深。

营养及药用功效

酸樱桃钾含量很高，还含有丰富的纤维和维生素A。野生樱桃可以治疗风湿，且可以使人放松身心。樱桃茎还有利尿作用。此外，樱桃还有健脑益智、润泽肌肤的功效。

	甜樱桃 （每100克）	酸樱桃 （每100克）
水分	81%	86%
蛋白质	1.2克	1克
碳水化合物	17克	12克
热量	301.4千焦	209.3千焦

购买指南

挑选完全成熟的樱桃，有些樱桃刚摘下时可能还没熟，应挑选颜色鲜艳且果肉结实饱满的，不要挑选泛白且坚硬的，也不要发软、有棕点、外皮有伤和皱皮或者茎部外皮发蔫的樱桃。

百变吃法

樱桃生吃很可口，新鲜的樱桃可用来制作沙拉、冰激凌和酸奶。樱桃也可以烧、糖腌或用酒精浸软后食用。罐装的樱桃常作为配料，也可酿成酒，还可和肉类一起烹饪食用。

食用技巧

樱桃要洗干净，但不要在水里泡太久。可以用尖刀切成两半，将子除去。

储存方式

樱桃在室温下容易变坏，放在冰箱里则可储存好几天。不要将樱桃和气味重的食物放在一起以免味道受到影响，放在保鲜袋里可防止其变干。樱桃也可以冷冻保存。

葡 萄

葡萄是一种浆果，是世界上最古老、分布最广的水果之一，葡萄果实基本呈圆形，一般成簇生长，有黄绿色、红色、黑蓝色或紫色。果肉外有层薄皮，皮外有薄霜，有些品种无子。葡萄既可做水果生食，也可酿酒或制作葡萄干。此外，还可用作装饰。

营养及药用功效

葡萄富含镁、维生素C和铁，有一定的药用价值，是重要的供能食物和滋补品。

购买指南

买结实、没有破损、颜色鲜艳的葡萄，最好外面有白霜，并与茎连接紧密的。有黄蕊的会更甜，不要购买发软、有破损或者茎发白的，这代表它不够新鲜。

百变吃法

葡萄可生吃，也可以用来制作水果沙拉等

值得一试的佳肴

葡萄果酱

材料：

若干熟透的、饱满结实的葡萄，适量的白糖

做法：

1. 把所有的葡萄颗粒从茎上摘下来，把那些已经软掉的和坏掉的摘除。仔细清洗以后，将每一颗葡萄都一切为二，如果有子的话要先去子。

2. 将所有葡萄称重。如果果酱做好以后是需要进行保存的，那么要添加的白糖的量应该跟葡萄的重量相同，若做好以后要立即食用，则只需加入一半的量。

3. 取一个炖锅，倒入适量白糖，每加入1千克白糖即添加50毫升的水。用小火慢慢地将白糖煮化，待锅内沸腾之后再煮4分钟。

4. 把葡萄全部倒入锅里，搅拌均匀后继续煮，待其在锅内再次沸腾以后再煮上15分钟。

5. 撇掉表面浮着的泡沫，把葡萄全部捞出来，放在一旁备用。

6. 将锅里剩下的果浆煮沸，待其开始变浓稠再将葡萄全部回锅。等锅内再一次沸腾后，将锅从火上移开，把熬好的果酱倒入标准的广口瓶，将瓶口密封。

	美国葡萄 （每100克）
水分	81%
蛋白质	0.7克
脂肪	0.3克
碳水化合物	0.2克
纤维	0.9克
热量	263.7千焦

甜品。在西式烹饪中，尤其在制作油酥点心的时候，葡萄可作为樱桃或苹果的替代品来进行料理。葡萄可以制作果酱和果冻，也常用于制作酱汁、填充食品、咖喱等。葡萄可以跟各种禽类、野味、兔肉、鱼肉以及海鲜等搭配做菜，在同小牛肝、鸭肉及鹌鹑肉等烹饪美味佳肴的时候，葡萄酸酸甜甜的味道也能发挥其独特的调味作用。鲜榨的和发酵现制的葡萄汁都广受人们喜爱。葡萄榨出的精华还能加工食用油。葡萄的叶子也可以食用，在希腊等国家，人们常常用米或肉混合葡萄叶来制作填充馅料。

食用技巧

葡萄在种植过程中喷洒了化学物质，因此要仔细清洗，但要与自然生成的白霜区别开来。用剪刀将小串连茎一起取下，否则茎会干，单个葡萄会变皱。

储存方式

葡萄用纸巾包好放在带孔的塑料袋里，放入冰箱可以保存数日。葡萄从冰箱取出后应先放置15分钟，稍稍解冻后再食用或进行烹饪，这样可使葡萄新鲜可口。尽管葡萄属于不太耐冻的水果，但用来泡酒却是上好的材料，用葡萄泡的酒甘甜中带微酸，相当清爽可口。

草　莓

草莓主要生产于温带和热带，有些在欧洲和亚洲生长，北美洲和南美洲也有。草莓植株很矮，藤蔓贴在地面上。草莓的果实表面有黄点，这是它的种子。根据大小、颜色、味道不同，草莓可分为大约600个不同种类。现在广泛种植的草莓，其祖先是野生草莓，它们个头小，果汁丰富，很有营养。

营养及药用功效

草莓富含维生素C、铁和镁。草莓有滋养功效，可用于美容或皮肤保养。草莓还可以用来治疗腹泻，草莓根可以制作治腹泻的茶。有些人吃草莓时，会有过敏反应，表现为出疹子，通常很快会消失。

	草莓（每100克）
水分	92%
蛋白质	0.6克
脂肪	0.4克
碳水化合物	5.2克
纤维	1.6克
热量	125.6千焦

值得一试的佳肴

草莓黄瓜

材料：

500克黄瓜，200克草莓，100克白糖，5克白醋，适量的精盐、味精和清水

做法：

1. 将黄瓜用清水洗净，再切成块状，放入小盆内，用盐腌10分钟后用凉水稍微漂洗一下，挤干水分后盛装在盘内。

2. 用凉开水将白糖溶化，把草莓去蒂，洗净、控干、碾碎，淋入糖水、白醋，加味精拌匀，放入冰箱冷冻，食用时取出，浇在黄瓜块上。

购买指南

在买草莓时，选那种结实、颜色鲜艳的，草莓一般是亮红色的，暗红色则表示熟过头了。新鲜草莓很易被碰坏，很小的撞击也会让它受伤变坏，还会污染其他的草莓。不要买皮软且有霉点的，尽量从箱底选好的草莓。

百变吃法

草莓可以切成片或整个吃。熟透的草莓非常甜，可以和酸奶或冰激凌搭配食用，与巧克力一起吃也不错。草莓也可以加入橘汁或水果沙拉中，还可以用来制比萨饼、布丁和蛋糕，也可以装饰奶酪。

食用技巧

洗草莓时应防止其浆汁流失，也不要把草莓浸在冷水里，因为草莓会吸水而影响味道。

储存方式

草莓是很"娇贵"的，不要把它们放在阳

光或在室温下太久。为保证其新鲜度，在储存前先选出好的草莓。不吃的话不要洗，放在宽松的袋中并放在冰箱里，这样可以放2~3天。洗过的草莓要放些糖才能保存得久些，冷冻起来也不错，但要将坏的挑出来。草莓整个吃的话营养价值很高，而切成片后暴露到空气中，维生素C会流失，故可加入苹果汁或柠檬汁以减少维生素C的流失。糖不是必需的，但它可以保持草莓鲜艳的颜色。冷冻可更好地保存草莓的形状。

	覆盆子 （每100克）
水分	87%
蛋白质	0.9克
纤维	4.7克
热量	209.3千焦

覆盆子

覆盆子，又称树莓，最早起源于东亚地区。从18世纪开始，覆盆子的饮食文化逐渐在欧洲兴起，到了19世纪，覆盆子越来越多地受到关注，各个国家开始普遍种植。覆盆子果实大多呈红色，也有黑色、黄色、橘色、琥珀色甚至白色。覆盆子果肉甜中带酸，香气浓郁。

营养及药用功效

覆盆子果实含有相当丰富的维生素A、维生素C、钙、钾、镁等营养元素以及大量纤维。覆盆子能有效缓解心绞痛等心血管疾病，但有时会造成轻微的腹泻。另外，用覆盆子叶制成的茶还有调经养颜以及收敛止血的效果。

购买指南

覆盆子是极容易腐烂的水果。购买时尽量选择梗上带毛并且表面有光泽的果实。最简单的购买要领是：确定你挑的果实在采摘之前还没有熟透。另外，在同一天中，早上采的果实味道更可口，而且能保存更久。

百变吃法

覆盆子一般新鲜食用，在西餐中用途比较广泛。覆盆子果肉浓汁可以同多种食物如蛋糕、布丁、冰激凌、什果冰、奶昔、巴伐利亚忌廉等食用，也可以同其他食物搭配制作果露、果酱等，还能够起装饰作用。发酵的覆盆子可以制成饮料、甜酒甚至烈酒。覆盆子汁常用作冰激凌及果汁冰糕的调味料，覆盆子醋也很受欢迎。

食用技巧

覆盆子一旦吸收水分就会变软，影响口感，所以一般不需要清洗。如果必须清洗的话，最好迅速并小心地完成。轻轻摇晃可以赶出里面可能隐藏的小虫。

储存方式

覆盆子极易腐烂，所以应避免长时间直接暴露于阳光下或放在接近室温的地方。把已经发霉的果实挑出去，剩下的轻轻放入包装袋，放在冰箱里可保存1~2天。在包装袋里加一点白糖或者在熬好的覆盆子浓汁里加少量柠檬汁，

值得一试的佳肴

薄荷覆盆子果酱

材料：

600克冷冻覆盆子，150克麦芽糖，100克细砂糖，10克薄荷叶，1个柠檬

做法：

1. 将柠檬洗净榨出果汁备用，冷冻的覆盆子应先置于室温中解冻。

2. 将解冻后的覆盆子放进耐酸的容器中，加入细砂糖及柠檬汁，用木勺充分拌匀至砂糖溶化。

3. 将准备好的材料放进耐酸的锅中，先用中火煮至沸腾，再转成小火并加入麦芽糖继续熬煮，熬煮时必须用木勺不停地搅拌。

4. 待麦芽糖完全溶化且酱汁略呈黏稠状时，便可加入薄荷叶，继续边煮边搅拌直至酱汁呈浓稠状即可。

均有助于延长其保存期限，白糖以及柠檬汁的添加还有助于保持色泽。另外，覆盆子也可以浸泡在糖浆或白兰地酒里进行贮藏。

存得更久些。橘汁可以冷冻。因在种植过程中常用化学试剂滴在橘子表面，所以食用前要清洗干净，糖渍或干化的橘子可装在密封袋中置于干冷的、远离昆虫的地方。

橘 子

橘子起源于中国，在亚洲已有4000年左右的种植史，后传入埃及、西班牙及北非。橘子是世界上重要的商品水果之一，可以分为甜橘或苦橘两种。

营养及药用功效

橘子富含维生素C和钾，有利尿、促消化、放松心情的作用。橘子还能降血压、预防冠心病和动脉硬化，也有一定的抗癌功效。另外，橘子花可以抗痉挛，橘子水有催眠作用。

购买指南

选那种坚硬的橘子，皮要光滑，且不能有黑点或霉点。

百变吃法

橘子通常剥皮直接食用。在西式烹饪中，橘子的用途十分广泛，有很多种烹饪方法。橘子可以烧着吃或压榨成汁，果肉可糖渍。橘树的花可酿制橘花水。另外，橘子是水果沙拉的必需品。

苦橘可以制成罐头或果酱，橘叶可以促进消化，从苦橘茎当中还可以提取精华。

储存方式

橘子在室温下可保存1周，放在冰箱里可保

	橘子 （每100克）
水分	87%
蛋白质	0.9克
脂肪	0.1克
碳水化合物	8.9克
纤维	1.8克
热量	196.7千焦

金 橘

金橘原产于中国，在许多国家如美国、地中海国家、日本等都有种植。金橘一般2~5厘米长，外皮细薄柔软，可食用。金橘味道甘甜，果肉通常被均匀地分成5瓣或者6瓣，每瓣包含较大的子。

营养及药用功效

金橘富含对人体有益的维生素C、大量丰富的钾元素以及少量的铜。一般来说，对柑橘类水果的外皮有过敏症状的人，接触金橘的果皮也可能会产生过敏反应。

	金橘 （每100克）
水分	82%
蛋白质	1.1克
碳水化合物	16克
纤维	3.7克
热量	263.7千焦

购买指南

在选购金橘的时候，挑选质地坚实饱满、有光泽的果实。果皮表面有裂口或者其他瑕疵的果实应尽量避免。另外，质地柔软的果实通常很容易腐烂，也不应列入选择范围。

百变吃法

在食用前用手指来回轻轻捏几下，可将金橘外皮所含的精油成分释放出来。金橘生吃不需要剥皮，味道香甜可口。在西式烹饪中金橘用途广泛，通常用水来煮，也可以配合其他菜肴做成填馅、沙拉、果酱、橘子酱和糖浆或糖渍、醋渍、泡酒。金橘还可和鱼肉、家禽肉、鸭肉和羊肉一起烹饪。

食用技巧

金橘在食用之前必须彻底清洗，可以放入沸水中煮20秒钟，果实发白以后取出，置于冷水中进行冷却以便其果皮完全软化。

储存方式

金橘的果皮较薄，易腐烂。常温5~6天。冰箱可达3周左右。

柚　子

柚子在亚洲的种植历史已超过4 000年，在大多数亚洲国家都很受欢迎。柚子一般呈球形或梨形，不同品种的果实直径从10~30厘米不等，最重可达到6千克。柚子表皮厚实并且不容易剥落，香味浓郁，颜色呈绿色、黄色或者粉红色。柚子一般汁液较少。果肉美味可口，或甘甜爽口，或酸性十足，有的有种子，有的没有。

营养及药用功效

柚子不仅含有丰富的维生素C，也含有大量的钾元素。柚子具有健胃的功效，是广泛受到推崇的开胃、促进消化的优质营养保健水果。另外，柚子还有降血糖和降胆固醇的作用，对预防孕妇贫血症状的发生和促进胎儿发育也有不错的效果。

购买指南

在选购柚子的时候，挑选质地相对坚实饱满的，有重量感的比较好。柚子皮表面的瑕疵，如疤痕硬块等不会真正影响到其果肉的质量。不要购买手感过软、果皮颜色暗淡无光泽

	柚子 （每100克）
水分	89%
蛋白质	0.7克
脂肪	0.6克
碳水化合物	9.6克
热量	154.9千焦

的及用手指稍稍按压以后特别容易凹陷的，也不要买在茎的顶部已经干瘪掉的。

百变吃法

柚子通常剥皮后直接食用，也可以糖渍或煮食，有时也可以剥皮去膜，加到水果沙拉或者蔬菜沙拉里调味。

储存方式

冷藏的柚子有1周的保鲜期，而在室温下放置的话通常可以保存数日。另外，柚子冰冻之后汁液仍然甘甜爽口，外皮也仍然芳香浓郁。

柠　檬

柠檬树起源于南亚地区，在亚洲有2 500年的种植历史。11世纪阿拉伯人将柠檬传入西班牙，十字军将其传入欧洲其他地方。15世纪，西欧人开始将柠檬用于烹饪。

不同品种的柠檬，其大小和酸度也不同，外皮的厚度和粗劣度也不相同。柠檬熟时只有一点酸，而市场上的柠檬大多未熟时就已摘下，然后放置1~4个月使其慢慢熟透。

营养及药用功效

柠檬富含维生素C，还含有钾和叶酸。

柠檬含有6%~10%的柠檬酸，酸味非常重，柠檬酸可以驱走害虫，是天然的杀菌剂。另外，柠檬还具有许多药用价值，可以利尿并缓解风湿和肠道疾病，还可用于治疗坏血病。

购买指南

购买柠檬时尽量挑选比较硬的，不要购买绿色的，也不要挑选金黄色的，绿色的柠檬通常比较酸，金黄色的则可能已不新鲜了。也不要买发皱的、过硬或过软的，另外，皮粗糙的一般皮厚肉少，也不要购买。

百变吃法

在西式烹饪中，柠檬有很多种用法，可作为装饰也可作为原料。柠檬可以代替盐，还可防止水果和蔬菜变色。柠檬可以给汤、蔬菜、

	柠檬 （每100克）
水分	89%
蛋白质	1克
脂肪	0.3克
碳水化合物	6.9克
纤维	2.1克
热量	121.4千焦

蛋糕、冰激凌调味，还可用于制作果酱。柠檬可以代替醋，为牛肉、猪肉和鱼等调味。它还可以作为调味品加到茶中。柠檬还可以干化或糖渍食用，也可以为酱和甜点调味。

储存方式

柠檬在常温下可放置1周，要想储存更久，可放在冰箱里。柠檬果肉和柠檬调味品可以冷藏，糖渍或干化的柠檬可以放置于密封袋里，为远离害虫，应放在干冷的地方。

香 蕉

香蕉是一种生产在热带和亚热带地区的水果，起源于马来西亚。最早在公元前6世纪到公元前5世纪的印度文献中就有记载。20世纪，由于运输和保存技术的发展，它才被广泛食用。香蕉树植株可长到3~8米，每棵树可长出一串果实，长1年才能采摘。

香蕉有很多种。香蕉皮呈黄色、紫色或粉红色，厚且不可食用。香蕉的味道和果肉的品质取决于品种。香蕉一般呈绿色时就会摘下，因为不在树上成熟的香蕉味道更好。

营养及药用功效

香蕉富含维生素B和钾，还是维生素C、镁的重要来源。随着香蕉的成熟，其所含有的糖分会发生转变，香蕉在完全成熟之前糖分是很难消化的，在成熟的过程中会转变为葡萄糖和麦芽糖等，这几种糖很容易吸收。这就解释了为什么绿香蕉不易消化，而太熟的香蕉又太甜而且腻。

香蕉可以预防高血压和脑卒中，能起到保护血管的作用。另外，香蕉还有润肠通便、清热解毒和助消化的作用。香蕉也可以润泽皮肤，有利于消除手足皲裂症状，香蕉皮还可以杀菌。

购买指南

香蕉的成熟度可以根据皮的颜色来判断，全熟时有一点黑色或棕色的点，而没有绿色。红香蕉变黑时就代表其已经完全成熟了，选未损坏且不要太硬的。除非是烧着吃，否则也要避免用油炸全绿或很软的香蕉。香蕉可以切成片，制成零食。

百变吃法

香蕉是最普通的水果，通常可剥皮直接

值得一试的佳肴

拔丝金钱香蕉

材料：

2根香蕉，100克生粉，1个鸡蛋，100克白糖

做法：

1. 将香蕉去皮并搓成圆筒状，切成啤酒盖大小、厚薄相等的硬币状，放在干生粉内"拍粉"，取出后放入盆中待用。

2. 生粉加1个鸡蛋的蛋清和适量清水调成蛋清糊，将香蕉均匀地蘸上蛋清，放入温油锅中炸至外皮酥脆。

3. 用干净的锅盛少许清水，加白糖熬至水分减少。

4. 加入少许油，炒至糖汁起浆，将炸好的香蕉倒入，离火翻炒，待糖浆黏住香蕉时倒入滑过油的盆中。

5. 用筷子夹香蕉，蘸冷开水吃。

	香蕉 （每100克）
水分	74%
蛋白质	1克
脂肪	0.5克
碳水化合物	23克
热量	385.1千焦

食用，也可以做成菜肴，最常见的做法是拔丝香蕉。香蕉也可以为许多菜肴调味或做装饰。在西式烹饪中，香蕉可烤、煎或油炸，也可用其他方式烹饪。用香蕉、姜、肉桂、糖或柠檬汁以及朗姆酒或橘子水可制成可口的菜肴，这道菜肴可直接食用，也可放到烤箱里烤20分钟后再食用。香蕉与酸奶、冰激凌和奶酪等食品一起食用味道很好。香蕉片是西餐中经典的甜点。

香蕉还可以用于制作派和蛋糕。用香蕉制作派或蛋糕时可以不放糖，因为香蕉中的淀粉在一定时间内会转变为糖。在很多种菜肴尤其是亚洲菜中，香蕉精可用来调味，香蕉也可以晒干食用。在中非，香蕉还可制成香蕉啤酒。

食用技巧

一旦剥了皮，香蕉很易变色，因此要临吃前再剥皮。

储存方式

香蕉是对温度很敏感的水果，它们不能承受剧烈的温度变化或-2℃以下的低温，对于不成熟的香蕉更是如此，因为低温会减缓或抑制其完全成熟。香蕉可放在室温下，为加快成熟，可放在纸袋里或用报纸包起来。太熟的香蕉只能放在冰箱里，但皮会变黑，不过不影响味道。为保持味道，应直到食用前再从冰箱中取出。香蕉冷藏保存2个月，加一点柠檬汁可防止其变色，并能保持其味道。

菠　萝

菠萝原产于美洲，自古代就已在南美洲和西印度开始种植，后被哥伦布带到欧洲，但未能种植成功。后来葡萄牙人和西班牙人将其传入亚洲殖民地。

菠萝的植株可长至90厘米高，开花时，上百朵紫花呈螺旋形绕着中间的茎。菠萝通常在种植后18~20个月就可以收获。菠萝皮很厚，呈鳞片状，通常是黄色、绿色或红棕色的。菠萝没有

	菠萝 （每100克）
水分	87%
蛋白质	0.4克
脂肪	0.5克
碳水化合物	12克
纤维	0.5克
热量	209.3千焦

子，果肉呈黄色，味甜，果汁含量丰富，接近果实根部的部分更甜、更嫩并且颜色较深。

营养及药用功效

菠萝含维生素C、钾、镁和叶酸。菠萝有利尿、促进肠胃蠕动和麻醉的作用。菠萝含菠萝蛋白酶，这种物质可以阻止凝胶聚集，可用来使牛奶变酸或软化其他水果，但这种特点在烹饪中会被减弱。罐装的菠萝可用于制作凝胶或水果沙拉。

购买指南

挑选比较重的菠萝，叶子最好比较绿，不要买有霉点或外皮呈绿色的菠萝。用手拍拍菠萝，闷闷的声音代表刚熟，空空的声音则代表没什么水分，散发出很浓重的味道代表菠萝已经开始发酵。眼深、有软点或黄叶都表明菠萝已经不新鲜了。菠萝的质量与收获的季节有关，菠萝通常在最成熟时摘下，一旦摘下了，糖分就不会增加，因此也不会再变甜了。

食用技巧

可用不同的方法为菠萝去皮。可将菠萝的头和尾都去掉，用直刀把皮剥去，用刀尖将鳞片和表面的眼去掉，把果肉切成片或小块，熟透的菠萝不用去芯。也可以去掉两端，再对半切开菠萝，用刀将皮削去，按需要可把芯去掉再切成块。也可以只把菠萝顶去掉，将皮削去，再切成块。还可以用专门的菠萝削皮器，只是它们不一定适合菠萝的大小，所以会浪费一些果肉，可以把菠萝放在一个深盘子里来收集削皮和切菠萝时流失的菠萝汁。

猕猴桃

猕猴桃原产于中国，最初被西方国家称为"中国的醋栗"。全世界范围内，猕猴桃多达十几个品种，美国、法国、意大利、西班牙、以色列、智利等国家都在大量种植。猕猴桃的外形与鸡蛋相似，长约7.5厘米，重量介于28~56克。其果肉呈现出如翡翠一般的艳绿色，肉质香甜多汁，稍带一点酸味。在果实中心淡黄色的核周围，有一个漂亮的圆圈，里面都是颗粒非常小的黑色种子。猕猴桃毛茸茸的表皮通常呈褐色，而且质地非常细薄。

营养及药用功效

猕猴桃富含维生素C和钾元素，同时还含有大量的镁、磷、铁以及维生素A。与甜橙和柠檬相比，猕猴桃所含的维生素C成分是前两种水果的2倍，因此常常被用来对抗坏血病。不仅如此，猕猴桃还能稳定情绪、降胆固醇、帮助消化、预防便秘，还有止渴利尿和保护心脏的作用。

购买指南

在选购时，注意挑选表面完整无缺、没有任何瑕疵的果实。熟了的猕猴桃肉质会比较软嫩，用手指轻按会有一点下陷。质地太软或表面有划伤、裂痕等任何损坏的果实，其口味与一般的果实相比会差很多。另外，果实的大小对其质量丝毫没有影响。

百变吃法

猕猴桃是一种非常新鲜的水果，可剥皮直接食用，还可以切成两半，用勺子将果肉挖出

	猕猴桃 （每100克）
水分	83%
蛋白质	1克
脂肪	0.1克
碳水化合物	13.5克
纤维	3.4克
热量	255.3千焦

值得一试的佳肴

猕猴桃鸡柳

材料：

半个切块的猕猴桃，60克鸡胸肉，70克红色甜椒，70克大葱，2小匙植物油，少许米酒、盐、苏打粉、黑胡椒

做法：

1. 将鸡胸肉切片，用米酒、盐、苏打粉、黑胡椒腌渍15分钟左右。

2. 锅内倒入植物油，待油热后放鸡胸肉炒至八成熟。

3. 加入猕猴桃块、红色甜椒和葱条炒一会儿即可。

来食用。西式烹饪中常常用到猕猴桃，猕猴桃切片以后，可用于制作谷类食品（麦片粥）、优格、冰激凌、果汁冰糕以及水果沙拉等。在众多开胃菜、奶酪拼盘、蛋糕、派等甜品中，猕猴桃能够起到装饰作用。猕猴桃还可以与各种肉类、家禽以及鱼搭配做菜。另外，猕猴桃还可以用来制作一种酸酸甜甜的酱汁，这种酱汁可以配合烹饪一些肉类菜品，还可以跟其他的食物一块儿制作其他酱汁和汤。

食用技巧

在榨猕猴桃汁的时候，不要将种子磨碎，否则果汁里会略带苦味。用水煮猕猴桃的时候，为了保持其色泽和口感，煮的时间越短越好。猕猴桃含有光化酸和溴酸，这两种酸在与空气的接触过程中相当活跃，这使得猕猴桃具有了一些特性，其中最突出的就是对食物的嫩化作用。如果将尚未成熟的猕猴桃剥皮以后放置在室外，它们甚至能够使自身的质地变嫩。尽管如此，这一特性在水果沙拉的使用中并没有发挥很大的作用，因为它会让其他的水果迅速软化。另外，猕猴桃可以防止凝胶快速凝固，还可以使牛奶变酸。在制作沙拉等菜时，如果需要加入猕猴桃的话，应在所有工序结束后放入猕猴桃。

储存方式

猕猴桃在采摘之前已经成熟，不过质地仍然比较硬。猕猴桃如果被放置在室温条件下成熟的话，其肉质会变得更加甘甜可口。

将猕猴桃置于室温条件下，直到用手指轻轻按压其表面有轻微下陷时果实就差不多成熟了。为了加快猕猴桃成熟的过程，可将它们单独放在一个纸袋里或拿一个苹果或者一只香蕉一起放在纸袋里以加速其成熟。一般已经成熟的猕猴桃放在冰箱里只能保鲜数日，而对于尚未成熟的猕猴桃来说，在冰箱里放2~3个星期都不成问题。

柿　子

柿子树，原产于中国，是一种阔叶类植物。柿子属于寒季水果，即使到了冬天，果实也不会自动脱落。在日本，柿子是象征着吉祥，是国家级的水果。除日本外，柿子的主要产地还包括中国、韩国、以色列和美国等。

柿子主要被分成两类，一类是亚洲柿子，另一类是美洲柿子。在亚洲柿子中，共同点最多的两个品种分别是"哈齐雅"和"富有"，"哈齐雅"在还没有成熟的时候果肉较涩，而且不可以食用；而"富有"无论肉质较硬的时候还是熟透了之后都可以食用。

营养及药用功效

柿子含有多种对人体有益的营养物质，包括丰富的维生素 A、大量钾元素、维生素 C 以及微量铜元素。柿子还含碘，对于因缺碘引起的甲状腺肿大的治疗有益。另外，柿子还有防止心脏血管硬化的功效。

购买指南

外观色泽优劣并不能够作为果实是否成熟

	柿子 （每100克）
水分	80%
蛋白质	0.6克
脂肪	0.2克
碳水化合物	19克
纤维	1.6克
热量	293.0千焦

的参考。购买时挑选外观完整、没有任何损坏的果实，颜色偏绿甚至偏黄的果实绝对不要列入选择范围内。

百变吃法

柿子生吃相当美味，还可以用来做柿子泥，也可修饰冰激凌、蛋糕、果露等甜品。柿子可以晒干后做成柿饼、制罐头或者果酱。

储存方式

柿子应放在冰箱里保存，既可以直接冷冻，也可做成柿泥以后再冷冻。另外，在柿泥里面加入1/2汤匙的柠檬汁可以防止变色。

石　榴

石榴原产于波斯，种植历史已经超过了4 000年。石榴大多生长在热带以及亚热带气候的国家和地区。通常石榴树能够适应不同的气候条件和不同的土壤类型。石榴的直径一般在7.5厘米左右，果皮比较厚，有韧性，通常呈鲜艳的红色或偏黄色。不同品种的石榴子颜色不同，有深红色、暗粉色和淡粉色。石榴子汁液丰富，口感清爽，酸甜可口。

营养及药用功效

石榴含有丰富的钾元素，同时还为人体提供了大量的维生素C、石榴酸、钠和烟酸。石榴独特的酸味来自于其内部所含的多种有机酸，其中包括一定含量的柠檬酸。石榴有抗氧化的作用，能有效预防心血管疾病，抗癌和抗衰老的作用也十分明显。另外，石榴还有杀菌和止血的功效。

购买指南

在选购石榴的时候，挑选体型较大、表皮完好无损、颜色鲜艳、稍稍带有一点棕色的果实，最好拿在手上比较有重量感。尽量避免挑选表面有皱纹、色泽黯淡、苍白的果实。

百变吃法

石榴子通常可生吃。在大多数热带国家，

	石榴 （每100克）
水分	81%
蛋白质	1克
脂肪	0.3克
碳水化合物	17克
纤维	0.2克
热量	284.6千焦

石榴子还是绝佳的调味品。它们被广泛应用在水果沙拉、混合沙拉、汤、酱汁、奶酪、蔬菜、禽肉以及海鲜的制作中，既可增加美观性，还能够使各种菜品更加鲜美可口。在伊朗烹饪当中，石榴子占据着举足轻重的地位。在欧洲，石榴通常被做成石榴糖浆销售，石榴糖浆被用来制作各种饮料、鸡尾酒、冰激凌、果汁冰糕以及其他甜点。

食用技巧

首先在石榴的表皮上将其以4等份切割，然后轻轻地将皮撬开。石榴子以及周围的果肉均可以直接食用，也可以将其放在碗里，用勺子挖出来食用。带有苦味的隔膜应丢弃。另外，也可以先在石榴表面挖一个小洞，插一根吸管进去，将里面的汁吸出来饮用。还可以先把石榴放在桌面来回滚动几下，轻轻挤压令果汁从子里面流出来。

果汁里面常常混着碎果皮，果皮中的隔膜含有单宁酸，因此果汁的味道会比较苦。另外，由于石榴汁相当容易弄脏衣服，拿的时候要特别小心。

储存方式

石榴在室温条件下一般可以保鲜数日，如果放在冰箱里可储存2~3个星期。石榴非常耐冻，在进行冷冻时，只需将里面的子挖出来，用保鲜膜包好即可。

无花果

有观点认为无花果原产于地中海一带。无花果有着非常悠久的食用历史，从原始时期开始便以其丰富的营养价值以及药用价值闻名遐迩。无花果在白糖未普及之前曾被当作甜味佐料普遍使用。目前无花果主要产地包括土耳其、希腊、美国、葡萄牙和西班牙。无花果总共有150多个品种，从颜色上有白色、青色、棕色、红色或者紫色，有些特别的品种甚至几乎呈黑色。其中最常在市场上见到的品种包括以下几种。

黑无花果：味道甘甜，而且相当干，与其他品种相比不容易腐烂。

青无花果：此品种果皮比较薄，果肉多汁爽口。

紫无花果：在三大品种中汁液最丰富，味道最甘甜，相对比较干，最容易腐烂。

营养及药用功效

新鲜的无花果含有大量钾元素和纤维，其营养价值相当高。不过，干无花果所含的营养成分更加集中。除了丰富的钾元素，干无花果

值得一试的佳肴

石榴乳酪千层派

材料：

500克新鲜软乳酪，1 000克石榴，200克白糖，适量水和吉利丁

做法：

1. 将石榴切成小块，与白糖一同放入大锅中，然后加入适量的水（水必须刚好浸过石榴表面），盖上锅盖熬煮至石榴变成果泥。

2. 将吉利丁溶化并加入石榴果泥里，然后放在室温中晾凉，待果冻变凉后，放入冰箱冷藏。

3. 石榴果冻与软乳酪分别切成约1厘米厚的薄片，然后像是千层派一样，一层软乳酪一层石榴果冻装盘即可。

	鲜无花果 （每100克）	干无花果 （每100克）
水分	79%	28%
蛋白质	0.8克	3克
脂肪	0.4克	1.2克
碳水化合物	13克	65克
纤维	3.3克	9.3克
热量	309.8千焦	1 067.4千焦

值得一试的佳肴

红酒无花果（4人份）

材料：

1 000克无花果，按口味准备一定量的白糖，1瓶浓度较高的红酒

做法：

1. 将所有无花果去皮后切成两半。

2. 取一个较深的碟子，铺上第一层已经切半的无花果，撒一点白糖，再倒一点红酒。依此法将余下的无花果铺满整个碟子，最终红酒的水平线应盖过最上面一层的无花果。

3. 将碟子放入冰箱内冷却至少2个小时。

还含有镁、铁和铜以及其他各种对人体有益的元素比如钙、钠、磷、锌、维生素B$_2$、维生素B$_1$、烟酸、维生素B$_6$等。无花果具有利尿以及通便的功效，还能降血脂、降血压并预防冠心病。此外，无花果还有防癌、抗癌和利咽消肿的作用，干无花果还有滋补养颜的功效。

购买指南

新鲜的无花果坚实饱满、质地柔软，顶端的蒂结实。避免购买表皮发暗，有淤青、霉点或者闻起来有点酸的果实，它们可能已经熟过头了。干无花果气味清新怡人，质地柔软。

百变吃法

在西方国家无花果是相当受欢迎的水果，其不仅可以用于制作水果沙拉和各种开胃菜，还可以跟奶酪和火腿混合烹饪。煮熟的无花果可以制作糖渍水果或者果酱。干无花果既可以直接食用，也可以泡水、泡果汁甚至泡酒，还可以跟杏仁等坚果混合制作填充馅料，也可以

用甜橙颗粒做灌充物制作美味的填充菜品。无花果跟兔肉、家禽肉以及其他野味搭配能够烹饪出相当可口的菜肴。在烹饪大多数菜品时，无花果都可以带梗使用，不需修剪。无花果烘烤以后也可以用来做咖啡伴侣，还可以捣成果泥或者直接泡酒，比如泡威士忌、波尔多或者半干的雪利葡萄酒。

食用技巧

在食用新鲜无花果之前，应尽量小心翼翼地清洗一次。由于无花果极易腐烂，对新鲜果实最常见的处理方式就是晒干或者贮藏。制作干果既可以借助人工方式进行加工，也可以直接将其放置在太阳下晒。为了增加无花果的重量及水分，有时会将无花果跟白糖混合进行烘烤或将其直接浸泡在水里。通常一个无花果制成干果后重量仅为新鲜时的1/3。

储存方法

新鲜无花果特别容易腐烂，放入冰箱可以保存1~2天。为避免受到其他食物气味的影响，要先将无花果用保鲜膜包好再放入冰箱。干无花果应放在凉爽、干燥并且远离飞虫侵扰的地方。

西　瓜

西瓜是一年一结的水果，适宜在温暖条件下生长。西瓜属于甜瓜的一个品种，其发源地被普遍认为是非洲地区。早在远古时期，西瓜已经在全世界被广泛种植和贩卖。西瓜的水分大致占内部所有营养成分的92%~95%。西瓜的主要出产国包括中国、俄罗斯以及土耳其等。

营养及药用功效

西瓜含有对人体非常有益的维生素C和钾等营养元素，西瓜对人体有降血压、止渴利尿以及解毒的功效。另外，西瓜还有润泽肌肤和美容的作用。

购买指南

首先要挑选饱满、结实、有重量感的西

	西瓜 （每100克）
水分	92%
蛋白质	0.6克
碳水化合物	7克
热量	129.8千焦

值得一试的佳肴

西瓜羹

材料：

2500克西瓜，100克橘子，100克菠萝100克荔枝，350克白糖，2.5克桂花

做法：

1. 将整个西瓜洗净，在西瓜一端的1/4处挖开，将顶端取下，挖出瓜瓤。

2. 将西瓜子去除并切丁，菠萝、荔枝切丁。

3. 在锅内放1升水，加入白糖煮开并撇去浮沫，放入桂花煮一下，然后将糖水放入冰箱。将西瓜丁、菠萝丁、荔枝丁和橘子装入西瓜壳内，浇上凉的白糖水，即成西瓜羹盅，放在用西瓜皮做好的座上即可食用。

瓜，表皮看起来应比较光滑并且有光泽，像上过腊一样。一般熟了的西瓜表面有一处发白甚至几乎呈黄色的地方，这是西瓜成熟的标志。用手掌轻拍西瓜表面，如果发出砰砰声则表明这个西瓜含有丰富的水分而且已经熟透了，可以马上食用。不要买表面有裂口、裂痕或者某些地方已经变软的西瓜。

百变吃法

吃西瓜最常使用的方法就是直接鲜食，可以将其切成薄片或者切四等份，也可以切成一块一块的，或者不用切，直接拿勺子把果肉挖成一个一个的球。去了子的西瓜可以用于制作水果沙拉，或者加工以后制成果酱，还可以将其捣成果泥，用来制作美味可口的果汁冰糕和风味十足的西瓜汁。在俄罗斯，人们常常用西瓜汁来制作一种在当地特别受欢迎的红酒。尚未成熟的西瓜可以像夏季西葫芦一样烹饪。

食用技巧

西瓜子其实是可以食用的，在某些亚洲国家，人们常常把西瓜子烘烤以后做成烤瓜子或者经过盐腌加工后做成咸味西瓜子，并把做好的烤瓜子和咸味瓜子当作零食食用。西瓜子还可以磨成粉末（跟谷类麦片差不多）用于制作面包。西瓜皮也可以食用，通常用调味汁或醋进行浸泡，也可以用糖煮制。

储存方式

西瓜虽然是不太耐冻的水果，但也应放入冰箱进行冷藏，将西瓜冷藏保存不仅能够延长新鲜西瓜的保存期限、防止水分流失而影响口感，还可以使西瓜吃起来更加爽口。为了避免切开的西瓜沾染上冰箱内其他食品的气味，在放入冰箱前应先用保鲜膜仔细将露在空气中的果肉部分包裹好。由于西瓜的保鲜期十分有限，即使冷藏处理也应尽快食用。

荔 枝

荔枝原产于中国南部，在中国的种植历史已经超过了2000年，如今，荔枝在中国仍然被当作新年吉祥好运的兆头。荔枝出产国还包括印度、泰国、南非、澳大利亚等。

营养及药用功效

鲜荔枝富含维生素C和钾元素，还含有多种对人体有益的营养物质，包括铜和镁等等。荔枝有补脑健身、增进食欲、益脾开胃的功效，还能促进血液循环并润泽皮肤。

购买指南

在选购新鲜荔枝的时候，尽量挑选果皮红润、没有裂口和裂痕的果实。

百变吃法

新鲜的荔枝非常美味，可单独食用也可用于制作水果沙拉。荔枝还可以做成果酱或加工成罐头或干荔枝，也可以糖渍。荔枝可以跟各种肉以及鱼搭配来做菜。

食用技巧

在剥皮时要注意，尽量不要伤到里面的果

	荔枝 （每100克）
水分	82%
蛋白质	0.8克
脂肪	0.4克
碳水化合物	16.5克
纤维	0.5克
热量	276.3千焦

	龙眼 （每100克）
水分	83%
蛋白质	1.3克
脂肪	0.1克
碳水化合物	15克
纤维	0.4克

肉。用水煮的话尽量不要煮得太久，否则其鲜美的味道会流失。如果同其他配料一起进行料理的话，荔枝应该最后放。

储存方式

将荔枝用一张纸巾包裹起来，放入一个带孔的塑料袋里面，然后放在冰箱里，这样通常可保存数星期。不过，荔枝越新鲜的时候食用口感越棒。荔枝可以带壳冷藏保存。

龙　眼

龙眼原产自印度，在亚洲地区已种植了数千年，龙眼与荔枝和红毛丹有极近的亲缘关系。龙眼的果肉呈半透明状，晶莹洁白，甘甜爽口，口感上稍微比荔枝差一些。龙眼的果核呈褐色，不可食用，龙眼是由于核的中间有一个形似眼睛的白点而得名的。

营养及药用功效

龙眼含有极其丰富的维生素C和钾，此外还含有大量的镁和铜，有补气养血之功效。

购买指南

在选购龙眼的时候，最好是挑选外壳完整无裂痕而且色泽明亮的。

百变吃法

龙眼生吃味道鲜甜可口，也可以用于制作水果沙拉、粥、蔬菜以及酱汁等，煮食或者用油旺火翻炒都是不错的烹饪方法。龙眼可以以果浆的形式装罐，也可以晒干以后经过加工再

做成罐头。龙眼还可干制，从外观上看，龙眼干与葡萄干非常相似。

食用技巧

煮龙眼的时间不可以过长，否则会影响其味道。在剥壳的时候，可以先由梗的部分开始将龙眼的壳剖开。可以提前把核去掉，在用的时候再去核也行。

储存方式

储存时先用纸巾将龙眼包起来，吸去多余的水分，然后将其放入一个带孔的塑料袋，包好后放入冰箱保存，这样可保存2~3个星期。

木　瓜

木瓜原产于美国中部地区，种类繁多。木瓜在热带以及亚热带地区尤其是巴西、墨西哥、印度尼西亚和印度被广泛种植。木瓜长度在10~50厘米不等，重量从几十克到几千克以上都有。

营养及药用功效

木瓜中维生素C含量极为丰富，钾、钙、磷等的含量也很丰富。木瓜有降血脂、抗癌、美容等功效。

购买指南

在选购木瓜的时候应注意，果皮几乎完全变成橘红色、手指按压上去有轻微凹陷的果实就是绝佳之选。表面有黑点或者霉点通常会影响到果实的味道，质地过硬、还完全处于青涩状态的果实也不要购买。另外，质地太柔软、表面有淤青的果实也不要列入选择范围之内。

	木瓜 （每100克）
水分	89%
蛋白质	0.6克
脂肪	0.1克
碳水化合物	9克
纤维	0.9克
热量	163.3千焦

	榴莲 （每100克）
水分	81.1%
脂肪	0.8克
碳水化合物	15克
纤维	1.6克
热量	339.1千焦

百变吃法

吃木瓜的时候可以把里面的果肉挖出来，一勺一勺地细细品尝，可以加糖也可以洒一点酸橙汁。木瓜还可以用来做果泥或者是鲜榨果汁。

食用技巧

青木瓜的用法与冬瓜非常相似，在大多数食谱中，它甚至可以代替冬瓜制作菜肴。在烹饪之前，有的时候需要先将其所含的白色酸性液体排干，然后再开始下一步的操作。

榴 莲

榴莲原产于马来群岛。其植株与猢狲面包树（又名猴面包树）、可可树、棉树、锦葵树都有着相当近的亲缘关系。榴莲在成熟的时候散发出来的气味相当难闻，但是其入口后的独特的味道还是得到了许多人的喜爱。

营养及药用功效

榴莲富含钾元素和维生素C。榴莲能增进食欲并促进肠胃蠕动。

购买指南

为了尽量避免腐烂的可能性，应挑选果实表面完整，无缺口、裂痕或者疤痕的果实。通常成熟程度较好的榴莲其外壳偏黄。

百变吃法

一旦习惯了榴莲发出的难闻的气味，很多人都承认，榴莲肉实际上是很美味的。一般榴莲都是作为水果生食，只需要用勺子掏出来食用即可。榴莲用于烹饪的话可以跟糯米搭配食用，还可以跟馅饼一起食用。

食用技巧

在食用榴莲的时候，只要用手在裂口处轻轻地掰开即可，非常简单方便。取一把比较锋利的菜刀，沿着榴莲外壳的凹槽将其剖开，用勺子挖出果肉，并取出里面的子。

储存方式

榴莲一般在室温条件下可以成熟，不过，一旦成熟之后它的外壳就会开始出现裂缝，为了防止果肉很快腐烂，应立即食用或者放入冰箱里面冷藏。冷藏的时候要将榴莲肉包装好，放在冰箱内远离其他食物的地方。用盐水泡的方法贮藏榴莲可以保存大约1年以上的时间，而且在1年内可以随时食用。

枇 杷

枇杷原产于中国和日本，多生长在亚热带国家，包括以色列、印度、智利以及巴西等。早春时节，枇杷树会结满果实。枇杷形似梨，长约7.5厘米，果实的表皮极薄，呈黄色，可食用，常常有一层柔软的绒毛覆盖。枇杷果肉很少，颜色接近奶油色或橙色，有的坚实饱满，有的柔软细腻。枇杷的果实多汁，口感清爽，微微带酸同时又不乏甘甜可口。但在还没有完全成熟之前，枇杷果实的味道很酸。

营养及药用功效

枇杷含丰富的钾元素和维生素A。枇杷有利尿、滋补和强身健体的特殊功效，对促进消化、

	枇杷 （每100克）
水分	87%
蛋白质	0.4克
脂肪	0.2克
碳水化合物	12克
热量	196.7千焦

解暑、润肺止咳、预防感冒都有较好的作用。

购买指南

在挑选枇杷的时候，肉质柔软、果皮光滑的果实就是最佳的选择。有些枇杷的果皮表面带有褐色的斑点，这样的果实的味道通常比没有斑点的果实更加鲜美可口。

百变吃法

不管带皮或不带皮、生食还是煮食，枇杷的味道都同样鲜美可口。水煮常常可以使枇杷呈现出独特的味道，在西式烹饪中，枇杷可以被用来制作水果沙拉、派、果冻以及果酱。除此之外，它还可以制酒或者做糖渍枇杷，也可以加工成罐头。枇杷的核不管是完整的还是磨成粉，都可以做成香料或调味品食用。

储存方式

由于枇杷被采摘下来的时候已经成熟，因此最好尽快食用。

芒　果

芒果原产于印度，早在6 000多年以前就开始被种植。有些品种的芒果较圆，还有的呈椭圆形或者肾脏的形状。一个芒果的平均长度为10厘米左右，重量介于255~1 400克。芒果的果皮细薄光滑，多呈偏青绿色、浅黄色或者浅红色，并常常带有淡紫色、淡粉色、橙黄色或者鲜红色，果肉一般呈橘色或者橘黄色。芒果富含纤维成分，其果肉多汁甘甜、爽滑细腻、芳香浓郁。芒果还带有轻微的酸味及辣味，常常会带来出奇的鲜美口感。

营养及药用功效

芒果不仅含有非常丰富的维生素A和维生素C，还含有大量钾元素，除此之外，芒果还能为人体提供一定的铜。芒果皮对口腔和皮肤均有刺激性，常常会导致人体出现过敏反应。未成熟的芒果有时会造成轻微腹泻。

购买指南

成熟的芒果会散发出甜美的迷人芳香，手指按压上去还会有轻微的凹陷。已经熟透了的果实，表面会出现少许黑色的斑点。而过早采摘的果实表皮则会变皱，果肉呈纤维状，味道颇酸。总的来说，在购买芒果的时候应尽量挑

	芒果 （每100克）
水分	82%
蛋白质	0.5克
脂肪	0.3克
碳水化合物	17克
热量	238.6千焦

值得一试的佳肴

芒果鸡肉（4人份）

材料：

1只鸡（约1 500克），25克鸡精，1个洋葱，搓碎的肉桂粉末，2个芒果，搓碎的芫荽末，30毫升黄油，45毫升花生油，适量的胡椒粉和食盐，少许碎柠檬皮

做法：

1. 将鸡肉切块，与适量食盐、胡椒粉混合拌匀备用。把洋葱剁碎，芒果去皮以后切成两半，去核，再将芒果肉切片。

2. 取一个炒锅，倒入1汤匙食用油，在火上将黄油融化。把鸡肉下锅翻炒10分钟，直至所有鸡块转为褐色。取出备用，注意保温。

3. 取一个防火的砂锅，将余下的油加热，倒入洋葱末翻炒几分钟直至洋葱变软，呈透明状。加入芒果切片，双面轮流进行油煎。

4. 将鸡块、鸡精、柠檬皮、肉桂末以及芫荽末统统倒入砂锅，搅拌均匀以后，盖上盖子焖上45分钟即可。

选软硬适中的果实。

百变吃法

芒果可以去掉皮生吃，也可以用于烹饪菜肴，在西式烹饪中芒果常与其他水果混合制作水果沙拉，跟一些粗谷类食品（燕麦片）或薄煎饼一起食用也都十分鲜美可口。芒果与优格、冰激凌、果汁冰糕等搭配能够为这些甜品增添一番风味。除此之外，芒果还可以用来制作果酱、果冻、糖渍芒果以及芒果汁，等等。芒果也可以用于烹饪，可制成品种丰富的菜肴，包括开胃菜、汤以及各类酱汁等。另外，芒果还可以被当作蔬菜使用，以配合各种肉类或者鱼类烹制佳肴。熟透了的芒果还可以和火腿、鸭肉、家禽肉、猪肉、鱼肉以及豆荚等一起烹饪出美味佳肴。

食用技巧

在食用芒果之前先剥皮。另外，在处理芒果的时候尽量避免将芒果的汁液溅到衣服上面，一旦留下印迹就会很难弄掉。

储存方式

芒果属于比较耐储存的水果。尚未成熟的芒果放在室温条件下即可熟透，放入纸袋中可加快其成熟。熟透的果实在冰箱里通常可以保鲜1~2周。另外，芒果还可以水煮制成糖浆或者果泥后冷藏，如有需要可以添加一些白糖、酸橙汁或者柠檬汁。

枣

枣树原产于中东，适宜在温暖的气候下生长。一粒枣子本身大约有2.5~5.0厘米长，直径约2厘米。未成熟的枣的果肉常常呈青色，待完全成熟以后逐渐变成金色甚至棕色。枣中心细小的核实际上是一个角状的蛋白。枣最主要的3个品种分别是软肉枣、半干肉枣和干肉枣。

营养及药用功效

枣所含糖分相当高，并且富含蛋白质、抗坏血酸、维生素C、钙和铁等营养成分，因此枣

	枣（每100克）
水分	24%
蛋白质	1.9克
脂肪	0.5克
碳水化合物	33.1克
纤维	2.3克
热量	1 134.4千焦

值得一试的佳肴

杏仁泥灌枣

材料：

24粒枣，80克杏仁末，80克白糖，一个稍微打匀的蛋清，15克杏仁汁

做法：

1. 纵向地咬开枣，去除里面的核。

2. 制作杏仁泥，先将杏仁末与白糖混合放置于一个小碗里，倒入蛋白和杏仁汁，搅拌均匀。

3. 将杏仁泥分成24等份，每一份都搓成两倍大小的枣核形状，然后尽可能地塞入去了核的枣，分别放在小的纸烤盘上，待全部做好以放入烤箱进行烘烤。

属于营养价值非常高的水果。枣能提高人体免疫力，抑制癌细胞发展，还可以降胆固醇、防治骨质疏松和贫血，此外，枣还有益心润肺、益气生津、养血安神、益智健脑的作用，是上好的滋补养颜佳品。干枣富含钾元素，同时还含有大量对人体有益的铁、镁、铜、烟酸、维生素B_6。枣具有保健强身的作用。

购买指南

挑选饱满、肉质松软、色泽鲜艳的枣，将那些颜色暗淡或者看起来被晒得干瘪、已经发霉甚至发酵的果实挑出去。在市场上销售的枣有带核的也有无核的。

百变吃法

枣不仅仅可以作为新鲜水果单独食用，也可以用来制作风味各异的菜肴。在北美洲，人们常常用枣来制作各种各样的甜味食品，比如蛋糕、曲奇饼干、方枣饼、松饼等。在阿拉伯国家，枣可以用来做填充枣、糖渍枣或者跟沙

拉和谷物食品（如燕麦片）一起食用，还可以用于制烈性酒。在印度，人们通常用枣来制作酸辣酱或放入咖喱中进行调味。

食用技巧

如果要使干枣再度充满水分，只需将它们浸泡在水里数小时直到完全浸透即可。由于枣所含糖分较高，本身的味道已经很甜，因此制作菜肴的时候需要考虑少加或完全不加白糖。

储存方式

将枣储存在密封的容器中，置于阴暗、凉爽而且干燥的地方可以防止枣的水分流失而导致变干。由于品种不同，枣的保存期限一般从6~12个月不等。新鲜的枣可以放在冰箱里冷藏，这样可以存放至少2周。为防止被冰箱里其他食物的气味所影响，应将枣用保鲜膜仔细包装好后再进行冷藏。

椰　子

椰子被认为原产于东南亚和马来西亚诸岛。椰子树可以长至30米高，果实通常会长5~6串，每一串含有12个椰子。椰子外有一层纤维性外皮（果皮），大约有5~15厘米厚，外皮下面是坚硬的褐色外壳，里面是一层果肉，再往里面的空腔内充满了乳白色的液体，其被称为椰子水，随着椰子不断成熟，椰子水会变成乳白色的果肉。椰子的可食用部分是果肉和果实中空部分所含的椰子水。

营养及药用功效

椰子的营养价值在于它的果肉是新鲜的还是干燥的，或是椰子汁还是椰子水。新鲜椰子富含钾，纤维含量也很高，还含有铜、铁、镁、叶酸、锌和磷。椰肉的含油量很高，对补充营养和美容都有好处，椰子还有使人放松、利尿和补益脾胃的功效。未加糖的干椰肉富含钾、铜、镁，也含有纤维、铁、锌、磷、维生素B_6和泛酸。椰子水可缓解肠道病痛。

购买指南

要选含有椰子水并且没有裂开的椰子（这很容易鉴别，只需摇一摇果实），椰子要带有完好坚硬的"眼"。椰子有整个出售的，也有干燥后弄碎或切成薄片出售或烘烤后出售的，还有的制成罐装椰子汁出售的。

百变吃法

新鲜果肉或干果肉以及椰汁、椰子奶油在烹饪中被广泛使用。未成熟的椰肉可生吃，干椰肉可用作配料、装饰或调味品加入很多菜肴中。在世界各地的烹饪中，椰子的用途很广泛，在印度椰汁被用来做咖喱粉、沙司和米饭，也被加入汤、炖菜和饮料里，椰子还被用来烹饪肉、家禽和海产食品。用搓碎的未加糖的椰肉与热水、牛奶以及椰子水一起可做椰汁。从椰肉中提取的椰子油或干椰子油，可当作烹饪用油也可以做成椰子黄油。

食用技巧

先用一个尖头工具在外壳顶部的柔软区域（椰子的"眼"）穿一个孔。把外壳里的汁液倒入容器中，然后慢慢把椰子翻转过来在椰子自上而下1/3处（椰子"眼"之下）用铁锤或工具刀用力击打，把外壳分成两半，取出白色的果肉。在椰眼被刺穿、液体被倒出后，将椰子在80℃烤箱里放30分钟外壳就会裂开，果肉就很容易取出。

	未加工 （每50克）	加糖、搓碎的干果肉 （每50克）	不加糖、搓碎的干果肉 （每50克）	椰子汁 （每50克）
蛋白质	1.7克	16.8克	7.6克	4.5克
脂肪	16.1克	23.8克	2.7克	3.5克
碳水化合物	12.2克	2.6克	4.6克	48.2克
纤维	1.8克	0.5克	9.4克	2.8克

值得一试的佳肴

椰汁虾（4人份）

材料：

500克虾　　1个柠檬，1个洋葱　　2头大蒜，2个红色或绿色甜椒，10毫升花生油，1茶匙姜末，1茶匙咖喱粉，1茶匙姜黄根，250毫升椰子汁，1/2茶匙盐

做法：

1. 将柠檬洗净切片。

2. 清洗虾，去不去壳皆可。

3. 洋葱去皮后切碎，大蒜切碎。将甜椒平分为两半，去子，稍微切碎。

4. 在煎锅中把油加热，炒洋葱、大蒜和生姜，不要使洋葱变成褐色。加入甜椒，姜黄根粉和咖喱粉，把混合物再炒1分钟。加入虾，大约炒3分钟直到虾变色。倒入椰子汁，加入盐。不要盖锅盖，煨3~5分钟，不断翻动，直到汤汁变浓。

储存方式

外壳没有打开的椰子在室温下可存放2~4个月。一旦打开，它可以在冰箱里冷藏1周，冷冻可以保存9个月。新鲜的椰子和椰子汁要放在冰箱里保存。干椰子要放在凉爽、干燥的地方并要防风防虫。

鳄　梨

鳄梨原产于中美洲或南美洲，为人所知已有好几个世纪了。现在世界上最大的鳄梨种植国是墨西哥、美国、多米尼加共和国、巴西和哥伦比亚。鳄梨大约有12个品种，最常见的是哈斯鳄梨，形状椭圆，当果实熟了后，其表皮呈黑色或深黑色。鳄梨果肉呈黄绿色，肉质厚实，质地呈黄油状，味道像坚果。除了鸡尾酒鳄梨，所有的鳄梨中心都有较大的凹陷，很容易看到。

营养及药用功效

鳄梨富含钾、叶酸以及丰富的维生素B_6，也含有镁、铜、铁和锌。鳄梨是一种极富营养的高能量食物，鳄梨脂肪含量很高，其含有大量的酶，可以加速脂肪的分解，有健胃清肠的作用。

购买指南

选择比较重但不粗糙、无黑斑的果实，太软的一般是熟过头了。

百变吃法

鳄梨通常生食，不常用来烹制。在西式烹饪中，人们经常是将其简单地切成两半后用酸辣沙司、蛋黄酱或柠檬汁、盐和胡椒来调味。

鳄梨可以做三明治和沙拉，可用来制作热汤或凉汤，可做甜点如冰激凌、鲜奶油慕思、水果沙拉，也可同海产品或鸡肉一起烹食。牛油果墨西哥酱是最流行的墨西哥菜，这道菜就是用鳄梨同辣椒、洋葱、香料、酸橙汁及玉米粉圆饼做成的。

食用技巧

用不锈钢刀将鳄梨切成两半，如果肉粘在核上，向反方向轻轻一拧，然后用刀一拨或用勺舀出即可。用于烹饪时鳄梨应最后放入。鳄梨遇空气易褪色，为了防止褪色，可以在切开的鳄梨上洒点柠檬汁或醋。

储存方式

鳄梨在室温下可慢慢成熟。如想让鳄梨快点熟透，可用纸袋包装，置于冰箱里。整个的

	生鳄梨 （每100克）
水分	74.3%
蛋白质	2克
脂肪	15.3克
碳水化合物	7.4克
热量	673.9千焦

鳄梨可放在冰箱中保存2~3天，切开的鳄梨可放1~2天（可用柠檬汁将果肉腌一下以防止褪色）。鳄梨泥冷藏可保存1年。

	木菠萝 （每100克）	木菠萝的种子 （每100克）
蛋白质	1.5克	19克
脂肪	0.3克	1克
碳水化合物	24克	74克
纤维	1克	4克
热量	410.2千焦	1 603.2千焦

油，防止果实里面的黏性汁液流出来将手指和菜刀粘住。切开木菠萝将里面的子取出扔掉。

储存方式

木菠萝在室温条件下一般能保存3~10天，切开的或者已经成熟的果实应立即放入冰箱冷藏。通常，为了更好地保存，可在果实表面涂一种糖浆，这种糖浆，糖和水分的含量是完全相同的，而且还添加了少量的柠檬酸。

木菠萝

木菠萝体积非常大，一个普通的木菠萝果实通常在7~15千克，某些特殊品种的果实可以重达30千克。木菠萝果肉大概只占到果实总重量的30%左右。

营养及药用功效

木菠萝有止渴、通乳、补中益气的功效。

购买指南

在选购木菠萝的时候，尽量挑选表面没有淤青而且任何部位都没有发软的果实。另外，散发出浓郁香味的果实通常都是成熟度比较好的，属于绝佳的选择。

百变吃法

木菠萝在未成熟时只能作为一种蔬菜烹饪，成熟以后才可以当成水果食用。如果单独食用，除生吃外，木菠萝还可以煮食、剁碎、切片、制作水果沙拉或者冰激凌。木菠萝还可以做成果泥或者果酱。经过处理，木菠萝还可以榨果汁或磨成粉，做成冰冻水果或者干果。

食用技巧

切木菠萝之前，先在手指和菜刀上抹一点

红毛丹

红毛丹又叫毛荔枝，原产于马来西亚，在东南亚的许多地区都有种植。红毛丹果实成串生长，周身布满柔软的毛刺。红毛丹直径大约5厘米，外壳松脆且容易剥开，果肉稍有些透明状，洁白晶莹，光滑柔嫩，浓郁多汁。红毛丹的果肉内有一粒光滑平坦的、不可食用的核。不同品种的红毛丹其果肉的味道也稍有区别，有的甘甜可口、鲜香柔嫩，有的略带酸味，有的还酸性十足。

营养及药用功效

红毛丹富含维生素C和大量的铁和钾元素，具有润肤养颜、清热解毒的功效。

购买指南

在选购红毛丹的时候，挑选表面色泽鲜红，毛刺呈绿色并且不潮湿的果实。

百变吃法

红毛丹通常可新鲜食用，在西式烹饪中，红毛丹和荔枝可互相代替。红毛丹可以做水果

	红毛丹 （每100克）
水分	82%
蛋白质	1.0克
脂肪	0.1克
碳水化合物	14.5克
纤维	1.1克
热量	267.9千焦

	番石榴 （每100克）
水分	86%
蛋白质	0.8克
脂肪	0.6克
碳水化合物	12克
热量	209.3千焦

沙拉，也可以跟冰激凌搭配食用，还可以同多种蔬菜和肉类一块儿烹饪，红毛丹还可以加工成果浆或罐头。

食用技巧

切开后轻轻去掉外壳，仿照剥了一半的鸡蛋，去掉果实上面一半的壳，下面的那一半留下来盛放果肉。

储存方式

红毛丹属于易腐烂的水果，即使放在冰箱里冷藏，保鲜期也不超过1个星期。红毛丹制成果浆或果酱后通常能够存放3~4个月。

番石榴

番石榴原产于美洲热带地区，大多生长在热带和亚热带国家和地区。番石榴果实直径通常在5~7.5厘米之间，果皮较细薄并可食用，番石榴果肉内部含有大量颗粒较小的子，这些子质地较硬，不可食用。

营养及药用功效

番石榴含有相当丰富的维生素C和钾元素，还含有一定量的维生素A、烟酸、磷和钙元素。番石榴具有收敛止血以及通便的功效。

购买指南

尽量挑选表面光滑、没有瑕疵、软硬适中的果实。熟过了头的番石榴通常会散发出一股相当难闻的气味，而尚未成熟的果实则味道苦涩，不适宜食用。

百变吃法

番石榴既可做新鲜水果生吃也可煮食，在西式烹饪中通常用于制作开胃菜或各种甜点。煮过的番石榴可以制作成果酱、果冻、酸辣酱等各种酱料。在制作各种酱汁、水果沙拉、派、布丁、冰激凌、优格以及某些饮品的时候加入番石榴也能增加风味。

食用技巧

番石榴既可以带皮也可以剥皮食用，食用前需将果实一切为二，可根据烹饪需要去了。

储存方式

番石榴在室温条件下可自行成熟，用纸袋包装保存有助于加速其成熟。熟透的番石榴放在冰箱里可以保存几天。

西番莲果

西番莲果原产于巴西，也称为百香果，主要生长在一些热带国家和地区，如新西兰、马来西亚、非洲、西印度群岛等。西番莲跟鸡蛋差不多大小，果皮通常呈黄色、橘色或紫色。果肉微酸，甘甜多汁，香气浓郁，味道清爽。果肉里面含有大量可以食用的小颗粒的种子，口感松脆。

营养及药用功效

西番莲果含有非常丰富的钾元素，同时还含有多种对人体有益的营养元素，比如铁、镁、钠、烟酸以及维生素A。西番莲的花和叶均有抑制痉挛症状发生的功效，还有麻醉的作用。

	西番莲果 （每100克）
水分	73%
蛋白质	2.2克
脂肪	0.9克
碳水化合物	23克
热量	418.6千焦

购买指南

挑选果皮表面有皱纹但没有淤青而且比较有重量感的果实。如果表面光滑不起皱，那就说明果实还尚未成熟。

百变吃法

新鲜的西番莲果生吃相当美味。在水果沙拉、奶油蛋羹、法式苹果蛋糕、优格、冰激凌、果汁冰糕、蛋糕、布丁以及各种饮料的制作中常会用到西番莲。西番莲经过水煮以后可以用来制作果酱以及果冻，还可以用于制作宾治酒和鸡尾酒等多种酒精饮料。

储存方式

熟西番莲果放在冰箱里储存，保鲜期在1周左右。西番莲的果肉可以放在冰块盒内进行冷藏，包装好以后可以保存3周左右。

山　竹

山竹原产于马来西亚、菲律宾以及印尼等地。山竹的外观奇特，果实呈圆形，直径约7.5厘米。其外壳厚实坚硬，不可食用。剥开外壳以后，包裹着果肉的是一层偏红色的膜，其质地较厚，也不可食用。果肉颜色白皙，形似珍珠，味道甘甜。有的果肉中有淡粉色可食用核。山竹被公认为是整个亚洲地区肉质最饱满、汁液最丰富的水果。

营养及药用功效

山竹富含钾和维生素C，还含有一定量的铁以及烟酸，具有清热降火的功效。

购买指南

最好在果实成熟的高峰期购买。山竹味道最佳的时候果皮呈紫色，轻轻按压表面会有轻微凹陷。尽量不要挑选质地太硬的山竹，这样的果实通常都已经熟过头了。

百变吃法

山竹最好是生吃，在西式烹饪中可以跟草莓或者覆盆子一块儿制作可口的甜品，还可以制作果酱或混合水果沙拉。把山竹肉捣成果泥可以用来为优格、冰激凌、果汁冰糕、蛋糕以及布丁等甜品调味。山竹肉还可以加工成一种醋，山竹的子也可以被用来提炼食用油。

食用技巧

山竹在料理前通常需要剥皮，最好的方法就是用餐刀绕着果实的中心割一个口（注意不要伤及里面的果肉），稍微旋转几下就可以把皮去掉。

储存方式

山竹特别容易变质，放在室温条件下仅可保鲜2~3天，放入冰箱则可以保鲜1周。

	山竹 （每100克）
水分	84%
蛋白质	0.5克
脂肪	0.3克
碳水化合物	14.7克
热量	238.8千焦

橄　榄

橄榄是最古老的种植作物之一。据考证，橄榄很可能是在公元前5000年到公元前3000年之间起源于克里特地区，然后开始传向埃及、希腊、巴基斯坦和亚洲少数民族地区。如今，橄榄的种植仍是地中海地区国家经济的重要组成部分。

橄榄树通常会长到3~7米高。橄榄不可直接

	绿橄榄 （每100克）	黑橄榄 （每100克）
蛋白质	28克	16克
脂肪	2.5克	2.5克
碳水化合物	0.3克	1.5克
纤维	0.8克	0.5克
热量	96.3千焦	104.7千焦

食用，必须浸软后再进行各种加工才可食用。

营养及药用功效

橄榄富含各种营养素，如维生素E、胡萝卜素、维生素B_1、镁等，还含有挥发油。橄榄中钙和钾含量特别丰富，维生素C含量也很高。橄榄有健胃利肝、抗炎消肿、防止脱发的功效，还可以解河豚毒及酒毒。另外，橄榄叶子还可用于降血压和降血糖。

购买指南

橄榄通常散装、坛装或罐装售卖。购买散装橄榄时，要确定它们一直被保存得很好。

百变吃法

在西式烹饪中，橄榄十分重要，可用来做沙拉，还可用于烹饪许多特色菜包括橄榄酱、比萨饼、牛肉扇贝、牛肉合子、鸭等。在西班牙菜系中，橄榄很受欢迎。另外，橄榄可提炼出芳香的精油。

储存方式

橄榄置于密封盒中可保存1年，打开后需冷藏。散装橄榄也应密封并冷藏保存。

花　生

花生是一种起源于南美洲巴西和玻利维亚的一年生植物，也有观点认为花生起源于中国。几个世纪以来，花生都是南美洲的主要食物，在15世纪，西班牙和葡萄牙殖民者到达南美洲大陆之前，阿兹特克人就已开始种植和食用花生了，后殖民者将其带到非洲和菲律宾。

花生有10多个品种，植株可以长至75厘米高，开黄色小花。开花后茎继续生长并伸向地面，可以穿透土层2.5~7.5厘米深，果实在地下生长并成熟。收获时通常把花生植株整个拔出后去根，然后去掉荚，在地里或干燥棚里干燥几天。

营养及药用功效

作为一种营养食物，花生含有大量的蛋白质、脂肪和热量。生花生含有大量的维生素B_1、烟酸、镁、钾、泛酸、铜、锌、磷和铁。烤花生含有镁、烟酸和钾、锌、铜、维生素B_6。花生里的蛋白质是不完全蛋白质，某种氨基酸含量非常低。花生里的脂肪有85.5%为不饱和脂肪酸，其中57%为单不饱和脂肪酸，28.5%为多不饱和脂肪酸。花生可以预防心脏病、高血压、脑溢血以及动脉硬化。花生还可以止血，对血友病、术后出血及各种内脏出血都有疗效。花生能够防治皮肤病并润泽肌肤，此外，花生还可以促进新陈代谢、改善神经系统、增强记忆力，还能抗衰老，有延缓脑功能衰退的作用。

购买指南

花生易受黄曲霉毒素的污染，黄曲霉毒素是一种致癌物质。为了避免食用这样的花生，购买时不要选择那种陈的、褪色的、发黑的、腐臭的或发霉的花生。

百变吃法

花生可以整个或压碎食用，可以烘烤、煮制或炒食，放不放盐、去不去皮皆可。可以涂以蜂蜜、巧克力酱食用。花生经常作为小食品食用，可以替代杏仁。

花生蛋白质是一种极佳的蛋白质，是美

	生花生 （每50克）	干炸后的花生 （每50克）
水分	5.6%	1.4%
蛋白质	13克	11.8克
脂肪	23.8克	24.8克
碳水化合物	9.3克	10.7克
热量	1 180.5千焦	1 226.5千焦

花生酱炸虾（4人份）

材料：

80克带壳烤花生，80毫升椰子奶，1个小洋葱，1撮红辣椒粉，1瓣蒜，1撮盐，75毫升花生油，500克鲜虾，1汤匙切碎的芫荽叶，1汤匙酸橙或柠檬汁，1汤匙孜然末，1汤匙碎鲜姜

做法：

1. 用食品搅拌器将花生搅碎。

2. 将蒜和洋葱切碎。

3. 倒两勺油并烧热，然后轻轻地炒洋葱，放入蒜、芫荽叶、孜然末、姜，再放入花生，小火烹制1分钟后，搅拌。

4. 慢慢地加入椰子奶，然后用辣椒粉和盐调味。将之烹制成光滑而醇厚的沙司，备用。

5. 将余下的油加热，迅速放入虾，烧至虾两侧都发红。

6. 加点酸橙汁或柠檬汁，调味前焖1分钟，将汁浇到虾上。

洲、非洲、印度和印度尼西亚居民几个世纪以来的主要蛋白质来源之一。花生可与肉、鱼、禽一块儿烹制菜肴，也可入汤、做沙拉或做点心。花生的种子可提炼花生油，花生油用途广泛、味道柔和、耐高温，可多次炸。世界上2/3的花生都用来榨油。

食用技巧

花生煮后会变大一些，但还是很结实的，如果再加热或烹制过久，就会变软。花生烹制约需30分钟。

储存方式

干花生比烤花生更易变质。可放在冰箱中储存。烤花生可放在阴凉而干燥、没有虫子的地方，也可以冷藏，烤花生冷藏可保存6个月。

核　桃

核桃树的种植历史已有数千年。核桃原产于印度，后由罗马人引入欧洲，自4世纪以来就在欧洲种植。核桃树的品种繁多，其中原产于

东南欧和西亚的品种可以生长300~400年，核桃树通常可以长到0.9~2.4米高。核桃的两瓣果仁表面凹凸不平，有1/3连在一起，其余的部分由一层薄膜分隔开。核桃果仁呈白色，味道浓郁，有一层极薄的皮。

营养及药用功效

核桃中86%的脂肪是不饱和脂肪酸。

核桃富含铜、镁、钾、维生素B_6、叶酸和维生素B_1，也含有纤维、磷、烟酸、铁、维生素B_2和泛酸。长期以来人们都认为核桃有各种各样的药用功能。干核桃能适度放松和去污。因为核桃的形状很像人脑，所以它曾经被认为可以缓解头痛。核桃可以减少肠道对胆固醇的吸收，对动脉硬化、高血压和冠心病人有益，核桃有温肺定喘和防止细胞老化的功效，还能有效地改善记忆力、延缓衰老并润泽肌肤。核桃树叶中含有抗生物质，因此可杀菌。

购买指南

核桃暴露在空气中或处于潮湿、高温或光线直射的环境中，会很快变质。买带壳的核桃时，要选相对较沉、饱满的果实，壳要完好无缺，没有裂口和穿孔。买去壳的核桃时应该选脆的，不要选那些软的、枯的或是腐臭的。真空罐装出售的核桃通常比较新鲜。

百变吃法

核桃可以整个食用、也可以切碎或磨碎食用，生食或烤熟食用均可。核桃通常被当作零食和小吃，在西式烹饪中也会用于制作甜点，如蛋糕、奶油糕点、松饼、馅饼、小甜饼、冰激凌或沙司、三明治、奶酪以及煎蛋卷等。核桃还可以用作调味品加入火鸡填料等食物里。

用醋腌渍的未成熟的核桃也可以加入果酱

	核桃（每50克）
水分	3.6%
蛋白质	7.2克
脂肪	31克
碳水化合物	9.2克

核桃鸡汤

材料：

250克鸡翅尖，2根胡萝卜，1个洋葱，1颗丁香，1棵芹菜，5克百里香粉（或五香粉），1片香叶，25克鲜奶油，1个蛋黄，适量精盐、胡椒粉

做法：

1. 鸡翅尖摘净细毛，放入煮锅内，加入600毫升清水，烧开，去净沫后，放入去皮的胡萝卜、切成块的洋葱、丁香、芹菜、百里香粉和香叶，加盐、胡椒粉烧40分钟。

2. 砸开核桃壳，去掉核桃仁上的薄膜，切成小块。盛蛋黄的碗里加入鲜奶油，调匀，加入核桃块和芹菜细末，搅拌均匀。

3. 鸡翅尖煮熟后，将汤过滤后再倒入锅内保温。

4. 捞出鸡翅尖，剔去骨头，将肉和胡萝卜一起绞成泥，再放入锅内，煮开，倒入汤盆。

和腌泡汁。核桃可以提炼出油，核桃油比较昂贵，其味道浓郁，主要用在沙拉里。核桃的外壳中有一种芳香物质，可用来做利口酒。

储存方式

核桃要放在密封的容器中保存，远离潮湿和高温的环境。去壳的核桃只能保存2~3个月，带壳的核桃可以存放6个月，可放在冰箱里保存以防止变质。核桃可以冷冻，去壳的核桃可以冷冻保存1年。

板 栗

有观点认为板栗原产于地中海盆地和小亚细亚，当地人从史前时代就开始食用板栗了。板栗树宏伟高大，和橡树有亲缘关系，有100多个不同品种。板栗被包裹在一层有刺的外壳里，一个板栗果实通常会包含3个独立的三角形的扁平小板栗。板栗的果仁呈米色，表面起皱，果仁外覆盖着一层棕色的薄膜，薄膜外是一层坚硬的、不可食用的红褐色外皮。改良培育的板栗树只产1个单个的大坚果，果肉更多，味道更可口。

营养及药用功效

板栗的碳水化合物有40%由淀粉组成，实际上，板栗的淀粉含量是马铃薯的2倍。新鲜板栗富含维生素C和钾，也含有叶酸、铜、维生素B_6、镁和维生素B_1。

煮好的板栗富含钾，也含有维生素C、铜、镁、叶酸、维生素B_6、铁、维生素B_1和磷。板栗具有防腐杀菌的作用，还能防止贫血并缓解胃部不适。板栗对防治高血压、冠心病、动脉硬化、骨质疏松等疾病有很好的效果，还有抗衰老的功效，常吃可延年益寿。板栗会导致肠胃胀气，尤其是生吃的时候，但是这些影响可以通过细嚼慢咽的方式来减轻。

购买指南

要选那些比较重、坚硬、外壳致密而有光泽的板栗。轻而软、外壳色泽暗淡、起皱的板栗就不新鲜了，最好不要购买。

百变吃法

板栗可以煮、蒸、炖或烤制食用。在西式烹饪中板栗常被加在汤、火鸡填塞料或炖菜里。去皮的整个板栗常常加水或果汁制成罐头，也可以加糖做成糖煮或糖渍板栗，还可以泡在酒里保存，或用来做果酱和板栗泥。板栗还可以被磨成粉用于制作蛋糕、玉米糕、薄烤饼、华夫饼干、麦片粥或面包。板栗泥可被用来制作冷饮、布丁、蛋白粉、馅饼等食品。在欧洲，板栗通常同野禽和家禽一起烹饪。

	新鲜板栗 （每100克）	煮熟的板栗 （每100克）
水分	52%	68.2%
蛋白质	3.0克	2.0克
碳水化合物	44.2克	28.0克

鲜栗炖鸭

材料：

400克鲜栗子肉，1 000克光鸭，3个青蒜，6片姜，100克磨豉酱，适量的味精、老抽、白糖、精盐、色拉油和绍酒，半碗汤水，少量淀粉

做法：

1. 将栗子肉放在沸水里煮一下，然后剥去外壳。

2. 光鸭洗净，切成块，加入调味料，将青蒜切成段。

3. 鸭块中加入色拉油，用大火烹制3分钟，放入青蒜、姜、磨豉酱爆香，下鸭块一同爆香，加入绍酒、汤水调味，放入栗子肉同煮，待鸭块与栗子肉都熟了之后，下淀粉勾芡即可。

食用技巧

去板栗皮要有耐心。板栗煮后趁热去皮会容易一些，但也很耗时。为避免板栗在烹饪过程中爆裂，用尖刀在板栗球形的那一面划一个十字形切口。可以用以下3种方法去板栗皮：第1种方法就是用一把非常锋利的小刀去除生板栗的外壳和薄皮；第2种方法是在每一个板栗上刺一个孔，然后烘烤，直到它们裂开，去皮前要将板栗冷却；第3种方法是在外壳上划一个切口，然后煮板栗并趁热去皮。需要注意的是，如果去皮前板栗没有煮熟，一定要在去皮后煮熟，否则会很难消化。

储存方式

将板栗放在凉爽、干燥、没有老鼠和害虫的地方保存。去皮的烹饪好的板栗可以在冰箱里存放几天。新鲜板栗和煮好的板栗都可以冷冻，去皮或带皮冷冻皆可。去皮的新鲜板栗可以在室温下存放1周，放入有孔的塑料袋里的话可以在冰箱里保存1个月，冷冻可以保存6个月。干板栗可以在凉爽、干燥的环境下保存2个月，冷冻也可以保存6个月。

芝 麻

芝麻是每年产一次油的植物，原产于印度尼西亚和东非，后来传入亚洲其他地区和北非。芝麻的高含油量使其很受欢迎，油脂占芝麻重量一半以上，芝麻因而具有很强的抗腐坏性。

芝麻植株很粗壮，平均高度在60厘米左右，开白色或粉色的花朵，芝麻子颜色因品种而异，有奶白色、黄色、红色和黑色的。芝麻呈卵形，有坚果的味道，外面裹着一层可食用的薄壳。芝麻的荚会在芝麻子成熟时裂开。

营养及药用功效

干芝麻子富含镁、钾、铁、钙、磷、锌、铜、维生素B_1、烟酸、叶酸、维生素B_6、纤维以及维生素B_2。

芝麻的脂肪含有82%为不饱和脂肪酸（38%为单不饱和脂肪酸，44%为多不饱和脂肪酸）。芝麻子的成分都容易被人体吸收。

芝麻有抗关节炎和润肤的功效，对神经系统也有益，还可帮助消化并加快血液循环，芝麻油可做优质按摩油。

由于芝麻体积小，咀嚼得很细是很困难的，磨碎后食用的话就会很容易消化。芝麻常被制成芝麻油、芝麻糊或芝麻酱食用。

购买指南

最好购买密封袋或玻璃瓶包装的芝麻，买散芝麻的时候闻一闻气味，新鲜的芝麻不会散发难闻的气味。

	完整的干芝麻子（每75克）
水分	4.7%
蛋白质	13.3克
脂肪	37.3克
碳水化合物	17.6克

茄子芝麻糊（4~6人份）

材料：

1000克茄子，1匙橄榄油，2瓣大蒜，几滴芝麻油，1匙新鲜芫荽叶，60毫升柠檬汁，2匙芝麻黄油，适量的盐和胡椒粉

做法：

1. 将烤箱预热至175℃。

2. 洗净茄子，并用叉在茄子上刺几下，将其放在煎盘上，入烤箱烘烤30分钟。

3. 冷却茄子，去皮，把果肉切成几小块。

4. 将大蒜和芫荽切碎。

5. 用搅拌器混合茄子、大蒜、芫荽、芝麻黄油、橄榄油、芝麻油和柠檬汁，用盐和胡椒粉调味。

百变吃法

芝麻子可以直接食用，也可以简单烹饪或烤制后食用。芝麻子可以用来装饰点心、面包、蛋糕等，在中东甜食中，芝麻是基本的配料之一。芝麻子可以磨成粉，芝麻粉不含凝胶，可以单独使用也可与其他粉混合使用。

简单烹饪或烤制过的芝麻子可以磨制成糊状，变稠之后的糊称为芝麻黄油。芝麻糊经过一系列再加工后的产品为芝麻酱，它是一种非常受欢迎的调味品，在亚洲和中东芝麻酱被用来为酱汁、主菜和甜品调味。从芝麻子中提取的油呈琥珀色或黄色，浓度高且风味独特，还不易变质，非常适合用来煎制食品。

储存方式

去壳的芝麻子必须放在冰箱里，因为它们很容易变质。完整的芝麻子可以放在密封的容器里保存，应远离高温和潮湿。芝麻子可以冷冻。

葵花籽

葵花是一年生植物，原产于墨西哥和秘鲁，西班牙在15世纪时开始种植葵花，是欧洲最早种植葵花的国家，葵花后来从西班牙传入其他国家。葵花的经济价值很高。

葵花的黄色花盘很大，生长在粗而长并且带毛的秆的顶部，其直径可以达到7.5~50厘米。花盘里包含大量的花（有20000个左右），这些花会长出种子。葵花籽味道十分温和。

营养及药用功效

葵花籽的脂肪有85%为不饱和脂肪酸，其中19%为单不饱和脂肪酸，66%为多不饱和脂肪酸。干葵花籽营养价值很高，富含维生素B_1、镁、叶酸、泛酸、铜、磷、钾、锌、铁、烟酸、维生素B_6和纤维，也含有维生素B_2和钙。此外，葵花籽的脂肪和热量也很高。

用油烤的葵花籽富含叶酸、磷、泛酸、铜、锌、镁、铁、维生素B_6、烟酸、钾和维生素B_1，也含有维生素B_2和大量纤维。葵花籽富含钾，常被推荐给高血压人群食用，因为它能促进钠的排出。葵花籽还有促进排痰、缓解感冒、咳嗽和哮喘症状的功效。有时葵花籽还被用来治疗贫血、胃溃疡、十二指肠溃疡和眼疾。

购买指南

出售的葵花籽有去壳的、带壳的、生的、烤制的、加盐的或不加盐的。新鲜的葵花籽最好在货物周转很快的商店里买。买去壳生葵花籽时，不要买那些淡黄色的，因为它们已不新鲜或已经变质。

百变吃法

葵花籽可炒食或烤制后食用，也可以整个、切碎、磨碎或发芽后烹饪。葵花籽用途十分广泛，可以加入多种菜肴，因为它们富含蛋白质，所以在菜肴中加入葵花籽可以提升食品的营养价值。整个的葵花籽可以为沙拉、填塞料、酱汁、菜肴、蛋糕和酸奶酪增添独特的酥

	干葵花籽 （每75克）	油烘制的葵花籽 （每75克）
水分	5.4%	2.6%
蛋白质	17.1克	16.1克
脂肪	37.2克	43.1克
碳水化合物	14.1克	11.0克

脆口感。磨碎的葵花籽可以和面粉一起来做烤薄饼、小甜饼和蛋糕。烹饪后的葵花籽通常会变绿，这是绿原酸和氨基酸反应的结果。

食用技巧

用手去除葵花籽的壳需要时间和耐心。可以将它们放在种子压榨机或电子搅拌器里去壳，用种子压榨机时，把葵花籽放入最大的开口里，要在打开大多数壳而不损伤仁的前提下将壳去掉，将所有混合物投入冷水里，相对较轻的壳会浮在水面，可以将其撇去，然后尽快将子里的水控干并干燥。如果使用搅拌器，将少量葵花籽倒在碗里，将搅拌器开几秒钟，然后将壳和仁分开。这种方法效率不高，因为很多葵花籽都被压碎了。

市场上出售的葵花籽通常是用饱和脂肪酸油烤制的，还含有很多添加剂，如阿拉伯树胶和味精等。其实可以在家烤制新鲜葵花籽，把它们放在煎锅里，不放油，用中温烘烤，不断搅动或者把它们放在烘箱里烤10分钟，不时搅动。烘烤完后可在葵花籽外面裹上少量油使盐粘在表面。

储存方式

将葵花籽存放在凉爽干燥、没有老鼠和害虫出没的地方。如果葵花籽已经去壳、磨碎、切碎或榨过黄油的话，将它们放在冰箱里以防变质，葵花籽可以冷冻。

杏　仁

有观点认为杏仁原产于亚洲和北非。杏树的高度通常在6~9米，米色的杏仁包含在杏肉内，杏仁外面覆盖着一层褐色薄皮，外面包裹着一层壳，壳外还有一层纤维性的外壳，当杏仁完全成熟时，这层外壳会裂开。杏仁通常是干燥后食用，但是如果这层壳坚硬且比较嫩的话，也可以新鲜食用。

营养及药用功效

杏仁脂肪的86%由不饱和脂肪酸组成，其中65%是单不饱和脂肪酸，21%是多不饱和脂肪

	干燥而未漂白的杏仁（每75克）
水分	4.4%
蛋白质	9.9克
脂肪	26克
碳水化合物	10.2克
纤维	3.4克

酸。甜杏仁是非常有营养的食物，它富含镁、钾、磷、维生素B_2、铜、烟酸、锌，也含有叶酸、铁、钙和维生素B_1。杏仁能够降低胆固醇并降低心脏病的发病率，还有润肺止咳和美容养颜的功效。

购买指南

杏仁常以不同方式加工后出售，有去壳的、带壳的、整个的、切开的、烤制的、去皮的、带皮的、加盐的、烟熏的等。

带壳的杏仁没有去壳的杏仁变质快，要购买那些外壳无破损的杏仁。买去壳的杏仁时，选那些罐装或袋装的密封杏仁，这些封装形式在最大程度上保证了杏仁的新鲜。要在进货有规律的店里买杏仁。

百变吃法

甜杏仁通常作为零食，也可做凉菜。苦杏仁一般入药，但不能多吃。在西式烹饪中，杏仁可用于制作各种食物，可以加在多种甜菜肴和开胃菜品包括谷物、沙拉、蛋糕、小甜饼、面粉糕饼、冰激凌和其他甜点里。整个的、切开的或磨碎的杏仁和鱼、鸡一起烹制出的菜肴尤为美味。磨碎后加糖的杏仁可用来做糊，有时候杏仁做的糊也被称为杏仁蛋白软糖，被用来装饰蛋糕或制糖和巧克力。杏仁常被当作开胃食品和甜点食用，也常常与植物种子或其他坚果一起食用。杏仁和枣、咖啡、巧克力一起食用尤为美味。

杏仁黄油可以用作三明治敷料，也可以为酱汁、汤、炖菜调味。杏仁黄油比花生黄油的味道温和得多。

将杏仁磨碎，加入奶或热水，盖上盖，用低温煮30分钟。待冷却后放在薄细的棉布里，挤出液体，这就是杏仁奶。杏仁奶可用来为各

值得一试的佳肴

杏仁鲑鱼（4人份）

材料：

4条鲑鱼（每条约250克），2匙油，125毫升牛奶，600毫升黄油，200克面粉，300克切开的杏仁，适量的盐和胡椒粉，1个柠檬

做法：

1. 清洗鲑鱼，拍打以控干水分，将鲑鱼浸入奶中，再放在有调料的面粉里滚一下。

2. 在大煎锅里放油和300毫升黄油并加热。将鲑鱼用中火煎至棕色，大约每一面煎7分钟，直至皮可轻易去掉。

3. 煎鲑鱼的同时，将其余黄油在小炖锅里化开，将杏仁在黄油里煎至淡棕色。将这些混合物倒在鲑鱼上，用片状或楔状的柠檬装饰。

种菜品调味。杏仁还可制成杏仁粉，在一些菜谱中，杏仁粉是某些粉类的替代品。用杏仁粉做的蛋糕品质上乘，美味可口。

用杏仁做的甜点包括裹糖杏仁、果仁糖（杏仁外裹糖）、奶油杏仁糖和巧克力。杏仁香精被用来为各种食物包括蛋糕、小甜饼、果馅饼、馅饼、布丁和饮料等调味。

食用技巧

已被漂白的杏仁很容易去皮。先把杏仁用沸水煮2~3分钟，一旦其外皮开始膨胀就倒去水并冲洗杏仁，然后将杏仁放在凉水中冷却。用拇指和食指揉捏杏仁以去皮，然后可以烤制以使其干燥。杏仁可以干烤也可以用油烤制，还可以用烘箱或放在煎锅里烘烤。整个或切片、去皮或带皮烤制皆可。用烘箱干烤杏仁时，可将烘箱加热至175℃，在煎盘上铺一层杏仁。将其烘至金褐色，其间要不时搅动以保证烘烤均匀。烘烤的时间依火的强度和杏仁的量而定。从烤箱取出杏仁，放在容器中冷却。

在烘箱里用油烤杏仁的步骤同干烤的步骤基本一致，但要把温度降至100℃~140℃，在杏仁表面刷一点油。

在煎锅里烤杏仁是在不粘锅里干烤或加点油来烤。应该以中火烘烤并不断搅动。

储存方式

去壳或带壳的杏仁冷冻都可保存1年。带壳杏仁在凉爽干燥的地方可保存1年，去壳杏仁必须冷藏，存放时间不能超过半年。

银杏果

银杏树可以长到50米高。每个银杏树种群的最年轻的健在成员都可以追溯到几百万年前，中国是唯一有野生银杏的国家。

银杏果包裹着一层肉质的薄膜，薄膜呈橙黄色，色泽深浅不一。银杏果在出售之前，其薄膜会被去除，因为在采摘下来不久这层膜就开始腐坏，而且它所含的汁液会让人产生过敏反应。在薄膜之下是非常坚硬并光滑的米色的椭圆形外壳，里面含有小李子般大小的黄绿色果仁，果仁被一层带有淡淡树脂味的棕色薄皮包裹着。

营养及药用功效

银杏果富含钾、烟酸和维生素B_1，也含有一定量的维生素C、铜、磷、镁、泛酸、铁、维生素B_2和维生素A。

购买指南

购买新鲜银杏果时，要选那些比较重的果实，另外银杏果也有制成罐头出售的。

百变吃法

银杏果在食用前通常要烘烤。它们常被加入汤中或同蔬菜、海产品、猪肉和家禽等一起烹制菜肴。日本人用很多不同的方法来烹制银杏果，有时也把它们当作饭后甜点。

	干银杏果 （每50克）
水分	12.5%
蛋白质	5.2克
脂肪	1.1克
碳水化合物	37克
纤维	0.3克

食用技巧

将银杏果在即将沸腾的水里泡几秒钟就可以很容易地去除银杏果的皮。

储存方式

将银杏果放在密封的容器中保存，要在远离高温和潮湿的环境下保存。

松　仁

松仁的食用历史悠久，《圣经》里曾提及过松仁。松仁有一层坚硬的外壳，果仁很小，质地柔软，香甜可口。松仁长在松果中，松果的平均长度约为4厘米，一个大松果可以长出近100粒松仁，有的松仁非常小，平均1 500粒松仁才能达到500克。

营养及药用功效

松仁含80%的不饱和脂肪酸，其中38%为单不饱和脂肪酸，42%为多不饱和脂肪酸。松仁富含镁、钾、磷、铁、锌、铜、烟酸和叶酸，也含有维生素B$_2$、维生素B$_6$和纤维等。松仁能保护血管、延缓衰老并预防老年痴呆，还

	干松仁 （每75克）
水分	6.7%
蛋白质	18克
脂肪	38克
碳水化合物	10.7克
纤维	10.7克
热量	1 632.5千焦

有润肤美容的功效。

购买指南

松仁通常是去壳后出售，最好在周转很快的商店里购买，因为松仁很容易变质。

百变吃法

松仁可以整个食用，也可以磨碎或碾碎食用。除了石松的松仁之外，一般的松仁都不能生吃，石松的松仁生吃或烘烤后食用都很可口。

用烘烤的方式加工松仁可以使其树脂味变淡。松仁可作为零食食用，也可用来烹制菜肴，还可用来做装饰。在西式烹饪中，在沙拉、火鸡填塞料和酱汁中加入松仁味道很不错，松仁也可以为布丁、果馅饼、蛋糕、面包、饼干等增添香味。松仁可以与肉和鱼搭配来烹制菜肴，另外，松仁还是意大利面酱汁的重要成分，有时也被研磨成粉用在甜食里。

松仁在世界很多地方，比如在印度、中东、法国南部和美国南部的传统烹饪中都扮演着重要角色。

储存方式

收获后就去壳的松仁在3~6个月内就会变质。可将它们存放在密封的容器中，最好放入冰箱里，这样可以保存1个月。带壳或去壳的松仁冷冻都可以保存2~3个月。

腰　果

腰果原产于巴西，16世纪葡萄牙人将其引入非洲和印度，如今这些地区已成为腰果的主要生产地。

腰果树通常可以长至10~12米高，果实悬挂在饱满、柔软且含有大量乳状汁液的梗上，每个梗只长一个腰果。腰果果仁外包裹着两层壳，壳又薄又光滑，非常坚硬，很难打开。在两层壳之间有一种被称为"腰果香油"的含树脂的油，这种油具有一定的腐蚀性，会灼伤人的手指和嘴唇。

营养及药用功效

烘干的腰果比其他任何坚果的脂肪含量都少，腰果中76%的脂肪为不饱和脂肪酸。腰果富含铜、镁、锌、钾、磷、铁以及叶酸，也含有烟酸、泛酸、维生素B_1、维生素B_6和维生素B_2。腰果能够保护血管、有效防治心血管疾病，还能提高机体抗病能力，另外，腰果还有延缓衰老和润肤美容的作用。

购买指南

腰果变质速度很快，所以一次不要购买太多。装在真空包装的玻璃罐或罐头里的腰果是最新鲜的，不要买那些干枯或闻起来有异味的腰果。

百变吃法

腰果可以整个或切块食用，烘烤后加不加盐食用皆可。磨碎后的腰果能制成乳脂的黄油。腰果经常作为小吃食用，单独吃或是和水果干、种子、其他坚果一起吃都可以。腰果还可以用于制作各种各样的食物，如沙拉、米饭、蛋糕、小甜饼、布丁以及一些亚洲菜。作为印度烹饪中特别常见的成分，腰果常被加入咖喱羔羊和各种各样的炖菜和米饭里。烹饪腰果所需时间远没有烹饪其他坚果那么久，因为腰果很快就会变软。烹饪时应该在热食物出锅上桌之前才加腰果。

腰果的梗又苦又甜，富含维生素C，可以生吃也可以烹饪食用。腰果的梗通常被做成汁，这种汁主要用来做葡萄酒和利口酒一类的酒精饮料。另外，腰果的梗也被制成罐头或果酱。

食用技巧

加工腰果是一个非常精细的过程。采摘下

	干烘腰果 （每75克）
水分	1.7%
蛋白质	7.7克
脂肪	23.2克
碳水化合物	16.4克
纤维	0.9克

值得一试的佳肴

腰果虾仁

材料：

200克虾，1个蛋清，50克腰果仁，25毫升料酒，15毫升醋，2克盐，25克淀粉，葱花、蒜片、姜各2克，10毫升香油，少许汤，1000毫升油

做法：

1. 将虾洗净，剥出虾仁并挑去虾线。

2. 把蛋清打匀，加入料酒、盐和淀粉，将其调和均匀，放入虾仁并拌一下。

3. 锅内加油，将腰果炸好，捞出晾着。

4. 再将虾仁放入油锅内，加热片刻倒出，沥净油。

5. 原锅放少量油，加醋、盐、味精、葱、蒜、姜、料酒和汤，将虾仁和腰果倒入并翻炒，淋上香油，出锅即可。

来的腰果需要清洁，然后在潮湿的环境中储存12小时，直到它们变脆。将这些变脆的腰果在一个旋转的圆筒中烘烤，这样可以将腰果香油集中起来。完成了初次烘烤后，将腰果喷洒上水，冷却后干燥。这时候就可以去壳（通常由机器完成）去皮了。最后，再次烘烤腰果，在烘烤的同时，给它们喷洒阿拉伯树胶、盐和水的混合物以调味。

储存方式

腰果在室温下很容易腐烂，但是放在冰箱里则可以保存6个月，冷冻起来可以保存1年。应把腰果放在密封好的容器中以防止吸收其他食物的气味。腰果的梗很难保存，因为它们一摘下来就开始发酵了。

榛 子

有观点认为榛树原产于小亚细亚，而后传入意大利、西班牙、法国和德国。榛树矮小而极具装饰性，喜欢生长在潮湿温和的气候下。世界上的榛树约有100多个品种。榛子是一种圆形或椭圆形的干果，呈微黄色，覆有一层棕色薄皮。榛子表面覆盖着一层薄膜，在打开榛子前，这层薄膜必须去掉。

	榛子 （每50克）
水分	5%
蛋白质	6.6克
脂肪	32克
碳水化合物	8克
纤维	0.9克

营养及药用功效

榛子富含镁、维生素B_1、钾、维生素B_6、叶酸，也含有磷、锌、铁、钙、泛酸和纤维。它们所含的脂肪中有88%是不饱和脂肪酸。具有补虚、延缓衰老之功效。

购买指南

市面上出售的榛子有去壳的也有带壳的。购买带壳的榛子时，要选那些壳上没有裂缝而且不带孔的，最新鲜的榛子是用玻璃罐或铁罐真空包装出售的。

百变吃法

榛子可以整个食用，也可以磨碎或切碎食用。新鲜的榛子和经干燥处理的榛子都很美味，通常被当作小吃或开胃食品。榛子常被加入沙拉、酱汁、布丁和冰激凌中，磨碎的榛子可以加入蛋糕和小甜饼里。

榛子可用于制作奶油杏仁糖，也可用来制作夹心巧克力。榛子中还可以提取出一种优质的油。

食用技巧

烤制榛子时，将它们放在一张煎盘上，放入100℃~110℃的烤箱里烘烤至金褐色，其间要不时搅动。

要去除榛子褐色的薄皮，可以烘烤至可以用一块厚布把皮搓掉。烘烤、磨碎、切碎都可提升榛子特有的香味。

储存方式

新鲜榛子尤其是去壳以后的榛子很容易腐坏，所以要尽快食用。榛子的脂肪含量不是特别高，可以把它们放在室温下远离高温和害虫的环境保存。去壳的榛子在凉爽干燥的地方可存放1个月，带壳的榛子冷藏可以保存3~4个月，冷冻可保存1年。

第四章
肉禽蛋类

猪 肉

猪是杂食哺乳动物，人们饲养它的目的是获取猪肉和猪皮。猪的习性温顺，可以用任何食物来喂养，因此与其他饲养动物相比，比较容易繁殖和饲养。猪身上有价值的地方不仅是肉，几乎每个部位都很宝贵，比如腹部脂肪（猪油）、猪耳朵、毛发（猪鬃）、猪腿、猪脚和猪尾巴等。猪肉在出售时大部分是新鲜的，有的也经过处理后出售。

营养及药用功效

与其他肉类相比，猪肉的B族维生素（维生素B_2、烟酸尤其是维生素B_1）含量更加丰富。猪肉还富含锌和钾，另外，其所含的磷元素容易被人体所吸收。猪肉的不同部位以及脂肪的去除程度会影响其营养价值。猪肉中的脂肪很容易去除，瘦猪肉在煮熟之后，脂肪和热量并不比其他瘦肉更高。

百变吃法

无论热食或冷食，猪肉都必须煮熟才可食用，这样才可以杀死猪肉里可能存在的旋毛虫。

猪肉最柔嫩的部位是猪腰肉，包括腰部嫩肉、大块腰肉和排骨等。腿部和肩部的肉不太柔嫩，这一部分包括这些部位的肉块以及猪脚、猪后腿和猪尾巴等。

猪肉可同多种蔬菜和其他食物一起烹饪，可以用蒸、煮、炒等方式烹制，在西式烹制中，猪肉常常与新鲜水果、水果干或干果如栗子、菠萝、苹果、橙子、李子、葡萄和杏仁等

	猪肉（每100克）
蛋白质	14.6克
脂肪	30.8克
胆固醇	69.0毫克
热量	1 385.6千焦

一起烹制，味道十分可口。猪肉也可腌制或熏制食用，猪腿肉可以用来制成纯正的火腿，培根是用猪腰肉（加拿大式培根）或腰窝肉（切片培根）熏制而成的。咸猪肉和肥腊肉片是用肩胛部位的皮肉之间的脂肪制成的，猪肉的脂肪还可以炼制猪油。

食用技巧

猪肉必须煮熟才可食用，因为这是杀死猪肉里可能生长的所有寄生虫的唯一途径，猪肉内部的温度必须达到140℃，寄生虫才能被杀死。为了保险起见，可加热至内部温度达到150℃（此时猪肉稍呈粉红色）。如果猪肉不够鲜美，在烹制之前可进行调味或腌泡，绿椒、芥末、洋葱、大蒜、橘子汁、酱油和香草等都可使猪肉的味道更加鲜美。由于猪肉在烹制的时候容易发干发硬，因此烹制时间不宜过长，也可以将大块的肥肉去除。留一点点脂肪可以使猪肉在烹制时不至于太硬。猪肉应以低温进行烹制，如果用烤箱烤制的话，烤箱的温度应在250℃左右，用炉子烹制或烧烤的时候，中温即可。这样既可以保证猪肉彻底煮熟，对猪肉的味道、汁液和柔嫩度也不会有所影响。不要用微波炉烹制猪肉，因为微波炉受热不均匀。比较柔嫩的猪肉来自猪腰部位，最适合干热烹饪法，如烧烤或油煎等。肩部、腿部或胫部的

值得一试的佳肴

烤猪肉菜卷（6~8人份）

材料：

600克猪肉，50克黄油，1 000克卷心菜，25克玉米粉，75克板肉　50克洋葱，75克鸡蛋，15毫升柠檬汁，100克面包粉，300毫升牛奶，适量的鸡汤、盐、胡椒粉

做法：

1. 将猪肉洗净剁馅，卷心菜叶洗净并用沸水焯软，然后将菜梗摊平，洋葱洗净切末，板肉洗净切片，用沸水焯软，备用。

2. 将盐、胡椒粉、鸡蛋、猪肉末、面粉、葱末放在一起拌成均匀的馅，放入卷心菜的中间，卷成长方形卷，放在烤盘内的板肉片上。

3. 倒入柠檬汁和用鸡汤、牛奶、玉米粉调匀的汁，放进烤箱烤熟。起菜时每份一片板肉、两只圆白菜卷，浇上原汁即可。

肉比较坚韧，适合用液体以炖或焖等方式烹饪。

储存方式

猪肉可冷藏或冷冻保存。猪肉馅可冷藏1~2天，排骨和肉肠可冷藏2~3天，而肉块、煮熟的猪肉以及打开包装的预制食品都可冷藏3~4天。排骨和肉块可冷冻8~10个月，肉肠的冷冻期为2~3个月，火腿为1~2个月，未开封的预制肉类可冷冻保存1个月。

牛　肉

牛在人类历史上扮演着重要角色，是远古人类崇拜的对象，通常都被赋予象征含义。公牛最早是在4 000多年以前的马其顿王国、克里特岛和安纳托西亚被驯养的。

牛属哺乳动物，共有几百个种类，供人类食用的大约有30个品种，因为这些品种的牛通常能提供大量优质的牛肉。"牛肉"包括小母牛、母牛、小公牛、公牛以及专门用于食用的牛的肉，不同的牛肉质的柔嫩程度有所差别。牛肉的质量在很大程度上受牛的年龄和饲养方式的影响。

营养及药用功效

牛肉的营养价值会因为牛的种类及饲养方式而稍微有些区别。切割方式、烹饪方法以及脂肪的去除量等会在很大程度上对牛肉的营养

	牛肉 （每100克）
蛋白质	20.1克
脂肪	1克
胆固醇	68毫克
碳水化合物	2.2克
热量	523.3千焦

价值产生影响。

牛肉的营养成分比例对人体的健康非常有好处，牛肉是极好的蛋白质、钾、锌和一些B族维生素（如烟酸和维生素B_{12}）的良好来源，还能提供易于吸收的铁和磷，另外，牛肉还含有大量的饱和脂肪酸和胆固醇。

肥瘦相间的牛肉比较柔嫩，鲜美多汁。

购买指南

在购买牛肉之前，一定要想好用什么方法烹制，如果要将牛肉炖制很长时间，就不必花高价钱去购买柔嫩的肉块。相反，如果是烧烤的话千万不要购买肉质坚硬的牛肉。

牛肉馅的肥瘦比例以及脂肪含量都有很大差别，掌握这些特征并且尽可能地保证肉馅的新鲜度，就可以自己来制作。尽管肥牛肉的价格比较便宜，但由于在烹制过程中部分脂肪会熔化，所以总重量会减少很多。如果你使用的烹饪方法可以将牛肉馅中的脂肪熔掉的话，可以购买脂肪含量稍高些的牛肉馅，但是，如果在烹制过程中脂肪不能被熔化（如肉馅糕），最好使用较瘦的牛肉。

百变吃法

牛肉冷食热食皆可，烹饪方法多种多样。牛肉既可充当最简单的原料，也可烹制成极为复杂的菜肴。牛肉可生食，如制成鞑靼牛排，也可腌制或熏制食用。牛肉馅一定要彻底煮熟直至不再呈现粉红色方可食用，因为不熟的牛肉可能含有大肠杆菌，这是一种会导致食物中毒甚至其他更严重疾病的有害物质，如果被消化系统特别脆弱的人群食用，可能会致命。

在亚洲烹饪中，牛肉常常与蔬菜和谷物如米饭、面条和小米等搭配食用，这是一种极好的搭配方式。烹饪剩余的牛肉和不太柔嫩的牛肉块可以绞成牛肉馅。

食用技巧

牛肉的烹饪时间可长可短，其可食用的生熟程度可分为非常嫩（内生而只是外面有点熟）、嫩、半生、适中和熟透几个级别，由于每个不同煮熟程度级别之间的时间差都非常小，因此牛肉烹制起来要相当仔细。

烹制牛肉的温度范围也很广，理想的温度主要取决于牛肉的类型。含有较多结缔组织的牛肉的柔嫩程度一般，应以低温长时间烹制，这会让坚硬的结缔组织里的胶原蛋白转化为凝胶。柔嫩的肉块应以高温迅速烹制，因为它们无需嫩化。

储存方式

牛肉既可冷藏也可冷冻，牛肉馅可冷藏1~2天，牛排可冷藏2~3天，大块牛肉以及煮熟的牛肉可冷藏3~4天。

牛肉馅或熟牛肉可冷冻2~3个月，牛排和大块牛肉冷冻可保存10~12个月。

羊　肉

"羊肉"，一般指年龄较大的绵羊包括被阉割或未被阉割的成年公羊和成年母羊的肉，而羊羔肉来自年幼的绵羊。

绵羊的年龄越大，羊肉的颜色就越红润、肉质坚韧而且肥腻，味道也越浓烈。和其他肉

	烤羊腿 （每100克）
蛋白质	28克
脂肪	7克
胆固醇	100毫克
热量	757.7千焦

值得一试的佳肴

粉蒸羊肉（2人份）

材料：

100克羊腩，5克红糖，2根大葱，1大匙绍兴酒，10克芫荽，5克盐，3张荷叶，3大匙蒸肉粉，少许花椒粉

做法：

1. 将羊肉在水中浸泡2小时，清洗干净后切成5厘米长、3厘米宽的长方块。将葱和芫荽洗净后切末。

2. 将羊肉与葱、芫荽、调味料一起搅拌，拌的过程中掺蒸肉粉，搅拌均匀后备用。

3. 将荷叶在水中浸泡半小时后，捞出切成两半，把拌好的羊肉放在荷叶上卷成春卷状。

4. 入蒸笼蒸2小时，再整齐地摆放在剩下的荷叶中。

类不同，羊羔肉和羊肉含有固体脂肪，它们在上桌的时候会迅速固化。由于这个原因，羊羔肉和羊肉应以非常烫的盘子盛装。

营养及药用功效

羊的年龄越老，羊肉就越油腻，其热量就越高。羊肉的大部分脂肪都可看得见，很容易去除。羊腿部肉、肋骨和腰部肉比肩胛肉瘦。

羊羔肉富含蛋白质、锌和B族维生素，其中烟酸、维生素B_2和维生素B_{12}的含量尤其丰富，羊羔肉中镁、钾和磷的含量也较高，并且易于吸收。

购买指南

羊肉的颜色、质地和味道取决于羊的种类、年龄以及饲养方式。从骨头的情况、脂肪和羊肉的颜色可以判断出羊羔肉与羊肉之间的差别。羊羔的前腿关节为软骨性质，而成年绵羊则为骨头结构，而且，成年羊肉里的肥肉颜

色要比羊羔肉里的肥肉颜色深，而且肉本身略呈红色而非粉红色。骨头占羊羔腿总重量的25%，在购买羊腿的时候要考虑到这个因素，以防不够食用。

百变吃法

适合羊（羔）肉的调味品有：大蒜、芥末、罗勒、百里香、薄荷、迷迭香、鼠尾草以及柠檬皮和橙皮。羊（羔）肉腌泡后味道最好，不太柔嫩的羊肉（肩胛肉、胸肉和胫部肉）如果准备以干热的方法进行烹制的话，尤其需要腌泡。在许多国家，羊羔腿是复活节的传统菜肴。烤全羊是将取出内脏的整只羊羔或绵羊置于燃烧的火上进行烧烤。羊（羔）肉同样还是阿拉伯蒸粗麦粉等菜肴里的常见原料。在中国，涮羊肉、烤羊肉串也是十分有特色的食品。

食用技巧

羊羔肉通常用来烧烤，烧至略呈粉红色的羊羔肉最为可口。羊羔肉可分为三分熟（170℃）、五分熟（180℃）和全熟（190℃）。由于羊羔肉容易发干、变硬，因此应以中温烹制，而且烹制时间不宜过长。烤制羊腿、羊腰或去骨羊肩胛肉的时候，如果希望三分熟的话，每500克以160℃的温度烤制30分钟即可。羊肉炖制或水煮更鲜嫩，羊排可用来烧烤。

储存方式

非常新鲜的羊羔肉可冷藏3天左右，肉馅可冷藏1~2天。羊肉糜可冷冻2~3个月，羊肉片可冷冻8~10个月。

兔 肉

兔子原产于南欧和北非，家兔与野兔属于同种动物。不同的是野兔的肉色泽较暗，肉质精瘦，家兔肉则与鸡肉有些许相似。兔子比较容易驯养，所以自古代起就被圈养。现代的商业养殖的兔子与传统方式养殖的兔子相比肉质稍微有点肥腻。

营养及药用功效

兔肉中含有丰富的蛋白质、磷、铁、维生素B_2等。兔肉能防止血栓形成，还有益智健脑、保持皮肤弹性的作用，另外，兔肉还有滋阴凉血、祛热解毒的功效。

购买指南

市面上出售的兔子有新鲜的和冷冻的两种，有整只出售也有被切割成块的，取决于兔子的大小。在购买整只新鲜的兔肉时，要确保兔子腿仍可弯曲，挑选皮肤略呈粉红色而且有光泽，肝脏红润而没有任何斑点，脂肪应非常白皙的兔肉。

百变吃法

老兔子的肉质比较坚韧，最好采用炖或焖的方式烹制，野兔的烹饪方式同人工养殖的兔子一样。兔肉常被制成调味菜或兔肉砂锅，可用于烹饪兔肉的方法有很多，可使用的配料和调味品种类也很多。兔肉可以与酸性水果、又酸又甜的食物或辛辣调味汁搭配食用。

食用技巧

在将兔子切割成块的时候，第一步是去除四肢，然后将脊骨上的肉切割成2~3块，这一部分包括身体两侧较低的部位和尾部，肉质丰满，被认为是最好的部位。兔子在烹制之前应进行清洗，然后再放凉的淡盐水里浸泡几个小时，这个步骤可以使兔肉的口感更好。

兔子无需像野鸡那样进行悬挂风干，因为它们会在短时间内变质，但是兔肉可以腌泡，腌泡不仅使兔肉更加白皙柔嫩，而且兔肉也因此变得更加润泽而鲜美。为了软化兔肉，腌泡汁里必须含有酸性成分，如红白葡萄酒、柠檬汁和醋等，还应有油脂，也可加入各种蔬菜和

	烤兔肉 （每100克）
蛋白质	29克
脂肪	8克
胆固醇	821毫克
热量	824.6千焦

值得一试的佳肴

奶油兔肉汤（4人份）

材料：

500克净兔肉，50克黄油，150克火腿皮，10克蒜瓣，75克马铃薯，50克鲜奶油，75克洋葱，50毫升白葡萄酒，40克面粉，适量的精盐、鸡清汤，少许百里香粉和黑胡椒粉

做法：

1. 将兔肉洗净切块，洋葱、马铃薯、蒜瓣洗净切粗末，火腿皮洗净，黄油和面粉炒成油面粉。

2. 将兔肉、火腿皮一同放入锅中煮开，撇去浮沫，放入洋葱、马铃薯、蒜末，用文火煮。

3. 将兔肉煮至熟软时取出，汤汁滤过后倒回原锅，放入兔肉、鸡汤煮开，倒入油面粉调匀，加入盐、胡椒粉、鲜奶油调好味道。

值得一试的佳肴

黑木耳炒猪肝（2人份）

材料：

250克猪肝，适量的葱末、姜丝，25克黑木耳，适量的料酒、盐、味精，适量的芝麻油、淀粉

做法：

1. 用水将黑木耳泡发，撕开备用。猪肝洗净后切片，用淀粉均匀勾芡，用热水焯后备用。

2. 将油烧热后放入猪肝，翻炒一会儿。加料酒、葱末、姜丝、盐，煸炒至猪肝熟透，将猪肝盛出。

3. 用旺火炒木耳，炒至木耳透香时将猪肝放回锅中炒，随即加味精、芝麻油调味，炒匀即可出锅。

调味料。人工养殖的兔子在烹制之前无需软化，因为它们的肉质本来就很柔嫩。

由于兔肉精瘦，而且没有外表皮层或脂肪层的保护，在烹制过程中容易发干，因此在烹制时需要小心。由于这个原因，人们通常以液体来烹制兔肉，或者在烹制之前在兔肉上绑上一块肥肉，或涂抹一层油脂。兔肉的烹制时间在1.0~1.5小时，最好以中温烹制，温度控制在60℃左右。

储存方式

刚刚杀死的兔子可在冰箱里冷藏1周。兔肉无论生熟都可冷冻，但冷冻会影响兔肉的鲜味。

动物心脏

牛犊、羊羔以及鸡的心脏最受人青睐，因为这些动物的心脏小而鲜嫩。猪心脏的柔软度一般，而牛心则是其中最大、最硬的动物心脏，味道也最为浓烈。

营养及药用功效

动物心脏富含蛋白质、铁、锌、铜和B族维生素，烟酸和维生素B$_{12}$的含量尤其高。动物心脏还含有较多而且易于吸收的磷和钾。动物心脏的胆固醇含量高于新鲜肉类，但低于肝脏等其他动物内脏等。

购买指南

挑选那些看起来新鲜而丰满的动物心脏，牛、羊的心脏最好呈红棕色，猪和鸡的心脏为鲜红色，小牛犊的心脏则为浅红色。不要购买已开始发灰的动物心脏。

百变吃法

动物心脏可翻炒、烤制、水煮或焖制，也可以用来炖制或制成砂锅。

	炖牛心 （每100克）	煮羊心 （每100克）	煮猪心 （每100克）	煮小牛心 （每100克）	炖鸡心 （每100克）
蛋白质	29克	25克	24克	29克	26克
脂肪	6克	8克	5克	7克	8克
胆固醇	193毫克	249毫克	221毫克	176毫克	242毫克
热量	732.6千焦	774.4千焦	619.5千焦	778.6千焦	774.4千焦

食用技巧

将心脏周围的脂肪、薄膜和血管去除，然后进行清洗。如果用加醋的凉水将动物心脏（尤其牛心）浸泡1小时以上并冷藏，心脏会更加柔软。如果烹制时间过长，动物心脏会变硬、发干。猪心和牛心的柔嫩度最差，适合炖制。动物心脏烹制成呈粉红色时食用最好。

20~30分钟，油煎需3~4分钟。胰脏还可用来制成酥皮馅饼、烤胰脏串等，还可作为填充馅的原料。避免烹制时间过长，否则胰脏会发干。

储存方式

由于牛羊胰脏很容易腐烂，所以购买之后应尽快烹制。牛羊胰脏冷藏可保存1~2天。以开水汆烫过后的胰脏可以冷冻保存。

牛羊胰脏

通常食用的牛羊胰脏是指小牛犊和羊羔的胰脏，这种器官会随着年龄的增长而萎缩，因此只在年幼的动物体内才有。牛羊胰脏味道柔嫩鲜美，小牛犊的胰脏最受青睐。

营养及药用功效

炖熟的牛羊胰脏富含蛋白质、烟酸、维生素C、磷和锌。牛羊胰脏是少数含有维生素C的动物性食物之一，而且脂肪含量低，用少量油脂进行烹制的话更易于消化。

购买指南

挑选丰满、有光泽而且气味好闻的胰脏，略呈粉红色的胰脏最好。

食用技巧

将牛羊胰脏洗干净后在加了盐的水里浸泡2~3小时，其间需要换几次水。在烹制之前用开水汆烫可使胰脏变得更为紧实并易于处理，羊胰脏汆烫2~3分钟即可，牛胰脏需要7~10分钟。冷却之后，去除胰脏表层的薄膜、血管及周围的脂肪，然后彻底弄干。牛羊胰脏烧烤需6~8分钟，翻炒需3~5分钟，炖制需30~40分钟，水煮需

牛羊胰脏	
	（每10克）
蛋白质	32克
脂肪	4克
胆固醇	469毫克
热量	728.4千焦

动物肝脏

动物肝脏来自一些驯养动物、家禽、野味以及一些鱼类，如鳕鱼、鳐鱼等。年幼的动物肝脏比较柔嫩可口，其中小牛肝最受推崇，羊羔、小母牛、兔子和家禽类肝脏也很美味，牛肝、羊肝和猪肝等味道比较浓烈，在烹制的时候比较容易糊。

营养及药用功效

许多营养学家建议定期食用动物肝脏，因为它们富含蛋白质及各种维生素和无机盐，包括维生素A、叶酸、维生素B_{12}、维生素C、磷、锌和铜。动物肝脏还含有大量易于吸收的铁元素，因此，肝脏有预防贫血的功效。

鳕鱼肝油富含维生素D，这种维生素可预防软骨病。

然而，必须要注意，动物肝脏是过滤动物血液中的杂质的，因此含有微量重金属、药物或寄生虫。有些国家为了确保人类可以安全食用动物肝脏实行非常严格的控制标准。而且，食用动物肝脏的数量通常都比较小，因此也不会造成太多困扰。

购买指南

动物肝脏的颜色取决于动物的种类和年龄，有的呈粉褐色，有的则为红褐色。挑选气味好闻并有光泽的肝脏；不要购买以大量液体浸泡的肝脏。另外，也有烹制好的肝脏出售。

百变吃法

动物肝脏通常用来翻炒、烧烤、油煎或腌

	炖小牛肝 （每10克）
蛋白质	22克
脂肪	7克
胆固醇	561毫克
热量	690.7千焦

值得一试的佳肴

黑木耳炒猪肝（2人份）

材料：

250克猪肝，适量的葱末、姜丝，25克黑木耳，适量的料酒、盐、味精，适量的芝麻油、淀粉

做法：

1. 用水将黑木耳泡发，撕开备用。猪肝洗净后切片，用淀粉均匀勾芡，用热水焯后备用。

2. 将油烧热后放入猪肝，翻炒一会儿。加料酒、葱末、姜丝、盐，煸炒至猪肝熟透，将猪肝盛出。

3. 用旺火炒木耳，炒至木耳透香时将猪肝放回锅中同炒，随即加味精、芝麻油调味，炒匀即可出锅。

泡；可以与蘑菇、葡萄酒或洋葱等搭配食用。猪肝主要被制成开胃菜和砂锅，也可以熏制。

食用技巧

为了避免肝脏的形状在烹制过程中发生改变，应将肝脏表层的薄膜及多余血管去除。

将牛肝和猪肝在牛奶中浸泡1~2小时并冷藏可减少其浓烈的味道。为了保证肝脏受热均匀，应将肝脏切成同等大小的片。

动物肝脏熟透了才可食用，但烹制时间不能过长，否则肝脏会变硬。烹至中间略微呈粉红色的肝脏最为鲜美。鲜嫩的肝脏通常可烧烤或翻炒5~8分钟。

烹制肝脏时，尽量少用油脂，以避免其脂肪含量过高。不太柔嫩的肝脏在烹饪过程中应适当加入少量的水慢慢烹制。

储存方式

由于动物肝脏极易变质，应尽快烹制。肝脏可冷藏1~2天，冷冻的话可以保存3~4个月。

动物舌头

动物舌头属于多肉的肌肉器官，略呈粉红色或灰色。动物舌头上覆盖着一层不光滑的厚黏膜，待舌头煮熟之后，这层黏膜很容易被去除。其中最大、最厚的舌头是牛舌头。小牛的舌头堪称最柔嫩美味的动物舌头，需要的烹制时间也最短。猪舌的口感比较柔软。鸟类舌头也可食用，有些鱼类舌头也是如此，比如鳕鱼舌头等。陆地动物舌头上的表皮不可食用。

营养及药用功效

动物舌头富含蛋白质、磷、锌和维生素B12，牛舌还富含铁，具调理脾胃之功效。

购买指南

挑选不长斑点的舌头。

百变吃法

动物舌头可以水煮食用，和洋葱、胡萝卜和芹菜一起烹饪十分美味，也可裹上面包屑之后进行油煎、熏制或腌泡。动物舌头有时也可冷食，可与芥末等调味品搭配食用，用盐水浸泡后味道会更可口。

食用技巧

将动物舌头用冷的流水刷洗，然后在冷水里至少浸泡4个小时。动物舌头可用水煮过之后进行炖制。牛舌需要先用水煮2小时，之后再炖制4个小时。小牛舌、羊羔舌和猪舌只需用水煮45分钟，再炖制2小时或炖至柔软即可。待煮熟的动物舌头冷却之后，将其外表皮撕除。

储存方式

动物舌头可冷藏1~2天，由于它们极容易变

	炖牛舌 （每100克）	炖猪舌 （每100克）	炖小牛舌 （每100克）
蛋白质	22克	24克	26克
脂肪	21克	19克	10克
胆固醇	107毫克	146毫克	238毫克
热量	1 184.6千焦	1 134.4千焦	845.6千焦

质，因此应尽快烹制。在室温下，动物舌头如果在烹煮的汤汁里浸泡时间太久，会更容易变质。动物舌头冷冻的话可保存得久一些，可以放3~4个月。

动物大脑

动物的大脑通常都煮过以后再食用。味道最为鲜美、也最受青睐的动物大脑是绵羊和羊羔的大脑，色泽较白。小牛脑的味道可与它们相媲美，颜色亦非常鲜艳。母牛的大脑相对紧实，长有红血管。猪脑很少被食用。

营养及药用功效

动物大脑富含维生素B_{12}和磷，胆固醇含量非常高，但是由于人们通常不会非常频繁地食用动物大脑，因此对大多数健康人来说，这点胆固醇不会造成太大困扰。

购买指南

应购买呈灰粉色、丰满、气味好闻并且没有斑点和血凝块的动物大脑。

百变吃法

动物大脑通常都是整个进行烹制，绵羊脑和小羊脑大约需要10分钟，小牛脑需要15分钟，然后切片翻炒3~4分钟，也可以用油煎2~3分钟。

动物大脑最柔嫩的部位可用于沙拉，也可以制砂锅、油炸丸子、调味汁和填充馅等，有时也可做汤。

食用技巧

将动物大脑在冷盐水里浸泡30分钟（每杯

	炖小牛脑 （每100克）	炖牛脑 （每100克）
蛋白质	12克	13克
脂肪	10克	10克
胆固醇	3 100毫克	2 040毫克
热量	569.3千焦	607.0千焦

水里加入4克的盐），浸泡过程中要换几次水。仔细摘除外表层薄膜，然后在加入15毫升的醋或柠檬汁的盐水里汆烫15~18分钟，每升的水里加入2.5克的盐。然后将大脑放入凉水中冷却，最后再彻底干燥。

储存方式

动物大脑极易腐烂，放在冰箱里可以保存1~2天。如果不是马上食用，应将动物大脑在加有醋的盐水里汆烫一下再保存。

动物肾脏

猪和羊的肾脏是由单叶组成，而（小）牛肾脏则由数叶组成。小牛、小母牛和羊羔等年幼动物的肾脏柔嫩可口。猪、羊和牛的肾脏味道浓烈苦涩，比较坚硬。牛羊肾脏呈暗褐色，小牛的肾脏为浅褐色，而猪肾则略带红褐色。

营养及药用功效

动物肾脏富含蛋白质、维生素B_2、烟酸、维生素B_{12}、铁、磷和锌。牛肾中维生素A含量比较丰富，还含有叶酸。肾脏脂肪含量很低，但胆固醇的含量极高，具补肾之功效。

百变吃法

极为柔嫩的动物肾脏可用烧烤、翻炒或烘

	炖羊肾 （每100克）	焖牛肾 （每100克）
蛋白质	24克	26克
脂肪	4克	3克
胆固醇	565毫克	387毫
热量	573千焦	603千焦

	炖猪肾 （每100克）	炖小牛肾 （每100克）
蛋白质	25克	26克
脂肪	5克	6克
胆固醇	480毫克	791毫
热量	632千焦	682千焦

烤等方式烹饪，其他的则应炖制。动物肾脏与许多种蔬菜比如辣椒、蘑菇等一起烹饪都非常美味。

食用技巧

先将动物肾脏周围的薄膜去除，然后切成两半，再将内部的脂肪和血管摘除。为了除去动物肾脏所散发出来的尿酸味，应该在烹制之前先以沸水稍微煮制，然后滤去水分。也可以将肾脏在盐水里浸泡1~2小时，然后在冷水下冲洗，擦干即可。烹制动物肾脏的时候，待到肾脏变色即可，如果烹制时间过长，肾脏会变得犹如橡胶一样咀嚼不烂。动物肾脏极易腐烂，所以需趁新鲜食用。

牛 肚

牛是一种反刍动物，其腹部由4个相互连接的部分组成：肚皮、蜂窝胃、瘤胃和重瓣胃。

营养及药用功效

牛肚富含维生素B_{12}和锌，还含有维生素C和大量的钙。牛肚具有很高的营养价值，具补虚益脾之功效。

购买指南

牛肚在出售之前通常都用沸水煮过，购买时挑选气味怡人的。性别不同的牛的肚子会有白色和奶黄色之分，不过质量上没有区别，味道也基本相同。

百变吃法

有很多种食物可以跟牛肚搭配食用，牛肚常与马铃薯一起烹制菜肴，如牛蹄、猪蹄以及猪

	生牛肚 （每10克）
蛋白质	15克
脂肪	4克
胆固醇	95毫克
热量	410千焦

油、蔬菜、葡萄酒、奶油和各种调味品也都适合用于跟牛肚搭配。爆炒牛肚味道十分鲜美，是很受欢迎的一道菜肴。牛肚还可用于涮锅。

食用技巧

牛肚在烹制之前应在冷水里浸泡10分钟左右，然后进行冲洗，去除脂肪并切片。

牛肚可用水煮1~2小时，然后翻炒或油煎10分钟左右，也可以用沸水先煮15分钟左右，然后再煮上3~4个小时，牛肚一定要彻底熟透，否则会咀嚼不烂。

储存方式

牛肚可冷藏1~2天，冷冻可保存3~4个月。

鹌 鹑

鹌鹑是一种小型迁徙鸟类，有观点认为鹌鹑原产于亚洲或非洲，在10 000多年以前首次出现在欧洲。在那个时候，古埃及人已经开始饲养鹌鹑。圈养鹌鹑非常容易，现在鹌鹑在世界各地都有饲养。鹌鹑是最小的存活鹑鸡类动物，共有200多种。有些鹌鹑的头顶上长有一簇羽毛。驯养的鹌鹑通常在2~5千克，鹌鹑肉质精细可口。鹌鹑蛋上通常长有褐色斑点，体积很小，可以食用。

营养及药用功效

鹌鹑肉的蛋白质含量很高，脂肪和胆固醇含量相对较低，有健脑滋补的作用。

百变吃法

鹌鹑通常烤制或与葡萄一起炖制，也可以做砂锅菜或烧烤。鹌鹑的骨头细小，可以食用，如果鹌鹑煮制时间比较长更是如此。鹌鹑蛋通常都用来水煮，作为小吃或装饰，熏制食用也非常美味。鹌鹑蛋因其鲜美的味道以及顺滑的质地而闻名，在中国和日本被认为是一种美味的食物。

食用技巧

在烹制过程中注意不要让鹌鹑肉发干。鹌

	生鹌鹑肉 （每100克）	带皮鹌鹑肉 （每100克）
蛋白质	22克	20克
脂肪	5克	12克
胆固醇	70毫克	76毫克
热量	561千焦	804千焦

鹌的烹饪时间大约为20~25分钟。

储存方式

新鲜的鹌鹑极易腐烂，应放在冰箱中冷藏保存并尽快烹制，最好不要放置超过2~3天。

火　鸡

火鸡为无羽毛的大型家禽或猎禽，头部呈紫红色，颈脖上长有节瘤。火鸡原产于北美，由西班牙人引进到欧洲。

野生火鸡的含肉量并不多，但是驯养火鸡却重很多，有的可重达18千克，这要归功于多年来的精心杂交繁育。与鸡肉相比，火鸡肉比较粗。火鸡的体型越大，肉的美味程度就越低。

营养及药用功效

火鸡的蛋白质、烟酸、维生素B_6、锌和钾的含量都很高，还能提供易于吸收的维生素B_{12}和磷。

火鸡身上的鸡胸肉几乎是鸡腿肉的2倍，鸡胸肉比较干、脂肪较少，比较受欢迎。火鸡肉40%可食用，每500克生火鸡煮熟以后大约可得到200克火鸡肉，其中一半可以切片食用。

购买指南

在市场上可以买到去骨火鸡、火鸡肉块（鸡胸肉、大腿肉、鸡腿肉等）、火鸡肉末、火鸡肉排、火鸡肉卷以及众多火鸡肉制品，如五香火鸡肉、火鸡腊肠等。去骨火鸡有带皮和不带皮两种。

商店里出售的火鸡有些已经被注射油制品，这会增加3%的重量，而且在烹制过程中火鸡不会特别干涩。但这种做法不仅增加了购买的费用，而且饱和脂肪酸的比例也比较高。

百变吃法

火鸡的传统吃法是在火鸡内部填充馅料，再加以烤制，也可尝试更多其他的做法。火鸡的烹制方法可如同鸡肉，在大多数食谱中可互相替代使用。火鸡冷食也很可口——比如沙拉、肉冻和三明治里的火鸡肉。

可以中温烧烤火鸡并在烹制过程中不断涂以油脂，以此方法同样可烹制出味道鲜美的火鸡。

食用技巧

火鸡在入烤箱之前应确保完全解冻，而且还要确保受热均匀以彻底杀死火鸡体内可能存在的病原菌（沙门氏菌）。最理想的办法就是不拆除原包装，在冰箱里进行解冻，每500克的解冻时间大约为5小时。也可以在冷水里进行解冻，每500克大约需1个半小时。火鸡也可以在微波炉里解冻。

烹制火鸡的温度应超过150℃，因为这样的温度才能够杀死所有的病原菌，理想的烹制温度为160℃。

为了达到理想的烹饪效果，将肉类温度计插入火鸡胸部或大腿等肉质最厚实的部位，理

	鸡胸肉和鸡腿肉 （生）（每100克）	带皮火鸡肉 （生）（每100克）	鸡胸肉和鸡腿肉（熟） （每100克）	带皮火鸡肉（熟） （每50克）
蛋白质	22克	20克	29克	28克
脂肪	3克	8克	5克	10克
胆固醇	65毫克	68毫克	76毫克	82毫克
热量	498千焦	670千焦	712千焦	871千焦

想的体内温度应是胸肉达到70℃，大腿80℃。

的同时也会促进细菌的滋长，因此这些鸭子通常只在烹饪前进行宰杀。

母　鸡

饲养母鸡通常是为了获取鸡蛋，只有当它们不再具有生育能力以后才被宰杀。这个时候的母鸡重量在1.5~3千克不等，2.5千克以下的母鸡最适合食用。

营养及药用功效

母鸡富含蛋白质和烟酸，还能提供易于被人体吸收的维生素B₆、磷、锌和钾等微量元素与营养成分。

母鸡肉对体质弱、贫血等有很好的补益作用。

百变吃法

母鸡的肉质紧实，略有些肥腻。母鸡是炖汤和炖菜的极好原料，母鸡肉用慢火长时间炖制会变得极为柔嫩。如果烤制的话，应先以少量的水炖制1小时左右。

	煮熟的去皮母鸡 （每100克）	未去皮母鸡 （每100克）
蛋白质	39克	27克
脂肪	12克	19克
胆固醇	83毫克	79毫克
热量	992千焦	1 193千焦

鸭　子

鸭子属于蹼足家禽类动物，在4 000多年以前在中国被驯养。鸭子在欧洲非常受欢迎，尤其在法国。此外，鸭子在亚洲烹饪中也扮演重要角色，在中国烹饪中尤其如此。

世界各地大约有80多种鸭子，其中有些肥腻多肉、味美可口，营养成分也更丰富。宰杀鸭子时通常将鸭头砍去或将鸭子放血。有些鸭子被窒息而亡，因此血液在全身扩散，鸭肉的颜色因此而变暗。由于该屠宰方法在提高鸭肉的鲜美程度

营养及药用功效

鸭子的营养价值取决于饲养方法和鸭子种类。生野鸭肉的脂肪含量比人工养殖的鸭子低大约30%，但是，一旦经过烹制，一部分脂肪被去除之后，这种差别会逐渐缩小。鸭子富含铁和B族维生素。鸭子不易消化，如果连同鸭皮一起食用下去更是如此。

购买指南

鸭子的含肉量不多，购买的时候要考虑到这个问题。

百变吃法

鸭子可与水果一起烹制，如橙子、樱桃和苹果，这是因为水果的酸度与鸭肉的肥腻形成补足，鲜橙烩鸭是一道经典的法国名菜。鸭子还经常与栗子搭配食用。北京烤鸭是传统的中国菜肴，这道菜肴的准备过程就需要数小时，并在鸭子的表面上覆盖一层酸甜的调味汁，然后再加以烤制。

西方人很少食用鸭蛋，但它在亚洲却备受人们喜爱，鸭蛋有时会煮熟食用，但从不生食，因为鸭蛋里的细菌必须经过高温烹制才可杀灭。鸭蛋也常被腌制或者制成松花蛋食用。

被催肥的鸭子的肝脏可同鹅肝相媲美，有些人喜欢鸭肝甚于鹅肝。鸭胸肉可切片，然后进行烧烤、油煎或熏制。

食用技巧

烤鸭的味道十分可口，但烤制过程会消除鸭子的部分脂肪，如果在烹制之前用叉子在鸭子皮肤上戳几下，或者在旋转烤肉架上烤制，脂肪会流失得更多。如果以160℃的温度进行烤制，500克鸭肉需要20~25分钟。当脂肪熔化

	鸭肉 （每100克）	带皮鸭肉（烤制） （每100克）
蛋白质	24克	19克
脂肪	11克	28克
胆固醇	89毫克	84毫克

啤酒鸭（4~6人份）

材料：

1只光鸭，2大匙冰糖，2瓶啤酒，少许芫荽末，3大匙酱油，适量盐

做法：

1. 光鸭洗净，先用开水焯过再冲净。

2. 将啤酒和所有调味料入锅烧开，然后放入光鸭，改用文火焖烧40分钟左右。

3. 焖制过程中经常翻动鸭身，使其受热均匀且入味，待酥软时捞出晾凉，将汤汁倒出备用。

4. 将鸭肉剁块、排入盘中，面上淋上汤汁，并撒上芫荽末即成。

	生鸽子肉（每100克）	带皮鸽子肉（每100克）
蛋白质	18克	19克
脂肪	8克	24克
胆固醇	90毫克	95毫克
热量	594千焦	1 231千焦

嫩的幼鸽可以烤制、翻炒或烘烤，成年鸽子以液体烹制最好（炖制或水煮等）。烘烤鸽子的时候，应先以220℃~250℃的温度烤制10~20分钟，然后将温度降到175℃继续烘烤。

后，鸭皮变得松脆并呈金黄色。体型非常大的鸭子相对不那么柔软，可以用蒸汽蒸制或者用来制作鸭肉酱、肉馅糕或豆焖肉等。

储存方式

分好新鲜鸭肉每次的使用量，放入冰箱冷冻保存即可，如果可以加入调味品保存更好，以半煮熟状态保存也可以。

鸽　子

在大约公元前1500年，古希腊人已开始驯养鸽子，而食用野生鸽子的习惯更是由来已久。与家养鸽子相比，野生鸽子肉更加精瘦、颜色也比较深，而且味道也较为浓烈。人工养殖的鸽子通常在年幼的时候就被宰杀，因此肉质非常鲜嫩。

营养及药用功效

鸽肉蛋白质含量高且易消化，钙、铁等营养元素含量也较高，鸽肉有滋补益气、祛风解毒的功效。

百变吃法

鸽子通常与豌豆搭配食用，可整只烹制。

食用技巧

鸽子的烹制方法与其他家禽相似。肉质鲜

腌熏肉

腌熏肉为经过熏制的腌猪肉，所用的猪肉来自猪腹部和猪腰部，通常都切成薄片来出售。

营养及药用功效

腌熏肉有开胃、消食、去寒等功效。

百变吃法

腌熏肉适合与鸡蛋搭配食用，可在煎蛋时放入。熏肉通常还与薄煎饼搭配食用，也用来为沙拉或沙拉调料进行提味。

有一种熏肉仿制品是由脱水的蛋白大豆制成的。为了呈现相似的色泽和味道，该产品里加入了各种食品添加剂。

食用技巧

腌熏肉适合油煎或翻炒，可以低温烹制10分钟左右。烹制时要不时地撇去油脂，因为高温会加速亚硝胺的形成，该物质是脂肪和热量

	熟腌熏肉（每28克）
蛋白质	4克
脂肪	6克
胆固醇	10毫克
热量	301千焦

产生的化合物。烹制完熏肉以后，可以在食用之前用纸巾将多余油脂吸干。

储存方式

真空包装的腌熏肉可冷藏至包装上标明的最后日期。包装打开以后，熏肉可继续在冰箱里保存1周。腌熏肉也可冷冻1~2个月，但味道会发生变化。

腌熏肉的钠含量很高，还含有一种名叫硝酸钠的食品添加剂，该物质不仅给腌肉提味增色，同时又可抑制肉毒梭状芽孢杆菌等细菌的滋长，此类细菌可导致严重的食物中毒。但是，对食品添加剂的使用褒贬不一，因为食品添加剂可能产生致癌的亚硝胺。

火 腿

火腿是经过熏制和脱水处理的腌猪肉（或野猪肉或熊肉），在西方曾经是皇室或特殊场合的备用食品。火腿在罗马帝国时期受到相当高的推崇，只出现在最高统治者的餐桌上。

真正的火腿原料应是来自动物腿部的肉，人们也用猪肩胛肉来制作类似产品，但用肩胛肉制的火腿在柔嫩和鲜美程度上都稍逊一筹。尽管这些产品的制作方式与火腿相同，但不能冠以"火腿"的名称。胫是指动物前后膝盖的部位，制作火腿所用的肉就来自这个部位以下。

市面上出售的火腿有即食火腿，包括熟火腿和腌火腿，还有生火腿。

营养及药用功效

由于火腿通常都非常咸，所以最好适量食用，对于那些被建议限制饮食中的盐摄入量的人群更是如此。腌火腿的脂肪和热量比预制熟火腿高。只食用火腿的瘦肉部分可减少脂肪和热量的摄入量。火腿有健脾开胃、生津益血之功效。

百变吃法

火腿的烹制方式有许多种，经典的两种做法是与菠萝搭配煮制或烤制成油酥糕点。火腿

	烤制瘦火腿 （每100克）
蛋白质	25克
脂肪	6克
胆固醇	55毫克
热量	657千焦

值得一试的佳肴

火腿炒茄子

材料：

50克三明治火腿，150克茄子，青、红甜椒各1只，1块生姜，30克猪油，10克盐，8克味精，2克白糖，5毫升蚝油，5毫升生抽，适量淀粉

做法：

1. 火腿切片，茄子去皮切条，青、红甜椒和生姜切片。

2. 烧锅中放入猪油，放入生姜、青甜椒、红甜椒、盐、火腿片炒至入味。

3. 再加入茄子、味精、蚝油、生抽，用大火爆炒，然后用淀粉勾芡，淋入麻油，翻炒几下出锅即成。

冷食热食皆可，既可作为主食，也可用于制作各种食物，如煎蛋饼、油炸丸子、面条、什锦沙拉、烤面包、砂锅、肉冻、填充馅、烤三明治等。火腿骨头可用来做汤。

食用技巧

可用浸泡的方法来去除火腿中的盐分，火腿可浸泡一个晚上，但是小火腿或含盐量不高的火腿只需浸泡数小时即可。

火腿可用来烧烤、炖制或水煮。如果火腿有一层外皮的话，可切几道口子。如果进行烤制，可在旋转的烤架上烧烤，无需加盖，将烤箱的温度预热到160℃即可。预制火腿在烤制的时候，只要火腿内部温度达到55℃就可从烤箱内取出，但是烤制生火腿时，一定要使火腿内部温度达到67℃左右（肩肉火腿为167℃或75℃）。火腿在食用之前最好搁置10分钟左右，好让汁液完全渗透出来。

储存方式

火腿冷藏可保存1周。冷冻可保存1~2个

月，但冷冻会使火腿的味道有所变化。

香　肠

香肠是在一根动物肠子里填充经过调味的肉馅制成的。德国人声称香肠是他们的发明，但现在看来，第一根香肠实际上是由古希腊人和古罗马人制成的。

大多数香肠由肥瘦搭配的猪肉制成，但也可由牛肉、羊肉、马肉、家禽肉、动物内脏（主要是牛肝、牛心和牛肚等）或豆腐等制作而成。此外，香肠里的其他成分还包括水、填充物、糖分、香料和防腐剂。香肠的肠衣可以分为天然肠衣和合成肠衣两种。

香肠主要分为四大类：小生香肠、小熟香肠、大干香肠和大熟香肠。生香肠不是完全由生肉制成，而是用经过腌制的肉制成的，腌制的香肠在食用之前有时会进行熏制和干燥处理，生香肠可烧烤、炖制、水煮或油煎，腌制生香肠通常都用水煮。斯特拉斯堡五香辣味香肠、开胃香肠和维也纳香肠等熟香肠在出售之前通常都经过蒸制，有时也经过熏制。干香肠是经过腌制、发酵（在加热的环境下进行）以及干燥处理的生香肠。

营养及药用功效

香肠的营养价值取决于所用原料的种类和比例。香肠原料通常都经过腌制，脂肪和热量都很高。与肉类相比，香肠所含蛋白质较低，而食品添加剂却更多。香肠里常见的一种食品添加剂是硝酸钠，该物质可抑制肉毒梭状芽孢杆菌等细菌的滋长。硝酸钠还可影响香肠的味道，并使腌制食物独特的粉红色更为鲜艳。但是，有些人对此类添加剂的使用颇有微词，因为在一定条件下，它有可能会转化为亚硝胺，此类物质可能会致癌。至于类似热狗这样的熏制香肠，水和脂肪几乎占去香肠总重量的3/4。香肠可开胃助食，增进食欲。

购买指南

挑选那些光滑、色泽均匀而且尝起来不发黏的香肠。干香肠应该紧实、气味好闻，并且表面上覆盖着一层针头大小的白色斑点。如果是真空包装的产品，查看一下包装上的日期。

百变吃法

诸如辣酱油、番茄酱、芥末酱、酸辣酱和卤汁等都适合与香肠搭配食用。实际上，古希腊人和古罗马人很早就开始将香肠与芥末搭配食用了。粗大的香肠通常都被切成薄片，既可直接食用，也可用来烹制菜肴。

值得一试的佳肴

四喜波兰香肠（4人份）

材料：

4根波兰香肠，适量盐，少许香菇，少许西蓝花，生粉、胡椒粉，少许藕，适量上汤，少许红辣椒，适量料酒

做法：

1．先将波兰香肠切成片，备用。

2．红辣椒切段，藕切片，西蓝花切成斜条状，藕和西蓝花需用开水焯软，备用。

3．用热油拌炒香肠，稍后加入各种配料一起翻炒，最后加入各种调料。

	干萨拉米猪肉肠（每100克）	波波尼亚香肠（每100克）	熏制香肠（牛肉和猪肉）（每100克）	熟猪肉香肠（每100克）
蛋白质	23克	15克	11克	20克
脂肪	34克	20克	29克	31克
胆固醇	79毫克	59毫克	50毫克	83毫克
钙	407毫克	247毫克	320毫克	369毫克
钠	2 260毫克	1 184毫克	1 120毫克	1 294毫克

储存方式

香肠无论生熟都可冷藏3天左右，冷冻期为2~3个月。密封包装的香肠可直接进行冷冻，非密封包装的香肠可以包裹好以后再进行冷冻。

完整的干香肠在阴凉干燥的地方可保存3个月之久。如果香肠已经被切成薄片，应放进冰箱内冷藏，并尽量在3~5天内食用。切片熟香肠也可冷藏3~5天，冷藏的时候应将香肠包裹好，并远离味道浓烈的食物。

鸡　蛋

鸡蛋主要由4个部分组成：蛋壳、薄膜、蛋清和蛋黄。蛋壳是保护鸡蛋的多孔、易碎的外壳，蛋壳上无数微小的孔可渗透空气、水和气味。蛋壳比较薄而且易碎。蛋壳上通常覆盖着一层无味的无机盐油，部分油脂会堵塞小孔，可防止鸡蛋变质并防止吸味，因此鸡蛋不宜清洗。蛋壳薄膜由2~3层蛋白纤维组成，粘贴在蛋壳内壁上，为防止霉菌和细菌等的侵入而提供加层保护。蛋清由87%的水和12.5%的白蛋白（一种蛋白质物质）构成，占鸡蛋总重量的2/3。蛋黄由大约50%的固体、16%的蛋白质以及30%的脂肪组成。

营养及药用功效

白壳蛋和红壳蛋之间的营养价值并无差别。鸡蛋蛋白为完善蛋白质，因为它能提供人体必需的几种基本氨基酸。鸡蛋蛋白不仅提供这些氨基酸，而且比例也非常理想。

鸡蛋是极好的优质蛋白的来源，鸡蛋里的脂肪由32%的饱和脂肪酸、38%的单不饱和脂肪酸和14%的多不饱和脂肪酸组成，一个鸡蛋有5%

	鸡蛋 （每100克）
蛋白质	14.7克
脂肪	11.6克
碳水化合物	1.6克
胆固醇	250毫克

的胆固醇。鸡蛋还含有维生素和无机盐，鸡蛋富含维生素B_{12}，并且还能提供易于吸收的维生素B_2、叶酸、泛酸、维生素D、磷、锌、铁和钾。

鸡蛋的营养成分在蛋清与蛋黄之间的分布并不均匀。蛋清提供了一大半蛋白质以及大部分的钾和维生素B_2，而蛋黄则提供了维生素A，维生素D以及多数维生素和无机盐，蛋黄中还含有大量的脂肪，其热量占总量的3/4。

鸡蛋含有丰富的卵磷脂和DHA，对神经系统和身体发育有很重要的作用，可以有效地改善记忆力并防止老年人智力衰退，还能起到健脑益智的作用。另外，鸡蛋还能防治动脉硬化、防癌以及修复受损的肝脏组织并促进肝细胞再生。

购买指南

在购买鸡蛋的时候，首先应确保鸡蛋没有破碎，尽量挑选表面粗糙无光泽的新鲜鸡蛋或冷藏的鸡蛋，因为它们可保存更久。有的鸡蛋包装盒上标有保质期限，鸡蛋只有在合适的温度（4℃以下）和湿度（70%~80%）下保存，标明的保质期才有效。将鸡蛋放入冷水中可测试它们的新鲜度。沉入水底的是新鲜的鸡蛋，反之往往是坏的。

百变吃法

鸡蛋可单独食用，也可制作成各种食物，如蛋糕、酥皮糕点、冰激凌以及饮料等。鸡蛋还可当作稠化剂和黏合剂来使用，并可使各种食物口感更顺滑。鸡蛋可用多种方式烹饪，比较方便的有炒、煎、煮等，另外，鸡蛋也可以打散后加入调味料蒸制。煮制时要掌握好时间，煮的时间太短不能将细菌彻底杀死，时间太长的话会影响口感。鸡蛋同许多种蔬菜如黄瓜、辣椒等一起烹饪都很美味。

蛋黄用在面包、馅饼以及其他烘焙食物当中可使这些食物呈现诱人的金黄色。

食用技巧

在搅拌鸡蛋的时候，如果不注意，有可能会因为一只腐臭的鸡蛋而污染了碗里的其他食物，因此可以将每只鸡蛋分别在不同的碗碟里打开，然后再混合在一起。

有些烹饪需要在室温保存的鸡蛋。制作蛋

值得一试的佳肴

肉馅鸡蛋卷（3人份）

材料：

100克鲜猪肉馅，少许蒜末、姜末，5个鸡蛋，适量白糖、盐、油

做法：

1．将半个鸡蛋打入鲜猪肉馅中，搅拌至黏稠，把蒜末、姜末、盐、白糖一起拌入肉馅里，余下4个半鸡蛋打散，备用。

2．将锅放在火上，烧热后慢慢将蛋液浇入锅中，煎成蛋饼，把肉馅平铺在蛋饼上，卷成蛋卷，接口处用蛋液粘住。

3．将蛋卷放入蒸锅，置于火上，用大火蒸约10分钟，取出晾凉后，切成小段即可。

黄酱以及水煮鸡蛋（当冷鸡蛋放入沸水的时候容易裂开）的时候都是如此。

因为鸡蛋的水含量和蛋白质含量都比较高，所以最好以低温烹制，而且烹制时间要短。如果高温烹制时间过长，会让鸡蛋的质地变得犹如橡胶。

千万不要把鸡蛋尤其是蛋黄直接加入热的液体如汤类、白调味汁和牛奶蛋糊中，因为温度过高会导致鸡蛋凝结。相反，应将鸡蛋缓慢加热，在不断搅拌的同时，一点一点融入热的液体，然后搅拌，直至鸡蛋完全融入其中，再按要求进行烹制。牛奶蛋糊的烹制时间既不能太短，也不能太长，否则都会导致鸡蛋凝结。

破碎或有污点的鸡蛋有可能被污染，千万不要生食，烹制可杀死所有细菌。

储存方式

鸡蛋在室温下搁置1天相当于合理地保存1周。储存鸡蛋最好的地方是冰箱，鸡蛋在冰箱里保存1个多月依然很新鲜。储存时将鸡蛋放在纸盒或加盖容器内，以防止水分流失和沾染到其他食物的味道。尽管普遍都是将鸡蛋放在冰箱门的背面，但这并不一定是最适合放置鸡蛋的地方，这是因为冰箱的门不断被开启会导致温度上的变化。将鸡蛋比较尖的那一端朝下，可以防止气室的压缩和蛋黄的移位。不要清洗鸡蛋，因为这会破坏鸡蛋表面的保护层，导致细菌渗入，如果蛋壳上有污点，可以干布擦拭。未使用的生蛋清或蛋黄放在加盖容器内并放在冰箱里可保存4天（为了避免蛋黄发干，可以用冷水浸泡，在使用之前只需排干水分即可）。轻微打散的鸡蛋或蛋清可冷冻4个月，蛋黄可单独冷冻，也可与蛋清一起搅拌之后冷冻。煮熟的鸡蛋千万不可带壳冷冻，因为低温会导致鸡蛋裂开。水煮硬壳蛋可在冰箱里保存1周。

第五章
水产类

鲤 鱼

鲤鱼是世界上最早被养殖的鱼类，原产于中国，养殖历史已有数千年。如今，鲤鱼已成为一种世界性养殖鱼类。鲤鱼约有2 900多个品种，分为食用鱼类和观赏鱼类两种。

营养及药用功效

鲤鱼脂肪含量适中，生鲤鱼富含维生素B$_{12}$和磷。可降低胆固醇，防治动脉硬化。

购买指南

在购买时不要让商贩清洗鱼，因为他们洗鱼的水反复使用，已被污染。

百变吃法

鲤鱼可整条烹制，也可做成鱼片或鱼块。鲤鱼子、两鳃、舌头及嘴唇被认为是佳肴。常见做法有蒸、烤、水煮或油煎等。

食用技巧

清洗鲤鱼时，先将鱼鳞、鱼鳃部分彻底去除，剪掉鱼翅、鱼尾。应注意的是，如果不是马上食用，不要剖鱼腹，否则会造成鱼肉的水分流失。

食用从冰箱里拿出的冰冻鱼，应提前泡在一盆清水里化冻，不要用微波炉化冻，那样会使鱼表面半熟或失去水分。化冻后，剖开鱼腹将鱼整理干净。剖鱼腹最好的办法是：用剪刀从鱼的肛门处往上剪，直至能方便地掏出腹内脏器为止。加工剖洗鲜鲤鱼时，应尽量把黑血放尽。鲤鱼鱼腹两侧各有一条细线状的白筋，在烹饪前应去除，否则会很腥。

储存方式

冷冻前将鱼分条装入塑料袋，在烹饪时解冻。鲤鱼冷冻的话能保鲜2个月，保质7个月。

鲫 鱼

鲫鱼是中国常见的淡水鱼类，其肉质细嫩，味道鲜美，有较高的营养价值。鲫鱼的食用范围很广，被视为上等食品。鲫鱼在中国除青藏高原外各地区、各种水域都有，在自然水体中，鲫鱼的产量居于淡水鱼总产量的首位。

营养及药用功效

鲫鱼含有丰富的蛋白质、脂肪、碳水化合物、维生素、钙、磷、铁、锌等。具有通乳补虚的功效。

	鲤鱼（每100克）
蛋白质	18克
脂肪	4.6克
热量	531.6千焦

	鲫鱼（每100克）
蛋白质	17.4克
脂肪	1.3克
热量	380.9千焦

购买指南

选购鲫鱼尽量挑出产自江、湖或江湖支流的活水鱼，因其肉质肥厚，味道鲜美。其次是死水鱼，出自不通江湖的潭子、小河。还有一种人工养殖的则更次，肉质嫩但味道不那么鲜。活水鱼体型较长，颜色白中带黄。死水鱼背宽，身体有点圆，肚皮呈白色，鱼背呈黑色。人工养殖的鲫鱼同死水鱼很像，但周身银白。

百变吃法

鲫鱼可用清蒸、氽或红烧等方式烹饪，可做成瓤鲫鱼、瓦糕鱼、酥鱼、萝卜丝氽鲫鱼汤、扬州鲫鱼面等佳肴。鲫鱼用来清蒸或煮汤营养效果最好，食用鲫鱼最好是在冬季。

食用技巧

鲫鱼在烹饪前，应去掉其咽喉齿（位于鳃后咽喉部的牙齿），这样做出的鲫鱼尤其是清炖、红烧时泥味不会太重。

红烧或做汤一般选择每条在150克左右的鲫鱼，做酥鲫鱼的每条在50克左右，250克左右一条的可在肚中塞肉再红烧或清蒸，250克以上的肉质较老，口感不好。

青　鱼

青鱼为中国淡水养殖的"四大家鱼"之一，个体大，生长迅速，肉质肥嫩，味道鲜美，刺大而少。青鱼尤以冬令时节的最为肥壮。

营养及药用功效

青鱼富含蛋白质、脂肪、钙、磷、铁、维生素B_1、维生素B_2、烟酸等营养成分。青鱼的蛋白质属优质蛋白质，鱼肉纤维比较细，组织蛋白质结构松散，水分含量多，易为人体所吸收。另外，青鱼肠子中不饱和脂肪酸含量十分丰富。

百变吃法

青鱼多用红烧、糖醋、红焖、溜片、熏制等方法烹饪。江浙、两湖等省还将青鱼风干，

	青鱼（每100克）
蛋白质	19.5克
脂肪	5.2克

青鱼干颇具风味，可用于烧肉、炖肉，青鱼的肝、肠等也能食用。

食用技巧

青鱼在冬季腹部会鼓起，在剖鲜青鱼时须从腹部向尾鳍处剖开。而剖夏季的青鱼时则应从尾鳍部向腹鳍部剖开，这样可避免弄破苦胆。

另外，青鱼的腹部有一层黑膜，具有强烈的腥臭味，烹饪前应去除。

草　鱼

草鱼是"四大家鱼"之一，属草食性鱼类。如今亚、欧、美、非各洲的许多国家都有养殖。

营养及药用功效

草鱼肉质肥嫩，味道鲜美，营养丰富。草鱼富含不饱和脂肪酸，对血液循环有益，还能防治肿瘤。另外，草鱼还有抗衰老和美容养颜的功效。

购买指南

草鱼与青鱼的外形很像，在购买时应注意鉴别。青鱼和草鱼最主要的区别是体色不同，青鱼发黑，草鱼则偏褐黄色；其次是嘴部不同，青鱼嘴部发尖，草鱼嘴较圆。

百变吃法

草鱼可与番茄做成番茄鱼片，这是典型

	草鱼（每100克）
蛋白质	18.5克
脂肪	4.3克
热量	468.8千焦

值得一试的佳肴

葱油鱼块

材料：

750克草鱼，1个鸡蛋，2个洋葱，5段葱，3茶匙姜丝，1茶匙香油，2汤匙淀粉，1茶匙味精，3茶匙精盐，1000毫升花生油，白糖、醋、料酒各半汤匙

做法：

1. 草鱼去鳞、鳃和内脏，洗净，去掉脊骨。切成两片，然后切成7厘米长、5厘米宽的长方块。放姜丝、葱段、精盐、酱油腌片刻，加鸡蛋和面糊抓匀，然后裹上干淀粉，将洋葱切成薄片。

2. 将鱼放入热油锅中炸，炸黄后捞出。

3. 锅中放油，将姜、葱炸香，倒入料酒、糖、醋、清汤和味精，用淀粉勾芡，浇在鱼上。

4. 将鱼块煎熟，再加入水适量，炖煮成羹即成。

的浙江菜，味道清淡鲜美。新鲜草鱼还可做成"西湖醋鱼"，也称醋熘鱼，这是一道杭州名菜。草鱼与豉椒同做是典型的湘菜烹饪手法。另外，草鱼还可切成鱼块与葱油同炸，制成葱油鱼块。

鲢 鱼

鲢鱼广泛分布于亚洲东部，在中国各大水系随处可见，是饲养鱼类的上等鱼品，是中国淡水养殖的"四大家鱼"之一，也是中国最常食用的鱼类之一。鲢鱼肉味鲜美，头最有营养，主要种类有白鲢、花鲢两种。白鲢体色发白，鳞片细小，头较大，头部最肥，花鲢俗称胖头鱼。

营养及药用功效

鲢鱼含有丰富的蛋白质、脂肪、糖类、钙、磷、铁、B族维生素等。组成鲢鱼肉脂肪的脂肪酸有20种左右。具有美容养颜之功效。

购买指南

购买时需将鲢鱼和鳙鱼区分开来。二者的主要区别在于体色和头；鳙鱼的体色比鲢鱼深，夹杂不规则的黄黑色斑纹；鲢鱼呈银白色，头较小，头长与体长之比约为1：4，而鳙鱼的头明显地大得多，头长和体长之比达1：3。

百变吃法

鲢鱼肉细嫩鲜美，红烧、炖或做汤皆可，鱼头常用来红烧或炖。鲢鱼可制成剁椒鲢鱼、红烧瓦块鲢鱼、鲢鱼丝瓜汤、鲢鱼肉丸汤等佳肴，最出名的有江苏名菜拆烩鲢鱼头，湖南名菜鱼头豆腐汤、雪菜豆腐鱼头汤和剁椒鱼头。

食用技巧

鲢鱼胆汁有毒，吞服鱼胆往往会引起中毒。对此，目前尚无特殊疗法，应引起重视，不要吞服鱼胆，以免中毒。

吃鱼头时要注意以下几点：不吃环境受到严重污染地区的鱼头；不吃头大、身瘦、尾小的畸形鱼的鱼头；不吃眼珠浑浊、向外鼓起的鱼头。另外，烹制鱼头时，一定要将其煮至熟透再食用。

鳙 鱼

鳙鱼是中国的"四大家鱼"之一。鳙鱼体侧扁，头十分肥大，鳞片细小。鳙鱼身体上半部分呈灰黑色，腹部呈灰白色，两侧杂有许多浅黄色及黑色的不规则小斑点。

鳙鱼的味道十分鲜美，肉质较为细嫩，营养十分丰富，故被广泛饲养，也是中国最常食用的鱼类之一。

	鲢鱼
	（每100克）
蛋白质	18.6克
脂肪	4.8克

	鳙鱼 （每100克）
蛋白质	15.3克
脂肪	0.9克
热量	418.6千焦

营养及药用功效

鳙鱼属高蛋白、低脂肪、低胆固醇鱼类，鳙鱼头含有比任何其他物质都丰富得多的不饱和脂肪酸。鳙鱼富含卵磷脂和可改善记忆力的脑垂体后叶素。其头部的脑髓含量高，常吃有益智、改善记忆力和延缓衰老的功效。

百变吃法

鳙鱼头的做法多种多样，不同的菜系可以烹制出各种不同口味的鱼头来，有的细嫩鲜滑、有的清而不淡、有的味道独特。将鳙鱼头与豆腐烧汤是杭州名菜，鳙鱼头同各种辣椒、豆豉、香油、姜、葱可一起做成"洞庭鱼头王"。此外，鳙鱼的肉还可干制加工成香脆鱼片，不仅美味可口，而且易于保存。

食用技巧

烹饪鳙鱼前，要将鳙鱼头特别是鳃彻底洗净。烹饪时，应尽量延长烧煮时间，要烧熟烧透，以免感染华支睾吸虫。这种寄生虫在鱼头和鱼鳃的存活率最高。

河　鲈

河鲈是少数在海水及淡水里都能茁壮生长的鱼类之一，在世界各地都能发现河鲈。河鲈家族由九属组成，其下面大约又分为120多种鱼类，包括大眼鲥鲈和黄金鲈鱼等几个主要种类。

	河鲈 （每100克）
蛋白质	19克
脂肪	0.9克
热量	380.9千焦

河鲈的身体呈扁平的形状，锥形的头部占去身体的1/3，大嘴巴里长有无数的细齿。两个背鳍紧挨在一起，呈褐绿色，而其他的鳍为红色或类似橙色的颜色。河鲈的皮肤表面覆盖着粗糙的小鳞片，头部通常呈橄榄色，尾端呈白色。河鲈体表呈黄色，身体两侧有6~8条垂直的条纹。

营养及药用功效

河鲈含有丰富的烟酸、维生素B_{12}、磷和钾，能提供大量优质蛋白和多种微量元素。

百变吃法

河鲈的鱼刺非常多，白色的鱼肉肉质紧实，脂肪含量低，味道鲜美。烹饪时应采用能突出其味道的烹饪方法，鲤鱼和鳟鱼的烹饪方式都适合河鲈。

河鲈可整条烹制，也可切片烹制。通常用水煮、蒸或油煎（稍微撒点面粉后即可用油煎制）等方式烹制。

食用技巧

河鲈最好在打捞之后尽快刮鳞，否则，在不去皮的情况下很难去除鱼鳞。另外一个办法就是在去鳞之前在沸水中煮几分钟。当心鳍片上的棘刺。

鳝　鱼

鳝鱼肉嫩味鲜，营养价值很高，在中国和日本都深受欢迎，常被当作名菜来款待客人。近年来中国的鳝鱼还畅销国外，更有冰冻鳝鱼远销美洲等地。鳝鱼身体细长呈蛇形，体表润滑无鳞，没有软刺。鳝鱼体表有不规则的黑色斑点，体色常随栖居的环境不同而有所变化。

营养及药用功效

鳝鱼脂肪中含有极丰富的卵磷脂，也含有丰富的二十二碳六烯酸（DHA）、二十碳五烯酸（EPA）和多种维生素，维生素A的含量尤其丰富，100克烤鳝片中含有5000国际单位的维生素A。鳝鱼能调节血糖、增进视力，还有增强记

	鳝鱼
	（每100克）
蛋白质	18克
脂肪	1.4克
热量	372.6千焦

忆力和补气益血的功效。

购买指南

鳝鱼一年四季均有出产，但以小暑前后的最为肥美。新鲜鳝鱼体表黏液丰富，呈黄褐色并发亮，在水中不停游动。

百变吃法

鳝鱼与韭菜、莴笋丝等可一起炒，菜质嫩滑，味道鲜香。此外，也可与米饭合蒸做成鳝鱼饭。其原料是手指粗的肥美鳝鱼，用鳝骨先煲汤，然后用这些汤来煲饭，鳝肉则拆成细丝并调味，饭将熟时放入焖熟。

食用技巧

死鳝鱼不能食用，因为鳝鱼体内含有胆氨酸，当鳝鱼死后，胆氨酸会产生有毒物质。

储存方式

可将鳝鱼放入水缸内养几天，最好用井水和河水，天热的季节应常换水。

沙丁鱼

沙丁鱼体型很小，身体柔软。沙丁鱼共有6个品种，其中包括西鲱和美洲河鲱等。第一个沙丁鱼罐头出现在19世纪初，沙丁鱼还是第一个以罐装方式来保存的鱼类。葡萄牙、法国、

	沙丁鱼
	（每100克）
蛋白质	19克
脂肪	5克
热量	355.8千焦

西班牙等现在是罐头沙丁鱼的主要生产国。

营养及药用功效

沙丁鱼肉富含磷、烟酸和维生素B_6，鱼骨头富含钙质。可防止血栓形成，对心脏病有特效。

购买指南

因为沙丁鱼鱼肉极易腐烂，所以市面上很少有新鲜的沙丁鱼出售，出售的通常是去除头部和内脏的蒸沙丁鱼或用油、番茄酱或白葡萄酒浸泡的沙丁鱼罐头，有时也会熏制或腌制之后出售。用油浸泡过的沙丁鱼的保质期较为持久。

百变吃法

新鲜的沙丁鱼通常用来烧烤。罐装沙丁鱼通常打开即食，也可根据个人口味添加一点盐水，还可用柠檬汁浸泡。

食用技巧

沙丁鱼在烹制之前应刮鳞、去除内脏并清洗，然后切除头部。新鲜的小沙丁鱼只需清洗即可。

储存方式

未开启的沙丁鱼罐头应不时地来回翻转，确保沙丁鱼的各个部位都能保持湿润。一旦开启，应将罐头放入冰箱内保存。

鳗　鱼

鳗鱼是一种海洋鱼，头小、腭大，有着尖利的小牙齿，这些都是鳗鱼区别于八目鳗的特征。鳗鱼的颜色取决于它的年龄和生活的水域。鳗鱼的背鳍、尾鳍和臀鳍形成一个巨大的鳍状物，遮盖住了大半个身体。

营养及药用功效

生鳗鱼富含维生素A和维生素D，脂肪含量很高，具有补虚养血的功效。

	鳗鱼 （每100克）
蛋白质	18克
脂肪	12克
热量	770千焦

购买指南

鳗鱼有新鲜、熏制、腌制的，也有罐装的，新鲜鳗鱼通常被切成厚薄不同的鱼片或鱼块出售。也有在出售的时候依然活养着的鳗鱼，这是由于鳗鱼肉极易腐烂，而且其血液可能会有毒。

百变吃法

鳗鱼通常用来烧烤、水煮和翻炒，也可做焖菜或汤，烟熏鳗鱼的味道也很好。

食用技巧

鳗鱼在烹制之前，应去除其厚鱼皮。将鱼切成3段，放入沸水中氽烫1~2分钟以此来软化鱼皮，也可以稍微烤一下（鱼皮起泡之后容易撕除），这两种方法不仅可用来去除鳗鱼皮，还可去除鳗鱼的多余脂肪。

应尽量避免使用油煎等方法来进行烹饪，因为这样会增加鳗鱼的脂肪含量，而且鳗鱼肉质紧实，热量渗透起来比较缓慢，在熟透之前可能就被烧焦了。如果用油烹制，应先用盐水煮8~12分钟，盐水里事前应放入1~2茶匙的柠檬汁。

储存方式

新鲜的鳗鱼极容易变质，放在冰箱里只能保存1~2天。

金枪鱼

金枪鱼生活在地中海、太平洋、大西洋和印度洋等的温暖水域，自远古以来，人们就开始捕捞金枪鱼食用。金枪鱼包括好几类，最常见的有蓝鳍金枪鱼、长鳍金枪鱼、鲣鱼以及黄鳍金枪鱼。金枪鱼的鱼肉肥腻紧实，因品种不同，色泽和味道有一定的区别。金枪鱼的体侧和腹部之间的鱼肉最为鲜美，备受青睐，价格也最昂贵。

营养及药用功效

新鲜的金枪鱼因为鱼种不同，脂肪含量也不相同，有的精瘦，有的脂肪含量稍高些。金枪鱼有美容减肥、保护肝脏、防止动脉硬化、激活脑细胞、促进大脑内部活动的功效。

购买指南

市面上有新鲜的金枪鱼片和鱼块出售，金枪鱼的几个种类几乎都可以制成罐头。制罐头的金枪鱼有整条的，也有切成大块鱼肉的。罐头中的鱼肉是用植物油、汤汁或水浸泡的。被泡在油里的金枪鱼最不干涩，脂肪含量也最高。整条的金枪鱼通常比较贵，但是价格便宜些的产品如碎金枪鱼则含有更多鱼皮和鱼骨的碎片。在购买的时候最好想一下打算如何烹饪，如果鱼的外观相当重要，就购买整条的金枪鱼，但如果是制作调味汁或金枪鱼沙拉（与蛋黄酱一同制作），那么其他形式的金枪鱼都可使用。

百变吃法

新鲜的金枪鱼可水煮、清蒸、烧烤、烘烤或烘焙。清蒸或以高汤煮制的金枪鱼味道尤佳。

味道强烈的金枪鱼在烹制之前，应在盐水里浸泡几个小时，然后用调味料进行腌泡。将金枪鱼用沸水煮10分钟再烹制有助于消化。在烹饪时不应放太多的油。日本人特别喜欢生吃金枪鱼，常将它们用在生鱼片或寿司里面。金枪鱼罐头的食用方式也是多种多样，在西式烹饪中，罐头金枪鱼常常被加入沙拉、三明治、调味汁、煎蛋饼和乳蛋饼中，有时也裹上面包屑进行烧烤。

	新鲜金枪鱼 （每100克）	油泡淡金枪 鱼（每100 克）	水泡淡金枪 鱼（每100 克）
蛋白质	23克	29克	30克
脂肪	4克	8克	0.5克
热量	514.9千焦	828.8千焦	548.4千焦

值得一试的佳肴

番茄甜椒煮金枪鱼（4人份）

材料：

8个番茄，盐和胡椒粉少许，2个绿甜椒，80毫升橄榄油，2个红甜椒，1把香料调味束，

1个洋葱，125毫升干白葡萄酒，4片蒜瓣，125克新鲜蘑菇，4片金枪鱼片，每块重约250克

做法：

1. 将番茄去皮、去子，切成方块。甜椒挖芯、去子，切成条状。洋葱和2片蒜瓣切碎，另外2片蒜瓣压碎。大的蘑菇切成4片，小蘑菇整颗保留。

2. 用盐和胡椒粉给金枪鱼调味。锅内放入10毫升油加热，将金枪鱼放入油中煎2分钟左右，煎至两边均呈褐色时盛起，然后搁置一边。

3. 锅内倒入更多油，将洋葱末、压碎的蒜瓣和甜椒块混合翻炒3分钟。然后加入蘑菇和蒜末，再烹制1分钟，如果需要，可加些油。将这些混合物翻炒均匀。

4. 将金枪鱼片置于蔬菜之上，加入香料调味束，并倒入白葡萄酒，盖上锅盖，以慢火烧制15分钟。

5. 加入番茄，与蔬菜混合，保持金枪鱼在蔬菜上面。再次盖上锅盖，以慢火烹制15分钟。

6. 将金枪鱼放在一个热的盘子上。剔除香料调味束，将蔬菜混合物倒在鱼片上。

食用技巧

刚刚捕捞的金枪鱼应尽快放血，在尾部上方2.5~5.0厘米的地方剖开即可。金枪鱼的鱼骨向身体两侧伸展。可以用刀片在鱼骨与鱼肉之间滑动，以此将鱼骨剔除。质量上好的淡金枪鱼的鱼肉被包裹在一层颜色发暗的脂肪当中，去除这一层脂肪可使金枪鱼的味道更加柔和。

鳟 鱼

鳟鱼是庞大的鲑科家族中的一分子。身体扁长，牙齿尖利。鳟鱼因为肉质精美而受到高度青睐。鳟鱼的养殖历史悠久，而虹鳟鱼尤其受到养鱼者们的喜爱。

鳟鱼中最常见的有河鳟、虹鳟鱼、湖红点鲑、溪红点鲑。虹鳟鱼在寒冷清澈的水域生长良好，也可在温暖水域生活。虹鳟鱼是世界各地渔场养殖数量最多的鳟鱼。

	鳟鱼（每100克）
蛋白质	21克
脂肪	7克
热量	620千焦

鳟鱼的鱼肉香嫩可口。不同品种的鳟鱼，其鲜美的味道会稍微有些差异，鱼肉的颜色也是如此。不同种类的鳟鱼有白色、象牙色、粉红色或微红色等不同颜色。

营养成分

鳟鱼的脂肪含量中等。鳟鱼的营养十分丰富，含有各种维生素及人体所需的营养元素，且热量较低，蛋白质含量较为全面。

购买指南

市面上可买到新鲜和冷冻的鳟鱼，有整条销售的，也有经过修剪、切片或切成鱼排来出售的，还有熏制的鳟鱼，鳟鱼通常不会制成罐头。

百变吃法

鳟鱼的烹制方法越简单越好，最好不要破坏其鲜美的味道。鳟鱼熏制的话味道很可口。另外，鲑鱼的做法也极适合鳟鱼。

食用技巧

鳟鱼无需刮鳞，切片也非常容易。

鲱 鱼

鲱鱼的鱼子和鱼肉都被视为珍品，极具商

业价值。鲱鱼大部分时间都在海洋中度过，但每年春季会游回上游进行产卵。常见的鲱鱼种类有美洲鲱鱼、河鲱、西鲱、拟西鲱。

美洲鲱鱼生活在从拉布拉多到佛罗里达之间的大西洋，这种鲱鱼背脊上的皮肤呈蓝绿色的深色阴影，身体两侧为银色，在每侧鱼鳃背后有4个或更多的暗色斑点。河鲱是大西洋最常见的鱼种，但在波罗的海、北海和地中海也有发现。河鲱背部皮肤为蓝黑色，身体两侧和肚皮为银白色，头部两侧为金黄色。西鲱在欧洲大西洋沿岸和地中海极为常见，背部皮肤呈深蓝色，身体两侧为银白色，两侧鱼鳃后面各有一块黑色的斑点。拟西鲱的背部皮肤为灰绿色，身体两侧为银色，背部上端靠近鱼鳃的地方有一个黑色的斑点。

营养及药用功效

鲱鱼蛋白质含量很高，还富含多种维生素和微量元素。具有补虚利尿的功效。

购买指南

市面上出售的鲱鱼有新鲜的也有冷冻的，有整条的也有切片出售的。新鲜的鲱鱼肉呈白色，肉质柔软肥腻。

百变吃法

鲱鱼经常与极酸的配料如酸模、大黄和醋栗等一起烹制，这些物质可使鱼肉容易消化，还能软化鱼骨。在一些菜谱中，鲱鱼可代替青鱼和鲭鱼。

食用技巧

鲱鱼如果不切片，可整条烹制。如果烹制时间很短的话，小刺仍然会粘在脊骨上，食用时要小心。

储存方式

鲱鱼新鲜食用味道极佳，且容易变质，不

鲱鱼 （每100克）	
蛋白质	17克
脂肪	14克
热量	825千焦

宜长时间保存，所以在购买之后应尽快烹制。

鲟　鱼

鲟鱼是一种大型的洄游鱼，体重可重达1吨，体长可超过4米。鲟鱼在1亿年以前就出现在地球上，现在已发展为25个不同的种类，其中包括白鲟、短鼻鲟、闪光鲟等。鲟鱼只生活在北半球的海洋和河流中，生命周期也特别长，有的可活到150岁以上。由于对鲟鱼及鲟鱼卵的市场需求巨大，多年来，鲟鱼被大肆捕杀，数量锐减到了濒临灭绝的程度。

营养及药用功效

鲟鱼脂肪含量低，富含磷、钾和维生素B_{12}。具有补虚养脑等功效。

鲟鱼 （每100克）	
蛋白质	16克
脂肪	4克
热量	444千焦

购买指南

市面上出售的通常是冷冻或罐装鲟鱼而非新鲜鲟鱼，也有熏制或者腌制的鲟鱼出售。鲟鱼的鱼刺非常少，鱼肉润滑紧实，鲜美可口。新鲜鲟鱼的脉纹呈蓝色，开始变得不新鲜的时候，脉纹就会变成棕色或黄色。

百变吃法

鲟鱼肉质可以同陆地动物的肉类相比，因此可按照肉类的烹制方法来进行烹饪，适合旗鱼和金枪鱼的烹饪方法也同样适合鲟鱼。熏制过后的鲟鱼冷食尤为可口。在俄罗斯，晒干的鲟鱼骨髓被用作鱼肉馅饼的馅。

食用技巧

由于鱼肉紧实，新鲜打捞出来的鲟鱼在烹制之前最好搁置48小时，腌泡也可有助于软化鱼肉。为了去皮或使其更容易消化，可在热水中煮几分钟，或者在烹制前先将鱼肉用工具捶打一下。

分钟左右。

胡瓜鱼

胡瓜鱼体态瘦小，细长的身体呈银色，它们生活在气候温和或寒冷的海洋和湖泊里。

细鳞胡瓜鱼是胡瓜鱼家族中的一分子，可长至22厘米，与地中海细鳞胡瓜鱼或细鳕相似，但后者属于鳕科家族。胡瓜鱼的皮肤透明细薄，上面覆盖着薄薄的鳞片，颜色各异，点缀着银色横条纹。胡瓜鱼脊背呈橄榄绿或深绿色，腹部皮肤为白色，而身体两侧则为银色。

营养及药用功效

胡瓜鱼蛋白质含量很高，但脂肪含量较低。具有很好的补钙功效。

	胡瓜鱼 （每100克）
蛋白质	18克
脂肪	2克
热量	410千焦

购买指南

市面上出售的胡瓜鱼有新鲜、冷冻、稍微熏制和干制的。细鳞胡瓜鱼并不常见，这是因为人们常用它作为鳕鱼和其他具有商业价值的鱼类的饲料。

百变吃法

胡瓜鱼肉呈白色，细致可口，并且味道鲜美，有股黄瓜的清香。

胡瓜鱼的所有部位都可食用，包括鱼头、鱼肉、鱼骨、尾巴、鱼卵，甚至性腺都可食用。

胡瓜鱼可用来烧烤或用油煎制，大的胡瓜鱼可用更为精细复杂的方法进行烹制。

食用技巧

胡瓜鱼通常只是被去除肝脏或晒干，但在烹制之前，应该用醋、盐和胡椒粉腌泡大约10

鲑 鱼

自古以来鲑鱼就备受推崇。鲑鱼包括太平洋鲑属和大西洋鲑属，太平洋鲑属共有9类，包括王鲑、红鲑、银鲑、粉鲑和大马哈鱼等，而大西洋鲑属只有一种。只有1/6的鲑鱼生活在淡水水域。鲑鱼与鳟鱼的外形极为相近，二者的区别在于其臀鳍，鲑鱼臀鳍上长有12~19根鳍刺。鲑鱼的体型修长、微扁，但在各鱼种之间稍有差别。鲑鱼表面覆盖着光滑的鱼鳞，通常都长有各种不同的斑纹，鱼皮的颜色受鱼种和时节的影响。

营养及药用功效

王鲑的脂肪含量最高，红鲑、大西洋鲑和银鲑的脂肪含量中等，生的粉鲑和大马哈鱼的肉质精瘦。鲑鱼具有补虚养胃的功效。

购买指南

市面上出售的鲑鱼有新鲜、冷冻、熏制、腌制、干制和罐装等形式，鲑鱼鱼卵通常用玻璃瓶盛装。鲑鱼有新鲜和冷冻的，新鲜鲑鱼通常整条或切成鱼片或鱼块出售。熏制鲑鱼通常密封在塑料袋中或冷藏保存。最好在销售量比较大的鱼店里购买以保证鱼肉的新鲜。不要购买发干发亮、边缘呈褐色或者水分流失的熏鲑鱼。另外，颜色发暗的鲑鱼较咸。

营养及药用功效

鲑鱼热食或冷食味道都极好。鱼头后面的鱼肉比鱼尾部的肉更加鲜美。鲑鱼可以用许多方式进行烹制。在西式烹饪中，熏制鲑鱼通常与刺山果花蕾或切片甜洋葱搭配食用。鲑鱼经常是制作某些食物（如三明治、沙拉、煎蛋、意大利面食、奶油甜点和蛋奶火腿蛋糕等）的最后一道特殊材料。

鲑鱼罐头是将烹制好的鲑鱼用其本身的鱼汤罐装而成。通常鱼骨都直接放进罐头内，由于这些骨头容易嚼碎，因此绝对可以食用，它们可以提供钙质。鲑鱼罐头可以用于制作三

	王鲑 （每100克）	红鲑 （每100克）	银鲑 （每100克）	粉鲑 （每100克）	大马哈鱼 （每100克）	大西洋鲑 （每100克）
蛋白质	20克	21克	22克	20克	20克	20克
脂肪	10克	9克	6克	3克	4克	6克
热量	753千焦	703千焦	611千焦	486千焦	502千焦	594千焦

值得一试的佳肴

鲑鱼冻（4人份）

材料：

1000克新鲜鲑鱼片，1包肉冻，2升高汤，30毫升马德拉白葡萄酒，2根新鲜切碎的欧芹

做法：

1. 鲑鱼片入高汤内煮10分钟左右，然后留在高汤中冷却。

2. 捞起鲑鱼，仔细去皮并放在盘子里进行冷藏。

3. 向肉冻中添加白葡萄酒，使用之前冷却。

4. 在冷鲑鱼上倒一层薄薄的肉冻，撒一些切碎的欧芹末，让肉冻固定，反复数次。将鲑鱼铺在最后一层肉冻上之后，放入冰箱内冷藏。

5. 将剩下的肉冻倒入一个大盘子里，让其固定。

6. 待肉冻固定，将其切成小方块，摆在鲑鱼四周作为装饰。

明治、沙拉、调味汁、煎蛋、乳蛋糕、奶油甜品、蛋奶酥和薄煎饼等食品。鲑鱼还可制成鲑鱼鱼酱，鱼酱通常用来制作三明治和鱼子烤面包。

鲑鱼子的味道也很鲜美。有时被称作"红鱼子酱"，但是真正地道的鱼子酱只能用鲟鱼子制成。

鲑鱼冻与蛋黄酱搭配食用尤佳。

食用技巧

鲑鱼在烹制之前应刮鳞并去除内脏。鲑鱼无需清洗，擦拭即可。鲑鱼通常在烹制之前切成鱼片。

储存方式

鲑鱼的保质期相当短，在冰箱里冷藏保存的时间不宜超过2~3天。

鳕　鱼

鳕鱼一直以来就是世界上捕捞量最大的鱼种。在中世纪，鳕鱼是欧洲最具商业价值的鱼类之一。由于它既可熏制又可干制或腌制，所以比较容易运输和保存。

鳕鱼的头部很大，嘴巴裂口深，从下腭处垂下一根细长的须。鳕鱼体长通常为40~80厘米，体重1.8~4.0千克不等。鳕鱼从头部至尾部贯穿一条颜色较浅的横线，厚实丰满的身体上覆盖着细小的鳞片，皮肤颜色会根据栖息地的不同而产生很大差别。法国人对腌制或干制鳕鱼以及新鲜或冷冻鳕鱼区分得很明确。

庞大的鳕科家族大约由60个不同的种类组成，这些鱼的肉质很像。最常见的鱼种有：黑线鳕、银鳕、牙鳕、黑鳕和小鳕等。

营养及药用功效

从鳕鱼肝脏提炼出来的油脂是重要的维生素D来源。鳕鱼奶白色的鱼肉精瘦鲜美，肉质紧实程度取决于鳕鱼的新鲜程度和大小。鳕鱼对

	鳕鱼 （每100克）	黑线鳕 （每100克）	海鳕 （每100克）	牙鳕 （每100克）	黑鳕 （每100克）	小鳕 （每100克）
蛋白质	18克	19克	17克	19克	17克	17克
脂肪	0.7克	0.7克	0.9克	1.3克	1克	0.4克
热量	343.6千焦	364.2千焦	318.1千焦	380.9千焦	385.1千焦	322.3千焦

心脑血管系统有很好的保护作用。

百变吃法

鳕鱼可以用多种方式进行烹制，蘸调味汁食用味道尤为鲜美。鳕鱼可被制成鱼肉罐头、鳕鱼干或腌熏鱼，鳕鱼子可新鲜食用，也可熏制或腌制。鳕鱼的舌头和肝脏也可食用。黑线鳕通常用来熏制或腌制，小鳕通常被制成鱼干。

食用技巧

为了去除腌制鳕鱼的盐分，将鱼放进过滤器内，鱼皮朝上（如果鱼皮尚未去除的话），以免盐分在鱼肉和鱼皮之间聚积。可以将过滤器放入一个大的盛了水的容器内，让盐分沉到容器底部。

另外一个办法是将容器置于水槽内，上面有细水流注入，随着水槽里被注满水，盐分就会被冲掉。腌制的鱼干在烹制之前需要在水里浸泡8~12小时。煮鳕鱼的时候，不宜煮到沸腾，可放入清汤用慢火炖8分钟左右，也可放入已经煮沸的液体中稍煮一下，然后迅速地将锅子从炉子上拿开，在一旁搁置15分钟。

鳕鱼舌头在调理（泡进调味汁或蘸上面粉等）之前需要一直用水煮制。将鳕雪舌头放入冷液体中，待液体开始沸腾的时候将舌头捞出即可。

值得一试的佳肴

葡萄牙鳕鱼（4人份）

材料：

750克腌制鳕鱼片，2片蒜瓣，2个洋葱，125毫升橄榄油，250克新鲜马铃薯，30毫升番茄酱，2汤匙新鲜芹菜，少许盐和胡椒粉，2个水煮蛋

做法：

1. 将烤箱预热至190℃。

2. 将鱼片置于冷水中过夜，来去除盐分。第一天，将鳕鱼残存的盐分冲刷过滤掉。将一锅水烧至沸腾，加入鳕鱼片，以慢火炖15分钟。

3. 洋葱去皮剁碎，番茄去皮并切成两半，芹菜和蒜瓣剁碎。

4. 将60毫升橄榄油倒入锅中加热。洋葱入油锅煮制5分钟左右。加入番茄酱、蒜末、盐和胡椒粉。混合搅拌几分钟之后，将锅子从炉子上拿开。

5. 将洋葱和番茄混合物倒入一个耐热的盘子里。彻底擦干鳕鱼片，切成大的鱼块，将鱼块放在洋葱上面。将剩下的油浇在鱼块上，将盘子置于烤箱中央烤制大约30分钟，15分钟的时候将鱼块翻至另一面，以确保入味并保持肉质柔软。用水煮鸡蛋片点缀装饰，最后撒上欧芹末即可。

鲨 鱼

鲨鱼是软骨鱼类，在世界上大多数海洋里都有发现，鲨鱼是一种非常美味的鱼类，大约有225个不同的品种。最常见的鲨鱼种类有锤头鲨、白斑角鲨、灰星鲨、大斑角鲨和翅鲨。

营养及药用功效

鲨鱼蛋白质和脂肪含量都较高，还含有多种维生素，具有补虚养血的功效。

购买指南

市面上销售的鲨鱼都经过去皮处理，因为鲨鱼皮非常粗糙，在家中很难去除。新鲜或冷冻的鱼肉通常都被切成片状或块状来销售。

百变吃法

适合鲨鱼的烹制方法非常丰富，可以烧烤、清蒸、油煎、烘焙或者以高汤煮制。与味道鲜美的调味汁搭配食用，鲨鱼会尤为可口。

食用技巧

鲨鱼在刚被捕捉到的时候去皮最为容易。将鲨鱼尽快冷冻，然后放入沸水中也可以很容易地将鲨鱼皮去除。

鲨鱼含有可以防止体液（含盐量较海水低）渗透流失的尿素。鲨鱼被杀死的几个小时

鲨鱼	
（每100克）	
蛋白质	21克
脂肪	4克
热量	548千焦

内，尿素会转变成氨水。因此，尽管煮熟之后的鲨鱼不会再有氨水的气味，但鲨鱼还应在捕捉之后放置一两天再食用。

为了提高鲨鱼肉的鲜美程度，应在冷水下进行冲洗，并将它放入牛奶或加入柠檬和醋的水里腌泡4个小时。

由于鲨鱼肉没有骨头，因此在烹制的时候不会浪费。鲨鱼肉的肉质紧实，有些种类的鲨鱼味道极为鲜美，鱼肉甚至稍呈凝胶状，白斑角鲨的味道最为鲜美。通常来说，鲨鱼越大，味道就越浓重。

鲂　鱼

鲂鱼在大西洋、地中海和太平洋最为常见，尤其在澳大利亚、新西兰、日本和南非的沿岸海域。鲂鱼体型较长，通常呈红色或粉红色，长着小而硬的鳞片，巨大的刺状鱼鳍看上去就像是鸟的翅膀。鲂鱼长相奇特、丑陋，有一双大大的斜眼，头部也很大，并覆盖着带骨的片状物。鲂鱼的片状鱼肉呈粉红色，味道很鲜美。鲂鱼有几个不同的种类，包括灰鲂、红鲂以及鲂鲱等。

灰鲂体长可达50厘米，脊背呈灰色并隐隐有些泛红，覆盖着无数的白色小斑点。鲂鱼的栖息地从冰岛和挪威沿岸一直延伸到地中海。灰鲂肉质紧实，味道鲜美。

红鲂的体长通常在30厘米左右，顾名思义，鱼的身体呈红色。这种鱼在地中海、大西洋和太平洋最为常见。由于所含鱼肉较少，因此红鲂常被用来做汤。

鲂鲱可长至7.5厘米，体重可达395克。鲂鲱生活在北美的大西洋沿岸，肉质精瘦紧实、味道鲜美。

营养及药用功效

鲂鱼富含钾和钙，具有补中益气的功效。

购买指南

鲂鱼有整条也有切成鱼块出售的。

鲂鱼	
	（每100克）
蛋白质	17克
脂肪	3克
热量	418.6千焦

百变吃法

在西式烹饪中，鲂鱼通常用来制成浓味鱼汤和水手鱼。

食用技巧

鲂鱼的鱼皮很容易被去除。在去除带刺的鱼鳍时，谨防受伤。鲂鱼可整条烹制，也可切片或切块烹制。

如果温度过高，鲂鱼容易干涩。如果是带皮烧烤或烘焙的话，应在鱼皮上刷一层油或腌泡汁，以此来保护鱼皮。

虾

虾类属于小甲壳类生物，共有9个不同的科属，160多个品种。不同种类的虾，外表颜色不同。虾煮熟后会变成粉红色，由原来的半透明变为不透明。最常见的虾类味道都极为鲜美，这其中包括深水虾，深水虾是最具商业价值的虾类，也被称作"粉红虾"。另外一个具有商业价值的虾类是大虎虾，通常被称作"黑虎虾"。

营养及药用功效

虾类富含烟酸和维生素B_{12}，蛋白质含量

虾	
	（每100克）
水分	76%
蛋白质	20克
脂肪	2克
碳水化合物	0.9克
胆固醇	153毫克
热量	443.7千焦

大蒜炒虾（4人份）

材料：

500克新鲜的虾，15毫升橄榄油，4片蒜瓣，少许海盐

做法：

1. 将虾洗净并控干。

2. 大蒜去皮，切成蒜末。

3. 将橄榄油倒入锅中，烧热。

4. 虾入油锅内迅速烹制，为了确保两侧的色泽同样红润，将虾翻一次。

5. 将锅子从炉上拿开，加入蒜末和海盐，完全覆盖在虾肉上面。

高，脂肪含量较低，有补肾壮阳的功效。

购买指南

由于虾肉极容易破碎，因此通常用冰块冷冻。市面上出售的虾类有整只的，也有将头部去除的，有新鲜的也有冷冻的，还有煮熟或熏制的，也有虾干或虾肉罐头。

新鲜的虾肉质非常紧实，闻起来鱼腥味很淡。不要购买发软、发黏、肉和壳相互脱离以及有氨水气味或者长有黑色斑点（尤其在头部和身体相连的部位附近）的虾。

在购买冷冻虾的时候，要购买没有变得干涩的那种。由于虾的味道受解冻方式和时间的影响，因此，不要购买已经解冻过再冻起来的虾。最好的冷冻虾应该只是稍微冷冻的。

百变吃法

无论热食或冷食，虾肉的味道都非常鲜美。适合虾类的烹制方式有许多种，可用来做汤、炒食、油煎或做馅，既可单独食用，也可与禽肉类、蔬菜或者面食搭配食用。虾类可以用许多调味品一起烹饪，还可代替大多数食谱中的贝类使用。虾是东南亚饮食中的重要原料，通常以盐水来保存或者制成虾酱或粉末作为调味品。

食用技巧

一旦解冻，虾壳会特别难以去除，因此去壳工作应在解冻之前进行。

虾类在烹制的时候，身体会弯曲。烹制

虾的时间不宜过长，因为这会导致虾肉变硬变干。无论是去壳还是未去壳的虾类都可以用水或清汤来烹煮。

煮虾可以用海水，也可以用加盐的淡水。清汤既可以用只加入一些调味品的盐水，也可用精心熬制的高汤。先将水煮沸，将虾倒入，待再次沸腾后用火煮。新鲜的小虾只需煮3~5分钟即可，而大虾或冷冻的虾应煮得稍微久一点。煮熟后应将虾捞出并用凉水冲洗，以免虾肉继续烹制而失去鲜味。

虾壳是极好的烹制虾肉的原料，可将虾壳放入沸水中以文火煮10分钟左右，然后从水中滤出虾壳，再将虾肉入汤汁中烹制。还可将生的虾壳磨制成粉，用来制作鲜美的调味品。

储存方式

虾在冰箱里冷藏可保存2天，冷冻可保存1个月。

龙 虾

龙虾是一种凶猛好斗的淡水甲壳类小生物，生活在河流、湖泊、溪水和池塘里，它们喜欢藏匿于岩石下面，通常是倒退着移动。龙虾共有300多个品种，但是只有几种大到可以食用。龙虾长有一对长长的触须和五对螯，最大的一对螯的前端是一对钳子。不同种类龙虾的壳有红色、褐色或紫色。虾肉呈粉白色，不同种类的虾肉的肥瘦比例和鲜美程度也不尽相同。

营养及药用功效

龙虾富含烟酸、维生素B_{12}、钾、磷和铜。具有滋阴健胃、补肾壮阳的功效。

	鲨鱼（每100克）
蛋白质	19克
脂肪	1克
胆固醇	139毫克
热量	372.6千焦

购买指南

市面上有活的、煮熟的、冷冻的和罐装的龙虾出售。在购买熟虾的时候，挑选气味好闻、外壳紧实而且螯完好无损的龙虾。

百变吃法

由于龙虾的螯里含肉量极少，因此可食用的部分就是尾部。虾壳可压碎后加入清汤、浓羹或虾酱里提味。在西式烹饪中，除了进行烧烤以外，龙虾还可用来制作浓汤、奶油甜点、蛋奶酥、沙拉和法国洋葱汤等。

食用技巧

在烹制龙虾之前一定要去除内脏，否则虾肉会变得很苦（内脏通常应在冷冻之前被去除）。从尾部下面的小鳍处轻轻拉扯，可将内脏扯出，如果这种办法行不通，还可用刀尖在龙虾的身体上纵向地切开一道口子。最好在即将烹饪前才去除内脏，如果内脏去除得太早，龙虾的鲜味会打折扣。

龙虾可以用水（海水、加盐的淡水或清汤）煮制、清蒸或烧烤。在用沸水烹制龙虾的时候，将龙虾的头先浸入水中，这样龙虾会迅速死亡（不要被龙虾蜷缩尾巴时溅出来的水花溅到）。也可将龙虾放入冷冻室1个小时冻死。

龙虾也可放入冷水中煮沸，要将龙虾完全没入水中。食用前将龙虾头部穿孔，倒出壳里面的水。整只的龙虾在清汤里需要烹煮5~8分钟。清蒸的话，约需要10~12分钟，

如果是烧烤龙虾，将龙虾纵向切开，在龙虾肉上刷上油，也可以根据个人口味撒上一些胡椒粉，烧烤时间约为3~5分钟。

冻虾无需解冻，直接烹饪即可。如果在沸水中再煮2分钟，会在更大程度上保持龙虾的鲜味。

储存方式

龙虾在注入盐水的水箱里可存活3~5天。新买的龙虾不宜搁置于室温下，应立即烹制或以湿布包裹置于冰箱内，这样可保存12~18小时。龙虾冷冻可保存1~2个月。煮熟的龙虾放在冰箱内可保存1~2天。

龙虾煮熟和过滤之后才可冷冻，可整只冷冻，但最好还是将壳去除后再冷冻。龙虾肉可放在冰箱内冷藏，将其放入冷冻容器内，以盐水（每杯水加入5毫升盐）浸泡；然后将容器密封，放在冰箱中冷冻即可。整只的龙虾还可放进冷冻袋中进行冷冻，先将龙虾冷藏，然后放进冷冻袋中，挤出袋内空气，进行密封，最后将其放进冷冻室内。龙虾冷冻时间不宜超过1个月。

螃　蟹

螃蟹生活在海水和淡水水域的岩石裂缝之间以及海藻丛中。螃蟹的外壳呈圆形，有些也呈心形，其发育不全的尾部和腹部缩在壳内，螃蟹壳的软硬程度取决于它蜕皮时间的长短。螃蟹的五对附肢中最前面的那一对会长成强大有力的钳子。

螃蟹可以食用的部分只占整体的1/4，包括身体、腿、钳子里的肉以及肝脏和螃蟹壳下面类似乳脂的物质。精瘦的白色肉质成丝状，而且味道鲜美。螃蟹家族中有大约4 000多个不同的品种，包括太平洋普通蟹和软壳蟹等。太平洋普通蟹的壳呈褐色。软壳蟹是指那些蜕去成熟的蟹壳但还未长出新壳的蓝蟹。出售的软壳蟹通常都是活的，但由于极为虚弱，看上去就像死了一样。

营养及药用功效

螃蟹肉富含烟酸、维生素B_{12}、铜和锌。具有补骨养髓、清热解毒的功效。

购买指南

市面上有活螃蟹出售，但是蟹肉通常都是煮熟、冷冻或罐装产品，无论是新鲜还是冷冻

生螃蟹	
（每100克）	
蛋白质	18克
脂肪	1克
胆固醇	60毫克
热量	372.6千焦

要30分钟左右。

储存方式

螃蟹在捕捉之后不久即会死去，千万不要将其搁在室温下，应立即烹制或以湿布包裹，放入冰箱内冷藏，应在12小时内食用。煮熟的螃蟹可冷藏1~2天，整只的煮熟的或去壳的螃蟹可冷冻1个月左右。

鲍 鱼

全世界一共有100多种鲍鱼。鲍鱼属于腹足软体动物，其外壳的边缘有众多小孔，有排水和排废气的作用。鲍鱼可食用的部位是灰褐色的肌肉和腹足，鲍鱼正是用腹足来附着在岩石上面的。鲍鱼的外壳通常呈微红色或粉红色，而外壳内部有一层珠质表皮。

鲍鱼肉通常为白色，肉质紧实而且味道非常鲜美。鲍鱼的形状犹如扇贝，但比后者要大很多。鲍鱼在被捕获的时候肌肉收缩，甚至将肉从壳内取下之后，肌肉都还没松弛。因此在出售之前，鲍鱼肉经常会被反复敲打以嫩化其肌肉，在烹制以前最好确认一下它是否经过嫩化处理。

营养及药用功效

鲍鱼富含维生素B_{12}、烟酸和泛酸，还含有丰富的蛋白质。鲍鱼能够双向调节血压，还能抗癌。另外，鲍鱼还有润燥利肠、养肝固肾的功效。

购买指南

鲍鱼稀有而昂贵，市面上出售的通常是罐装、脱水或冷冻的鲍鱼。在购买活的鲍鱼时，可触碰腹足看它们是否仍可移动。

鲍鱼	
（每100克）	
蛋白质	17克
脂肪	1克
热量	439.5千焦

鳄梨螃蟹（4人份）

材料：

2只鳄梨，60克蛋黄酱，1只柠檬榨汁，5克调味番茄酱，1根芹菜，1罐蟹肉罐头，少许辣椒粉

做法：

1. 鳄梨切成两半，去核，挖出果肉，当心不要刺破果皮。在果肉上撒些柠檬汁以防果肉变色。

2. 芹菜切成细条。

3. 沥干螃蟹里的水分，然后压碎，去除所有软骨和碎片。

4. 将蛋黄酱、调味番茄酱搅拌在一起，与蟹肉混合。

5. 将鳄梨球与芹菜以及其他配料混合起来，以此做馅填满被掏空的半边鳄梨，再撒上辣椒粉，冷食即可。

的蟹肉都非常鲜美。购买活蟹时不要挑选那种腿已经不动的螃蟹，应从尾端抓住螃蟹，以免被钳住，买大螃蟹时尤其如此。在购买冷冻螃蟹时，不要购买那些已经发干或被冰霜包裹的螃蟹，这些都表明螃蟹已不再新鲜。

百变吃法

螃蟹热食或冷食味道都非常鲜美，可以整只烹饪也可分解后烹饪。螃蟹蒸、煮或油炸皆可，在西式烹饪中，螃蟹可代替大多数食谱中的虾类、贝类制作开胃食品、沙拉、三明治、汤类和煎蛋饼，蘸调味汁或与意大利面食搭配食用也很可口。软壳蟹只需洗净（将鳃和尾部去除，以冷水冲洗）即可，常以黄油炒或油煎，也可与鞑靼沙司（拌有洋葱片、橄榄、酸菜和刺山果花蕾的蛋黄酱）搭配食用。

食用技巧

螃蟹的处理方法如下：在螃蟹壳与底面之间开口，从上面拉开蟹壳。如果打算将螃蟹肉盛在蟹壳内上桌，当心不要破坏蟹壳。摘除螃蟹腿和螯，然后以坚果钳子或其他较重的器具将肉从里面取出。活的螃蟹可放入加盐的沸水中烹煮，烹煮时间取决于螃蟹的大小，通常15厘米宽的螃蟹需要10~20分钟，大一些的螃蟹需

百变吃法

鲍鱼生食熟食皆可，可水煮、烧烤、翻炒、清蒸或油煎。比较薄的鲍鱼片应以高温进行烹饪，每一面大约烹制30秒钟。如果与其他菜肴一起烹制，应该直到最后一刻再加入鲍鱼，烹饪时不要放盐，直至食用前再加盐。鲍鱼在西式烹饪中可用来做成极好的开胃菜，制作成沙拉、汤类等味道也都非常鲜美。

食用技巧

给新鲜的鲍鱼去壳时，将刀片插入鲍鱼肌肉后面最薄的地方，来回划动刀片，直到肉从壳上脱落，接着再将整个腹足部分摘除下来。生的鲍鱼需要彻底洗净，如有必要可使用一把小刷子，这样可将肠子和卡在折痕处的沙子去除。鲍鱼可整只烹饪，也可切成薄片。

鲍鱼在烹饪前需要经过嫩化处理。可用两块干净的布或两块塑料板夹住鲍鱼，再用擀面杖、木槌、大石块或其他重物将它们压平。也可将鲍鱼置于结实的袋中，反复击打数分钟。

鲍鱼还可放入高压锅内进行嫩化。将鲍鱼放入500毫升清水里煮20分钟，然后将它们和汤一起冷却或以慢火煮4个小时。可根据个人喜好来对鲍鱼进行不同程度的嫩化处理。

储存方式

未去壳的新鲜鲍鱼用湿布包裹可在冰箱内

值得一试的佳肴

清汤鲍鱼（4人份）

材料：

250克罐头鲍鱼，适量料酒，15克熟火腿，适量味精和盐，15克平菇，适量鸡清汤，15克豌豆苗

做法：

1. 将鲍鱼取出，切成薄片，熟火腿、平菇分别切成小片，将豌豆苗的根去掉，只留嫩尖，洗净。

2. 在锅里倒入鸡清汤，汤煮沸后分别将熟火腿片、平菇片、鲍鱼片、豌豆苗下锅焯熟，捞出，倒入汤碗中。

3. 在炒锅里倒入鸡清汤，加入料酒、盐、味精调好味。汤开后撇出浮沫，盛入汤碗中。

冷藏3天，去壳的新鲜鲍鱼只能冷藏一两天。刚刚捕捞的鲍鱼应在盐水里浸泡2天，以此来排出腹部的杂质（应不断地换水）。去壳的鲍鱼可冷冻3个月左右。

扇　贝

扇贝属于双壳类海洋软体生物，外壳呈扇形，两个壳几乎一模一样，扇贝的年龄可以通过上层外壳的罗圈数量来计算。庞大的扇贝科家族有300多个不同的品种，所有品种都可食用。扇贝可以食用的部位是开启贝壳的壳内肌和生殖腺，大大的壳内肌为白色，味道鲜美可口。生殖腺部位的肉稍微呈片状，每当春末生殖腺成熟的时候，雌性扇贝的生殖腺变为漂亮的红色，而雄性扇贝的生殖腺则变成乳白色。

营养及药用功效

扇贝富含维生素B_{12}和钾，蛋白质含量丰富，脂肪较少，具有降低血脂的功效。

购买指南

扇贝极容易变质，通常在捕捞之后应马上去壳并清洗，然后以冰块覆盖或进行冷冻。购买活扇贝时用手轻拍扇贝的外壳，它们会关闭。新鲜扇贝的肉质白皙、紧实、无味。购买时要看清楚扇贝是否经过冷冻，因为冷冻的扇贝必须要在解冻之前烹制。冷冻扇贝肉应紧实、湿润、有光泽，而且包装袋内应没有冰碴。

百变吃法

扇贝生食熟食皆可，搭配柠檬汁食用的话味道则更为可口，制成生鱼片或用酸橘汁烹饪味道也极佳。扇贝可用多种方法烹制，烧烤、

	生扇贝 （每100克）
蛋白质	17克
脂肪	1克
热量	368.3千焦

值得一试的佳肴

蒜蓉粉丝扇贝（3人份）

材料：

5只新鲜扇贝，适量的葱、姜，1小盘粉丝，适量的味精和盐，1头大蒜，适量的白糖、豉汁和红辣椒

做法：

1. 把扇贝肉从贝壳上剔下，尽量保持完整，洗净。

2. 用水将粉丝泡开备用。

3. 将蒜蓉、姜末、白糖、豉汁拌在一起。

4. 把粉丝放在贝壳上，将扇贝肉放在粉丝上面，再把拌好的调料盖在扇贝上。撒一些红椒和葱末，码放在盘子里。

5. 上锅用大火蒸，水开后5分钟即可取出。

水煮、翻炒、清蒸、油煎、腌制等都适用于扇贝。耐热的扇贝外壳经常被用来充当烹制工具或餐具。

食用技巧

扇贝味道鲜美，小扇贝可整只烹煮，大扇贝应切片或切块。扇贝的烹制时间不宜过长（通常3~4分钟），否则就会变硬、变干并且失去鲜味。

储存方式

无论新鲜还是煮熟的扇贝，在密封容器内都可冷藏1~2天。冷冻可保存3个月。将扇贝解冻时，可以把它们放入煮沸的牛奶（已从炉子上拿开）中，或者放入冰箱冷藏室内解冻。冷冻扇贝直接烹制的话味道会更加鲜美。

蛤 蜊

蛤蜊喜欢生活在浅水区，在世界各地的海域都有它们的足迹，人类学家曾发现过人类在史前时期食用蛤蜊的史迹。大多数蛤蜊都长有坚硬的外壳。不同种类的蛤蜊，其颜色、形状和大小也有区别。外壳通常有褐色、暗褐色、浅灰色或白色。蛤蜊的肉质颜色也不同，有乳白色、灰色和深橘黄色等。

营养及药用功效

蛤蜊富含维生素B_{12}、钾和铁，脂肪含量很低，蛤蜊肉有抑制胆固醇合成和加速胆固醇排泄的作用，能够降低胆固醇水平。另外，蛤蜊还有利尿化痰、软坚散结和抗肿瘤的作用。

购买指南

市面上可买到新鲜（去壳或未去壳）、煮熟、冷冻或罐装的蛤蜊。在购买未去壳的蛤蜊时，一定要挑选仍然活着的。活蛤蜊的外壳是紧闭的，在轻拍外壳的时候，蛤蜊张开的外壳应该会缓慢关闭。尽量选择那些气味温和的新鲜蛤蜊，不要购买带有氨水气味的蛤蜊。

百变吃法

最小的蛤蜊既可生食也可熟食，原味食用或蘸调好的作料酱汁食用，味道都极好。稍大些的蛤蜊肉质比较硬，必须煮熟了食用，可以将大蛤蜊肉切碎了放入调味汁和鱼汤里。在西式烹饪中蛤蜊常与青葱、番茄、白葡萄酒和百里香一起烹制，还常常被用来制作调味汁、沙拉、油炸丸子、调味酸辣酱油、肉菜饭、果酱和炖菜等。蛤蜊还可以做馅或腌制食用。蛤蜊有时也可代替大多数食谱中的其他软体动物，如牡蛎、贻贝和扇贝等。

食用技巧

蛤蜊的烹制时间不宜过长，否则肉会变硬。水煮、清蒸或用微波炉烹制的时候，加热至贝壳开启即可。新鲜的蛤蜊应尽快食用。为去除贝壳里的沙子，在烹制之前最好以海水或盐水（每升水加入5~6茶匙的盐）浸泡，浸泡时间为1~6小时，浸泡过程中应不断换水。不换水且长时间浸泡，蛤蜊会因缺氧而死亡。如果

	生蛤蜊（每100克）
蛋白质	13克
脂肪	1克
胆固醇	34毫克
碳水化合物	3克
热量	309千焦

值得一试的佳肴

鸡皮炒蛤蜊（6人份）

材料：

4 000克大蛤蜊，适量的味精、盐和料酒，100克熟油鸡皮，适量的胡椒粉，50克韭黄，适量的淀粉，25克鸡汤

做法：

1. 将韭黄切成3厘米的小段，熟油鸡皮切成与蛤蜊大小差不多的块。蛤蜊洗净后用水煮开并去壳。

2. 用味精、盐、料酒、鸡汤、淀粉等调成汁。

3. 将菜油放在炒锅中烧至七成熟时，将蛤蜊肉迅速炸后捞出，接着再略煸一下鸡皮和韭黄，倒进调好的汁，放入蛤蜊肉翻炒后迅速盛出，装盘后撒上胡椒粉。

将蛤蜊冷藏一会儿，其外壳会比较容易打开。因为冷藏会使它的内收肌得以放松，此时刀片在两壳之间划动起来更加容易。当心不要破坏贝壳，保留贝壳里的液体，以此来保存或烹制蛤蜊肉。用干热的加热方式（如用烤箱烤或烧烤）加热几分钟、用高功率微波炉加热几秒钟或清蒸等办法也可打开贝壳。

储存方式

未去壳的新鲜蛤蜊如果用湿布包裹的话可冷藏3天。去壳的新鲜或煮熟的蛤蜊可保存1~2天。去壳的蛤蜊如果放在冰箱中冷冻并以其体液腌泡，冷冻期可达到3个月。冷冻的蛤蜊直接烹饪可在最大程度上保留其鲜味。

贻　贝

贻贝生活在沿海水域，它们分泌出成团的足丝，以此附着在沙堤、岩石以及其他物体上。贻贝的两片壳很薄，大小相当。贻贝种类繁多，各种类的含肉量以及肉的紧实度也都各不相同。最常见的贻贝是紫贻贝，外壳呈深蓝色，通常覆盖有因被腐蚀而留下的深红色斑点。人工养殖的贻贝没有污染，不含沙子和寄生虫，肉质也比天然贻贝更柔软，颜色更白。有时养殖贻贝会含有软骨藻酸而导致食物中毒，通常贻贝养殖地受到严格监控，以确保免受污染。贻贝壳里通常会有灰色的小珍珠。

营养及药用功效

紫贻贝富含B族维生素，如维生素B_2、酸、叶酸和维生素B_{12}，磷、铁和锌的含量也较为丰富。具有调经活血的功效。

购买指南

市面上有新鲜（去壳或未去壳）或罐装贻贝出售。不要购买未去壳的贻贝，除非它们依然鲜活。活的贻贝外壳通常都是紧闭的，如果开启，轻拍贝壳，它们也会缓慢关闭起来。贻贝罐头里除贻贝外还含有多种物质，包括水、油、番茄和白葡萄酒等，有时也可买到熏制贻贝。

食用技巧

分量很重的贻贝通常都含有泥沙，应丢弃，也可以在加盐的淡水（每升的水里面加10克左右的盐）里浸泡1个小时以上。贻贝在浸泡和擦洗之后，内收肌有时会从贝壳里伸出来，这表明它们已经死了。判定贻贝是否活着可以将其两个贝壳来回移动，如果可以移动，就表明贻贝已经死亡。而那些贝壳开启、轻拍也不会关闭的贻贝和那些贝壳已经损坏的贻贝都已经不可食用，应丢弃。

水煮或清蒸贻贝的时候，加热至贝壳张开即可（需2~5分钟）。在烹制过程中贝壳仍关闭的贻贝应捡出来扔掉。

百变吃法

贻贝很少生食，除非刚从远海或未受污染

	生贻贝 （每100克）
蛋白质	12克
脂肪	2克
热量	360千焦

值得一试的佳肴

炒贻贝（2人份）

材料：

250克贻贝肉，35毫升花生油，15克淀粉，适量的料酒和酱油，大蒜、大葱、生姜各5克，适量的味精、盐和辣椒面，罐头竹笋、平菇、木耳、油菜心各15克

做法：

1. 贻贝去壳洗净，竹笋、平菇和油菜切片，木耳撕成小片，葱、姜、蒜去皮后切成末，用淀粉勾芡，备用。

2. 将贻贝肉、竹笋、木耳、平菇和油菜片分别用开水焯一下。

3. 在炒锅内放入花生油，烧至五成熟时，放入葱、姜、蒜，再放贻贝肉、竹笋、木耳等翻炒，然后用酱油、料酒、味精调好味道，淋上芡汁，烧开即可。

的水域捕捞出来。贻贝的烹制方法五花八门，在西式烹饪中，贻贝可用来烧烤、翻炒、油煎、腌泡，也可以做馅或烤贻贝肉串等。

贻贝还是汤类、调味汁、餐前菜、沙拉、肉菜饭、炖菜或煎蛋饼里的常用配料。

罐头贻贝可打开即食，热食或冷食皆可。

储存方式

未去壳的新鲜贻贝盛在容器内或用湿布包裹，放在冰箱里可冷藏3天。去壳贻贝泡在密封容器，并以液体浸泡可冷藏24~48小时。

牡 蛎

牡蛎通常生活在热带和温带海域，外壳粗糙而且很厚，通常呈灰色或褐色，形状也不规则。不同于贻贝，牡蛎是将自己的身体依附在其他牡蛎身上或寄主上。

牡蛎肉肥厚并且有光泽，呈灰褐色、珍珠灰或浅褐色，如果牡蛎在海藻上饲养，可能会稍微泛绿色。生殖季节的牡蛎肉质柔软而多汁。夏季时节的牡蛎也可以食用，只是味道稍逊一筹，并且更容易变质。

营养及药用功效

牡蛎富含维生素B_{12}、铁、锌和铜。牡蛎营养非常丰富，有补充体力的作用。

购买指南

不要购买未去壳的新鲜牡蛎，除非它们依

	生牡蛎 （每100克）
水分	80%
蛋白质	7克
脂肪	3克
热量	360千焦

然活着。活牡蛎通常都紧闭双壳，即使稍微有些开启，轻拍也会关闭。去壳的新鲜牡蛎肉应是紧实、丰满、有光泽的，用来保存牡蛎的液体应清澈，不宜浑浊不清。

百变吃法

牡蛎通常生食，原味食用或蘸以些许柠檬汁或胡椒即可。煮熟的牡蛎无论热食或冷食味道都很鲜美。牡蛎可以多种不同的方法进行烹饪，通常用来制作成汤类、蚝油或烤食。预先去壳的牡蛎如果新鲜的话可以生食，但是鲜美程度不如未去壳的牡蛎，因此其更加适合与其他食物搭配烹制。熏制牡蛎罐头上通常标有"打开即食"的字样，但也可冲洗一下或进行腌泡处理。

食用技巧

可以用中温将牡蛎加热30~60秒、清蒸数秒或以高功率微波炉加热1分钟左右，这样可以使内收肌软化，此时打开牡蛎壳会比较容易。在开启牡蛎之前，用刷子在冷水下刷洗牡蛎。不要将牡蛎浸泡在水中，因为当贝壳打开、体液排干之后牡蛎便会死亡。为了不使牡蛎沾染金属的味道，在开启牡蛎时应使用不锈钢刀具。

为了防止汁液流失过多，应将贝壳较鼓的一面朝下。

牡蛎在没有打开之前是不可能判断其新鲜度的，千万不要食用肉质松弛、干瘪的牡蛎，烹饪前应将其放在干净且新鲜的清水中。

牡蛎可煮制，应控制好时间，煮的时间哪怕稍长一点，牡蛎肉都会呈糊状而且咀嚼不烂。煮牡蛎的时候，将牡蛎倒入沸水中，然后立刻从炉子上拿开锅子，让牡蛎在水中停留几分钟即可。如果希望牡蛎稍微煮老一些，可以用慢火煮几分钟，但是不要待液体煮至沸腾，否则牡蛎肉会变得坚硬而蜷缩，通常煮制时间不应超过5分钟，牡蛎肉边缘开始发皱时就应从水中捞出。

储存方式

去壳牡蛎应以原有体液进行保存，冷藏可保存10天左右，冷冻可保存3个月，保存时间长短取决于购买时的新鲜程度，去壳牡蛎以湿布包裹后冷藏可保存6周。不要用袋子或密封容器来储存，否则牡蛎将会因无法呼吸而死亡。牡蛎在低于1℃或高于14℃的温度环境下不能存活，另外去壳牡蛎不要进行冷冻。

鱿 鱼

鱿鱼共有350个种类。自古以来，鲜美的鱿鱼就为人们所喜爱，在欧洲和日本尤其受欢迎。鱿鱼属于头足类软体动物，柔软的身体由一个透明的软骨所支撑。鱿鱼的颜色会根据栖息地而有所不同，通常是白色的外皮上长有红色、褐色、粉红色或紫色斑点。鱿鱼长有可产生黑色液体的腺体，遇敌时能释放一种黑色液体以保护自己。鱿鱼可食用的部位是它的触角和口袋状的身体。白色的鱿鱼肉精瘦、紧实、

	生鱿鱼 （每100克）
蛋白质	16克
脂肪	1克
热量	385千焦

值得一试的佳肴

辣炒鱿鱼丝（4人份）

材料：

300克鱿鱼，10克大葱，75克湿淀粉，25毫升酱油，3克干红辣椒，适量的醋和盐，芝麻油5毫升，25毫升料酒，100毫升花生油，300毫升鸡汤

做法：

1. 将洗净的鱿鱼块切成丝，泡入清水中。

2. 炒锅内倒入25毫升花生油，烧热，倒入料酒，放盐和150毫升鸡汤，烧开后倒入鱿鱼丝，稍煮后捞出。

3. 将干红辣椒擦净，去蒂和子，切成细丝。将大葱去皮，洗净并切碎。

4. 在锅内倒入余下的75毫升花生油，油烧热时，放入干红辣椒丝、酱油、盐、醋，倒入余下的鸡汤和鱿鱼并烧开。放入湿淀粉勾芡，然后放入葱末，淋上芝麻油即可。

稍微有些弹性，烹饪前无需嫩化。

营养及药用功效

鱿鱼富含维生素B_2和维生素B_{12}，可促进骨骼发育。

购买指南

市面上出售的鱿鱼有新鲜的也有冷冻的，还有罐装的鱿鱼和鱿鱼干等。新鲜或解冻的鱿鱼在出售前并不都经过处理，那些处理过的鱿鱼价格会相对较贵（墨囊通常都被去除）。在购买新鲜鱿鱼的时候，挑选湿润、肉质紧实而且稍有海腥味的鱿鱼。

百变吃法

鱿鱼热食或冷食皆可，极小的鱿鱼可以生食，在日本常常被用来制成生鱼片和寿司。鱿鱼的烹制方法多种多样，可以炒食、腌泡或熏制，也可使用烧烤、油炸、水煮、清蒸或翻炒等方法进行烹制，还可以制成鱿鱼馅或添加到汤、调味汁和沙拉里。

食用技巧

鱿鱼不能烹制太久，因为如果烹制时间过长，鱿鱼肉会变得坚硬并且会失去鲜味。以中

温翻炒或油煎的话需要1~2分钟，用调味汁煮制的话需要10分钟，在烤箱里烤制则需要15~20分钟。

贼的肉质容易变硬，因此不应烹制太久。水煮或油煎的话，每边需要3分钟左右，清蒸的话需要半小时至1小时。

储存方式

无论新鲜或煮熟的鱿鱼都可在冰箱内冷藏1~2天。刚刚捕捞的鱿鱼应先冷藏1~2天，以使它们变得更加柔软。

储存方式

新鲜或煮熟的乌贼可在冰箱里保存1~2天，冷冻可保存3个月。在冷藏或冷冻之前应清洗干净。

乌 贼

乌贼属于头足类软体动物，呈扁形，体形与鱿鱼相比更为椭圆。乌贼广泛分布于欧洲和亚洲，在海洋的深浅水域里都有。乌贼的体长通常为15~25厘米，体表通常为黄色或浅褐色，并长有黑色条纹。乌贼长有10根触角，其中有两根特别长。乌贼也有着与章鱼一样能分泌"墨汁"的腺体。

营养及药用功效

乌贼富含蛋白质和脂肪、还含有钙、磷和铁等，具有补气益气的功效。

购买指南

挑选肉质紧实、湿润、带有海腥味的乌贼，也可以买冷冻或罐装的乌贼。

百变吃法

乌贼味道鲜美，烹饪方式与章鱼和鱿鱼几乎完全相同，在大多数食谱中可相互替换使用。乌贼墨汁有时被保存下来，在某些食谱中也会被用到。

食用技巧

乌贼肉呈白色，肉质非常紧实，在烹制之前需要反复敲打，光滑的鱼皮很难被去除。乌贼

	乌贼 （每100克）
蛋白质	16克
脂肪	1克
热量	339千焦

章 鱼

章鱼属于无壳头足类软体动物，嘴巴弯曲而突出，嘴长在身体中央，四周有8只触手，每只触手上通常都长有两排吸管。章鱼所有的器官都长在头部，包括可以分泌出墨汁的腺体。由于章鱼以周围环境的颜色作为掩护，呈现五颜六色体色。章鱼肉紧实而鲜美，幼小的章鱼尤其如此。大章鱼肉质坚硬，在烹制之前应以棒槌反复击打。有些章鱼肉具有毒性，须谨慎食用。

营养及药用功效

章鱼富含蛋白质、钙、磷和铁等营养元素及微量元素对人体有益的成分。具有补血益气的功效。

	章鱼 （每100克）
蛋白质	15克
脂肪	1克
热量	305.6千焦

百变吃法

章鱼可用烧烤、水煮、翻炒、油炸或清蒸等方式烹制，以低温慢慢煮制的章鱼比较鲜嫩，如果先以沸水氽烫，烹制时只需45分钟就已足够了，如果不先氽烫而是直接烹饪的话，需要60~90分钟。小章鱼在烧烤或油炸之前无需去皮。

腌泡或清蒸的章鱼味道都非常鲜美，在西式烹饪中，章鱼常与大蒜、番茄、洋葱、柠

檬、生姜、橄榄油、奶油、葡萄酒和酱油等搭配食用。

食用技巧

处理章鱼时，先将其触角从身体上剪下来，再将腹部由里往外翻出来，去除肠子。摘除头上眼睛和嘴巴，然后就可开始给章鱼去皮了。去皮前最好反复击打章鱼，并在沸水中氽烫2分钟，这样会更容易去皮。章鱼在烹制过程中会产生水分，可以用一个干燥的锅，先低温翻炒，然后再按照个人喜好进行烹饪。

储存方式

新鲜或煮熟的章鱼可在冰箱内冷藏1~2天，冷冻大约可保存3个月的时间。在冷藏或冷冻之前应将章鱼清洗干净。

鲽　鱼

大西洋和太平洋里的鲽鱼数量非常多，鲽鱼容易与鳎鱼有所混淆，但是真正的鳎鱼只在欧洲的沿海附近有所发现。

	生鲽鱼 （每100克）
蛋白质	19克
脂肪	1.2克
热量	385.1千焦

常见的鲽鱼品种包括有：普通鲽鱼、冬比目鱼、女巫比目鱼、黄尾比目鱼、檬鲽、夏比目鱼等。因品种不同，鱼肉的色泽和味道也各不相同。

营养及药用功效

鲽鱼的脂肪含量较低，并且含有丰富的蛋白质和各种维生素及人体所需的微量元素。鲽鱼对高血压、高血脂患者，尤为适用。

购买指南

普通鲽鱼和比目鱼的鱼刺都比较多，通常都切片销售，有新鲜的也有冷冻的。

食用技巧

鲽鱼通常用来烧烤或油煎，在烹制之前应刮鳞，但无需去皮。应尽量采取不破坏鲽鱼鲜美味道的方法进行烹制。

第六章
其他类

油 类

油类的使用始于原始时期，人类最初使用的油类是熔化的动物脂肪。在6 000多年以前，地中海盆地就已经栽培了橄榄树，最早的压榨油可能是芝麻油或橄榄油。除了作为食物，油类还被当作燃料使用，尤其是用来照明。

作为食物的植物油十分重要。植物油的主要来源是豆类（如大豆、花生）、种子（如葵花籽、油菜籽、南瓜子）、谷类（如玉米）、水果（如橄榄、棕榈、葡萄籽）、坚果（如榛子、甜杏仁）和棉花。油类也可从动物体内提取（如鲸鱼、海豹、大比目鱼和鳕鱼），它们的主要用途是作为饮食补充。油类的另一来源是矿物（如碳氢化合物），石蜡油是唯一可以食用的矿物油，但它不可加热，而且难以消化。

营养及药用功效

油类既不含蛋白质，也不含碳水化合物，植物油还不含胆固醇。油类主要含有脂肪、维生素A、维生素D和维生素E，是非常有价值的能量来源。

由于所有油类的主要成分都是脂肪，因此

	饱和脂肪酸（每100克）	单不饱和脂肪酸（每100克）	多不饱和脂肪酸（每100克）
花生油	16.9克	46.2克	32克
红花油	9.1克	12.1克	74.5克
芥菜籽油	7.2克	55.5克	33.3克
椰子油	86.5克	5.8克	1.8克
玉米油	12.7克	24克	58.7克
胡桃油	9.1克	22.8克	63.3克
橄榄油	13.5克	73.7克	8.4克
棕榈油	49.3克	37克	9.3克
葡萄籽油	9.6克	16.1克	69.9克
麻油	14.2克	39.7克	41.7克
大豆油	14.4克	23.3克	57.9克
葵花籽油	10.1克	45.2克	40.1克

油类的热量特别高，能为人体提供大量能量。

每一种油都是由几种脂肪酸联合构成，不同种类油，脂肪酸比例也各不相同，有饱和脂肪酸，也有单不饱和脂肪酸和多不饱和脂肪酸。单不饱和脂肪酸和多不饱和脂肪酸比饱和脂肪酸健康。

植物油中的棕榈油和椰子油的主要成分为饱和脂肪酸，与动物脂肪相同，所以在室温下呈固态。大多数植物油如花生油、红花油、芥菜籽油、玉米油、亚麻籽油、坚果油、麻油、大豆油和葵花籽油等主要都是由多不饱和脂肪酸构成，因此在室温下为液态。建议食用那些主要由单不饱和脂肪酸组成的油类。富含单不饱和脂肪酸的油类有芥菜籽油、橄榄油和花生油等。多不饱和脂肪酸含量高的植物油包括玉米油、红花油、大豆油、葵花籽油和麻油等，这些油的味道都比较独特。

购买指南

市面上出售的油种类丰富，阅读标签上的成分非常重要，因为品牌不同，油里所含添加剂成分也各不相同，有些油里还不含添加剂。

百变吃法

植物油的用途非常广泛，通常既可以用来烹饪其他食物，又可充当一些食物的原料，如调味汁、蛋糕等。

如果希望降低饮食中脂肪的摄入量，最好以蒸制来代替油煎或翻炒。用原汁、酱油等代替油类也可以。

食用技巧

油类不宜加热到开始起烟和分解的温度，否则会产生刺激肺部和消化系统的有毒物质。油面形成油烟还表明油可以自燃。油里的脂肪酸含量决定油的燃点，相应地也决定了其用途。油的燃点越高，其所能承受的温度就越高。用来油炸食物的油类的燃点应在250℃以上，葵花籽油、花生油和芥菜籽油都符合这个标准。多不饱和脂肪酸不耐高温，因此多不饱和脂肪酸含量高的油不适宜用来反复油煎食物，否则会产生有毒物质。

反复使用的油类，每使用一次，其燃点就会降低，油的质量也会降低。在使用过的油里添加新鲜的油并不会提高油的质量，最好的办法就是以新油取代旧油。为了防止热油飞溅，在食物入油之前应尽可能地排干水分。

油炸食物的时候，可用食品温度计来监测油温。这样一来，食物可在最准确的油温下入锅，并且可以在烹制过程中调整油温，从而将油温控制在燃点以下。一次不宜炸太多食物，这会降低油温，导致食物吸收太多的油而失去原有的滋味。每次油炸少量的食物，食物才会呈金黄色，外脆里嫩。

为了保证油类反复使用的安全性，可遵照以下指南：

不要加热至超过燃点的温度，为了安全起见，温度应保持在230℃以下。

油类在每次使用之后，其中残留的食物颗粒或其他残余应过滤掉。

同一批油反复使用的次数不宜超过5~7次。

不要使用铜、青铜或黄铜器皿，这些材质会导致油类氧化和变质，最好使用不锈钢器皿。

起烟、颜色过于暗沉、有酸腐气味、起泡沫或者煎炸食物的时候不产生泡沫的油类都应丢弃。

储存方式

油类应以密封容器装盛，置于阴凉干燥的地方。最好是用窄而深的密封容器盛放。亚麻籽油在密封容器内只能保存几个月，而一旦开封只能保存数周。冷压油在冷藏的时候容易变硬，形成大量略带白色的薄片，但这种现象既不影响油的质量，也不影响其味道，在室温下又可恢复液态。

盐

盐和水一样，是人体机能的基本要素，长久以来盐都是珍贵的调味品和食物防腐剂。由于盐对人类至关重要，因此在历史上盐一直被称作"白色的黄金"。

从人类的祖先开始定居，盐就开始被用于调味和腌制食品，在多数情况下，腌渍食物的口味胜过干货。史前部落使用的盐来自于天然的浅藏矿盐或盐田。盐分两种：岩盐和海盐。岩盐得自于地质变迁时期海洋收缩而形成的自然矿产中。但这种盐除了钠和氯化物，几乎不含别的无机盐。海盐通常来自盐碱滩，海盐含有微量无机盐，如钙、镁、钾、溴化物和其他各种微量元素。

营养及药用功效

盐能提供大量的钠，对人体来说，钠扮演多种至关重要的角色，它能促进蛋白质和碳水化合物的代谢和神经脉冲的传播以及肌肉收缩，还能调节激素和细胞对氧气的消耗、控制尿量生成、口渴以及产生液体（血液、唾液、眼泪、汗液、胃液和胆汁）等。盐对生成胃酸也非常重要。

食用含盐的食物会让我们觉得口渴，这是因为人体需要更多液体来与多余盐分发生反应。过量食用盐还会导致排水停滞、心率加速，血压会升至安全标准以上。因此建议最好限制盐的摄入量，尤其要知道，大多数食物的自然含盐量就足以满足人体的正常需要。严格的无盐素食主义者、患有腹泻、呕吐的患者和长期大量出汗的人可能会患有盐缺乏症。

盐的摄入量大部分（77%）来自食物。存在于食物中的盐是无形的，所以我们对食物里应该添加多少盐通常都没有意识，当我们逐渐习惯于盐的味道的时候，我们判断咸味的能力就随之减弱。我们摄入的盐总量中将近1/4甚至1/3的含量来自我们撒在食物上的盐分。

购买指南

市面上销售的盐通常有粗盐、精盐、晶体盐和食用盐等。食用盐通常由岩盐和海盐制成，一般添加有碘。

盐要添加食品添加剂（如碳酸镁、氧化镁和硅化钙等）来防止其吸收水分，确保其颗粒的自由流动。未经精炼的粗盐在食品工业有所运用，也可用到某些菜肴和卤汁里。商店里可购买得到作为专门用途的特色盐，比如添加了木瓜蛋白酶等酶元素用以嫩化肉类的嫩肉盐，加有硝酸钠或硝酸钠与硝酸钾混合物用以腌制肉类及作为防腐剂的盐和大蒜盐、洋葱盐、芹菜盐、调味盐等。

市面上还出售含有少量氯化钠或不含氯化钠的各种盐的替代物，这些产品通常含有氯化钾，有苦涩的味道，患有肾脏毛病的人如果大量食用的话，会导致功能失调。

百变吃法

食盐在烹制食物时的用途十分广泛。它可有效地抑制细菌和霉菌的生长，这使它成为极好的防腐剂而被广泛地应用于肉类熟食、卤汁、奶酪和鱼类等食物当中。食盐还可以保持食物的色泽、味道和质地，针对蔬菜尤其如此。食盐还可用来减缓发酵面包、蛋糕、曲奇和其他烘烤食物中酵母的生长速度。食盐可掩盖苦味，为食物提味，还可刺激食欲。

加工食品、餐厅食物以及一些药物（轻泻剂、镇静剂和一些抗酸剂）的含盐量都很高，应适量食用。

希望减少钠食用量的人们也应避免食用含盐量高的食物，如商业加工的汤类和原汁、熏制和腌制以及罐头肉类和鱼类（凤尾鱼和沙丁鱼等）、卤汁、泡菜、海藻、工业生产的调味汁（酱油、辣椒酱、番茄酱和芥末酱等）、撒有盐分的食品（薯片、饼干和椒盐卷饼等）以及食盐、大蒜盐和洋葱盐等。还应注意在烹饪过程中不宜使用太多的盐；上菜之后不要再继续添加食盐；罐头蔬菜在食用前进行冲洗；一定要仔细阅读工产品上的标签，这些食品里含有各种食盐替代物，如小苏打、味精、藻酸盐和苯酸钠盐等。

控制食盐的摄入量最好的办法就是逐渐减少食盐的使用，让味蕾有个适应的过程。食盐摄入量的猛然减少会造成钠的缺乏，对那些习惯食用含盐量高的食物的人尤其如此。这会导致各种症状，比如感觉身体虚弱等。

储存方式

将盐放在密封容器内，置于干燥的地方。大米可以吸收水分，所以可以在盐瓶里加入少许生米粒以防止盐结成块。

	精盐 （每100克）
钠	39 311毫克
镁	2毫克

酱　油

酱油是原产于中国的调味品，它在中国的食用历史已有2500多年，是中式烹饪中的重要原料。酱油从中国传入日本，后由日本传入欧洲国家。

传统的中国酱油由整颗大豆和谷物粉制成。中国的酱油中大豆的使用比例高于谷物，而在日本，一些酱油中这两者的含量差不多。

酱油通常含有酒精，这是谷物在发酵的时候产生的，而未添加谷物的酱油则只含有一点点甚至不含酒精。酱油中含有2%的乙醇，这是在酱油发酵成熟之后添加进去的，目的是防止霉菌和真菌生长。

营养及药用功效

大部分酱油都非常咸，因为它们当中的钠含量比较高，1汤匙的日本酱油里含有810毫克的钠，而1汤匙的普通酱油的含钠量为829毫克。在吃完经酱油调过味的食物后会感觉口渴，因为人体内需要更多的液体来使这些多余的钠新陈代谢。

由于顾及到要求控制饮食含盐量的人群，在过去几年里出现了含钠量低的酱油。每汤匙的这种酱油只含有479毫克的钠。按照传统方法制作的日本酱油与味噌具有相同的药性，所有这些都是发酵的结果。

百变吃法

酱油可代替食盐，还能为食物添加一种独特的味道。酱油可被当作卤汁或蘸汁，还可以为食物调味和上色。酱油还是烹制豆腐的基本调味品，可与多种原料如大蒜、洋葱、新鲜生姜、醋和油等搭配食用。

	酱油 （每100克）
水分	71%
蛋白质	0.8克
碳水化合物	1.2克
热量	31.4千焦

储存方式

酱油的瓶子一旦开启，应放入冰箱内冷藏。合成酱油可在室温下保存。

醋

醋是通过使用细菌将酒精溶液制成的含有4%~12%醋酸溶液的液体调味品。常用的醋是用大米、麦芽制成的，此外，还有用苹果酒、蔗糖、红枣、橙子、香蕉和椰奶等为材料制成的各种风味的醋。

营养及药用功效

醋的主要成分是水。醋中碳水化合物含量较低，热量也极低，每汤匙醋的热量为8.4千焦。

未经高温杀菌的醋含有各种营养物质，包括大量的钾和磷。经过高温杀菌的醋几乎不含有无机盐。

醋酸的比例越高，醋的味道就越酸。大多数醋的醋酸含量为4%~12%。

醋的众多药性可以说是名声在外，未经高温杀菌的醋尤其如此。醋可用来处理伤口、昆虫叮咬、烧伤、头痛和并可缓解慢性疲劳。另外，醋有利于消化系统，能刺激食欲、促进消化并预防或缓解肠胃炎。如果是内服，需要以水稀释，每杯水里可加入2茶匙的醋，可根据个人口味加入少量蜂蜜，在餐前或必要时刻服用。醋如果食用过量，会刺激胃黏膜。如果出现消化问题，可以柠檬汁代替。

	醋 （每100克）
水分	66%
蛋白质	9.8克
脂肪	0.3克
钠	836毫克
铁	139毫克

百变吃法

大部分中国醋和日本米醋的味道都很柔

和，可以用来为汤类和糖醋菜肴等提味。

醋在烹饪各种食物时都有所应用。作为调味品，它可以用来制作芥末等。醋中含有酸性物质，所以可以用来防止水果和蔬菜（苹果、香蕉和茄子等）氧化，减缓酶破坏维生素C的速度，还可以抑制腌制食品和罐装食品里有害菌的生长，从而延长它们的保质期限，还能为食物增添独特的味道。醋也可以加入到肉类、家禽和野味等的卤汁或干豆里面，在为干豆调味的时候，应该在烹饪过程快结束时再添加醋，因为醋里面的酸性成分会使豆类表皮变得坚硬。

由于大多数醋可替换使用，所以它们都可以用来调节不同食物的味道。然而有些醋具有专门的用途。

白酒醋的滋味稍逊一等，但它却是腌菜汁和其他保存食物的液体的理想原料之一。

苹果酒醋和麦芽酿造而成的醋色泽和味道都非常浓郁，也具有白酒醋用途，但更适合颜色较深的香味卤汁等。苹果酒醋还可给食物添加一丝苹果的味道。苹果酒醋和白酒醋是鱼类和贝类的理想调味品，它们也非常适合为水果和味道精美的调味汁如各种酸辣酱等调味。

红酒醋的味道比较浓烈，可以为清淡的食物提味。在西式烹饪中，它通常用来与小牛肝和其他肉类搭配食用。

香醋与其说是醋，还不如说是调味汁。香醋的味道比较清淡，不宜煮沸，应待食物快要煮熟的时候再加入香醋。为一些热的食物如烤肉、调味汁等调味，也可等到准备上桌的时候添加。香醋可替代红酒醋或与红酒醋混合用于沙拉的调味，也可为其他各种食物如肉类、禽类、鱼类、汤和面食等调味。在草莓上洒些香醋，会混合成一股奇妙的味道。

储存方式

醋可在室温下无限期保存，自制醋应放在冰箱里冷藏。醋即使变得浑浊，并开始形成醋母，也仍然可以食用。

咖　喱

咖喱原产于印度，是印度次大陆烹饪的基本

原料（既做香料，也为主食），在泰米尔语中，"咖喱"的意思即为"调味料"。咖喱里所含的香料成分从5~50种不等，但最常见的咖喱都是由15~20种不同的香料制成。几乎所有的咖喱都含有桂皮、芫荽、孜然、姜黄、胡椒、生姜和丁香等。在斯里兰卡，咖喱中有时会加入椰奶，泰国的咖喱有的含有虾酱。印度的咖喱颜色多种多样，有白色、金棕色、红色和绿色等。咖喱有液体的也有呈膏状的，还有咖喱酱和咖喱粉。咖喱的浓烈程度取决于其中胡椒的含量，有清淡、适中、辛辣和特辣等几种口味。

营养及药用功效

咖喱的营养价值取决于咖喱的不同种类和烹饪中的使用量，普遍具开胃功能。

	咖喱 （每100克）
蛋白质	9.5克
脂肪	8克
碳水化合物	40.9克
热量	1 147千焦
钙	906毫克
钾	2199毫克
钠	18.4毫克

百变吃法

咖喱的用途极为广泛，它可添加到猪肉、羊肉和鸡肉等菜里，也可放入素食（以鹰嘴豆、小扁豆为特色的菜肴）、开胃菜、汤类、蔬菜、意大利面、米饭、调味汁、蛋黄酱和黄油等食物里。咖喱粉加在菜肴或调味汁里之前用油烹制一下香味会更浓郁。

储存方式

咖喱粉应倒入密封容器内，放在阴凉干燥的地方保存。咖喱酱的容器一旦开启，应放入冰箱内冷藏。

发酵粉

发酵粉是一种精细的白色物质，是碱性盐

和酸性盐的混合物，发酵粉在水与热量的作用下产生反应，释放二氧化碳，使面团发酵。

发酵粉是19世纪末即在小苏打发明之后不久发展成熟的。大约在1790年，美国人就已经使用一种比较粗制的发酵粉，但是这种发酵粉有一股苦涩的余味。原始发酵粉是在1835年开发出来的，含有酒石酸。到了19世纪末，酒石酸逐渐被酸性盐如磷酸二氢钙、硫酸铝和硫酸钠所取代。

发酵粉是一种比小苏打更为有效的发酵剂，在低温下与潮湿的成分发生反应，除非过量使用，否则没有任何余味。最常见的发酵粉种类有快速发酵粉、慢速发酵粉、双重发酵粉和低钠发酵粉。

百变吃法

发酵粉被用来制作蛋糕、布丁、松饼、薄煎饼、华夫饼和曲奇。通常来说，每杯面粉里应添加1茶匙半的发酵粉。

食用技巧

可以自制发酵粉：将2份酒石、1份碳酸氢钠（小苏打）和1份玉米淀粉或竹芋粉混合即可制成发酵粉。比如，如果需要制作1茶匙发酵粉，那么将半茶匙酒石与1/4茶匙碳酸氢钠混合。如果是提前准备该混合物，那么应添加1/4茶匙玉米粉，因为玉米粉会吸潮，这样做可防止碱性和酸性成分提前反应。

将发酵粉与面粉和盐混合均匀。应当注意一点，用来制作蛋糕的面粉量必须根据海拔高度来作调整。大约在海拔900米的位置，所需要的发酵粉减少10%，海拔1800米以上的高度应减少20%~40%。

储存方式

发酵粉应在室温条件下保存，远离高温和潮湿。如果放置时间太长的话，发酵效果会差一些。为了核查发酵粉是否还能起作用，可以在1茶匙半的发酵粉上倒4~5汤匙的沸水。如果发酵粉依然新鲜，它就会拼命地冒气泡，如果新鲜度不够，产生的气泡量会很少或者根本就没什么反应。

酵　母

酵母是一种微小的真菌，通常为单细胞结构，一共有350多个种类。酵母主要用来制作面包。

营养及药用功效

酵母是一种营养非常丰富的食物，它富含蛋白质、维生素（尤其B族维生素）、无机盐、微量元素和酶，有时还添加有维生素B_{12}。酵母可作为正餐之间的维生素补充物来食用，但活性酵母不宜作为饮食补充物来食用，因为它会消耗B族维生素。

酵母 （每100克）	
蛋白质	49.5克
碳水化合物	1.36毫克
钙	76.2毫克

购买指南

市场上出售的活性酵母有新鲜酵母、压缩酵母和干酵母等几种。压缩酵母常按重量出售，含水量应为70%左右。干酵母通常是酒精发酵的副产品，也可专门作为膨松剂。干酵母分普通干酵母和快速干酵母两种，有颗粒状，也有粉末状，要注意包装上的最终保质期限。作为饮食补充的酵母通常以粉末或药片的形式进行销售。

百变吃法

新鲜的压缩酵母和干酵母的使用方式相差无几，它们在25℃~28℃的温度下都会变得活跃。温度越低，面团发酵所需的时间就越长。温度如果超过54℃，酵母便会失去活性。粉末状酵母可放入果汁、水或清汤里稀释，也可加入汤类、炖菜、面包和沙拉中。此类酵母的味道都非常强烈。

储存方式

新鲜的压缩酵母不宜冷藏超过1周。如果保

存的时间过长，酵母会失去活性而开始变为棕褐色，而且冷藏期延长的话酵母作为膨松剂的效果会降低。干酵母的保存期比较长，如果冷藏或置于阴凉的地方可保存1年。作为饮食补充物的酵母可在室温下保存。

生 姜

生姜是一种多年生植物的地下茎，原产于东南亚。长期以来，生姜以它的香味和药性而为人们所熟知。生姜长在地面以上的茎秆可长到1.4米高，主要通过地下茎繁殖。生姜种类繁多，生姜肉质的颜色有沙色、黄色、白色和红色等。生姜香味浓烈，味道极其辛辣。生姜外面有一层薄薄的可以食用的外皮。

营养及药用功效

生姜具有许多药性，是一种对健康十分有益的食物。生姜有滋补、防腐杀菌、利尿和防止痉挛的作用；还可退烧并刺激食欲。生姜还可助消化，缓解肠胃胀气，对咳嗽、感冒、晕车和风湿痛等都有疗效。由于生姜会刺激消化系统，所以应适量食用。

购买指南

市面上可购买到新鲜生姜，也可买到干生姜和腌生姜，生姜还可磨成粉、制成糖姜或蜜饯生姜，也可以切成薄片以醋腌制，应根据不同用途选择适合烹饪或直接食用的生姜。在购买新鲜生姜的时候，挑选紧实光滑、未长菌斑的生姜。

百变吃法

新鲜生姜是亚洲烹饪的基本配料之一。生姜可为甜味或咸味食物比如汤类、肉类、家

	生姜 （每2克）
钾	24毫克
镁	3毫克
磷	3毫克

禽、海鲜、蔬菜、米饭、面食、豆腐、卤汁、调味汁、水果、蛋糕和饮品等调味。稍老一点的姜可以用来制姜汁，嫩一点的姜还可以制成腌菜，在日本，腌生姜是寿司和生鱼片的传统搭配辅料。生姜还可用来制成果酱和糖果。生姜粉在西方国家食用广泛，常常用来为蛋糕、曲奇、姜饼和蜜饯等提味，有些咖喱里面也放有生姜粉。生姜精油是一些啤酒和软饮料（姜汁汽水）的成分之一。生姜特别适合与苹果和香蕉搭配食用。新鲜生姜的味道比干生姜和生姜粉要强烈，干生姜和生姜粉只是作为替代品使用。

食用技巧

新鲜生姜可切片、磨碎、剁碎或切成姜丝使用。和大蒜一样，生姜的味道浓淡取决于其加入菜肴中的时间。在烹制快结束的时候放入生姜其味道最为浓烈，如果喜欢比较温和的味道，可在刚开始烹制的时候放入。

储存方式

新鲜的生姜可在冰箱冷藏2~3周，在使用之前去皮即可。生姜可原样冷冻，也可在没有解冻的情况下去皮、切割。糖姜可放置很久，没有明确的保质期。腌制生姜的罐子一旦打开，应置于冰箱内冷藏。姜粉应放入密封容器内，置于阴凉干燥的地方。

辣 椒

辣椒原产于中南美洲，在7 000多年以前就开始种植，一直作为药物、调味品和蔬菜使用。直到15世纪晚期哥伦布发现新大陆，辣椒才为欧洲人所熟知。辣椒属于肉质浆果，大约有10个不同种类，它们的大小、形状、颜色和口味都差别很大。这些种类当中，灯笼椒和朝天椒尤其具有烹饪价值。辣椒作为调味品比作为蔬菜更受欢迎。红辣椒粉是由红色辣椒晒干之后精磨而成的。

营养及药用功效

辣椒子被去除之后，辣椒的纤维就减去了

	辣椒 （每100克）
水分	88%
蛋白质	2克
脂肪	0.2克
碳水化合物	9.6克
纤维	1.8克
热量	167.4千焦

一半。

辣椒所含营养成分的比例因种类不同而变化很大，红辣椒的维生素A和维生素C的含量通常要比绿辣椒高。辣椒的辣味来自其辣椒素，这是一种味道极为强烈的生物碱。辣椒素能刺激唾液分泌、胃液产生，因此有助于消化。

购买指南

辣椒往往越小越辣，要依据自己的口味来选择购买哪种程度的辣椒。干辣椒的表皮起皱属于正常现象。购买时尽量挑选色泽鲜艳、有光泽而且未长斑点的果实，辣椒粉的颜色应均匀，而且味道宜人。

百变吃法

辣椒是一种极为重要的调味品，可晒干、腌制、烹制或制成辣椒泥，辣椒泥是与其他食物均匀混合制成的。

用辣椒、盐和油制成的辣椒酱可与多种食物搭配食用。辣椒粉也被用来制作咖喱粉和调味番茄酱。

红辣椒粉可以为多种食物提味和上色，它特别适合用于色泽暗淡或口味寡淡的食物，如米饭等。红辣椒粉也可用来为鸡蛋、家禽类、海鲜类、各种调味酱或调味汁等食物调味。

食用技巧

在切新鲜辣椒或干辣椒的时候，避免用手触摸自己的脸部，尤其是嘴唇和眼睛；在处理完辣椒之后，一定要用肥皂和热水将手、刀具和砧板清洗干净。皮肤敏感的人最好在收拾辣椒的时候戴一双橡胶手套。

为了避免过于辛辣，最好不要食用辣椒子和白色的辣椒内瓤，也可以在食用前在冷水里加一点醋，将辣椒浸泡1小时左右。

往菜肴里添加辣椒时要谨慎，开始时应少放，因为在烹制的过程中辣椒会变得越来越辣。用辣椒调味而不致辣眼的比较保险的一个做法就是：先用油翻炒辣椒，然后再用这部分油烹制菜肴。辣椒可以和咖喱混合用来给食物调味。红辣椒的烹制时间不宜过长，否则其味道和色泽都会受到影响。吃辣椒时若觉得灼热难耐，最好喝一点酸奶或吃点面包、米饭、糖果或甜食等，这些食物比水更有效。

储存方式

新鲜辣椒可直接放入冰箱内冷藏。用纸袋包裹后置于冷藏室可保存1周左右。

辣椒也可以冷冻保存，但是最好先以沸水汆烫3分钟，在冷冻之前将辣椒去皮。辣椒还可腌制或晒干。辣椒用塑料袋包裹放在冰箱里冷冻可保存6~8个月。辣椒粉应放在密封容器内，置于阴凉干燥的地方。由于红辣椒粉的香味、色泽及营养价值在短时间内就会流失，因此红辣椒粉适合冷藏保存，红辣椒粉是少数适合冷藏保存的香料之一。红辣椒粉还可以密封容器

值得一试的佳肴

辣椒爆炒鳝片（3人份）

材料：

400克鳝鱼，150克鲜红辣椒，10克姜丝，10克蒜末，5粒花椒，8毫升料酒，少许胡椒，10毫升高汤，适量的糖、盐、酱酒等调料

做法：

1.将鳝鱼开膛，去掉内脏后清洗干净，然后用刀侧把鳝鱼拍平，再切成1厘米的段，用盐和料酒腌5分钟左右。

2.将油烧热，先把鳝鱼用温油滑一次，捞出，再将锅烧热，将姜丝、花椒和蒜末煸出香味后放入鲜红辣椒并炒至五成熟，这时再加入鳝鱼段、调料和高汤，爆炒2分钟即可。

盛装或者保存在室温条件下，必须保证环境充分干燥，否则红辣椒粉极易发霉。辛辣酱一旦开启，应放入冰箱内冷藏。

味道和香气都会流失。为了防止味道变苦，应在烹制过程快结束的时候加入胡椒粉。

胡 椒

胡椒是原产于印度的藤本植物，自古代开始就被广泛食用。胡椒属植物共有几百种，最常见的黑胡椒和白胡椒都是长自同一种植物。

营养及药用功效

胡椒具有增加体力、导致兴奋、祛风止痛和杀菌等作用。胡椒含有胡椒碱，可刺激胃黏液外膜，同时也可促进唾液分泌和胃液的产生，因此可帮助消化。胡椒具刺激性，如果过量食用，会使嘴巴发热。

购买指南

市面上出售的胡椒有完整的颗粒、胡椒粉、胡椒酱和调味胡椒等。胡椒存放得当的话，可以存放较长时间。如果希望最大程度地保留其香味，应购买整颗的胡椒粒，在使用之前再将其磨碎。选择沉甸甸、无瑕疵的胡椒粒，不易弄碎的最好。

百变吃法

胡椒是世界上最受欢迎的香料之一，包括汤类、蔬菜、肉类、冷荤等在内的菜肴，都可以加入胡椒，白胡椒通常为颜色较浅的菜肴如家禽类和鱼类等调味。

食用技巧

如果烹饪时间超过2个小时以上，胡椒粉的

	黑胡椒粉 （每4克）	白胡椒粉 （每2克）
钙	9毫克	6毫克
磷	4毫克	4毫克
铁	0.6毫克	0.3毫克
钾	26毫克	2毫克
镁	4毫克	2毫克

储存方式

胡椒粒可在室温下保存，胡椒粉可保存3个月。

芥 末

芥菜是原产于地中海盆地的一年生草本植物，从远古时期就已为人类所食用，其栽培历史也起始于古代，人类食用芥末（芥菜种子研磨而成）的历史已有数千年。芥末在中世纪时曾经极为流行。

营养及药用功效

芥末有使人兴奋的功效，具有消毒、助消化、防腐抗菌、促进排便以及催吐等功效。芥末还能促进胃液和唾液分泌并刺激食欲，如果适量食用，也可促进消化（但如果过量食用，则会具有刺激性），芥末油还具有强烈的抗真菌效果。芥末也可用于制作足液和芥末膏药，将芥末膏药敷在胸部可消除鼻窦炎症状，其还有抗肺炎和支气管炎等作用。

百变吃法

芥末粉在西式烹饪中被用于制沙拉调料和蛋黄酱，也可在烹制火腿的时候使用。芥末粉可与水混合制成芥末酱。可以用精制芥末酱调味的食物种类很丰富，包括兔肉、猪肉、鸡肉和一些油脂性肉类（烹制前）。芥末酱还可用于制作沙拉调料等各种冷热调味汁。

食用技巧

精制芥末酱是芥末子在葡萄酒、果汁、醋或水等液体中泡软，然后将浸泡过的芥末子精磨而成的。芥末酱的色泽、口味和辛辣程度取决于使用的芥末子和添加的调味品，如大蒜、龙蒿、辣椒粉、香料、柠檬和黑胡椒等。

储存方式

芥末酱应放入密封容器，置于冰箱内冷

藏，因为在室温下其味道会减弱。芥末粉应置于阴凉干燥的地方保存。

肉 桂

肉桂树木的干树皮被称为桂皮，是世界上最古老的香料之一。

肉桂树大约有100种，最主要的是锡兰肉桂和中国肉桂。中国肉桂可长到12米高，这种肉桂在东南亚是野生的，在印度尼西亚和其他亚洲国家也有栽培。与锡兰肉桂相比，中国肉桂的香味更为浓烈，树皮也更厚。

收割肉桂的方式是先砍下生长了3年的嫩枝，然后纵向切成两三块。去除外层树皮，待树皮干燥后，里层树皮蜷缩成薄片管状物，长约10厘米，直径1厘米左右。

营养及药用功效

肉桂有防止痉挛、防腐杀菌、驱虫等功效，还有导致兴奋的作用。在茶水或其他饮品里加入肉桂粉可缓解消化道疾病和腹泻。

	肉桂 （每2克）
钙	28毫克
铁	0.8毫克
钾	11毫克

购买指南

人们习惯用肉桂干品来做调味料。市面上出售的肉桂有棍状、粉状和精油等形式，肉桂粉的味道比肉桂棍更为香浓，但保存时间不及后者长。

百变吃法

肉桂可用来为各种食物如汤、炖菜、禽肉类等调味。在西式烹饪中，肉桂还可以为曲奇、苹果馅饼、油炸圈饼、小圆面包、布丁、烤薄饼、蜜饯、酸奶和糖果等调味。

在中欧、意大利、西班牙和加拿大等地区，人们还用肉桂来为汤类、肉类、番茄酱、蔬菜、炖菜、蒸粗麦粉、意大利面和卤汁等提味。在法国，肉桂还被放入烫热的葡萄酒里。亚洲厨师还使用肉桂花蕾、肉桂叶及干的浆果烹饪。

储存方式

肉桂应放入密封容器，置于阴凉干燥的地方保存。

芫 荽

芫荽原产于地中海盆地，芫荽子是世界上最早的香料之一，3 500年以前，在埃及就已经有栽培的芫荽。芫荽与葛缕子、茴香、莳萝和茴芹是亲缘植物，干燥芫荽子呈黄褐色。

营养及药用功效

芫荽有许多药用功效，可助消化、减轻风湿，缓解关节疼痛、感冒和腹泻。咀嚼芫荽子还可消除大蒜的气味。

购买指南

要挑选新鲜、清脆而且鲜绿的芫荽。不要购买叶子发黄、呈褐色或发蔫的芫荽，这些都表明芫荽已不再新鲜。在购买干芫荽种子的时候，挑选整颗的种子，不要购买芫荽种子粉，因为前者味道更为香浓。

百变吃法

新鲜芫荽可作为调料或用来装饰菜肴，可放入沙拉、汤类和调味汁当中。

整棵芫荽和芫荽粉都可为各种食物如海鲜、鱼类、肉类等调味，芫荽与生姜搭配食用味道很好，印度的咖喱粉里也有芫荽。芫荽还

	新鲜芫荽 （每4克）	芫荽子 （每2克）
钙	4毫克	7毫克
磷	1.4毫克	7毫克
钾	22毫克	23毫克
镁	1毫克	6毫克

可用来制作油膏和利口酒，还是可可粉的成分之一。

食用技巧

新鲜芫荽应在食用前再清洗，否则香味会在短时间内消散。洗新鲜芫荽时可将其放在冷水中轻轻晃动。干芫荽子可在凉水中浸泡10分钟左右，排干水分之后香味可散发出来。

储存方式

新鲜的芫荽极易腐烂。如果将芫荽根部插入水中，用塑料袋包住枝叶，放入冰箱可保存1周。用湿布包裹芫荽叶，放入透气的塑料袋并放入冰箱内冷藏可保存2~3天。

干芫荽叶应避免光线照射及虫咬，一般采用阴干方法制得，并存放于低温干燥环境下。干芫荽子放入密封容器内置于阴凉干燥的地方可保存1年左右。

丁　香

丁香树原产于印度尼西亚群岛，作为香料使用的部分是干花蕾，其香气扑鼻、持久，外形与小指甲相像。亚洲使用丁香已有2 000多年的历史，欧洲人大约在4世纪时开始使用丁香，中世纪时才真正推广开来。在生产香草醛（合成香草醛）、香水、肥皂、药剂（牙齿麻醉药）、漱口液和口香糖的过程中都会用到丁香。

营养及药用功效

丁香可缓解神经痛、痉挛和肠胃胀气，并有助于消化。丁香的精油里含有70%~85%的

	丁香粉 （每2克）
钙	14毫克
铁	0.2毫克
钾	23毫克
镁	6毫克
维生素C	2毫克

丁子香酚，可缓解牙痛和耳痛。丁香有兴奋作用，但如食用过量，会刺激消化系统。

购买指南

最好购买整颗的丁香，因为丁香粉的香味会在短时间内消散，保质期不长。在判断丁香的质量时，可将它放入清水中，质量好的丁香应垂直悬浮，如果丁香沉入水中或水平漂浮，就表明丁香已不新鲜了。

百变吃法

整颗丁香通常是跟烤火腿搭配，丁香还与洋葱一起用于炖菜或焖肉，还可以为卤汁和醋汁调味，也可以加入咖啡里，丁香粉可为肉馅、血肠、肉类熟食、牛肉、羊肉、炖菜、肉糜糕、猪头肉冻、腌菜、卤汁、汤类、蔬菜、蛋糕、曲奇、馅饼、布丁和果汁等食物调味。

丁香通常与桂皮和肉豆蔻一起混合制成各种香料，如印度的咖喱粉和中国的五香粉等。丁香与大蒜、洋葱和胡椒搭配食用味道很好，但丁香通常不与其他香草混合。丁香精油的主要成分是丁子香酚，是从花蕾、树叶和茎秆提炼出来的。

薄　荷

薄荷是一种多年生芳香植物，原产于地中海。薄荷在温带地区被广泛种植，共有25个不同种类。有些薄荷略带苹果的味道，还有的味道类似柠檬。不同种类的薄荷香味浓淡也有所差异，胡椒薄荷和留兰香是最受欢迎的，因为这两种薄荷香味都极浓。

营养及药用功效

胡椒薄荷的香气独特，这是因为胡椒薄荷含有薄荷醇，含量高达92%，该物质可清新口气并具有多种药性，可缓解腹痛、胆囊问题和痉挛，还具有防腐杀菌、利尿、化痰、健胃和助消化等功效，用于治疗头痛和肌肉疼痛的各种药膏里常含有薄荷醇。大量食用薄荷可导致失眠，但小剂量食用却有助于睡眠。

	干薄荷 （每100克）
水分	9.6克
蛋白质	6.8克
纤维	31.1克
热量	870.7千焦

购买指南

干薄荷叶通常呈深绿色（在微波炉里进行脱水的薄荷叶除外）。最好在大商店里购买薄荷。

百变吃法

新鲜的和干燥的薄荷都可食用，可加入凉汤、热汤、调味汁、蔬菜（大白菜、黄瓜、豌豆、番茄、马铃薯）、肉类、野味、鱼类和冰激凌等食物里。薄荷最好不要与其他香料混合使用。另外，薄荷还可泡薄荷茶，在每杯开水中放一小把干薄荷叶，泡10分钟即是一杯薄荷茶。

储存方式

新鲜薄荷在冰箱里冷藏可保存数天。干薄荷用密封容器盛装并置于阴凉干燥的地方，可保存2年以上而香味依旧。

孜　然

孜然是原产于地中海地区的一种草本植物，它作为香料的历史已有数千年。

孜然的茎秆纤弱，高度在30~50厘米之间，叶子分裂成许多细窄的小叶片，与茴香相似。孜然的花呈白色或略带粉色，每朵花上会长出两颗圆矩形种子，种子呈黄褐色，长有纵向条纹。孜然子味道浓烈、香气逼人，稍微夹杂些许苦味。并不是所有的人都喜欢孜然香味，人们最初通常是少量食用来慢慢习惯它的味道。

营养及药用功效

孜然可利尿、镇静、缓解肠胃气胀并有助于消化。

购买指南

最好购买颗粒完整的种子，因为与孜然粉相比，整粒的种子味道更香浓，保存时间也更长。

百变吃法

孜然是阿拉伯国家、印度和墨西哥菜肴中的常见配料。人们用它来为汤类、蔬菜、奶酪、鸡蛋、米饭、豆类、香肠、炖菜、开胃菜、牛肉、卤汁、面食和面包等食物进行调味。另外，它还是辣椒粉、咖喱等香料的基本成分之一。另外，孜然还是北非的主要香料之一。在东欧各国，人们也在面包、肉类熟食和一些奶酪里面添加孜然。

在一杯水里加1茶匙孜然子，煮沸后再泡上10分钟即可泡制成一杯孜然茶。

	孜然 （每2克）
钙	20毫克
磷	10毫克
铁	1.3毫克
钾	38毫克
镁	8毫克

食用技巧

将孜然子烘烤并碾碎可让其香味完全散发出来。在碾碎之前，如用油稍微翻炒一下，味道会更香。

藏红花

花植株高度约为15厘米，香气扑鼻，辛辣苦涩。藏红花是世界上最昂贵的香料——平均10万朵才能长出500克藏红花。

营养及药用功效

藏红花含有一种被称作苦藏花素的苦涩物质。藏红花可防止痉挛、健胃、缓解肠胃气胀、助消化，还有导致兴奋的作用，另外，藏红花还可调节经期。

	藏红花 （每2克）
水分	11.9%
碳水化合物	0.7克
磷	2.5毫克
钾	7.2毫克
热量	13千焦

购买指南

购买藏红花的柱头，不要买花粉，因为花粉通常都掺杂有其他物质，如红花、山金车花瓣或金盏花等，要不就是加水或油来增加分量。最上乘的藏红花应为橙棕色，味道芳香浓郁。陈的藏红花会散发一股霉味。

百变吃法

藏红花是阿拉伯和印度烹饪的主要调味品，还是浓味鱼汤和西班牙肉菜饭的基本原料，有些牛奶甜点和奶油糕点里也有藏红花。藏红花还被用来为家禽、海鲜和鱼类等上色。

食用技巧

藏红花不宜使用太多。用黄油或油烹制时，温度不宜过高。将藏红花浸于热的液体（可使用食谱上要求的液体）中15分钟左右，可以使藏红花的色泽更匀称。

储存方式

应将藏红花放进密封容器内，置于阴凉干燥的地方保存。

百里香

百里香是一种多年生植物，原产于地中海地区，自从古代开始就被作为香料和药物使用。

百里香主要生长在热带气候条件下，温带地区也有一年生的百里香。百里香植株高度为1.2~3.6米，大约有60个品种，包括野生百里香和柠檬香型百里香等。百里香的香味在开花时节最为浓郁。

营养及药用功效

百里香具有利尿和防止痉挛等功效，还有壮阳、兴奋和祛痰的作用。百里香还有助于排汗、调节经期、缓解肠胃胀气以及清肠通便，其精油含有麝香草酚和香芹酚，因此它具有极好的防腐杀菌和驱虫等特性。

	百里香粉 （每1克）
钙	26毫克
磷	3毫克
铁	1.7毫克
钾	11毫克
镁	3毫克

购买指南

尽量购买整棵百里香，因为整棵百里香叶子要比百里香粉末的香味浓郁。

百变吃法

新鲜的百里香适合为干豆类、调味汁、鸡蛋、蔬菜、肉馅以及烤肉和烤鱼等调味。新鲜的和干燥的百里香都比较耐煮，是汤类、炖菜、什锦砂锅、番茄汁等的理想调味品。如果是整棵使用，在上菜前应将茎去除。与欧芹和月桂树叶一样，百里香也是香料包的成分之一。另外，百里香与醋混合能产生一种奇妙的香味，百里香防腐杀菌的药性使它成为受欢迎的肉类熟食和卤汁的配料。

将水和干百里香叶煮2~3分钟，再泡上10分钟左右，即可成一杯百里香茶。

莳 萝

莳萝原产于地中海盆地和西亚，被作为调料使用的历史已有几百年了。莳萝植株可长至60多厘米高，小而扁的莳萝子有薄薄的翼状皱褶，莳萝的气味浓烈刺鼻。

营养及药用功效

莳萝具有许多药用功效。它可利尿、祛风

	干莳萝子 （每2克）
钙	32毫克
钾	25毫克
镁	5毫克
锌	0.1毫克
纤维	0.4克

并能防止痉挛，稍微有些刺激性。以1~1.5茶匙的莳萝子浸泡在1升沸水中的话更容易消化。

购买指南

莳萝叶已枯萎不影响食用，因为它们在采摘后就会迅速枯萎。

百变吃法

制作汤、腌菜、卤汁、冷调味汁和沙拉的时候，莳萝是绝佳的调味品。腌鱼的时候放一点莳萝味道也很好。

在西式烹饪中莳萝与番茄、欧芹、甜菜、黄瓜、大白菜、新鲜奶油、酸奶油、奶酪、白调味汁、融化的黄油、沙拉调味品、鸡蛋、炖菜和海鲜等食物搭配食用味道都不错。莳萝叶不宜煮沸，甚至一旦脱水，香味就会消散。所以应在烹制快结束时再放入莳萝。

储存方式

由于莳萝易枯萎，因此新鲜的莳萝只可保存2天。可将莳萝的茎秆放入盛有水的碗中，用湿纸巾包住莳萝叶，放进冰箱保存。新鲜的莳萝可冷冻，无需进行干燥处理。莳萝子可放进密封容器内，置于阴凉干燥的地方。

茴　芹

茴芹是世界上最古老的调味品之一，原产于地中海西部地区和埃及，现在埃及仍有野生茴芹。14世纪，茴芹被引进欧洲并广为种植。茴芹果实有两种，即大茴香和八角。八角原产于中国东南部，在中亚较为常见。八角的味道和属性几乎与大茴香一致，只是味道比大茴香更为浓烈刺鼻，香味持续的时间也比大茴香长。烹饪菜肴时只需放几颗八角就已经足够了。

营养及药用功效

茴芹具有利尿、祛风止痛、健胃、刺激消化、防止痉挛、祛痰等功效，还可充当兴奋剂。茴芹还可以增强心脏跳动、抑制肠胃气胀、止咳和防止哮喘等。茴芹的精油里含有茴香脑成分，这种物质在茴香里也有所发现。

	茴芹子 （每2克）
钙	14毫克
磷	9毫克
铁	0.7毫克
钾	30毫克

购买指南

如果不是大量需要，为了保证茴芹的香味不会消散，每次不宜购买太多。

百变吃法

茴芹叶的味道比果实更为可口，无论生食或熟食都可以。茴芹是西式烹饪中常用的香料，可用来给沙拉、汤类、奶油、奶酪、鱼类、蔬菜和茶水等调味。茴芹果实的使用更为普遍，它们既可给甜食也可为咸味菜肴提味，常用来为蜜饯、蛋糕、曲奇、面包（橄榄油面包、椒盐卷饼、姜饼等）、沙拉、汤类、蔬菜、鱼类和家禽等食物提味或做装饰。茴芹的根部有时也用来酿造葡萄酒。茴芹还可代替蜜饯、蛋糕、馅饼和面包等食物中的桂皮和肉豆蔻，或与它们混合使用。茴芹的用途非常广泛，可用来制作甘草糖、止咳糖、糖果以及各种酒类饮品。

茴芹是阿拉伯和印度菜肴中的常见配料。在印度，茴芹常与辛辣的调味品如咖喱等混合使用，人们还通过咀嚼茴芹来清新口气。在亚洲，八角被用来为猪肉、鸡肉、米饭、咖啡和茶等调味。

月桂树叶

月桂是原产于地中海盆地的常青植物，树叶光滑、坚硬、有光泽，大约5~10厘米长。自从公元前1世纪以来，月桂树叶就被当成调味品。月桂树黄绿色的小花形成花束，浆果有光泽并呈深蓝色。

营养及药用功效

月桂树叶和浆果都具有许多药性，有防腐抗菌、帮助消化、祛痰和防风湿病等功效。月桂树叶精油含有一种苦味元素和单宁酸，使用剂量过大，会使人中毒。月桂树叶精油可制成一种油膏，用来缓解扭伤和淤血。

	月桂树叶（每1克）
钙	5毫克
铁	0.3毫克
钾	3毫克

购买指南

干燥的月桂树叶应为浅绿色。

百变吃法

新鲜的和干燥的月桂树叶都可食用，烹饪所用的月桂树叶通常是干燥的。月桂树叶即使是干的味道也极其芳香，通常一片树叶就足够了。月桂树叶可用来为调味汁、汤类、炖菜、肉类、家禽、鱼类、蔬菜和卤汁等调味，简言之，月桂树叶几乎可以为所有食物尤其是炖菜调味。月桂树叶的烹制时间越长，香味就越浓。月桂粉可调制肉馅和卤汁。

将干燥的月桂树叶在沸水里煮2~3分钟，然后再浸泡10分钟左右即可制成一杯药茶。

储存方式

将新鲜采摘的月桂树叶阴干可保持其香味。干燥的月桂树叶放入密封容器内，置于阴凉处可保存1年。

罗 勒

罗勒是一年生芳香植物，原产于印度。其香味浓郁，一直以来都备受推崇。罗勒大约有60个种类，高度在20~60厘米。罗勒树叶为圆形或长矛形状，有绿色、微红色和紫色等不同颜色。由于罗勒树叶在开花之前香味最为浓郁，之后便会逐渐散去，因此应该在开花之前进行采摘。不同种类的罗勒味道也不同，有稍带柠檬、樟脑、茉莉、丁香、茴香或百里香的香味等多种不同的味道。

营养及药用功效

罗勒有滋补、健胃、防止痉挛和抗菌杀毒的功效，还可以抑制偏头痛、治疗消化问题和失眠。

百变吃法

罗勒在西式烹饪中经常用到。罗勒与大蒜、洋葱和橄榄等搭配食用十分美味，罗勒通常在烹饪鸡蛋、蔬菜、鱼类、海鲜、家禽、猪肉、意大利面食和沙拉等食物时使用。有些种类的罗勒还可用于制作甜点和饮品。罗勒的茎秆也可以为菜肴增添一种独特的香味，罗勒树叶与橄榄油和柠檬混合使用味道很好。罗勒的香味极易挥发，应在烹饪过程快结束的时候再加入。干罗勒叶可泡制药茶，在一杯沸水中加入1茶匙干罗勒叶，泡10分钟即可。

储存方式

新鲜罗勒应冷藏保存。用稍微有些湿润的纸巾包裹可以延长其保鲜期。新鲜的罗勒叶也

	干罗勒（每2克）	新鲜罗勒（每2克）
钙	30毫克	8毫克
磷	7毫克	4毫克
铁	0.5毫克	0.1毫克
钾	48毫克	24毫克
镁	6毫克	4毫克

可浸在橄榄油里保存，还可以用搅拌器或食品加工机将它与油混合制成滑腻的糊状物保存。干罗勒叶可放入密封容器，置于阴凉干燥的地方保存。新鲜罗勒保鲜期较短，干品则可保存较长时间。

罗勒可以冷冻保存，既可整棵冷冻，也可切碎了再进行冷冻。可以将汤汁或清水浇在罗勒上，冻成冰块，烹饪时无需解冻，这样会最大程度地保留其香味。

鼠尾草

鼠尾草是一种多年生芳香植物，原产于地中海地区，因其药性而闻名。鼠尾草结合了20多种植物的药性，在西方被当作万能药，人们食用鼠尾草的历史已有数千年。鼠尾草的种类多种多样，有些是草本植物，有些是灌木，分布最为广泛的是普通鼠尾草和庭院鼠尾草。鼠尾草可长至30~90厘米，其矛状树叶呈灰绿色，厚实并长有叶脉。紫色的铃状花朵在茎秆顶端成簇生长，树叶和茎秆上覆盖有银色绒毛。

在市面上出售的干鼠尾草叶有整棵的，也有片状的和粉状的。

营养及药用功效

鼠尾草具有滋补、防止痉挛、防腐抗菌、利尿和清洁伤口等功效，对喉咙疼痛和口唇溃疡也有疗效，并且可调节经期、刺激食欲并减缓肠胃气胀。

百变吃法

鼠尾草的香味浓烈刺鼻，夹杂些许樟脑的味道，可为各种食物（火腿及其他肉类、家禽、熟食、卤汁、肉馅、蔬菜、煎蛋、汤类、炖菜和奶酪等）增添沁人的香味。鼠尾草非常适合跟奶制品和油腻食物一起烹饪，有时也会加入葡萄酒、啤酒、茶和醋当中。

鼠尾草的味道浓烈，用量不宜太多，以免掩盖其他配料的味道。由于鼠尾草不耐高温，也不宜长时间烹制，所以应在烹制过程即将结束的时候再加入鼠尾草。在烹制猪肉、鹅肉和鸭肉等油腻的肉制品时可添加一些鼠尾草以帮助消化。

在一杯水中加入1茶匙干鼠尾草叶，然后煮沸，泡上10分钟即可成为鼠尾草茶。

储存方式

干鼠尾草叶可保存1年以上。

迷迭香

迷迭香是原产于地中海地区的一年生小型灌木，其叶子香味浓郁，常被用作调料。自古代开始，人们就将它当作药物使用，古罗马和古埃及人认为迷迭香是万能药。另外，迷迭香还是极好的天然防腐剂。

迷迭香植株通常可长至60~150厘米，其叶子呈细针体状。迷迭香在花期或花期之后香味最为浓烈。

营养及药用功效

迷迭香有防止痉挛、防腐杀菌、利尿、健胃的功效，也有导致兴奋的作用，另外，迷迭香还曾一度被认为可以增强记忆力。迷迭香还可缓解风湿和肠胃气胀、促进排汗、调节经期，对肝脏也有一定的益处，还有观点认为迷迭香可抗皱。迷迭香还是植物治疗师的常用药物。

	鼠尾草粉 （每1克）
钙	12毫克
铁	0.2毫克
钾	7毫克
镁	3毫克

	迷迭香 （每2克）
钙	15毫克
铁	0.3毫克
钾	11毫克
镁	3毫克
维生素C	1毫克

百变吃法

迷迭香的香味刺鼻，夹杂些许樟脑的气味，应少量使用，以免掩盖其他配料的味道。迷迭香在法国南部和意大利极受欢迎，在制作如汤类、肉馅、调味汁和卤汁等食物时被大量使用，迷迭香还常被用来给各种肉类、家禽和野味等调味。

迷迭香叶可用来制作各种甜点，比如乳蛋糕等，在牛奶当中放入几片迷迭香叶可使牛奶的味道更加鲜美，迷迭香的花朵也用来为葡萄酒和沙拉增加香味。

将1茶匙干迷迭香叶用沸水煮2~3分钟，然后浸泡10分钟左右即可制成一杯迷迭香茶。

罗望子

罗望子原产于印度，生长在热带和亚热带地区，在非洲、东南亚、西印度群岛和一些中东国家尤为常见。罗望子与角豆树是亲缘植物，植株可高达24米。罗望子豆荚呈红褐色，长10~15厘米，里面有1~12颗坚硬、有光泽并呈深肉桂色的种子，种子外层是肥厚的果肉，果肉里长有纤维丝。罗望子果肉又苦又甜，味道极酸。

营养及药用功效

罗望子是极好的钾、镁和维生素B_1的营养来源，还能提供丰富的铁，也含有磷、维生素B_2、烟酸、钙、维生素C和纤维等。罗望子有通便、利肝、利胆的功效。

	生罗望子 （每100克）
水分	31.4%
蛋白质	2.8克
脂肪	0.6克
碳水化合物	62.5克
纤维	3克
热量	1 000.5千焦

百变吃法

罗望子果肉可新鲜食用，也可用糖水煮制、晒干或腌制食用，还可以制成罗望子酱和罗望子糖浆等。罗望子可以用于制作汤、调味汁、卤汁、炖菜、蛋糕和糖果等菜肴和食物。罗望子适合与肉类、野味和鱼类搭配，其果肉常被用于制作果酱、果子露、酸辣酱、饮料和调味品等，花朵和叶子也可以食用。有时罗望子果肉可与柠檬汁替换使用。

食用技巧

加压罗望子可以放在热水里浸泡大约15分钟，直到它变柔软或用手指可以揉碎，用一个滤网过滤掉其纤维。罗望子应该浸泡一整夜，烹饪时才容易熟透。

储存方式

罗望子可在室温下保存。

山羊奶

山羊奶比牛奶更白，味道也更浓烈。自从史前时代开始，人类就开始饮用山羊奶。和牛奶不同，由于山羊奶的脂肪球直径非常小，容易悬浮在奶当中而不是聚集在表面，因此山羊奶无需均质处理。

营养及药用功效

山羊奶里胆固醇的含量略低于牛奶，但是脂肪酸的比例差不多。然而，山羊奶脂肪与牛奶的脂肪之间有一个主要差别，山羊奶含有较多的短链脂肪酸，所以比较容易消化。这些脂肪酸的微小球体分散在奶液当中，形成非常精细的乳状液体。

山羊奶富含钾、钙和磷，能提供大量维生素B_2，还含有维生素A、镁、烟酸、泛酸、维生素B_1、锌、维生素B_{12}、维生素B_6和铜。

山羊奶中含有同人奶成分相同的上皮细胞，可起到修复气管、肠胃和皮肤等黏膜细胞的作用，还可以抵挡病毒入侵。另外，山羊奶还有延缓皮肤衰老、增加皮肤弹性和光泽的作用。

	全脂山羊奶 （每250毫升）
水分	87%
蛋白质	9.2克
脂肪	10.7克
碳水化合物	11.5克
胆固醇	29毫克
热量	741千焦
钠	128毫克

百变吃法

山羊奶的用途与牛奶相似，通常可替换使用。但是山羊奶中几乎不含有叶酸，因此不适合作为婴儿的哺乳食品。山羊奶可新鲜饮用，也可用于烹饪或制作奶酪、酸奶或黄油。

储存方式

不要放在温暖的环境下或者暴露于光线下，可放置于冰箱保鲜，新鲜的山羊奶最好尽快饮用。

酸奶油

酸奶油即未经高温处理而变味的酸味奶油，质地浓稠而柔滑。如今出售的酸奶油的酸味是由添加细菌培养而成的。"含菌"和"酸化"的酸奶油之间有一点差别。含菌酸奶油为高温杀菌的均质奶油，乳酸链球菌在22℃的温度下发生作用，使其酸度至少达到0.5%。酸化酸奶油是杀菌奶油，由产生乳酸菌的细菌进行酸化处理而成，有时会使用添加剂来平衡。酸化酸奶油有时含有乳固体或乳清、脱水牛奶和

	14%脂肪含量含菌酸奶油 （每30毫升）
水分	78.1%
蛋白质	4克
碳水化合物	1.2克
胆固醇	12毫克

盐。

营养及药用功效

普通酸奶油中63.5%的脂肪是饱和脂肪酸，含菌酸奶油中62.7%的脂肪含量包含在其18%的牛奶脂肪中。

购买指南

购买时应查看包装外面的保质日期。

百变吃法

酸奶油可为食物增加酸味，是德国、英国、俄罗斯和波兰烹饪中常见的原料，常被用来制作汤类、调味汁、填馅卷心菜、炖牛肉和面包等。

食用技巧

酸奶油可自制，将30毫升的脱水牛奶加入500毫升新鲜奶油中，在室温下进行酸化，不要搅拌，搁置24小时以上即可。做好的酸奶油可在冰箱内冷藏3天。

在烹饪过程的最后一刻再将酸奶油添加到热的食物当中，以文火再次加热，但不要煮沸，否则会改变酸奶油的性状。

储存方式

酸奶油可冷藏2~3周，不宜冷冻。

人造黄油

人造黄油最初由动物油脂制成，后来也利用植物油来制造。20世纪初的氢化作用（将液态油脂固化的方法）引发了人造黄油新产品的开发。如今，人造黄油通常由一种或多种植物油（如大豆油、玉米油等）制成，有时也含有动物脂肪（如牛脂、猪油和鱼油等）。

营养及药用功效

人造黄油里常添加有多种比例各不相同的成分，包括类乳固体、植物染料、防腐剂、乳化剂、抗氧化剂、甜味剂、改性淀粉和盐等。

	人造黄油 （每15毫升）
水分	16%
脂肪	0.6克
热量	46千焦

此外还添加有维生素A和维生素D。低热量人造黄油的脂肪约40%，含水量能达到55%~59%。

购买指南

人造黄油有硬、软、液体和搅拌成泡沫状等几种形式，有加盐的，也有不加盐的。市面上出售的主要有普通人造黄油、人造黄油涂抹酱及低热量人造黄油等。参阅包装的营养成分表可以帮你了解产品所含脂肪酸的成分。通常人造黄油的液态油脂含量越高，加入的氢气就越少。

百变吃法

普通人造黄油可代替大多数食谱中的黄油，但味道始终无法与黄油相比。人造黄油也可用来油炸食物，低热量人造黄油主要用作三明治涂抹酱。

储存方式

人造黄油既可冷藏也可冷冻。要保证容器的密封性或人造黄油已被包裹好，以防止人造黄油吸收其他食物的味道。

奶　油

直到19世纪末期，人们才开始将牛奶在阴凉的地方隔离24小时，然后用长柄勺从表面撇去浓缩的脂肪，以此方法制作奶油。奶油呈乳白色，质地匀滑。在欧洲，"奶油"一词是指由至少含有30%脂肪的牛奶制成的乳制品。

营养及药用功效

奶油相当油腻，其热量很高，62%的脂肪都由饱和脂肪酸组成。而且，和所有动物脂肪一样，它含有胆固醇。每30毫升奶油的胆固醇含量在10~38毫克，取决于其脂肪含量。

购买指南

奶油在出售之前都经过巴氏杀菌和均质处理，有的还会用普通的方式或超高温方式杀毒。

由于奶油里细菌含量比牛奶高，因此其所需加热的温度要高于牛奶，奶油至少要在65.6℃~68.3℃的温度下加热30分钟或在76.7℃~79.4℃的温度下加热16秒。淡奶油和鲜奶油也必须通过均质处理才可变得更浓稠并可防止乳清和脂肪分离。发泡奶油通常未经过均质处理，这是因为巴氏杀菌过程液化了其脂肪球。

购买时注意查看包装上的保质期。

百变吃法

奶油在西式烹饪中应用广泛，常被添加到咖啡、酸酱油、汤、调味汁、煎蛋饼、砂锅、甜点、糖果和利口酒当中。因为人们日益关注起脂肪和热量，牛奶和酸奶越来越频繁地代替奶油，然而，有个现象很有趣，就体积来说，含35%脂肪的奶油的热量要低于同体积的黄油和人造黄油的热量。

发泡奶油可用于装饰酥皮糕点、蛋奶酥、馅饼、冰激凌、水果奶油布丁、调味汁和水果等食物，也是夹心蛋糕和松饼的基本原料。

奶油发酸之后，仍可使用，尤其是用于烹饪。但是，与工业酸奶油相比，其用途相对狭窄，因为巴氏杀菌改变了其乳酸，使它尝起来有些许苦涩的味道。

食用技巧

发泡奶油应一直击打，直到可以冷藏为止，如果可能，应使用冷冻器皿将奶油冷藏30分钟，

	淡奶油 （15%脂肪含量）	发泡奶油 （35%脂肪含量）
水分	77.5%	59.6%
蛋白质	0.8克	0.6克
脂肪	4.6克	10.6克
碳水化合物	1.2克	0.8克
胆固醇	16毫克	38毫克

奶油冬瓜球

材料：

500克冬瓜，20毫升炼乳，10克熟火腿，适量精盐、鲜汤、香油、淀粉、味精

做法：

1. 将冬瓜去皮洗净并削成圆球，放入沸水中略煮，然后倒入冷水中使之冷却。

2. 将冬瓜球排放在大碗内，放盐、味精和鲜汤，上笼用大火蒸30分钟后取出。

3. 将冬瓜球放入盆中，汤倒入锅中加炼乳煮沸后用淀粉勾芡。将冬瓜球放入锅内，淋上香油搅拌均匀，撒上火腿末即可出锅。

如果赶时间，可放入冷冻室里。在奶油开始起泡沫之前，不要在奶油里添加任何东西。

奶油应在烹饪过程快结束时再加入到汤或炖菜里，以防止其结成块。奶油不宜煮沸，可以小火炖制。

储存方式

鲜奶油容易变质，除非经过高温杀菌和杀毒或超高温处理并以无菌容器进行包装。和牛奶一样，奶油是细菌滋长的理想培养基，接触高温和光线就会发酸。奶油应在冰箱里冷藏并在保质期内食用。未开启的超高温杀毒的或长期保存的奶油可在室温下保存45天之久，然而一旦开启，奶油便会像其他乳制品一样容易变质。发泡奶油在冷藏的情况下浓度可维持数小时。奶油不宜冷冻，因为冷冻会改变奶油的味道而且会使奶油形成粒状质地，经过冷冻的奶油也不能搅拌起泡。

酸 奶

酸奶是通过在牛奶里添加乳酸菌而获得的发酵乳制品，有观点认为酸奶原产于保加利亚。酸奶是希腊、土耳其、蒙古、中东及亚洲的一些地区的传统食品。

应当注意一点，酸奶大多数都经过巴氏杀菌或超高温处理，这些过程会破坏细菌培养基，并去除发酵的众多益处。

市面上的酸奶种类非常丰富，包括固体酸奶（最古老的酸奶）、搅拌酸奶（瑞士的发明）以及冷冻酸奶、酸奶饮品和干酸奶等产品。

营养及药用功效

酸奶是极好的蛋白质、钙、磷、钾、维生素A和维生素B的营养来源。未添加甜味剂的原味酸奶的营养价值几乎与制成该酸奶的牛奶一致。

酸奶对健康十分有益，定期饮用酸奶可以延年益寿。酸奶比牛奶容易消化，还含有能帮助消化乳糖的细菌，因而有促进消化的作用。另外，酸奶还能修复被抗生素破坏的肠菌，对消化系统有很大的益处。临睡前饮用酸奶能够缓解失眠的症状，有观点认为，酸奶中的嗜酸细菌是活性的且有治病作用，可用来治疗阴道炎。

购买指南

只要味道仍然可口，而且没有长出明显的霉菌或气泡（开始发酵的标志），酸奶即便超过保质期仍可食用，表面上聚集的液体并不意味着酸奶开始变质。

百变吃法

酸奶可单独食用，也可与其他食物混合食用。在西式烹饪中，酸奶可以添加到开胃菜和甜味菜肴如汤、沙拉、肉类、家禽类、鱼类、米饭、意大利面、面包、蛋糕、甜点和饮料当中。

酸奶在许多地区尤其是中东和印度，都是烹饪的重要原料，在印度烹饪中，酸奶可以与咖喱搭配食用，还是酸奶沙拉的基本原料，酸奶沙拉是一种加香料的酸奶与水果和蔬菜丁的混合物，通常作为凉菜食用。

酸奶	
（每100克）	
蛋白质	9克
碳水化合物	12克
胆固醇	30毫克
热量	2 721千焦

酸奶还是众多热汤和冷汤以及与烤肉搭配食用的冷调味汁的基本原料，还可以作为肉类、家禽类和野味的腌泡汁来使用。酸奶还可起到嫩化肉质的作用。

食用技巧

无论是否经过液化、搅拌起泡或酸化处理，原味酸奶都可代替奶油使用。当酸奶代替奶油时，可加入一点点玉米淀粉，以防止酸奶性状发生改变。酸奶在烹制之前应该在室温下搁置1~2小时。酸奶不宜煮沸，因此应尽量在烹饪过程的最后一刻再加入酸奶。太稀的酸奶可用奶粉进行稠化。

储存方式

除非绝对必要，否则酸奶不宜搁置在室温下。酸奶冷藏可保存2~3周，尽管冷冻不会影响酸奶里的发酵剂，但酸奶冷冻时间不宜超过1个月。酸奶在食用前应在冰箱里进行缓慢解冻。

用来制作酸奶的干燥发酵剂可在室温下保存6个月，冷藏可保存12个月，冷冻可保存18个月。

奶　酪

奶酪是牛奶或奶油或二者混合物经过凝结和排干水分后所得的一种乳制品。世界上共有1000多种奶酪，其中法国生产的奶酪就有350多种。

营养及药用功效

奶酪有补钙、增强人体抵抗力的功效。

百变吃法

奶酪可作为小吃或正餐的一部分来食用，

	奶酪 （每100克）
蛋白质	27.25克
脂肪	23.5克
碳水化合物	3.5克
热量	996.3千焦
钙	799毫克

除了在烹饪中作为主要原料外，奶酪还可做调味品、填充馅、肉类和蔬菜的涂层以及甜点的原料。奶酪无论与咸味菜肴还是与甜食搭配食用味道都很可口。新鲜奶酪经常用于烘焙。

食用技巧

如果将奶酪提前磨碎或切片，奶酪会熔化得更快。如果将奶酪添加到调味汁里，应以文火烹至奶酪熔化，不要将奶酪煮沸，因为这样会导致蛋白质流失。为含有奶酪的菜肴调味时，一定要记住大多数奶酪都是咸味的，因此要适当少放盐。

储存方式

所有奶酪都可在冰箱里进行冷藏，应以塑料包装纸或铝箔纸包好，放在冰箱温度最高的位置。奶酪还可在10℃~12℃温度下保存，但不宜在室温下搁置太久，否则会发干甚至变质。

如果硬奶酪的表面上已长有霉菌，最理想的做法是将长有霉菌的奶酪丢弃，因为食用这种霉菌会导致食物中毒。冷冻会导致奶酪味道变淡并易碎。冷冻的奶酪最好在冰箱里解冻，这样可以将奶酪质地的改变程度降到最低。冷冻奶酪可直接用于烹饪。

冰激凌

冰激凌是用冷冻乳制品制成的香甜食物。欧洲第一次生产冰块是在13世纪，到了19世纪末期，街头小贩们也开始贩卖起冰块来，冰块和冰激凌顿时大获成功，备受欢迎。传统的冰激凌含有牛奶、奶油、糖、自然香料以及鸡蛋。工业生产的冰激凌通常是由奶油、脱脂乳固体加入牛奶或脱水牛奶（或两者都有）混合制成。冰激凌里还含有糖、乳化剂、稳定剂、香精和染色剂，这些原料有的是自然原料，但通常都是人工制品。冰激凌只是众多冰冻食品的一种，包括牛奶冻、冻酸奶、冻果汁露、葛兰尼塔冰糕和豆腐冰激凌等。

营养及药用功效

普通比例的冰激凌大约含有15%的糖分，

值得一试的佳肴

油炸冰激凌

材料：

1块冰砖，8张威化纸，2个鸡蛋，25克干生粉，70克面包粉，500毫升油

做法：

1. 将冰砖先沿着边沿对切，再切成4.5厘米长、2厘米宽的条，将鸡蛋打碎，调成蛋糊，备用。

2. 用威化纸逐一将冰砖包裹成春卷状，在接缝处用蛋液粘上。在表层拍上干生粉，放入蛋液内滚一下，再蘸上面包粉，将制好的冰激凌放在凉爽的地方。

3. 在油锅烧至四成热时放入冰激凌，炸至表层呈金黄色后立即装盆上桌（操作时动作要快，否则冰砖会溶化）。

软冰激凌的糖分通常低于2%~3%。冰激凌含有各种矿物盐和维生素。11%脂肪含量的香草冰激凌能提供易于吸收的维生素B_{12}，还含有钾、维生素B_2、钙、锌、维生素A、磷和泛酸等。16%脂肪含量的香草冰激凌含有维生素B_{12}、维生素A、钾、维生素B_2、钙、锌和磷。软香草牛奶冻能提供易于吸收的维生素B_{12}以及钾和维生素B_2，还含有钙、磷、泛酸和镁等多种无机盐和维生素。硬香草牛奶冻也可以提供易于吸收的维生素B_{12}，并同样含有钾、维生素B_2、钙、磷和泛酸。

购买指南

挑选容器未结霜而里面的冰激凌仍完全冷冻的产品。为了最大程度地保证其新鲜度和口味，最好在货物流通量较大的店里购买。如果不希望摄入食物添加剂可参阅标签说明，有些冰激凌均为"自然原料"制成，有些产品里所含的添加剂也相对较少。

百变吃法

冰激凌以及其他冷冻产品可作为甜点或小吃来食用。如果从冷冻室里拿出来的冷冻冰激凌由于冻得太厉害而无法食用，可在冰箱里化一会儿。冰激凌通常有焦糖汁或巧克力汁，也经常与奶昔搅拌在一起。

冰激凌还经常与蛋糕、馅饼、煎饼、华夫饼干、水果以及曲奇等搭配食用。新鲜水果或罐头水果甚至果酱都可用来装饰冰激凌。

在做火烧冰激凌时，可以将蛋清与糖的混合物完全覆盖在冰激凌上以防止冰激凌在烤箱里加热时融化，混合物里的蛋清会形成一道障碍，将热量阻挡在外而不能渗透到冰激凌的内部。

储存方式

如果没有必要，不要将冷冻冰激凌搁置在室温之下，因为解冻会导致其口感发生变化，而且结成冰块的可能性会增大。最好将冰激凌置于冰箱冷冻室温度最低的地方保存，因为那里的温度最为稳定。另外重要的一点是容器要紧紧地封闭好，以防止形成冰块。冰激凌冷冻可保存1个月左右。

蜂　蜜

蜂蜜是用蜜蜂采的花蜜制成的甜味物质，可作为营养品食用。自古以来，人类就开始食

	香草冰激凌（11%脂肪含量）（每100克）	香草冰激凌（16%脂肪含量）（每100克）	香草牛奶冻（软）（每100克）	香草牛奶冻（硬）（每100克）
水分	61%	57%	69.6%	68%
蛋白质	3.5克	3.5克	4.9克	3.8克
脂肪	11克	16克	2.6克	4.3克
碳水化合物	23.6克	22.4克	21.8克	22.7克
胆固醇	44毫克	61毫克	12毫克	14毫克

用蜂蜜，养蜂业的历史可追溯到公元前700年。

地理、季节和生物等因素决定蜂蜜的数量和质量，葡萄糖和果糖的比例决定蜂蜜的浓度，蜂蜜因花蜜来源的不同而有所差异，不同种群的蜜蜂倾向于采集不同种类的花蜜，所以就会生产出不同类型的蜂蜜，每一种蜂蜜都有一种独特的味道。

市面上的蜂蜜种类非常丰富，有些由同一种花朵的花蜜而生产，而有些则是在蜜蜂的采集过程或生产加工的过程中混合了不同种类的花蜜。花蜜来源决定蜂蜜的色泽、口味和质地。蜂蜜的颜色有白色、红色、金黄色以及深浅程度不同的褐色，而有些蜂蜜几乎都是黑色，其口味的差异程度如同颜色一样广泛，通常来说，蜂蜜的颜色越深，味道就越浓。最常见的蜂蜜种类包括色泽较浅、味道温和的蜂蜜（如丁香蜂蜜和苜蓿蜂蜜），味道浓烈的红褐色蜂蜜（如石南花蜂蜜）以及味道非常柔和、质地较稀的刺槐蜂蜜。

营养及药用功效

平均来讲，蜂蜜中的碳水化合物由5%的蔗糖、25%~35%的葡萄糖、35%~45%的果糖以及5%~7%的麦芽糖组成。以体积计算，蜂蜜的热量高于蔗糖，5毫升蜂蜜含268千焦，而15毫升蔗糖含201千焦；但是以重量计算，蜂蜜的热量较低，21克的蜂蜜含有268千焦，而同等重量的蔗糖则含有352千焦。这种差别的原因是蜂蜜的含水量比较高。

蜂蜜只含有少量维生素和无机盐，与蔗糖相比，其营养价值并不具优势，因为蜂蜜比较甜，因此使用量也较小。

	蜂蜜（每100克）
水分	16%
蛋白质	0.4克
碳水化合物	78克

购买指南

市面上出售的蜂蜜有液体的也有晶体的。蜂蜜乳浆的质地非常细，蜂蜜乳浆是通过将精细的蜂蜜颗粒添加到液态蜂蜜当中来引起结晶而得到的。在购买蜂蜜的时候，应查看标签以确认它是100%的纯蜂蜜，即只含有蜂蜜，而未掺有任何其他成分。

百变吃法

蜂蜜可用于烹制甜食（如酥皮糕点、蛋糕、果馅饼、奶油、酸奶、曲奇、糖浆等）和咸味食品（鸡肉、火腿、羊肉、鸭肉和蒸粗麦粉等）。蜂蜜还可以添加到茶水、咖啡、冲剂以及酸甜味道的调味汁当中。如用量杯测量蜂蜜的量的话，蜂可以在倒入量杯之前稍微加热，测量起来会比较方便，量杯里可涂抹一些油脂以防止蜂蜜发黏。蜂蜜是蜂蜜酒的基本成分，蜂蜜酒是用发酵蜂蜜和水制成的，经过蒸馏或加工可制成醋。蜂蜜在食品工业以外的行业也有应用，尤其在药品和美容产品的制造业。

食用技巧

蜂蜜可代替食谱中的食糖使用，但考虑到

值得一试的佳肴

蜂蜜鸡翅

材料：

10个鸡翅 ，20克马铃薯，20克花椰菜，1根胡萝卜，蜂蜜、黑胡椒粉、白胡椒粉、红酒、酱油、黄油各少许

做法：

1. 鸡翅洗净晾干，用黑胡椒粉、白胡椒粉、一点红酒、酱油和蜂蜜腌45分钟左右。

2. 马铃薯、胡萝卜和花椰菜洗净，切成小块，下水稍煮一下。

3. 在微波容器中放入少许黄油，每只鸡翅用橄榄油抹过放入微波容器。微波炉开大火先烹制10分钟，拿出来加洋葱末、蒜末和蜂蜜，再用大火烹制5分钟。

4. 配以煮好的马铃薯块、胡萝卜块和花椰菜即可。

蜂蜜更甜，因此应减少使用量，1杯糖可以用半杯或3/4杯蜂蜜替换，应减少1/4的使用量。还应调整烹饪时间，温度也应调低，因为在烹制或烘焙过程中，蜂蜜容易在很短的时间内使食物变成棕褐色。蜂蜜可代替果酱和果冻里所有或者一部分糖分，尽管味道会有些许改变，但在浓度和色泽上几乎不会有任何变化。

蜂蜜在室温下容易结晶（低温会加速结晶过程），但是将容器置于热水中加热15分钟即可恢复其液体状态。不建议在微波炉里进行加热，因为这会增加蜂蜜的羟甲基糠醛含量，会导致蜂蜜变味。

储存方式

蜂蜜如果盛放在密封容器内，置于阴凉干燥的地方，几乎可无限期地保存，因为其酸性和高含糖量能够抑制微生物的生长。低温会导致蜂蜜变稠并结晶，高温会导致蜂蜜变味，还可能会使蜂蜜的颜色变暗。蜂蜜可冷冻保存。

巧克力

可可粉是由可可豆提炼而成的一种产品，也是制造巧克力的基本成分。

可可树原产于美洲热带地区，其栽培历史大约有3 000余年。可可豆在玛雅社会中曾扮演重要的角色，既被当作食物，也被作为货币使用。大约在1822年，可可被一路带到非洲，如今最大的可可生产国是南美洲的巴西和厄瓜多尔以及非洲的一些国家。

可可豆由豆尖、外皮（或种皮）和胚种组成。豆尖是唯一可以食用的部分，但必须首先经过处理。其加工程序包括发酵、分类、烘烤、冷却、碾碎和研磨。自1847年第一根巧克力棒问世后，可可豆被大量运用到巧克力生产上。如今市面上出售的巧克力五花八门，根据可可粉含量及所添加的成分可将其分为未加糖的巧克力、黑巧克力、牛奶巧克力和白巧克力。制作巧克力是一门复杂的工艺，制作过程包括以下几个步骤：首先，将巧克力浆与糖和可可油混合，然后加热并搅拌，以此获得质地柔软的巧克力酱，接下来进行冷却，将可可放

	可可粉 （每30克）
蛋白质	5.4克
脂肪	7.8克
碳水化合物	15.6克
纤维	12克

在可以结晶的温度的环境里，这样就可以获得巧克力。

营养及药用功效

巧克力含有可可碱和咖啡因，含量根据巧克力的种类不同而有所差异。

与大众观点恰恰相反，在做体力运动之前食用巧克力并不会为人体提供更多能量，因为肌肉所使用的能量是在体内储存至少有18小时的糖原，所以并不建议在开始体力活动之前摄入甜食。

巧克力含有苯（基）乙胺，这是一种作用于大脑神经传送体的化学物质，它可以使人产生类似恋爱时的愉快感觉。

购买指南

优质巧克力气味芬芳，呈有光泽的黑色或棕色，掰开之后质地纯净，没有白色斑点或小孔（充塞的气泡）等。放进嘴里或与皮肤接触的时候，有光滑均匀的感觉。质地柔软的巧克力的可可油含量高于坚硬易碎的巧克力。不要购买色泽暗淡、发灰或发白以及呈晶体状的巧克力，这样的巧克力可能已不新鲜了，要不就是含有别的油脂而非可可油。巧克力表面上如果有白色痕迹表明其曾经历过温度变化，但这并不表示巧克力的味道会有所改变。

阅读包装上的成分说明，确保购买的是真正的巧克力而非巧克力替代品。

百变吃法

巧克力可以直接食用，同时也是非常受欢迎的调味品，在制作多种食物如蛋糕、果馅饼、布丁、饼干、调味汁、糖衣、冰激凌、奶油冻、面包、糖果、糖浆、牛奶、饮料以及利口酒时都有使用。巧克力还是众多经典甜点里的重要成分。在巧克力块中可添加各种成分，

如花生、杏仁、榛子、焦糖、樱桃、华夫饼干、牛奶杏仁糖、果泥和酒类。巧克力还可用来制作巧克力糖。

在有些国家，咸味菜肴里也会使用巧克力，特别是用在调味汁里与海鲜、鸡肉、鸭肉、兔肉和火鸡肉等一起烹饪，瑞士还有风味别致的巧克力火锅。

食用技巧

在烹饪过程中，可可里的淀粉会发生变化，从而使巧克力更容易消化，味道也更可口。

为了烹饪而熔化巧克力的时候，应遵循以下规则：首先，温度不宜超过50℃，以免改变巧克力的味道；第二，巧克力不可接触任何水分（哪怕只有一滴），否则会导致巧克力结块。

可将巧克力掰成小块，在不加盖的双层气锅里以文火缓慢加热。重要的是烹制时间不宜过长，而且要不断搅拌。当温度达到64℃的时候，将巧克力取出。

储存方式

巧克力应在室温下（大约18℃）保存，如果包装未破损，可保存几个月。巧克力应远离潮湿和高温，在相对恒温的环境下进行保存。巧克力也可放进冰箱冷藏或冷冻保存，但是这会导致巧克力的表面形成一层略带白色的薄膜，这是可可油，它不会导致巧克力变味，熔化的时候薄膜也会消失。无论是烹饪还是储存，都应使巧克力远离水分，这一点很重要。

茶

茶是世界上仅次于水的主要饮料，自从古代开始，茶叶就已经被用来冲制成饮料，其受欢迎程度胜过咖啡。

从茶树上采摘下来的茶叶被用来制作成红茶（发酵）、乌龙茶（半发酵）或绿茶（未发酵），茶的不同种类取决于不同的制作工艺。

红茶的生产涉及5个步骤：萎凋、揉捻、发酵、干燥和定级。红茶的主要产地有斯里兰卡、印度和中国，其中印度的香茶闻名遐迩，比如果味大吉岭茶。

乌龙茶源自中国福建，是经过部分发酵的茶，它的特点就是介于红茶与绿茶之间。其泛绿的褐色茶叶味道比绿茶醇厚，比红茶柔和。最好的乌龙茶产于夏季。

绿茶未经发酵，味道比红茶更为苦涩，绿茶在中国、日本和穆斯林国家十分受欢迎。除了红茶、乌龙茶和绿茶以外，消费者还有众多选择，如加香茶、速溶茶粉和脱咖啡因茶等。

营养及药用功效

茶含有众多物质，比如钾、镁、咖啡因、精油、酶、单宁酸、酚类化合物以及少量茶碱和可可碱等。如果是原汁茶水，每170克的茶里只含有8.4~12.6千焦。

茶叶的咖啡因含量（2.5%~4.5%）比咖啡豆（1%~2%）还高，然而，由于泡一杯茶所使用的茶叶较少，茶水的咖啡因含量因此相对较低，另外，茶的咖啡因含量还因所用茶叶种类的不同以及浸泡时间长短而有所差别，泡制时间越长，咖啡因的含量就越高。与食用纯咖啡因食物不同，饮茶会导致血压的轻微下降。茶是一种兴奋剂，可有助消化，对人体还有其他多种功效。茶的负面影响似乎不及咖啡，因为茶里的其他营养素使负面影响显得无足轻重了。

茶里的单宁酸与咖啡里的单宁酸相同，会妨碍吸收蔬菜、水果、谷类植物、坚果、鸡蛋和乳制品里的铁元素。浸泡5分钟以上的茶水会比较苦涩，这是由于单宁酸的高度浓缩所导致，可以添加牛奶以起到中和作用。

购买指南

在信誉好的商店里购买茶叶可在最大程度上确保茶叶的味道和质量。

百变吃法

在西式烹饪中，茶叶可以用来为各种食

	茶 （每100克）
水分	87%
咖啡因	50毫克

物尤其是冰冻果子露和酥皮糕点提味。李子和其他水果干浸泡在茶水里可散发一种宜人的味道。另外，绿茶可用来为荞麦面调味。

食用技巧

茶的制备过程是跟随时代变化不断发展的。过去人们习惯将茶叶进行煮制，而如今最受欢迎的方式还是浸泡。

只要遵循几条简单的规则，泡制好茶其实并非难事。将煮沸的开水倒入茶壶中，使茶壶变热，然后倒掉开水，添加茶叶。如果希望泡制浓度适中的茶，一杯水可添加1茶匙茶叶，如果是一壶茶的话再添加1茶匙茶叶。倒上热水，浸泡3~5分钟，搅拌茶水，使茶的香气散发出来，然后就可以倒出来饮用了。水温和浸泡时间至关重要，如果沸腾的时间过长，水就会平淡无味，冲出来的茶也就无甚特别之处。最理想的是在水刚要完全沸腾之时，就将水倒在茶叶上。泡制时间长短对茶的味道、苦涩程度以及咖啡因含量也都有影响，通常3~5分钟已经足够，如果希望茶水更浓，可再添加些茶叶，但不要延长浸泡时间。如果只想简简单单地泡一杯茶，茶包是一个方便的选择。

不同国家的文化背景不同，泡茶方式和饮茶习惯也不太一样。在欧洲，热茶既可原味饮用，也可以添加糖或奶，还可加入柠檬、橘子、香草汁、杏仁汁或丁香等为茶水增香。在北美特别受欢迎的冰茶是由一些拼凑而成的原料或速溶茶粉制成的，事先会添加甜味剂和香料以及各种食品添加剂。冰茶的浸泡时间是热茶的2倍，先从茶水中取出茶包或茶叶，添加糖分，并用柠檬片或其他水果进行装饰。待茶冷却后，在单宁酸的作用下，茶水也许会变得有些浑浊。

储存方式

将茶叶放进密封容器内，置于阴凉干燥的地方（低于30℃）保存。最理想的储存方式是将茶叶保存在金属密封容器内，这样可以防潮并防止串味。茶叶没有咖啡容易变质，保质期可达到18个月，但是为了最大程度地保持香气，应在6个月之内饮用完毕。

咖　啡

咖啡由咖啡树的种子制成，咖啡树是原产于埃塞俄比亚和热带非洲高原上的一种常青灌木。阿拉伯栽培者大约在1575年便开始种植咖啡，1616年后咖啡由荷兰人传入欧洲，在18世纪咖啡被引进到菲律宾和拉丁美洲。此后，咖啡得以被广泛传播并在全球范围内饮用。

营养及药用功效

咖啡豆含有大约100种不同的物质，包括咖啡因、单宁酸、油和氮化合物等。咖啡是一种兴奋剂，对人体会产生很多影响。它可利尿、刺激中枢神经和呼吸系统、扩大血管、使心跳加速、增强横纹肌的力量以及缓解大脑和肌肉疲劳。

咖啡的最大日摄取量受咖啡种类、咖啡的泡制方式、个人承受程度、其他含咖啡因物质（如茶、可可和可乐等）的摄入以及某些药物的服用等因素的影响。咖啡的建议日摄取量为不超过4杯。

习惯大量饮用咖啡的人有可能会产生断瘾症状，如果他们停止饮用咖啡，会出现头痛、易怒、肌肉紧绷和神经过敏等症状，而摄入咖啡因可导致这些症状消失。怀孕及哺乳期间的妇女饮用咖啡应适量，因为咖啡因会渗透至胎盘，而且会出现在母乳里。另外，在喝完咖啡的4小时内，咖啡因会影响睡眠。

	咖啡（速溶）（每100克）	咖啡（调制）（每100克）
咖啡因	44~100毫克	64~124克

购买指南

咖啡的味道和香味会在很短的时间内消散，保存在非密封容器内的研磨咖啡更是如此。因此，最好少量购买真空包装的咖啡，购买足够短期内饮用的量即可。为了在最大程度上保证咖啡的味道，最好购买整颗的咖啡豆，在使用前研磨即可。

百变吃法

可以在咖啡里添加糖、牛奶或奶油，还可以用小豆蔻子、酒精、巧克力粉或肉桂等进行调味。咖啡还可用来制作糖果和甜点，如摩卡蛋糕、冰激凌以及糖霜等。

咖啡还是一些利口酒的原料之一。

食用技巧

从专业角度来讲，泡制咖啡是一门有着特殊规定的严格的艺术，基本原则是最大程度地提取咖啡粉末里的咖啡因和其他物质，同时限制单宁酸的量。

自己动手煮咖啡既可极其简单，也可相当复杂，这就要看饮用者是选择速溶咖啡还是挑选不同种类的咖啡豆亲自研磨了。

泡制优质的咖啡，有几条原则应注意：

咖啡豆应在使用之前进行研磨。

使用新鲜的冷水煮到快要沸腾（90℃~95℃）即可，不要煮沸，否则咖啡会变得淡而无味。不要使用富含钙、氯、硫或铁等元素的水，因为这些元素会影响咖啡的味道。

泡制时间不宜过长，否则会增加单宁酸的含量。如果水的温度适当，并与咖啡粉末混合得较好的话，2分钟已经足够。

不要将咖啡煮至沸腾或重新加热，为了最大程度地提取可溶性物质，应用90℃~95℃温度的水泡制咖啡。

不要使用金属咖啡壶或咖啡杯，因为这种材质会改变咖啡的味道。另外，瓷器和陶器的咖啡杯比玻璃杯的保温性要好。

咖啡壶要彻底清洗，油腻和残余物质一定要清除，否则会影响咖啡的味道。

储存方式

咖啡应远离空气和光线，最理想的保存方式就是以不透明的密封容器装盛，置于冰箱里保存。

研磨咖啡在室温下可保存7~10天，冷冻可保存1个月。咖啡豆在冰箱里可保存数月。真空包装的研磨咖啡可保存3个月左右，而加压包装的咖啡（从金属容器里将空气抽出）可保存3年以上。

第三篇

食物治病

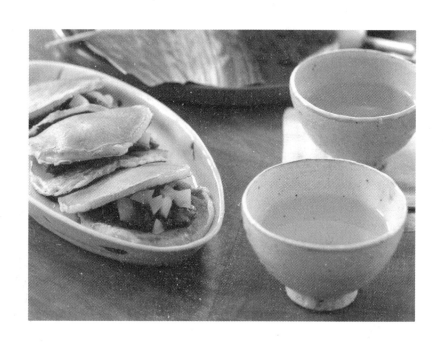

第一章
食物治疗心血管疾病

防治动脉阻塞

症状

＊休息时忽感疼痛，多发生于肢体。
＊发痛的肢体比其他肢体冰冷和苍白。

疾病根源

随着长大成人，冠状动脉疾病的过程就已经开始。条状脂肪出现在动脉壁的细胞层内，经过脂肪的慢慢沉积，条状脂肪发展为斑块状，使动脉壁变得粗糙，血管变厚，部分还阻塞了血流。如果某一斑块破裂，凝血机制被激活，便引起附壁血栓。当血栓增长到一定体积后，就会完全阻塞血流，并造成大部分心肌缺血缺氧，引起心脏病发作。血流量的减少会引起心动过速和心房颤动等心律失常的症状，甚至会造成猝死。如果动脉阻塞发生在脑部引起脑血管破裂，则会导致脑卒中。

造成动脉阻塞的过程是：氧以自由基这一特殊形式存在于血液中，它们与脂质LDL（低密度脂蛋白）胆固醇分子相抵触并氧化这些分子，这时LDL就像未经冷藏的黄油发生"变质"，而后很快被巨噬细胞吞食，巨噬细胞被这些脂肪球塞满而变成泡沫细胞，这样它们在通过动脉壁时造成对动脉的损伤。如果要防止这一有害过程的发生，只有降低LDL胆固醇水平才行。因此，造成动脉阻塞的关键不是看血液中含有多少LDL胆固醇，而是看有多少被氧化的LDL。LDL胆固醇只有经过血中氧自由基的改变成为有害状态时才会引起动脉疾病。

科学家们发现，不合理的饮食是导致动脉阻塞的重要因素。大量食用动物脂肪，会使血中胆固醇含量升高，增加了血液黏稠度，抑制了溶血栓机制，从而使动脉阻塞、变狭窄。

自我检查和防治

成年起，脂肪状的胆固醇斑块便在血管壁上沉积，最后这些沉积物可阻塞向心肌供血的冠状动脉，引起心脏病。冠状动脉局部阻塞会引起心绞痛，甚至完全阻塞，使部分心脏缺氧，引起心脏病猝发。

食物决定了动脉阻塞的形成速度和程度。正确的饮食有助于动脉通畅无阻，保持血管的弹性、血流顺畅。预防动脉阻塞最重要的是从改善不良的饮食习惯做起，切勿吸烟和暴饮暴食，要避免身体发胖。对于嗜好饮酒的人而言，做到适量饮酒十分重要。

对于那些刚做过心脏手术的患者，在饮食上尤其要注意，可以多食鱼类食品。研究表明，食用鱼类可降低术后动脉再阻塞的发生率，食用鱼油也可使再阻塞率下降。对于通常一周吃3次或更多鱼类的人来说，不必再摄入鱼油。术前术后只是连续吃鱼与服用鱼油胶囊效果一样，可保持动脉通畅。

食疗方案

多吃鱼类和海藻类食品

虽然鱼中也含有饱和脂肪酸，但是IPA、DHA等不饱和脂肪酸含量更多。这两种成分具有防止血栓生成、减少血中胆固醇的作用，能有效改善动脉阻塞或硬化症状。建议患者多食用沙丁鱼、金枪鱼等同时含有IPA和DHA的鱼类。

此外，紫苏、裙带菜、海带等食品中含有的a-亚麻酸能够在人体内转化为IPA，并经过

IPA进一步合成DHA，所以多食用海藻类食品也能对改善动脉阻塞的状况起到很好的作用。

坚果有益于动脉健康

每天进食几个坚果，可以预防动脉阻塞和心脏病的发生。这些坚果大多为花生、杏仁、核桃以及其他坚果。坚果富含纤维素、单不饱和脂肪酸的橄榄油类脂肪，可以预防心脏病。它们还含有各种各样的抗氧化剂，如维生素E、硒（特别是巴西坚果）、鞣花酸（尤其是核桃），它们可以保护动脉壁免受胆固醇

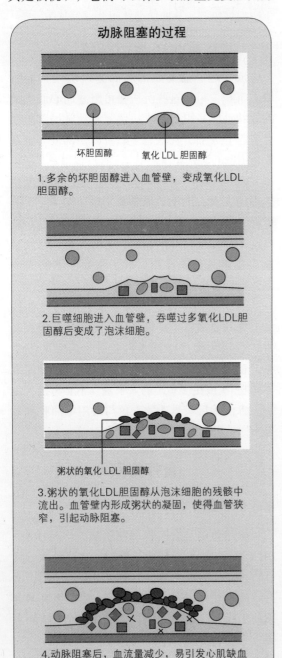

动脉阻塞的过程

坏胆固醇　氧化LDL胆固醇

1.多余的坏胆固醇进入血管壁，变成氧化LDL胆固醇。

2.巨噬细胞进入血管壁，吞噬过多氧化LDL胆固醇后变成了泡沫细胞。

粥状的氧化LDL胆固醇

3.粥状的氧化LDL胆固醇从泡沫细胞的残骸中流出。血管壁内形成粥状的凝固，使得血管狭窄，引起动脉阻塞。

4.动脉阻塞后，血流量减少，易引发心肌缺血缺氧。

的破坏。但坚果脂肪含量高，尽管大多是有益脂肪，如果不想肥胖还是应该控制坚果的食用量。虽然多吃坚果的人并不一定会比不吃坚果的人肥胖，但根据个人体重，以每天30~60克为宜。

大蒜可缓解动脉阻塞

大蒜含有丰富的抗氧化剂，据统计，至少含有可消除动脉破坏剂的15种抗氧化剂。长期吃大蒜可以防止动脉壁内脂肪的沉积，阻止动脉阻塞的进程，从而预防心脏疾病发生。烹饪过的大蒜与生大蒜一样，对预防心脏病具有同样功效。在实验中发现，每天吃2~3瓣新鲜或烹饪过的大蒜，或榨汁服用，或加入牛奶中作为早餐饮用，将大大降低心脏病的死亡率，血压和血胆固醇也得到下降。

橄榄油促进动脉健康

橄榄油被称作"长寿饮品"，其主要成分为单不饱和脂肪。它可以降低低密度脂蛋白（LDL），不会降低高密度脂蛋白（HDL）。而且，单不饱和脂肪具有抗氧化剂活性，可预防LDL胆固醇对动脉的损伤。研究者发现，食用橄榄油使患者各类型细胞的比例更正常。因而橄榄油被视为治疗心脏病的良药。食用橄榄油时应挑选新鲜的或经冷冻处理的橄榄油。

调养食谱

豆浆粥

原料：豆浆500毫升，粳米50克，砂糖或精盐适量。

制作：将豆浆与淘洗干净的粳米一同放入砂锅中，先用旺火烧开，再转用文火熬煮成稀粥，以表面有粥油为度，加入砂糖或精盐适量即成。

效用：适用于动脉硬化、高脂血症、高血压、冠心病、小儿久咳不愈、体虚消瘦等症。

紫菜粥

原料：干紫菜15克，粳米100克，猪肉末50克，精盐5克，味精1克，葱花5克，香油15毫升，胡椒粉适量。

制作：先将紫菜洗净，再将粳米淘洗干

净，放入锅中，加清水，煮熟后再加入猪肉末、紫菜、精盐、味精、葱花、香油等，稍煮片刻，撒上胡椒粉即成。

效用：清热解毒，润肺化痰，降低血压。

玉米粉粥

原料：玉米粉50克，粳米50克。

制作：先将玉米粉用适量冷水调匀，再将淘洗干净的粳米入锅，加水适量，先用旺火烧开，调匀玉米粉，再转文火熬煮成稀粥。

效用：降脂降压。适用于动脉硬化、冠心病、心肌梗死、高脂血症等。

绿豆粥

原料：绿豆50克，粳米100克。

制作：先将绿豆洗净，后以温水浸泡2小时，然后与粳米同入砂锅内，加水1 000毫升，煮至豆烂米开汤稠。

效用：清热解毒，解暑止渴，消肿，降脂。

防治心绞痛

症状

＊在活动或用力时，胸部上方突然发生老虎钳夹紧似的痉挛疼痛。疼痛可能还放射到一臂或双臂、颈部、咽喉部、颌部或背部。

＊疼痛程度不等，或钝痛，或剧痛，胸部还可能有挤压感、烧灼感，麻木感等，但不是刺痛或搏动性疼痛。

＊伴有虚弱、胸闷、窒息感、恶心和濒死感。

＊持续时间数分钟至20分钟。

疾病根源

心绞痛发生的原因主要是心脏的血液供应不足。在过分用力的瞬间，身体需要充足的氧气，为了满足这种需要，心跳就会加快，血压升高，血液循环加速，以便输送更多的氧到全身。如果动脉过分狭窄或管道阻塞，氧气和血液无法顺畅通过，从而导致供血量不足，心绞痛就会发作，也可导致心脏痉挛。胸痛或心绞痛是一个警告信号，预示着动脉开始变狭窄，部分管道阻塞。

不合理的饮食、剧烈的运动以及精神压力等都可能导致心绞痛的发作。研究发现，心绞痛与维生素C、维生素E、β-胡萝卜素、ω-3鱼油等抗氧化剂的血浓度低有关。此外，酒精对心绞痛的发作有加重作用。无论你是嗜酒者还是偶尔饮酒，酒精都会干扰正常的心律。酒精诱发的心律失常往往造成酗酒者猝死。饮酒时间越长，酒量越大，心血管疾病的发病率就越高。减少饮酒量可缓解心律失常。饮用咖啡和其他含有咖啡因的饮料如茶、可乐和可可，也会使血压升高和加快脉搏，从而导致心绞痛。

自我检查和防治

为预防心绞痛，应先从饮食方面问题入手，戒烟、戒酒，少喝咖啡。如果戒酒对于你来说很困难，那么首先限定每日的酒量，不要超过2杯。最好是喝葡萄酒。嗜好喝咖啡的人，不妨以喝草药茶或用无花果和谷类制成的咖啡替代品泡的饮料来代替原来喝咖啡的习惯。此外，要少吃糖，降低盐的摄入量。医生还叮嘱要吃低脂肪低胆固醇的食物，这样大大降低心绞痛发作的风险。

治疗心绞痛的关键是要减轻精神压力，合理安排生活，留有足够的时间休息和放松身心。建议经常做一些轻松的运动，如散步、游泳和骑自行车。

许多心绞痛患者还伴有颈部、肩部和背部肌肉紧张，以致胸痛加剧，可通过按摩来减轻。

必须重视对身体的检查，对心绞痛不要掉以轻心。虽然发生心绞痛后，在多数情况下，经过安静休养后会恢复正常。但若是对此病放任不管，将会发展为心肌梗死。

食疗方案

多吃蔬菜水果

为缓解心绞痛的症状，应多吃水果、蔬菜。一般饮食以生、熟蔬菜，新鲜水果，沙拉为主。吃蔬菜和水果原汁或生吃水果和蔬菜有利于降低血压和改善心、肺血液循环。

燕麦能降低胆固醇含量

燕麦粥、燕麦麸可以降低胆固醇含量，应常食用，并与烤鲔鱼、鲻鱼等含油较多的鱼一起吃。

摄入含维生素E的食物

饮食中降低脂肪的摄入，平时可用富含不饱和脂肪酸的植物油、人造黄油和低脂食品代替动物脂肪和乳脂。因为维生素E能促进冠状动脉的功能。

在研究中得出的数据更好地说明了维生素E的摄入对预防心绞痛发生的重要性，维生素E血浓度过低的男性，心绞痛发病率比维生素E血浓度高的人要高2.5倍。

消除胆固醇

症状

＊皮肤的表面出现胆固醇肿块，为淡黄色的脂肪肿块，常见于眼睑、臀部、手背、肘和膝关节等部位。

＊变胖。

＊跟腱粗大。

＊黑眼珠的上下侧出现新月形的白色弧头浑浊，即角膜环。

疾病根源

胆固醇是一种血脂，呈黄色蜡状，是沉积在动脉壁上形成血管狭窄、动脉硬化的粥样斑块的主要成分。胆固醇是脂溶性的，无法直接溶于血液，必须与脂蛋白结合后才能通过血液运送到全身。运载胆固醇的脂蛋白包括低密度脂蛋白LDL和高密度脂蛋白HDL，其中LDL是有害成分，HDL是有益成分。当血液中LDL胆固醇过多，沉积在动脉壁上，则形成血管狭窄、动脉硬化，导致全身血液无法顺畅流动，引发种种疾病。如脑部血流不畅会引发脑梗塞等。手脚血流不畅，会造成疼痛、麻木，严重时甚至血管闭塞，血液无法达到肢体末端，造成细胞坏死，甚至出现不得不截肢的情况。

胆固醇增加的主要原因在于不健康的饮食。过度摄取胆固醇会破坏体内胆固醇量的平衡，使得有害的胆固醇——LDL的量增加。日常饮食中，若过多食用含有胆固醇的食品，如动物内脏、鱼子、蛋等，就会使胆固醇显著上升，从而影响健康。

随着年龄增长，人体内胆固醇的蓄积量越来越大。此外，肝病、糖尿病、甲状腺素分泌异常或用药等，也会造成胆固醇值的升高。家族的遗传也会导致人体的胆固醇增加。

自我检查和防治

胆固醇高会导致很多疾病的发生，所以最好定期检查身体，通过血液检查提前发现胆固醇值的异常，避免动脉硬化的发生。

人体内胆固醇的升高主要也因饮食而起，因此，纠正饮食中的不良习惯对消除胆固醇而言尤为重要。

正确的饮食不仅可以降低胆固醇，还可以防治动脉相关的疾病，能使动脉硬化的进程延缓，甚至可以缩小动脉壁上的斑块以缓解动脉阻塞。这主要是因为饮食可以降低LDL胆固醇含量，增加HDL胆固醇含量，对人体有益的HDL胆固醇可吞噬有害的LDL胆固醇，并将它们输送至肝脏，完全被消化掉。

提防对血脂代谢极具危害性的脂肪——富含饱和脂肪酸的食物，如肉类、家禽和乳制品，它们会使有害的LDL出现不同程度的升高。因此，应尽量避免摄入全脂奶、牛肉、猪肉和家禽的表皮，以防止动脉阻塞。为控制脂肪的摄入量，应选择低脂饮食甚至完全素食。

但如果采用过低脂饮食，虽然限制了其提供的脂肪热量，但这样不仅使有害的LDL下降，同时也使有益的HDL下降。有益的HDL下降后，反而更易患心脏病。因此，在饮食中也不是说摄入的脂肪越低越好，而是要维持正常水平。

要掌握那些对消除胆固醇有益的食物，不同食物对降低胆固醇的功效不同，要选择多种有益食物，每一种食物的食用量不宜过多，通过不同食物的少量搭配这一饮食法是调节胆固醇代谢的最佳食疗原则。

食疗方案

豆类是持续降低胆固醇的良药

豆类是大自然中最经济、最易获得、见

效最快、最安全的降低胆固醇的药物。研究发现，每天吃一杯煮熟的干豆子，3周以后，有害的胆固醇可减少20%。豆类中至少含有6种降胆固醇的成分，其中最主要的是可溶性纤维。食用含大豆成分的食物可使胆固醇水平下降，而大豆蛋白质被证明是降低胆固醇的最有效成分，当我们吃大豆、饮用豆奶、或吃豆腐时，它就在我们体内发挥作用了，但酱油和豆油却没有降胆固醇的作用。所有豆类都有此作用，如斑豆、黑豆、四季豆、小扁豆、大豆等。医生建议人们在午餐和晚餐时各吃半杯豆类。

吃燕麦可以降低胆固醇

燕麦降胆固醇的主要成分是β-葡聚糖，是一种凝结在肠道内的可溶性纤维，它可干扰胆固醇的吸收和形成，从而除去血液中多余的胆固醇。但燕麦对不同的人发挥的作用也不同。据研究发现，一般年轻女性食用燕麦的效果最差，而老年女性则常可收到明显的胆固醇下降的效果，不同年龄的男性得到的效果介于两者之间。在研究中还发现，如果胆固醇的水平高于230毫克/100毫升，燕麦的作用就会下降，豆类和其他可溶性纤维都是如此。燕麦对胆固醇水平较低或正常者几乎没有任何作用。

每日只需食用一中等大小的碗煮熟的燕麦麸或一大碗燕麦粥就能发挥作用。每日食用一大碗燕麦麸，两三个月后，有益的HDL胆固醇会升高15%。燕麦粥也有同样功效，但是其摄入量只有是燕麦麸的2倍时才会发挥作用。每日食用30~60克速溶燕麦，坚持食用，也会使胆固醇下降。

每天吃一瓣大蒜

无论是食用生大蒜，还是煮熟后的、或是腌制的大蒜，都可以降低胆固醇。大蒜中含有6种能降低胆固醇的成分，可以抑制肝脏中胆固醇的合成，有效降低LDL胆固醇的水平，并提高HDL胆固醇的水平。每天食用3瓣大蒜，可使某些人的胆固醇水平平均下降10%~15%，效果因人而异。

每天吃半个洋葱

生洋葱是提高有益的HDL胆固醇含量的最佳食物。每天吃半个生洋葱或洋葱汁，可以使

大多数已有心脏疾病或胆固醇代谢紊乱的患者的HDL水平平均升高30%。但洋葱煮得越久，其升高HDL水平的作用就越低。

鳄梨可改善胆固醇水平的脂肪

与低脂饮食相比，吃鳄梨降低胆固醇含量的幅度更大。此外，鳄梨还能抑制LDL的氧化过程，减少了由此引发疾病的危险。专家还发现，连续3个月食用鳄梨，男性体内有害的LDL胆固醇下降了12%。虽然鳄梨也富含脂肪，但大多为单不饱和脂肪，可以改善胆固醇的代谢水平，并在很大程度上保护动脉免受伤害。鳄梨可以做成沙拉直接食用，也可抹在面包或饼干中食用。每天食用量为吃半个到1个半。

吃草莓降低胆固醇

吃水果和蔬菜可以增加体内的维生素C、维生素E和其他氧化剂，可以调节血脂代谢。维生素C通过两种重要的方式来调节胆固醇水平，它能不断地清除动脉内的有害物质，可以保护有益的HDL不被氧自由基侵犯。维生素C、维生素E都可有效抑制LDL胆固醇的氧化过程以免动脉受损。

维生素的抗氧化性体现在它可以杀死氧自由基，避免有害LDL胆固醇的产生。不必摄入过多的维生素来抗氧化，每天保证160毫克的维生素C的摄入（相当于2个大橘子），即可使体内组织的免疫性增强，阻止自由基，削弱LDL对动脉的损害作用。草莓是富含维生素C、维生素E和其他抗氧化剂的水果，医生建议，每日食用1~2杯草莓汁将有利于改善血脂代谢。

吃胡萝卜降低胆固醇

专家指出，胡萝卜有抑制LDL胆固醇，升高HDL胆固醇的功效，它也含有丰富的抗胆固醇的可溶性纤维（包括果胶）。每天2个胡萝卜可使胆固醇下降10%~20%，这一幅度可使许多高胆固醇者体内胆固醇水平降至正常。实验中发现，每日食用2.5个胡萝卜的男性，其胆固醇水平平均下降11%。而胡萝卜所含的β-胡萝卜素还能使有益的HDL上升。无论胡萝卜是生的、熟的、冷冻的、罐装的、切成碎片还是榨成汁的，都有降胆固醇的功效。

富含可溶性纤维的食物

可溶性纤维是食物中降胆固醇的主要成分，食物中这种纤维的含量越高，降低胆固醇的作用就越大。建议每日至少食用6克可溶性纤维以对抗有害胆固醇。

葡萄柚可以降低血中的胆固醇

葡萄柚含有另一种可溶性纤维，称为半乳糖醛酸，不仅可以降低血中的胆固醇，还有助于动脉壁上的脂肪斑块溶解消失。吃葡萄柚的果肉时，应连果肉上白色的筋络一起吃，这些筋络含有丰富的纤维。每日食用量为2.5杯。葡萄柚果汁不含有这种纤维，因此没有降胆固醇的作用。食用葡萄柚不仅可使动脉、大动脉等的狭窄和疾病的发生率下降，还可清除一些积聚的脂肪斑块。

每天吃两个苹果

苹果和其他富含果胶等可溶性纤维的食物可以降低胆固醇。实验发现，受试者连续1个月每天吃2~3个苹果后，他们的LDL胆固醇水平下降了80%，有益的HDL也大大升高。大多数专家认为降低胆固醇是苹果中果胶的功劳，果冻中也含有这类物质，当然苹果的其他成分也发挥了作用。

少量饮用葡萄酒

科学家们发现，每日饮1~2杯葡萄酒可以使HDL水平平均升高7%。因为葡萄酒较大程度保留了葡萄的营养价值，其中含有大量有益于人体的保健因子，它们可以使LDL胆固醇降低，HDL胆固醇升高。但要避免饮酒过度。研究显示，一次饮酒太多，反而会使有害的LDL胆固醇上升。尽管少量饮酒对胆固醇有益，但大多数研究者不赞成饮酒作为预防心脏病的健康方法，特别强调指出，有个人或家族酗酒史的人，不应靠饮酒来改善胆固醇水平。

贝类可降低胆固醇水平

经研究发现，大多数贝类，包括牡蛎、蛤、蟹、贻贝、小虾、鱿鱼等可以替换其他动物类蛋白质进食，能使总胆固醇水平及有害的LDL下降，牡蛎和贻贝还使有益的HDL上升。

这主要是归功于贝类所含有的牛磺酸。这一成分能促进胆固醇从人体内的排出。

橄榄油对血脂代谢有重要影响

橄榄油能降低有害的LDL胆固醇水平，升高有益的HDL，从而改善HDL与LDL的比例，同样，玉米油、豆油、红花油、葵花籽油也可发挥这些作用。研究中发现，橄榄油甚至比常规推荐的低脂饮食具有更强的抗胆固醇作用，同时，橄榄油有助于减少有害的胆固醇，防止动脉损伤。这主要因为橄榄油可以使LDL胆固醇氧化成有害物质的过程在很大程度上受到抑制。

芝麻是天然的胆固醇治疗物

芝麻有抑制LDL胆固醇产生的功效。这要归功于一种叫作芝麻酚的抗氧化物质。

芝麻酚的抗氧化作用体现在防止LDL被氧化。只要LDL不被氧化，吞噬异物的巨噬细胞的聚集也就被抑制了。这样就不会出现巨噬细胞的残骸，血管壁不会变得狭窄。所以，通过芝麻酚可以有效地避免动脉硬化的发生。科学家的研究显示，芝麻酚的抗氧化能力是高脂血症治疗药丙丁酚的10倍。此外，芝麻种子中含有芝麻醇配糖体成分被摄入人体后，肠内细菌会将其转变为芝麻醇，也表现出很强的抗氧化能力。可见芝麻是天然、强效的胆固醇治疗药。

芝麻中所含有的抗氧化物质不仅有芝麻酚，还有丰富的维生素E、油酸、亚油酸等不饱和脂肪酸，以及多酚和维生素B_2（核黄素）等成分，均有抗氧化、减少胆固醇的作用。

多吃杏仁和核桃

杏仁和核桃含有的大多为单不饱和脂肪酸，可降低胆固醇，抑制LDL发生氧化。杏仁发挥的作用与橄榄油一样，两者含有的大部分脂肪的化学性质是相同的。在对一组胆固醇含量正常的群体进行的实验中发现，连续1个月食用核桃，其脂肪提供总热量的20%。每日食用60克核桃，结果发现胆固醇含量下降了18%，比低脂饮食降低胆固醇更有效。吃杏仁和核桃的人比其他人在预防胆固醇代谢方面做得更好。

✚ 医生释疑

鸡蛋、动物肝脏、鱼子酱和一些海产品对血胆固醇有显著影响吗？

不一定。虽然这都是高胆固醇食物，但高胆固醇食物只是造成血胆固醇升高的极小因素，而动物饱和脂肪才是真正诱因，可使血胆固醇水平升高3倍。在食用富含胆固醇的鸡蛋后，只有2/5的人血中胆固醇上升，这是因为摄入大量胆固醇后，肝脏会自动减少向血中输送胆固醇，使之保持基本恒定。

过度的高胆固醇饮食是应该避免的。但如果一味地避免食用富含胆固醇的食物也对健康不利。如果从不或很少食用高胆固醇食物，就会引起胆碱缺乏，导致肝脏损害。胆碱是维生素B的复合体，多集中在鸡蛋、动物肝脏等高胆固醇的食物中。研究表明，缺乏胆碱的饮食会造成记忆力减退、精神不集中。胆碱可转化神经递质乙酰胆碱，其含量低则会造成记忆力减退，严重者还可造成阿尔茨海默病。食用一些富含胆固醇的食物可获得足量的胆碱，但应适度摄入。通常，心脏病专家建议，每日限量摄入300毫克胆固醇，或每周食用4个鸡蛋黄。

胆固醇越低越好吗？

胆固醇水平过低对人体并无益处。人体正常的胆固醇水平为220。若胆固醇水平一旦低于160则会引起危险，容易引发其他疾病，如脑出血、慢性阻塞性肺病、肺癌、酒精中毒等。关于脑出血，科学家们推测可能是由于过低的胆固醇使血管壁过于脆弱，没有充分的膜脂覆盖。同时，低胆固醇也与结肠癌和肝脏损害相关。还有研究证明，低胆固醇可能会诱发抑郁症。研究者认为其中的原因是低胆固醇减少了神经递质5-羟色胺，从而导致增加了抑郁症发病率。

需要注意的是，过多地进食杏仁和核桃会增加体重，因为每100克这类坚果大约可提供2717千焦的热量。最好的解决办法是，减少其他脂类的摄入，每天吃几个这类坚果来补充这部分减少的热量。

绿茶有效降低胆固醇水平

绿茶中含有一种叫作儿茶酚的多酚，它是构成茶叶中涩味的成分，能防止血液中胆固醇和三酰甘油的淤积。儿茶酚通过增加体内有益菌群，促进有益菌群以胆固醇作为原料合成胆汁酸进而排出体外，避免了胆固醇的增加，从而减少了动脉硬化的可能性。

儿茶酚还有抗氧化作用，表现为防止LDL胆固醇的氧化和预防动脉硬化。此外，它还能抑制血液凝固，因此降低了血栓引发心肌梗死和脑梗塞的危险性。

干香菇促进胆固醇代谢

香菇中含有一种叫作香菇嘌呤的特有成分，能促进肝脏中胆固醇的代谢，从而抑制血液中胆固醇的增加。这种成分在香菇的伞状部分中含量较多。有报告显示：每天食用9克干香菇（大约两个），坚持一周后，胆固醇水平能下降约10%。此外，香菇中丰富的食物纤维也能稳定胆固醇和血糖。

防治血栓

症状

*冠状动脉出现血栓时，前胸剧痛，蔓延至一臂或双臂、颈部及颌部。突然出现意识丧失以及心跳停止。

*发生脑血栓时，轻微的有头痛、恶心、呕吐等症状，慢慢地出现半边脸麻痹、口齿不清，半边手脚感觉麻痹，有时还会出现失语、意识障碍等。

疾病根源

形成血栓的因素包括血液黏稠度、血流、凝血倾向等。

人体若水分不足，血液中的液体血浆便减少，相对而言，红细胞、白细胞和血小板的比例升高，导致血液黏稠度增高。同时，如果摄入过多的脂肪或葡萄糖等，则会引发血液中红细胞聚集，血液无法顺畅流动，造成阻塞。此外，如果血管内壁受到损伤，有修复功能的血小板会聚集到该处使血液凝固，防止出血。此时，若血小板和血凝块太大，便会形成血栓附着在血管壁上。在正常情况下，所形成的血栓能溶解，但由于年龄增加、肥胖、压力、动脉硬化等原因，会使发生血栓的概率大大升高。

当血栓逐渐增多时，会引起动脉狭窄，血液无法正常流动，一旦血栓从血管壁上剥落，就会随血液循环流动，若流到血管狭窄部分或分支的部位，又会阻塞该处血管，导致栓塞。冠状动脉发生血栓时会引起心肌梗死。脑动脉发生血栓时，会引起脑梗塞，严重时危及生命。除运动不足、精神压力过大、年龄增大等因素外，发生血栓的一个重要因素便是不合理的饮食。

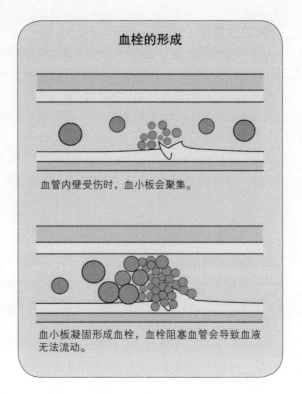

血栓的形成

血管内壁受伤时，血小板会聚集。

血小板凝固形成血栓，血栓阻塞血管会导致血液无法流动。

自我检查和防治

要改善血液黏稠度，预防血栓，最重要的是从改变不良的生活习惯做起，不要吸烟，加强运动，建立良好的饮食方式。

在饮食方面，应正确选择食物，并养成吃早餐的习惯。研究发现，不吃早餐会使血栓形成的风险增加3倍，更易导致心脏病和脑卒中。血小板的黏附性在夜间是最低的，在初醒时迅速攀升，但起床后吃早餐却可以抑制这种上升。高脂饮食是导致血栓的重要原因，所以如果你想避免血栓，那就减少对脂肪的摄入。高脂饮食使血中纤维蛋白原含量增加，纤溶系统下降。研究发现，动物饱和脂肪和富含 ω-6多不饱和脂肪酸的植物油（如玉米油）的摄入，会增加形成血栓的纤维蛋白原。而脂肪，特别是动物脂肪，会减缓溶栓能力。此外，饮食不要过度。如果你正在接受抗血栓的药物治疗或你本身有出血倾向，或有出血性疾病的家族史或患有脑出血，在吃抗血栓食物时应适量，以避免危险发生。

食疗方案

大蒜具有抗血栓的作用

大蒜中有抗血栓的成分。和阿司匹林一样，大蒜可以通过抑制血栓素来对抗血栓的形成，同时它还有其独特的机制来抑制血栓形成的第一个环节即血小板的凝聚。大蒜具有抗血栓作用，可加促溶血能力，改善血液流度。大蒜可改善血液循环，有助于净化血液中的多余杂质。每天只需吃1~2瓣大蒜即可有效抗血栓。不论是生吃还是熟吃都有效，因为大蒜受热不会破坏抗血栓形成的成分，反而会释放出来。

为有效摄入大蒜中抗凝血形成的成分爱健素，食用大蒜时注意：

把蒜捣碎而不仅仅是切成片。捣碎后可释放出酶和转化为爱健素。

稍加烹饪也能比生食获得更多的爱健素。

把大蒜与番茄或其他酸性食物一起烹饪，一点点酸也能释放出爱健素。

将捣碎的大蒜与橄榄油等混合也能获得大量的爱健素。

洋葱是有效的降脂食物

无论吃生的或煮熟的洋葱都可抗血栓。因为洋葱中的有效成分蒜硫胺素可以抑制血小板凝集，促进溶血栓功能。此外，洋葱中含有前列腺素A，该成分能扩张血管、降低血液黏稠度。事实证明，洋葱可对抗食用多脂食物造成的血栓形成。一小杯的洋葱就可以完全逆转脂肪对溶栓功能的作用。所以当你食用高脂食物时，应加点洋葱。

饮茶利于抗血栓

饮茶可以抗血栓形成。茶通过影响血栓形成因素以保护动脉，茶中的化学物质可减少血凝发生，抑制血小板活化与凝集，促进纤溶活性，减少动脉壁上的胆固醇沉积，从而有效预防动脉损伤。

普通红茶或亚洲绿茶中的色素可阻碍血

小板凝集（即凝血氧烷的产生），调节纤溶功能。红茶和绿茶在抗血栓方面作用相当。绿茶中还有一种叫儿茶酚的成分与阿司匹林具有同等的抗血小板凝聚作用。此外，茶还可以阻止由于LDL造成的动脉平滑肌细胞反应性增生的过程，从而进一步抑制动脉粥样斑块的形成，保护心血管系统。

鱼油稀释血液

食用多脂鱼可以改变血小板的形状，使其无法聚集在一起从而形成血栓。食用鱼油时，可抑制血小板释放凝血氧烷以阻止血栓形成。凝血氧烷可使血小板转变为小圆球的形状，然后慢慢出现钉状突起，使不同的血小板凝聚在一起。这种过程称为"激活"或"黏性"而形成血栓。

黑木耳是有效的血液稀释剂

黑木耳以其抗血栓性具有极高的药用价值，被称之为"长寿药"。研究表明，黑木耳含有几种稀释血液的成分，包括大蒜和洋葱中也含有的腺苷。

橄榄油抗血栓

橄榄油除了众所周知的好处外，还可抑制血小板凝聚，保护动脉。食用橄榄油也可使血小板释放的凝血氧烷下降。研究表明，橄榄油有益血小板功能最好的例证，便是常吃橄榄油的地中海人，其心脏病发病率是最低的。

最好的橄榄油是冷冻压缩的初榨橄榄油，它含有极低的酸度，抗血栓疗效极高。购买时应避免半纯的或精炼过的橄榄油。

蔬菜利于抗血栓

食用富含维生素C、纤维素的水果和蔬菜可抗血栓形成。研究表明，那些大量食用水果和蔬菜的人群具有最活跃的纤溶活性，反之，那些很少食用水果和蔬菜的人群，其纤溶系统的功能很差。另有研究表明，维生素C和纤维素还可以提高纤溶水平，抑制血小板凝聚，从而避免血栓形成。

多食用荞麦

荞麦含有丰富的镁，它能促使纤维蛋白溶解，使血管扩张，抑制凝血块的形成，具有抗血栓的作用。因此尽量多食用一些荞麦以对抗血栓的形成。

多喝水预防血液变黏稠

血液因缺乏水分而变得黏稠、容易凝固，这是动脉硬化和血栓形成的原因之一。因此，早晨到中午是脑梗塞和心肌梗死的多发期。因此，建议就寝前和起床后及时喝水。就寝前充分补充水分，能缓解睡眠时水分不足的状况，预防血液变稠。而早上起床后喝水，能补充睡眠时失去的水分，使血液顺畅流动。

此外，在热天和运动后以及入浴前后也要多喝水，以保持血液良好的状态。

✚ 医生释疑

食物是如何影响血栓形成的？

一些食物通过降低血中纤维蛋白质，提高纤溶系统的功能以抗血栓形成，或改善血液黏稠度和流度，能在一定程度上预防心脏、大脑、腿、肺等部位血栓的形成。通常，在手术前应避免大量食用姜、大蒜、黑木耳和多脂鱼等食物，因为这些食物可通过抑制血栓素的活性栓从而抑制血小板的凝聚，导致流血时间增加，引起并发症并影响伤口愈合。阿司匹林的作用与这些食物极为相似。因而术前也不要服要阿司匹林。相反，奶酪、牛排等多脂食物，促进血小板凝聚，加速血栓形成。

血栓一旦形成，消除其危险的最佳方式是什么？

治疗血栓确有一些方法，但是预防比治疗更重要，这也就是医生让住院患者尽早下床活动的理由之一。假如患者不能下床，医生会建议他做一些简单的腿部运动，例如，反复地伸展和屈曲踝关节和足部。此外，注射少量抗凝血剂（例如肝素），穿着特制的长袜和充气压缩长裤，也可预防血栓形成。

医生治疗浅部血栓性静脉炎患者时，通常施以热敷，给患者服用止痛药，并且抬高患肢，使血液在重力的作用下流动。腿部持续肿胀者可穿弹性长袜以缓解症状。至于治疗深静脉血栓和肺栓塞，除上述方法外，通常还用抗凝血剂，以防止其他血栓形成。

少量饮用红葡萄酒

红葡萄酒具有抗血栓的作用，其中的有效成分被认为不只是酒精，还包括葡萄本身所含有的一些成分。经研究发现，葡萄皮中所含有的白黎芦醇和葡萄受到真菌感染时所释放出来的一种"天然杀虫剂"，均含有抗血栓成分。白黎芦醇能抑制导致血栓形成的血小板的凝聚，减少了人体肝脏内的脂肪堆积。红葡萄酒中富含这种抗血栓形成的物质——白黎芦醇，而白葡萄酒中则没有，原因是酿造红葡萄酒时，碾碎的葡萄带皮一起发酵；但酿造白葡萄酒时，葡萄经压榨，富含白黎芦醇的葡萄皮也被除去。

此外，紫色葡萄汁中也含有这种抗血栓成分，大约3倍的葡萄汁与红葡萄酒所含这种成分的量相同。超市中出售的新鲜葡萄，由于极少受真菌感染，因此这种成分也很少。

辛香料利于抗血栓

食用普通辛香料也具有抗血栓的作用。在研究中发现，一些香料中含有抑制血小板凝聚的成分，其中效力最强的是姜、孜然和姜黄粉。这些辛香料可降低引起血小板凝集的凝血氧烷水平。其作用机制中很重要的一条与阿司匹林、大蒜和洋葱相似，都通过前列腺素系统发挥作用。

纳豆溶解血栓

纳豆能有效防止血栓生成是因为纳豆所特有的纳豆激酶，这是大豆加工成纳豆时所产生的成分。纳豆激酶能直接作用于血栓的纤维蛋白，将其分解，从而预防血栓形成。这一作用与溶解血栓的常用药尿激酶相似，作用能持续8小时。为了在血液最黏稠、血栓发作危险最大的早上起作用，请在晚餐时食用纳豆。

防治高血压

症状

头痛、肩酸、眩晕、耳鸣、上火、心悸、容易疲劳。

疾病根源

高血压是指心脏不管处于舒张期还是处于收缩期，血压值都很高。其标准是高压18.6千帕以上，低压为12.0千帕以上。这是一种随着年龄增长而增多的典型生活习惯病。患高血压有遗传的因素，也有因其他疾病而引发的因素，患上肾病、糖尿病、心脏病、内分泌疾病都会引发血压升高。但其最主要的成因还在于不良的生活习惯，抽烟、饮酒、受寒、盐分摄入过多、压力过大、缺乏运动等都会导致血压升高，其中，肥胖和盐分摄入过量是影响最大的两个因素。

自我检查和防治

高血压很少出现明显的症状，因而最好每隔一段时间检查一下血压，35岁以上的人尤其应该坚持常检查。测量血压较简单，可以自己在家测量。

高血压病患者的饮食建议：高血压患者最重要的一点，就是多吃各种水果和蔬菜，其中包含维生素C、钾、钙等多种已知和未知的降压成分；尤其要坚持限钠饮食。健康人每日摄取的盐分应该在10克以内，如果血压偏高或有可能带有遗传基因者每日摄取盐的标准为7~8克。高血压患者应控制在6克以内。一些含盐分的调味品，如酱油、醋等也应少用。烹饪时少放盐，不要在熟食中再放盐，少吃腌制品，据研究发现，普通饮食中有70%的钠是通过腌制品摄入的。

此外，注意养成良好的生活习惯，减少喝酒，饮酒每日以1~2杯为宜，避免一次性地大量饮酒。减少吸烟尽量不吸烟，减轻体重，坚持慢运动，如定期进行慢跑、小跑、游泳等。

食疗方案

吃富含钙的食物

高钙食物是对抗高血压的秘密武器。研究者认为，低钙可能比高钙在高血压发病机制中起更为重要的作用，而且，适量的钙在某些个体中可以对抗高钠导致的血压升高趋势。当钠敏感性的个体进食过多钠后，会导致体内水、钠潴留，而钙这一天然的利尿剂可加促肾脏对水和钠的清除。研究表明，40岁以下的人可通过补充足量的钙，在一定程度上预防高血压的发生。适量饮酒且体重正常者，每日摄入1000毫克钙，可使高血压发病率降低20%。需注意的是，酒精会抵消钙的降压作用。牛奶和乳制品富含钙，饮用牛奶有助于降血压。但因为牛奶对许多人来说可能存在消化问题和不耐受性，这时可选择其他富含钙的食品，如花椰菜、萝卜等绿叶蔬菜和罐装沙丁鱼等。

食蒜能降血压

多吃大蒜来治疗高血压，这一食疗方法在古老的中国和现代德国都被广泛地应用着。现代医学实验证明，大蒜和洋葱含有大量的可平滑肌肉的腺苷，在给受试的动物饮用蒜汁后，发现它们的血管平滑肌扩张，血压降低。在另一组对高血压患者的实验中，同时取得了惊人的降压效果。此外，洋葱还含有少量的前列腺素A及前列腺素E等具有降压作用的激素。无论是生的还是煮熟的大蒜和洋葱都有降压作用，但生食的效果更明显。

含钾食物降血压

不要忽视钾的功效，钾能抑制钠的作用和人体对钠的吸收，同时，钾的利尿功能使血液中的盐分排泄出去。钾是一种有效的降压剂，因此，在饮食中加入钾可降低血压。同时，摄入足量的钾可减少一定的用药量。实验中发现，在进食富含钾的食物1年后，81%的患者用药剂量减少为原来的一半，过了一段时间后，38%的患者可以完全停止用药。

钾可以通过含维生素丰富的番茄、菠菜等蔬菜，土豆、山芋等薯类，苹果和香蕉等水果摄取。

多吃蔬菜和水果

多吃蔬菜和水果可以有效地降血压，吃素食有助于降血压，素食主义者很少患有高血压。研究发现，蔬菜水果中含有起降压作用的物质。一种降压成分是纤维，特别是水果中的纤维。水果中的纤维抗高血压的作用比蔬菜或谷类中的纤维效用要大得多。另一种降压成分是抗氧化剂，它会以间接的方式促进环前列腺素（一种类似激素的物质）的释放，从而使血管扩张，血压下降。

芹菜有助于降低血压

早在公元前200年，古代亚洲人就将芹菜作为降血压的药物。现代科学家研究发现，芹菜含有降压的一种化学成分——3-n-丁基苯二酸的化合物，芹菜的香气就是来自它。芹菜中这种特殊降压成分是别的蔬菜所没有的。同时，专家指出，芹菜能降血压主要是通过减少造成血管收缩的紧张激素来达到目的。每日食用2棵芹菜，食用方式以生吃为最佳，也可加入胡萝卜或绿色蔬菜一起榨汁饮用。芹菜熬成汤汁后很容易被身体吸收，这样的饮食才能达到降血压的效果。

食用橄榄油

饮食中增加对橄榄油的摄入可有助降压。在一项研究中发现，每日食用相当于3汤匙橄榄油的单不饱和脂肪，可使收缩压下降1.2千帕，舒张压下降0.7千帕。橄榄油对即使是正常的血压也有轻度的下降作用。研究发现，每日摄入橄榄油较多的人，特别是男性，他们的血压往往比其他人低0.4~0.5千帕，而那些食用大量食用黄油的人则血压偏高。

增加维生素C来降压

许多研究发现，维生素C摄入不足可使血压升高。因此，如果你已有高血压，那么应多吃富含维生素C的食物。每日至少保证摄入1个橘子所含维生素C的含量。但是，过多地摄入维生素C也有可能使血压过低。

食用韭菜有助于降压

韭菜是一种很好的降压食物，因为它含有一种叫烯丙基硫化物的成分，该成分能溶解血栓，减少血中的脂类。韭菜可与鸡蛋一起炒食，但加热会使该成分分解，因此最好生吃，或者不要炒得过熟。

调养食谱

苦瓜芹菜汤

原料：芹菜200克，苦瓜60克。

制作：芹菜洗净，切段，与苦瓜共入锅，

加水煎服。

效用：苦瓜消暑涤热，明目解毒；芹菜平肝凉血，降脂降压。

冬瓜草鱼汤

原料：冬瓜500克，草鱼250克，料酒、精盐、葱段、姜片、熟猪油、鸡汤各适量。

制作：将草鱼去鳞及内脏，洗净，放入锅中。将冬瓜去皮、去瓤，切成块，与料酒、盐、葱、姜、猪油一起加入鱼锅，注入适量鸡汤，煮至鱼熟烂，拣出葱、姜即成。

效用：常用于高血压，肝阳上亢引起的头痛，或痰浊眩晕、虚劳水肿等疾患。

绿豆海带粥

原料：绿豆、海带各100克，大米适量。

制作：海带切碎，与绿豆、大米同煮成粥。

效用：清热解毒、降压。适用于原发性高血压。

茼蒿煮鸡蛋

原料：鲜茼蒿250克，鸡蛋白3枚，油、盐适量。

制作：鲜茼蒿洗净，与鸡蛋白同煮，加适量油、盐调味即可。

效用：茼蒿温脾养胃，化痰利气，降压；鸡蛋白清肺利咽；清热解毒。

鲜蘑豆腐汤

原料：水发鲜蘑菇100克，豆腐200克，蒜苗25克，海米25克，精盐、味精、麻油、胡椒粉、醋各适量。

制作：把蘑菇和豆腐切成小片。锅内添清汤，放入豆腐、鲜蘑菇、泡洗好的海米、精盐烧开，撇去浮沫，加入胡椒粉、醋，淋入麻油，放少许味精，出锅，放少许洗净的蒜苗即成。

效用：鲜蘑营养丰富，豆腐对人体有很大益处，长期服用之能收到抗癌、降血脂和降压

✚ 医生释疑

防治高血压，吃盐还是不吃盐？

大多数人想到降高血压的第一个方法，就是减少对盐的摄入。根据个体体格不同，这种方法所起的作用也不同。科学家们在盐与高血压的关系这一问题上的争论已经持续多年并仍在继续。专家指出，少盐饮食对这些钠敏感性的患者所起的降压作用是很明显的，但只有经过尝试后你才知道是否对自己有效。另有研究表明，限制对盐的摄入也会使正常的血压降低。钠会加速随年龄增长而发生的血管舒张功能不良，从而导致高血压。减少对盐的摄入可使衰老的血管维持正常功能。低脂饮食是促使良好的血管舒张功能以防止高血压的有效方法。减少对钠的摄入的最佳方法就是限制食用加工食品，因为这类食品中含有75%的钠。

限钠饮食对所有人都能起到降压作用吗？

限制对钠的摄入可能对某些人不会有降压的作用。对一小部分人来说，减少对钠的摄入，反而会使血压升高。因此，高血压患者应在医生指导下减少对钠的摄入。如果限钠饮食使你的血压降低，则可以坚持下去。反之应停止限钠饮食。因为限盐摄入的饮食是否对降压有效取决于个体的反应。即使你没有高血压，不必限盐饮食，但钠可通过其他升高血压的方式导致脑血管损伤和脑卒中。如果你除了患有高血压外还患有肾病或心脏疾病，则应限盐摄入。

高血压患者能饮用咖啡吗？

咖啡因并不是高血压的主要致病因素。那些经常饮用咖啡或茶（无论是煮过的、速溶的还是无咖啡因的咖啡）的患者，由心脏病或其他因素致死的死亡率，与那些没有这些习惯的患者相较没有任何差异。但是，当你处在精神压力之下时，咖啡更易导致血压升高。受到精神刺激后，每日饮用2~3杯咖啡会使血压迅速升高，因为此时肾上腺皮质激素对咖啡因的反应较强，而这种激素具有升压作用，在这种情况下，血压升高的幅度会更大。

大多数高血压患者不必戒饮咖啡。通常咖啡不会使健康个体的血压升高，也不会使已有高血压的人群的血压继续升高。但如果你经常感觉有压力，摄入咖啡因会产生有害作用，使血压升高。

的功效，是冠心病、高血压、高血脂患者理想的保健菜谱。

防治脑卒中

症状

＊症状因脑血管障碍不同而异，但几乎所有病例都有如下症状：

＊右侧面部、右臂及右腿瘫痪或软弱无力，时常连带有不能说话、书写、阅读或难以理解别人说话等现象。

＊左侧面部、左臂及左腿瘫痪无力，患者左半侧的空间感丧失，甚至感觉不到自己的左半身存在。

＊吞咽和说话困难，但肢体只是稍感无力。

＊发作时还可能出现精神混乱，困倦，抑郁，小便失禁等症状，甚至不省人事。

疾病根源

脑卒中是指脑内的动脉破裂或者堵塞，血液不能正常流动，导致脑功能障碍，身体一侧突然失去功能的现象。脑血管障碍有可能是脑内出血或者缺血所导致。其中，出血性脑血管障碍是由于脑动脉破裂引起出血，通常有脑溢血和蛛网膜下腔出血。脑溢血几乎都是由于高血压所致，血压上升对动脉产生很大的压力，如果压力一直持续，动脉壁就会失去弹性、变脆。动脉壁不能承受压力时破裂。蛛网膜下腔出血是指包在脑表面中的蛛网膜和内侧的软膜之间的动脉破裂。缺血性脑障碍通常是由于脑动脉堵塞所引起，包括脑血栓、脑栓塞和短暂性缺血发作，脑血栓是指脑动脉中出现血栓，堵塞血管。脑栓塞是指在体内的其他部位的血栓通过血管运到脑部，在脑动脉中被卡住，从而堵住脑动脉血管。这往往比脑血栓更严重，导致死亡的概率很高。诱发脑血管障碍的主要因素是引起动脉硬化的高血压、糖尿病和高胆固醇等疾病。此外，环境因素也是重要诱因，这是引起发病的外在条件。如，季节变换时气温急剧变化，血压升高或者下降，沐浴使身体迅速变暖，在寒冷的场所脱衣，大量饮酒后受寒，上厕所时用力排便等，这些都会诱发脑血管障碍发作。追根溯源，这都是不良生活习惯所

致，不正常的饮食结构和运动不足等都是原因。

自我检查和防治

脑卒中在50岁之前比较少见，但50岁之后，随着年龄的增加，患脑卒中的风险也逐渐增加。但是正确的饮食可将脑卒中发生的危险率及其可能造成的致命性后果降至最低。因此，正确的饮食可以预防血栓形成，并使脑部血管保持良好的弹性，使脑部血压保持正常，从而预防脑卒中。

到50岁之后，预防脑卒中似乎显得刻不容缓，要严格控制食盐量，每日的摄入量为10克以内。许多调味品如醋、酱油等也含有盐分，应少食用。盐是我们必须小心摄入的食物，因为即使不会升高血压，但会对脑部组织造成损伤，引起微小的脑卒中。特别是超过65岁的人，他们对盐具有高度的敏感性，限盐饮食对他们来讲尤为重要。

要控制饮酒量，有研究证明，适度饮酒可预防脑卒中，但过量饮酒则会引发脑卒中。过度剂量会使脑组织血栓形成或血管完全阻塞，及脑血管病理性收缩，使脑组织缺血缺氧，最终导致脑卒中的发生。如果你有饮酒习惯，每日保持在1~2杯才对身体有益。如果你没有饮酒习惯，决不要去尝试以防脑卒中。过量饮酒者应注意减少酒量，因为没什么事比脑卒中更悲惨的了。

此外，要控制情绪，因为过于紧张也会使血压升高，学会控制情绪，避开使人紧张的场面。适当地锻炼身体，这样既可减肥控制体重也可缓解情绪，预防动脉粥样硬化；假如已有动脉硬化或有此倾向，经常适度运动，可以帮助血管恢复正常。吸烟者要戒烟，服用避孕药的妇女尤其不可以吸烟。

食疗方案

水果、蔬菜是天然的大脑保护者

水果和蔬菜是预防脑卒中的最佳食物。因为大多数蔬菜、水果含有丰富的维生素C，维生素C对于脑内动脉和其他血管的老化、加固血管特别有效。早在10多年前，科学家们就发现食用蔬菜、水果可预防脑卒中及减少其造成的伤害。研究发现，经常食用绿叶蔬菜和新鲜水果

的老年人死于脑卒中的比例远小于很少食用的老年人。挪威的一项研究发现，经常食用蔬菜的男性患有脑卒中的风险率减少达45%，而大量食用水果的女性脑卒中发病率也降低了1/3。

脑卒中患者应在饭后积极食用橘子、柠檬等柑橘类水果以及含维生素C丰富的绿叶蔬菜。

每天多吃一个胡萝卜

胡萝卜有预防脑卒中的作用，主要是因为含有β–胡萝卜素。β–胡萝卜素可抑制胆固醇的毒性活化，从而防止动脉壁上粥样斑块的形成。此外，胡萝卜中所富含的维生素A能在脑卒中发生后可以阻断脑部组织细胞由于缺氧而发生的一系列有损自身功能的化学反应，从而减轻脑组织受损的程度，减少由此造成的死亡。富含β–胡萝卜素的食物因其可以在体内转化为维生素A，所以也是含维生素A的食物，这样的食物除了胡萝卜外，还有菠菜、芥蓝等深绿叶蔬菜，红薯和南瓜等深橘色蔬菜，它们中也富含钾——另一个有效的预防脑卒中的成分。

据研究发现，每日多吃1.5个胡萝卜，或3/4杯红薯泥，或3杯煮熟的菠菜，可使脑卒中发病率减少40%，那些每日食用15~20毫克β–胡萝卜素的人与每日仅食用6毫克的人相比之下，这个下降幅度会较明显。因此，建议每日多吃一个胡萝卜。

多吃富含钾的食物

钾可使脑血管保持良好的弹性和正常的舒张、收缩功能，以防止高血压。因此在每日饮食中增加富含钾的食物，能降低脑卒中发病率。在一项研究中发现，每日食钾量超过350毫克的个体中没有一个因脑卒中死亡，而每日食钾量小于195毫克者脑卒中率较高，每日摄入量极小者，使男性因脑卒中造成的死亡率上升2.6倍，女性则上升4.8倍。许多蔬菜和水果以及牛奶等食品中富含钾。为了预防脑卒中的发生，建议每日饮食400毫克的钾。

下列的每种食物都能提供每日400毫克钾，以使脑卒中发生率下降40%。

多脂鱼——血压的稳定剂

多脂鱼类是利于血液循环的理想食物，鱼类中ω–3脂肪酸可降低脑卒中的发生率。即使

脑卒中发作的主要成因

1.脑动脉中出现血栓。　2.体内其他部位的血栓通过血管运到脑部，在脑动脉中卡住，堵塞脑血管。　3.脑动脉破裂引起出血。

已发生脑卒中，也可通过多食用多脂鱼来减少其引起的损害，甚至食用一点点鱼，也可预防脑卒中的发生。日本的一项研究发现，大量食用鱼的人即使发生了脑卒中，但死亡率很低。那些每日食用250克鱼的渔民比只食用了90克的渔民，脑卒中的发生率低25%~40%。鱼类中丰富的ω–3脂肪酸可改善血液循环，尤其是脑部的血液循环情况，使其不易发生血栓。研究发现，食用鱼油可减少因脑卒中引发的损害。当你开始担心粥样脂肪沉淀使血管变狭窄时，应食用鱼油，鱼油会进入细胞膜中，此时的细胞因充满鱼油变得很柔软并且有韧性，使细胞具有更好的弹性以通过阻塞的血管，为脑细胞和心脏组织的细胞提供充足的氧气，从而维持动脉的正常代谢和各种生理功能。

在日常生活中，可将下将多脂鱼列入饮食中：鲱鱼、沙丁鱼、金枪鱼等。

食用大豆防脑卒中

据研究发现，大豆对脑卒中发作后受损的血管恢复十分有效。特别是在因为脑卒中而导致语言障碍、口齿不清时，将大豆煮成稀糊状后食用，疗效极好。

饮茶防脑卒中

饮茶，特别是饮绿茶可预防脑卒中。因为茶叶中含有高效的氧化剂，它可保护血管，防止意外的发生。据一项研究发现，绿茶中的这种化学物质甚至比维生素E和维生素C具有更高的抗氧化作用。对于那些因食盐摄入过多而面临脑卒中及高血压风险的女性，饮绿茶更有保护脑血管的作用。

吃土豆可以防脑卒中

吃土豆可防脑卒中，主要因为以下几个方面原因：

土豆富含钾，钾有利于人体调节心脑血管的正常舒张、收缩功能，具有抗动脉硬化、防止心脑血管疾病的功效。

土豆中还含有降血压的成分，即类似转换酶的物质，具有转换酶抑制剂类降压药的功效，使周围血管舒张，血压下降。

土豆中富含粗纤维，这一成分可以起到润肠通便作用，便秘者用力憋气排便时，会使血压突然升高，这也是引发脑卒中的一个重要诱因。

调养食谱

羊肚山药汤

原料：羊肚1具，鲜山药200克。

制作：羊肚去筋膜后洗净切片，加水煮烂后下入鲜山药，煮至汤汁浓稠。

功效：适用于脑卒中后体质虚弱者。

天麻焖鸡块

原料：母鸡1只（约重1 500克），天麻15克，水发冬菇50克，鸡汤500毫升，调料适量。

制作：将天麻洗净后切成薄片，上屉蒸10分钟，取出后放碗内备用；鸡去骨，切块，用油氽一下，捞出备用。将葱、姜用油煸出香味，加入鸡汤和调料，倒入鸡块，文火焖40分钟；放入天麻片，5分钟后淀粉勾芡，淋上鸡油即可。

功效：平肝熄风，养血安神。适合脑卒中

瘫痪等症。

乌鸡汤

原料：取乌骨母鸡1只，去毛及肠杂，洗净切块后加入清水、黄酒等量，文火煨炖至骨酥肉烂时即成。食肉饮汤，数日食毕。

功效：适用于脑卒中后语言障碍、行走不便者。

栗子桂圆粥

原料：栗子10个，桂圆肉15克，粳米50克，白糖少许。

制作：将栗子去壳后切成碎块，与米同煮成粥，将熟时放桂圆肉，食用时加白糖少许。

功效：补肾，强筋，通脉。可辅治脑卒中后遗症。

枸杞羊肾粥

原料：枸杞30克，羊肾1个，羊肉50克，粳米50克，葱、五香粉适量。

制作：将羊肾、羊肉片与枸杞并入佐料先煮20分钟，下米熬成粥即可。

功效：益气、补虚、通脉。可辅治脑卒中后遗症。

山药酒方

原料：山药250克，黄酒1 500克，蜂蜜适量。

制作：山药去皮洗净。先将500克黄酒放入锅内，用中火煮沸后，放入山药，并继续不断加黄酒至黄酒添尽，待山药熟，将其取出，再加蜂蜜拌匀即成。

功效：祛风除湿。

第二章
食物治疗消化系统疾病

防治便秘

症状

＊排便困难，或多天才排便一次。

＊老年人或虚弱的患者长期无法排便，可能引起假腹泻：干硬的粪便阻塞和刺激直肠，使直肠产生水状分泌物，自肛门漏出，弄污床单被褥。

疾病根源

事实上，排便的频率没有固定的标准。因人而异，1天3次或3天1次，都属正常。对于婴儿而言，有时1周才1次，仍属正常现象，而且十分常见。但是排便习惯发生变化，并感困难，这往往是患上便秘的征兆。慢性便秘通常分为松弛性便秘、直肠性便秘和痉挛性便秘3种。松弛性便秘多在老年人、分娩过的妇女和内脏下垂的人身上出现；习惯强忍便意的人易患直肠性便秘；痉挛性便秘是紧张引起的过敏性结肠综合征中的一种症状。

便秘大多是由不良的饮食习惯造成的，原因是食物中缺乏流质和纤维，致使肠道中食物残渣的体积增大和其中的水分不足而难以排出。但不是所有的便秘都是因不良饮食引起的，有时可能是生理原因或潜在的疾病所致，如吃肉或乳制品过多，喝水不足，食物过敏，缺乏运动，强忍便意，依赖轻泻药，某些药物的副作用，患者长期卧床，怀孕（孕妇常常肠肌无力），焦虑，精神压力和紧张等。较罕见的一种诱因是肠道狭窄、肠癌和肠梗阻等。此外，肛裂也有可能导致便秘。

自我检查和防治

便秘是消化系统的头号疾病，为便秘所苦恼的人大多会求助于药物，以求立竿见影的通便效果，但殊不知，除了昂贵的药价外，这些具有导泻通便作用的药物往往会扰乱肠道神经的正常收缩规律，从长远来看，不仅药效会降低，也影响了肠道的正常收缩。

食物是天然的通便药，多喝水，多吃蔬菜、水果和高纤维食品等都是改变便秘症状的"良药"，通过饮食预防便秘也会降低痔疮、

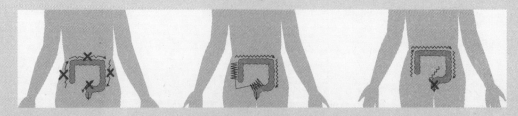

便秘的根源

松弛性便秘是因为整个大肠蠕动运动疲弱，推出大便的力量不足，也称结肠性便秘。

痉挛性便秘时，肠道紧张，分节运动异常亢进。常会有便意，却无法顺利排便，或排便后仍有残便感；也会感到强烈腹痛，排出硬块状的大便。有些人还会反复出现便秘与腹泻交叉进行的状况。

直肠性便秘主要是因为直肠的知觉麻痹或排便所需的肌肉有问题，有时候也会和松弛性便秘一起产生。

下肢静脉曲张、胃肠憩室等疾病的发生概率或减轻其带来的后果，这些疾病都是由便秘造成的。

此外，在生活方式上作一些改变。增加运动，通过步行、骑自行车等简单易行的运动来逐渐养成运动的好习惯。早晚不妨进行些腹肌运动，但重要的是在于坚持。减轻精神压力，学会放松。

尽管成人的抗便秘的饮食方法也适用于儿童，但儿童不宜直接食用麦麸和米糠，因为它们的导泻效果太强，刺激很大。因此便秘的儿童应多吃富含纤维的全麦面包、水果、蔬菜以及大量饮水等，如果这样还无法通便，须去看儿科医生。如果婴儿发生便秘，可在奶中加少量糖，以软化粪便，每一瓶奶加一汤匙糖就足够，加太多恐引起腹泻。

食疗方案

多吃粗粮

便秘最好的治疗方法就是多吃粗粮，粗粮可以吸收并保留大量的水分，使粪便体积增大、软化以利于通过结肠，纤维因大部分未消化可使粪便膨胀。此外，纤维的粗糙颗粒也可刺激结肠壁上的神经，促使肠道蠕动。而其他像咖啡、果脯等食物虽然含有可以促进胃肠蠕动的化学成分，但同时还需要充足的饮水以使粪便软化利于排出。而药店出售的药仅仅是刺激肠道神经，以达到解决便秘症状。

食用粗粮主要指吃全麦面包、全谷类食品，尤其是米糠，它是通便的最有效的食物，没有任何食物可比得上它的通便效果。米糠一向被亚洲人作为通便的食品，可增加大便的频率和排除量，与同样具有通便效果的麦麸相比，米糠的效果要更强些。食用米糠者的胃肠蠕动性会升高25%，排泄量增多。麦麸和米糠都可有效减少大便在肠道的输送时间，不会影响排气、大便的性状或是排便的难易度。米糠中富含的淀粉可激发结肠细菌的更大活性，导致粪便体积的增加。

每日食用一汤匙的粗粮能有效防治便秘，最好在一日三餐中增加粗粮的摄入。然而每日粗粮的补充量是因人而异的，大多数人只需每日一汤匙的量便能达到排便通畅，有些人更少

的量则可达到效果，但还有些人需要几汤匙的量才能发挥作用。因此，需要根据自身情况，增加或减少粗粮的补充量。此外，专家发现，粗粮只有具有耐嚼性，才会发挥通便作用。但在采用吃粗粮的方案时需注意：在4~6周内逐步增加食物纤维的摄入量，以使消化系统有适应的过程，而且应在服用利尿剂期间和大量食用富含食物纤维的谷类、水果和蔬菜时，要大量饮水。

多喝水

为了使大便变软，多喝水也是十分关键的。食用高纤维食物时，会感到一些不适，比如胀气，但这种状况在2~3周内会消失。应根据自身的感受，增减纤维的摄入量。纤维性食物主要是通过吸收大量水分使粪便软化以利于排泄，如果水分不足，则会使增多的大便变得干燥而不易排泄。因此，最好每日饮用6~8杯水足以预防大便干燥。

如果你能做到每天早上起床后第一件事是喝水，这样对于消除便秘大有益处。此时喝下的水分80%被小肠吸收，10%被大肠吸收。在身体还没有进入活跃状态前，会有部分水分进入粪便中。医生建议是每天早上起床后喝两杯水（约500毫升），也可以用果汁代替。

食用乳制品

牛奶中的乳糖也能使大便变软，每天早晨起床后喝一杯凉牛奶刺激肠胃，效果更佳。但某些人在饮用牛奶和食用奶酪后会发生便秘，这可能是由于其中所含的钙质引起的，食用时需注意。

此外，多喝酸奶也有益于治疗便秘。大肠内堆积了无法排泄的粪便之后，梭状芽孢杆菌等有害菌会增加，有害菌使肠内的氨基酸腐坏，生成毒素和致癌物质。酸奶中的乳酸菌能够促进有益乳酸杆菌的增殖，抑制有害菌的繁殖，同时，提高免疫力和杀菌作用。对于年迈且有习惯性便秘的老年人而言，因肠内有害菌比有益菌占优势，要多食用酸奶。

多吃海藻类食物

食用海藻类食物有助于治疗便秘。其中的奥秘是海藻类含有水溶性的食物纤维并具有黏

滑性。海藻类的食物纤维是水溶性的，它溶于水后开始膨胀，膨胀的同时黏性增强，促使大便变软。此外，它的黏滑性是因为含有多糖成分。这种易溶于水的细小纤维扩散到水中后，就形成黏液，有利于润滑肠壁。因此，在平时可以多吃海带、裙带菜、羊栖菜等海藻类食物。

多吃苹果

苹果中含有丰富的果胶，果胶是一种水溶性纤维，有很强的持水能力，能吸收相当于纤维本身重量30倍的水分，被食用后在小肠内会变成魔芋般的黏性成分，有利于润滑肠道。果胶大部分聚集在皮中以及皮附近，因此在吃苹果时最好连皮吃，有利于摄入果胶。

其他疗法

采用安全而有效的断食法

这一方法适用于平时吃进过多脂肪性食物和饮食过量的人。科学地进行断食有助于将陈积的粪便排出，恢复肠的力量，还能有助于排毒、减轻体重、使消化器官休息、缓解压力、头脑清醒，促进植物神经的平衡。断食后切忌暴食暴饮。

按摩腹部疗法

腹肌力量弱的人和只能卧床的老人，可以采用按摩腹部的方法来促进肠运动。时间以饭后2~4小时为宜，此时食物已从胃移动到肠部。

增强腹肌力量的运动法

腹肌力量弱通常造成便秘，为锻炼腹部肌肉，可按下述方法进行针对性的运动：在床上坐下，并拢伸直双腿，双手后撑，身子略向后仰，然后双腿并拢向上抬起约30~50厘米，空中停留10秒后放下，反复2~3次。

调养食谱

麻油拌菠菜

原料：新鲜菠菜250克，食盐、麻油少许。

制作：将菠菜洗净，待锅中水煮沸，放入食盐，再把菠菜放入沸水中焯约3分钟取出，加入麻油拌匀即成。常食有效。

功效：养血，止血，敛阴，润燥，用于大便涩血等。

香蕉粥

原料：香蕉250克，大米50克，水适量。

制作：香蕉扒皮，同大米一同放入锅中，加水适量，煮成粥。

功效：清热，润肠，健脾。适用于痔疮出血、便秘、发热等症。

芝麻核桃蜜

原料：黑芝麻100克，核桃肉100克，蜂蜜200克。

制作：将黑芝麻、核桃肉先用文火炒黄（切忌炒焦），凉后一同研碎，放于器皿内。加入蜂蜜调成糊状即可服用。

功效：散结，宽肠，下气，用于便秘等症。

蜂蜜香油汤

原料：蜂蜜50毫升，香油25毫升，开水约

✚ 医生释疑

连续服用轻泻剂数天，身体就会依赖轻泻剂吗？

会的，滥用轻泻剂无疑是自讨苦吃，因为在这种情况下，结肠不再依靠自身的蠕动来推动食糜，而变得必须依赖轻泻剂来维持其功能。

多用轻泻剂的另一个害处，是结肠还未充分吸收食糜中的营养物质，食糜就被强制排出体外。

现在是否仍常用灌肠来减轻便秘？

灌肠法不像从前那样常用了。现在医生建议使用膨胀剂诸如纤维质和甘油栓剂来代替。甘油栓剂使大肠吸收周围组织的液体，粪便因而变大，易于排出。

灌肠法仍旧有其用途。老年人和婴儿的肠道如不能正常工作，就需要灌肠；患者动外科手术前，为了减少肠道在腹腔内占据的空间，肠道必须排空；孕妇分娩前，有时也须接受灌肠，以免在分娩婴儿时排出粪便，不过这种做法越来越少。此外，钡灌肠法可用于诊断消化道疾患。

100毫升。

制作：将蜂蜜盛在瓷盅内，用筷子或小勺不停地搅拌，使其起泡。泡沫浓密时，边搅动边将香油缓缓注入蜂蜜内，共同拌均匀。将开水晾至温热（约45℃）时，徐徐注入蜂蜜、香油的混合液内，再搅匀，使其三种物质成混合液状态，即服用。

功效：蜂蜜补虚润肠，与香油同用，润肠之功效更强。加水做汤，用于津亏便秘、热结便秘、习惯性便秘。

防治腹泻

症状

*腹泻、呕吐、脱水、发热。
*大便多呈白色。

疾病根源

腹泻是一种极为常见的疾病，对于大多数人来说，每次腹泻是来也匆匆，去也匆匆，而对某些人来说，却是一个慢性的过程，被称为习惯性腹泻，并且很难发现明确的病因。还有一种腹泻也较为普遍，大多数旅游者都发生过，被称为"旅游者腹泻"。造成腹泻的主要原因有：一、肠道内细菌、病毒或寄生虫的感染，如大肠杆菌、葡萄球菌的感染，使肠道内肠液过度分泌，同时吸收不足，从而造成腹泻，而旅游者腹泻大多属于这种情况；二、人体对某些食物的不耐受性或过敏性造成的腹泻；三、某些特殊的腹腔疾病，如肠易激综合征等。因此，慢性腹泻，尤其是持续数周、数月的腹泻患者应首先向医生咨询及诊治。婴幼儿和年老体弱者更需要注意，因为腹泻易造成失水过多而脱水，有生命危险。

自我检查和防治

从导致腹泻的原因来看，饮食是解决问题的关键，食物可引起腹泻，使腹泻恶化，也可治疗腹泻。它通过复杂的不耐受机制导致腹泻，也可延迟或缩短腹泻的时间，适宜的食物会使其持续时间缩短1/3~2/3。因此采用适当的食疗法很重要。医生建议，患者应禁食24小时，在此期间，要保持充足的水分。待症状减轻后，可吃饭和喝开水、蔬菜汁、汤等。之后再逐渐吃一些固体食物，如蒸胡萝卜、香蕉、全熟鸡蛋和面包，再慢慢恢复正常饮食。对于患急性腹泻的患儿来说，应注意的是禁食时间不得超过24小时。

"旅游者腹泻"通常是当旅游者到达目的地一周内即发病，伴有腹部痉挛、恶心、不适等症状。当旅游者们食用了曾被粪便污染过的水或食物、未削皮或未煮熟的蔬菜和水果、未煮熟或贮藏不善导致腐败的肉类和海产品的时候，同时也吃进了细菌。为了预防腹泻的发生，旅游者应饮用瓶装水，饮用煮沸的水如茶和咖啡，不吃生食，水果要削皮，避免进食未经高温消毒的乳制品，不饮自来水，不吃冰块，不要在街头小贩处随意购买食品。另外，饮用当地水时，最好加碘或氯制剂漂白水或煮沸后再饮用。

减肥者和糖尿病患者如果不明原因地发生腹泻，可能是摄入了太多的山梨醇所致，它是糖果、无糖口香糖和加工食品中天然的糖的替代品。山梨醇是药用的导泻剂，因此，几颗添加了山梨醇的糖果对那些消化吸收不良的人来说肠功能受到破坏而导致腹泻是不足为奇的。水果中，特别是樱桃、梨、李子等中，也含有一定的山梨醇，但是通常含量较低，不会引起腹泻。

如果你是咖啡爱好者患有慢性腹泻，请先戒饮几天咖啡，看看病情是否会因此而好转。对一些人来讲，咖啡是导致他们腹泻的常见原因。不论咖啡是否含咖啡因，仅一小杯就可以刺激肠道的肌肉收缩。而且，咖啡因具有利尿作用，可使腹泻患者的体液大量流失，由此看来，饮用咖啡可诱发腹泻或使病情恶化。

婴幼儿通常会对牛奶中引起腹泻的蛋白质产生敏感，对酸奶也是如此，因此对这类牛奶敏感或有家族敏感遗传史的婴幼儿要格外注意。避免的办法就是采用母乳喂养和去除过敏蛋白的牛奶配方。母乳喂养的婴儿通常发生腹泻和过敏的概率很小，这样使婴儿避免接触牛奶中导致腹泻的发病源和过敏源。而特制的干酪素水解配方除去了过敏蛋白，适宜婴儿饮用。

此外，千万不要给1岁以下的婴儿喂酸奶，

酸奶中的蛋白质会引起诸多不良反应，如腹泻、失眠、腹痛等，甚至造成皮肤过敏和呼吸过敏。也不要给婴幼儿喝果汁，因为果汁通常含有高浓度的果糖或山梨醇，免疫力差的小孩饮用后不能完全消化，大量的糖类堆积在大肠内，造成细菌的大量繁殖，从而导致腹泻、胃肠胀气、腹痛等。专家指出，在这些果汁中最具危险性的是苹果汁。

含有过量糖分的饮料甚至会使患有腹泻的婴儿丧命。因此，用含糖的苏打水和加糖的果汁为腹泻患者补充体液，特别是对于婴儿，是错误的方法。

但腹泻时为防止体内水分的迅速流失而摄入营养丰富的流食是没有错的。除上述问题外，还需要注意摄入的汤汁或饮料不要太凉，以免刺激肠道。

食疗方案

饮用含有营养的汤汁或饮料

很多人习惯在腹泻时饮清茶、其他饮料或没有任何固态物质的肉汤，事实上这种做法是错误的。首先，这样的食物中缺少足够的营养，导致腹泻的时间延长；其次，某些食物含有过量的钠，如牛肉汤、鸡汤等，某些则含钠不足，如软饮料和茶。普通饮料或缺少足量的钾，或含有过多的糖类（如果汁、含糖的软饮料等），因此并不适宜治疗腹泻。尤其对婴幼儿来说，糖是导致腹泻恶化的主要原因，它流经体内，抽走体内的水分和盐分，导致呕吐，

食用含有淀粉的汤

治疗腹泻最好的食物是含有淀粉的汤。一碗浓汤或大米、玉米、小麦、土豆等富含淀粉的食物制成的饮料都是很好的止泻饮食，许多国家都钟爱用扁豆汤、燕麦粥、胡萝卜汤、鸡汁面条汤等来止腹泻。与加糖的食物不同的是，这些含淀粉的流质食物可避免呕吐，减少体液的流失，有利于止泻。

酸奶——治疗腹泻的安全食物

酸奶是有效预防腹泻的最安全的食物。之所以说它安全，是因为它不会窝藏引起腹泻的细菌。酸奶治疗腹泻的效果取决于其细菌培养

✚ 医生释疑

食用胡椒会加促腹泻吗？

无论是普通百姓还是医生长久以来都很重视肠胃问题，包括腹泻。普遍认为无论是白胡椒还是黑胡椒，都会促进胃肠道的蠕动从而加重腹泻，所以人们在腹泻的时候往往对胡椒敬而远之。科学家们通过研究发现胡椒并没有使他们的胃肠蠕动增强，反而使蠕动有所降低。当然，这并不是说，我们应该食用胡椒来治疗腹泻，但可以说明，这个时候食用胡椒并不是那么有害。

偶有腹泻，是否求医治疗？

偶有腹泻，需要求医治疗。如果腹泻的时候伴有发热，或者排出大量粪便，又遇天气炎热，首要的是多喝开水、清汤或其他饮料，防止脱水。在严重的腹泻病例中，最危险的事情就是脱水。

腹泻常常是一种无害于身体的反应，是身体对紧张或进食过多油腻食品的反应，但是如果腹泻持续超过48小说，应该找医生诊治。

假如腹泻的情况严重或伴有其他病症，很可能是出于疾患，必须细心诊察，加以治疗，不能仅仅依靠自行护理。

旅行者腹泻是什么引起的？应怎样预防？

出外旅行患上腹泻，一般人往往归咎于"水土不服"，许多医生则认为那是一种特殊细菌的某些菌株引起的。大多数旅行者腹泻的患者，体内潜伏着这些微生物，但并非每个带有这种细菌的人都会发病。在某些情况下，如菌群失调、旅途中感到焦虑或食用调味甚浓的食品者可能导致发病。为此，须小心饮食。

白陶土（高岭土）制剂可用以治疗大多数旅行者腹泻病例。医生可能嘱咐准备前往某些国家旅行的人带备一种广效抗生素（对多种病菌有效的抗生素）用以防止腹泻，但是这种药物可以引起胃肠道功能紊乱和光敏反应，而且是孕妇忌服的。

菌的属性，不同的菌属其抑菌能力也是有差异的。服用红霉素的患者通常会有胃部不适、腹泻等症状，而每日饮用半杯酸奶可减轻这些副作用。当酸奶被加热后，其杀菌作用将完全消失，只有一定的抑制大肠杆菌繁殖的作用。

酸奶中所含有的乳酸菌有调整肠胃的作用，对于儿童患者来说，喝些酸奶有利于改善容易腹泻的本质。由于从体外吸收的乳酸菌在短时间内就会排泄出去，所以要持续不断地补充。

其他疗法

药油疗法

加一滴胡椒薄荷油和柏树油在糖块上，每两小时吃一块可减轻腹泻。

用胡椒薄荷油、柏树油、檀香木油或春黄菊油各一滴冲茶，每两三小时喝一杯，直至症状减轻为止。

治疗神经性腹泻，可使用春黄菊油、天竺葵油、杜松油、薰衣草油和檀香木油。可将3~4滴药油加进茶内，或混合后用来按摩腹部，每天2次。

防治胃酸过多

症状

＊未完全消化的食物从胃返流到食管或口中。

＊胃灼热（胸骨感觉灼热），有时且及咽喉部分。

＊嗳气及食物吞咽后有梗阻感。

疾病根源

胃酸是胃的黏膜细胞分泌的盐酸，如过多分泌，胃中的酸度则异常升高，引起胃灼热，胃液返流到口中，俗称反酸水。其根源通常跟饮食方式和一些生活习惯有关，如暴饮暴食，腰带或衣服过紧，饭后不久进行弯腰屈体、平卧或剧烈运动。食管下端与胃部相连处的肌肉松弛，引起胃酸返流。这虽然是极为常见的病，并不严重，但如果经常出现该症状，有可能是因为胃溃疡或食管裂孔疝。

自我检查和防治

胃酸过多者首先在饮食方面注意，进餐要定时，少食多餐，切勿暴饮暴食。进餐时端坐以使食管垂直畅通。细嚼慢咽，选用食物上应考虑吃清淡、无刺激的食物，如米饭、牛奶、鱼和谷类食物；控制盐分的摄取，因为食盐的化学符号NaCl中的Cl是氯元素，氯是构成胃液的原料，摄取大量的盐会增加胃酸的分泌。此外，香辣调味料和咖啡也会促进胃酸的分泌，忌油炸和油腻食物。养成良好的生活习惯：不吸烟，不喝酒，少喝咖啡和茶，保持睡眠充足，穿宽松舒适的衣服。

食疗方案

香蕉疗法

香蕉是一种没有刺激性的水果，能有效缓解消化不良引起的胃部不适，对于胃酸过多症也有缓解功效。不要吃未熟的香蕉，未熟的香蕉含有不易消化的淀粉。

食用一小碗半熟的米饭

如果患有胃酸过多症，那就吃一小碗半煮熟的米饭以中和多余胃酸。研究者发现，大米是一种结构复杂的碳水化合物，它可以抑制胃酸的过多分泌，有利吸收消化。

多吃含钙和镁的食物

钙和镁等无机盐具有抑制胃酸过量分泌的作用。因此为控制胃酸过多分泌，在饮食中不妨多摄入一些富含钙和镁的食物，牛奶、羊栖菜、豆腐等食物中富含钙。富含镁的食物有杏仁、纳豆、牡蛎，一些绿色蔬菜如花椰菜和菠菜，谷物等。

食用干豌豆和玉米

适量的干豌豆和玉米也有中和胃酸的作用。豆腐对抑制胃酸过多的作用尤为明显。其他具有复杂结构的碳水化合物如面包、馒头、面条也有类似的作用，但要控制好进食的量，适量即可，如果过多地食用这些食物将会起相反的作用，而且还刺激了胃酸的分泌。所以食用这类食物时应注意摄入量的控制。

防治烧心

症状

＊饭后胸部有剧烈疼痛的感觉。

疾病根源

烧心是胃肠专科最常见的问题之一。它的发生主要跟食管下段与胃分隔处的括约肌的功能有关，在正常情况下，这部分肌肉在我们吞咽的时候呈松弛状态，以使食物通过食管顺利到达胃内消化，而且它可以立即收缩，以防止部分胃内食物及胃酸返流至食管，从而触碰到敏感细胞导致灼痛感，并且伴随有酸苦的口感。括约肌的弹性在减弱时，因松弛而导致闭合不紧，或可能会在错误的时候松弛张开。一些食物会使食管下段括约肌的收缩能力下降或收缩舒张节律紊乱，而胃内的压力又常常高于食管内，在没有括约肌的有力阻隔下，胃酸自然返流至食管下段，从而引起疼痛。长时间的返流使食管下段黏膜发生慢性返流性炎症，患有该炎症的患者在进食时，食物通过发炎的食管，即使没有胃酸返流也会产生疼痛的感觉。由此可见，胃酸分泌得越多，灼烧的感觉越强烈，对食管壁的潜在危害就越大。与胃不同，柔软的食管不能承受这类腐蚀性的物质，因此表现为疼痛。

烧心的发生、其严重程度及是否恶化，与食物密切相关。此外，还跟饮食过量、饮酒、饮食不规律、饮食后立刻躺下等生活方式有关。饮食引起烧心的四种方式：

某些食物可使括约肌松弛，导致胃酸返流至食管。这些食物分别是：巧克力、胡椒薄荷、绿薄荷、高脂食品、酒精、洋葱等，其中有些食物还会引起打嗝。

某些食物会增加胃液的酸性，导致其流至食管时令人感到更加疼痛。通常刺激胃酸分泌的食物有：咖啡（普通的和无咖啡因的）、可乐、啤酒、牛奶等。

对于柑橘类、番茄、辛辣食品和咖啡，当这些食物进入已有损伤的食管时，会引起烧心。

进食速度太快和进食量过多都会使胃部过负荷运转，从而迫使括约肌张开。

除食物的原因之外，引起烧心还有可能是体重的缘故，因为多余的体重会压迫括约肌。

自我检查和防治

烧心绝对与年龄没有关系。每个人或多或少都会发生烧心。有些人天生就易患烧心，但大多数人所患的烧心是由其饮食模式造成的。饮食可引起烧心并使其恶化。如果烧心发作，应及时调整目前的饮食。

即使不是频繁发生烧心，也要减少对脂肪的摄入，因为它极有可能促使你从偶尔发生烧心转为频繁发作。

需要改善不良的生活习惯：有规律地安排饮食，在有规律的饮食时间下慢慢吃，并且要在一个轻松的氛围下进食，这样确保食管下段括约肌有效地运作。尽量少喝酒或不喝酒。在饮食后3小时内不要躺着，因为坐立或站立时，重力可预防回流。如果躺下来就没有此作用。假如饭后一定要立即上床睡觉，可采用下列办法，也许能缓解烧心症状：将床头提高15厘米（使用木块垫在床柱下），倾斜你的床可以得到重力帮助，使胃酸向下留在胃中。此外，睡觉时垫高枕头也是同样的原理。

左侧躺卧要比右侧躺卧能更好地预防烧心

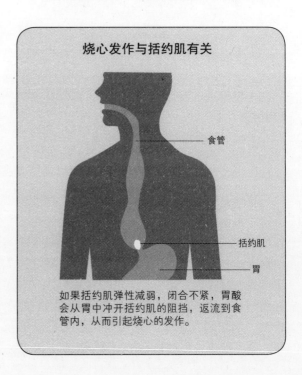

烧心发作与括约肌有关

食管

括约肌

胃

如果括约肌弹性减弱，闭合不紧，胃酸会从胃中冲开括约肌的阻挡，返流到食管内，从而引起烧心的发作。

的发生，因为食管是从右侧进入胃部，如果右侧躺卧，食管就会压在胃部下面导致括约肌张开，极易返酸至食管。研究准确地表明，左侧躺卧者发生烧心的概率较少。

食疗方案

多吃富含碳水化合物的食物

应多吃如葡萄干、大米、面条、百合、红薯等富含碳水化合物的食物，少吃高脂食品，高脂食物会引起胃酸的分泌，延迟胃的排空，且使食管括约肌突然打开。

多吃富含蛋白质的食物

多吃动物肝脏、鸡蛋等富含蛋白质的食物，这些食物中所富含的花生四烯酸能有效抑制胃酸的分泌。但需要注意，如果过多摄取花生四烯酸，会导致动脉硬化和过敏性湿疹。

喝水能减少烧心症状的发生

咖啡、橙汁、番茄汁及一些辛辣食品都与烧心有关系，如果对这些食物敏感，那就避免再食用。如果食用后发生烧心，应立即饮水或其他非酸性饮料以冲洗食管，喝水能使其冷静下来，减轻疼痛。

消除胀气

症状

＊腹内隆隆作响、放屁、气胀。
＊排出气体有臭味。

疾病根源

每个人都会排气，通俗地说就是放屁，它是生存的标志之一。一个正常人每天排气的次数约为14次，但排气过多会引起不适，有时甚至很痛苦，在公共场合令人尴尬。如果排气使你烦恼，最好的办法就是通过恰当的饮食来控制。胀气产生的原因有两个，一是吞下的气体太多，另一个是大肠制造的气体太多。

肠气是消化过程中的一种副产品。肠内的气体约有90%经口吞入，正常人每天所吞下的空气有500~1 000毫升，人体吞下空气到小肠时，空气中的氧气会被吸收，而氮气则跑到大肠成为大肠气的主要成分。很多情况下，人体会不知不觉吞下空气，例如：嚼口香糖时、吃东西时狼吞虎咽、边吃东西边说话、喝汽水、可乐、啤酒等碳酸饮料时、或吃一些容易产气的食物等。另外，还有一些人在紧张时会不自主地做出吞口水的动作，这些因素都会导致肠内气体的增加。

大肠制造气体是因为肠蠕动障碍，造成细菌对食物过度发酵，而产生大量的气体；或因为肠道中某种消化酵素有问题，而导致某种食物的消化不良，最常见的就是乳糖不耐受性，这时只要不吃含乳糖的食物自然就不会有症状产生。

胃酸过多也会引起胀气，胃中过多的胃酸和胰液中和后会产生二氧化碳，而造成胀气、打嗝。另外，肛门太紧排气较困难和慢性便秘也会逐渐形成腹部胀气的现象。

正常的排气可以清除体内废气，一旦体内的废气积存过多往往引发危险的后果：一些含有害物质的废气可能导致大肠癌的发生，或通过肠壁溶于血液中，在全身循环时，会影响到功能已经降低的器官。此外，肠内废气有时会压迫血管，造成血液循环不良，引起手足冰冷。

自我检查和防治

以下是为大多数人食用的最易产生气体的食物，了解后应尽量避免。

产生气体能力最强的是低聚糖一类，特别是绵白糖。豆类中这种糖的含量最高，其他一些蔬菜中也有一定的含量。

牛奶和乳制品是产气的主要食物，但酸奶却是个特例，饮用它后不会产生气体。对于体内缺乏乳糖酶的人而言，常常无法消化牛奶中的糖分，故而产生肠气，这种情况被称为乳糖不耐受性。乳糖不耐受性的程度因人而异。

可溶性纤维，如燕麦中的β-葡聚糖和苹果中的果胶，它们通过大肠时被产气的细菌利用。小麦、燕麦、土豆、玉米甚至淡面包等淀粉食物只能被人的消化系统消化吸收一小部分, 大部分仍要靠大肠内的细菌代谢分解, 从而导致排气。在所有含碳水化合物的食物中, 大米是最不易引起排气的。此外, 含气的饮料如可乐、汽酒、啤酒等, 也容易产生肠气。

应该留意哪一种食物会使自己产生肠气, 这需要有耐心、恒心和足够的动力, 不妨记录下每次排气和当时所进食的食物。另要注意在饮食生活中养成良好的习惯, 不要暴食暴饮; 一日三餐中, 晚餐要少吃; 吃饭时要细嚼慢咽。

食疗方案

食用生姜和大蒜防止排气

在烹饪豆类或其他产气蔬菜时, 加点大蒜或生姜以防止排气, 这两种配料是有效的气体拦截者, 能化解豌豆的产气能力。

吃豆不排气的方法

浸泡豆子可以去除使胃肠胀气的因子, 经过处理后的豆子产气能力丧失了50%。

防治婴儿腹绞痛

症状

＊临床症状是婴儿时常哭泣。

＊如果婴儿是对牛奶过敏, 也有可能伴有腹泻、气喘或发疹。

疾病根源

引起婴幼儿腹绞痛的原因之一是饮食。研究发现, 许多婴儿在直接或间接食用牛奶 (哺乳的母亲食用牛奶) 后会发生腹绞痛。专家指出这是因为牛奶中的抗体成分刺激了婴儿, 一些婴儿的消化系统不足以分解这些抗体。这些引起腹绞痛的抗体在引发疾病前, 可在母乳和婴儿的组织内停留相当长的时间, 可达1周或更长的时间。

此外, 也可能是因为着凉、紧张和便秘等所致。如果腹痛严重, 有可能是急性肠炎, 阑尾炎, 食物中毒, 胃、十二指肠溃疡等。由于婴儿在发生腹痛时无法用语言描述自己的症状, 因此需要仔细观察, 了解其哭泣的原因。如果伴有发热、呕吐、血便等症状, 就需要警惕。

自我检查和防治

一定要留心婴儿的哭声, 腹绞痛时婴儿往往会大声地啼哭, 两腿蜷在腹前, 看上去似乎很痛苦, 有时也会排气, 之后安静一会儿又开始啼哭。这些表现通常会在晚上发作, 白天也会时有发作, 而且一旦发作则持续好几个小时甚至更长时间。在饮食上注意不要给婴幼儿喂食冷的食物和生蔬菜; 高食物纤维的食物也应避免, 因为它会导致消化不良, 刺激肠胃。如果是平时经常发作的腹痛, 需要给腹部保暖, 并停食半天, 让其静养恢复。等腹痛停止后, 喂食少量的热汤、面食和捣碎的苹果等易吸收的食物。此外, 要让婴儿好好休息。注意身体的保暖, 尤其是腹部不能受凉。

食疗方案

给婴儿喂糖水

安抚啼哭的婴儿最简单的办法就是喂给他们糖水, 糖水可减轻婴儿的疼痛, 这是因为少量的糖就可激活大脑中的某种物质, 可减轻疼痛与紧张情绪。换言之, 糖是可直接作用于大脑的止痛剂, 无论是蔗糖还是水果中的果糖都有这样的作用, 但牛奶中的乳糖是无此效果的。

喝一碗大蒜汤

如果腹痛并伴有腹泻, 不妨给婴儿喝一碗用少量大蒜熬出来的汤, 这对治疗腹痛有很好疗效。因为大蒜中含有的大蒜辣素具有杀菌和保暖作用。如果是需哺乳的婴儿, 可以通过母亲食用大蒜的途径来解决。

食用富含维生素B_1的食物

经常因为紧张引起腹绞痛的婴儿, 平时可以多摄取富含维生素B_1的食物, 如猪肉等, 因为维生素B_1具有镇定神经、让肠胃保持健康的作用。

防治胃溃疡

症状

＊上腹部或胸骨尖端下方感到灼痛及持续剧痛，常为阵发性，多在清晨发生。

＊进食后不久就胃痛或恶心。

＊严重时出现吐血和便血。

疾病根源

胃溃疡多发于中年或中年之后，男性的发病率高于女性。胃溃疡大多发生在幽门窦、胃角部附近。随着年龄的增长，易发生溃疡的部位将逐渐移向胃体部上部的食管附近。胃溃疡通常在经治疗后多可在一两周内消除，需要痊愈则需6周左右，但多数在数月后会复发，且断断续续持续许多年。

发生胃溃疡最重要的一个原因是，调节体内防御因子和和攻击因子间力量平衡的自律神经功能出现紊乱，这被称为平衡说。通常因紧张所致。由于紧张，神经功能出现紊乱，胃的血流不畅，防御因子——覆盖黏膜的黏液、黏膜本身的抵抗力、黏膜内的血液循环等功能下降，从而导致消化食物的胃液分泌过多，将胃

胃溃疡的发生过程

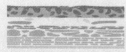

1. 黏膜的一部分发生糜烂，组织缺损较浅，常见于2~3周即自然痊愈的急性溃疡。

2. 组织缺损越过黏膜肌层，波及黏膜下层，常见于发生在幽门窦的溃疡。

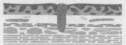
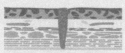

3. 组织缺损更进一步扩展至固有肌层，在胃溃疡中最为常见。当溃疡破坏肌层中的血管时，就会出现血便或呕血。

4. 最终突破浆膜，导致胃穿孔。发作时患者胃部疼痛剧烈，脸色苍白，应尽快就医诊治。

的内黏膜也给"消化"掉，导致发炎、疼痛、穿孔等胃部症状，有时还会发生胃出血、严重的腹痛等。

研究还发现，溃疡病与一种叫幽门螺旋杆菌的细菌感染有关，因受该细菌的感染使胃酸分泌增加而导致溃疡。此外，不良的生活方式如喝酒、吸烟，以及饮食不定时、工作过度劳累也会导致胃溃疡的发生。

自我检查和防治

如果发觉自己出现胃溃疡症状，须就医做胃镜检查，观察溃疡的形状和特性，排除癌症的可能。治疗胃溃疡的关键在于调整饮食，选择正确的饮食有助于抑制胃酸的分泌，增强胃细胞的防酸能力，干扰细菌的生长繁殖，从而降低溃疡的发生率。如果饮食不当，将导致胃痛加重，溃疡恶化。因此要选择合理的饮食，并养成良好的饮食习惯。少食多餐，进食易于消化的食物。同时，戒烟、戒酒。

食疗方案

食用高纤维性食物

食用高纤维性食物有利于溃疡病的更快愈合和预防复发。纤维治愈溃疡病的机理在于纤维具有缓冲剂的作用，可以降低胃肠内的酸度，同时可使胃肠黏膜的抗酸能力增强。研究发现，以精制食品为主食的地区溃疡病患病率高，食用高纤维为主的地区则患病率低。以食用精致大米为主的日本人，胃溃疡的患病率居世界之首。而在印度北部地区却很少见，当地人们以未精制的小麦做成的薄饼为主食。食用高纤维食物可选择燕麦、燕麦片、面包、玉米片、糙米等。

豆类可抗溃疡

红豆和白扁豆是防止胃酸过多的最佳食物，豆类中和胃酸的能力最强，玉米和未精制的大米也有此作用。因此，胃溃疡患者应多食用豆类，特别是红豆，它的抗酸能力最强。

大蒜——有利于胃的食物

大蒜是一种较刺激的调味品，但也具有防止胃壁受损和溃疡形成的作用。大蒜的这种保

➕ 医生释疑

消化性溃疡为什么好发于男性?

　　胃溃疡患者中以男性略多。这是因为男性的胃酸分泌比女性旺盛；此外，男性当中有饮酒、抽烟、饮食不规律等生活习惯问题的人较多，这也可能是消化性溃疡好发于男性的原因。对女性来说，随着年龄的增加，患胃溃疡的人数会有所增加。

胃溃疡恶化就会转变成胃癌吗?

　　一般将消化性溃疡和癌视为不同的疾病，尤其是十二指肠溃疡，几乎不会发生癌变。由于在已经缩小治愈的胃溃疡中也可能潜伏着癌细胞，因此有时后果难以预料。不过，因饮食习惯而导致溃疡发生的人或心理压力过大的人，更容易患癌症。有胃溃疡症状的人必须进行内窥镜检查，有可能会在与溃疡部位完全无关的地方发现癌变。因此，当出现心窝痛或呕血、血便等症状时，一定要去医院进行详细地检查。

胃溃疡患者排出黑色或焦油色的粪便，是否表示病情恶化?

　　是的。那是内出血的迹象，10%~15%的胃溃疡患者会发生这种情况。不管患的是胃溃疡还是十二指肠溃疡，出血总是一种非常严重的并发症。

　　患者很可能会患上贫血症。如果溃疡穿破血管，患者将会昏倒或吐血（出血的征兆）。60岁以上或患有其他严重病症的人，一旦出血，是十分危险的。

　　另一种严重的溃疡病并发症是穿孔，大约占溃疡患者总数的10%，其中又有10%的患者因同时出血而更加危险。溃疡恶化，穿破胃壁，称为胃穿孔；若胃酸、食糜和细菌经破口流入腹腔，会引起腹膜炎，症状是突然感到剧痛。溃疡出血和胃穿孔均须马上医治。

　　梗阻是溃疡病的另一种并发症，大多数发生在幽门，一般是胃部反复结疤的结果，这种情况于老年患者中尤其普遍。症状是恶心、胃痛、胃胀和呕出宿食。

有些做过胃溃疡外科手术的患者，喝了柠檬汽水会变得虚弱和容易出汗，这是什么缘故?

　　做过胃溃疡手术的那些患者可能得了一种称作术后倾食综合征的病。做过手术后，胃比以前小，喝下去的柠檬汽水很快通过胃进入小肠，小肠急剧加以消化，引起症状。患者动手术后，消化道需要3~10个月的调整期，才能完全恢复正常功能；在此期间，患者应少吃甜点，少喝甜的饮料，还要少吃多餐，多吃高蛋白质食物，少吃碳水化合物类食物。如果偶尔进食过多，应在餐后平躺大约15分钟。

　　溃疡和胃部其他外科手术的另一个并发症，是体重减轻。胃容量减小，摄入的热量也随之减少。

护作用，并非抑制胃酸分泌，而是温和地刺激保护性的激素——前列腺素的分泌，从而增强了胃壁的防御能力。

卷心菜的惊人作用

　　卷心菜中存在着天然的抗溃疡的成分，能加强胃黏膜的抗酸性。它含有一种制成抗溃疡药的成分吉法酯，还有一种类似生胃酮的化学物质，抗溃疡药中也常含有该成分。它们可以刺激胃肠细胞分泌黏液以形成屏障，从而与胃酸隔开。此外，卷心菜还具有抗生素的作用，它可以杀死包括幽门螺旋杆菌在内的多种细菌，幽门螺旋杆菌也是溃疡的致病原因。医生建议，每日饮1/4个卷心菜榨成的汁可以减轻由胃溃疡和十二指肠溃疡造成的腹痛，并可以加速两种溃疡病的愈合。

香蕉打造健康的胃

　　人们一度认为，香蕉抗溃疡的原因在于它能中和胃酸。新的研究发现，香蕉能使胃肠黏膜的细胞增生，黏液增多，在胃壁和胃酸之间建立一道坚固的屏障，从而起到保护胃的作用。在印度，医生们常常将绿香蕉晒干后制成的粉末来治疗溃疡病，据记载，成功率达70%。

喝茶预防溃疡

　　喝茶能预防溃疡病。绿茶中富含儿茶酚，这一成分具有抗菌、抗氧化等作用，对预防溃疡有效。尽管儿茶酚可以抑制胃蛋白酶的消化活动，但主要还是它的抗菌性能预防溃疡病。由于茶中含有一定的咖啡因，它会刺激胃酸分泌，因此最好饮用去咖啡因的茶。

调养食谱

土豆粥

原料：米饭110克，土豆50克，盐少许。

制作：土豆去皮切片，与米饭一起入锅，加水后用文火煮20分钟，用盐调味。

功效：适用于胃溃疡康复期。

柚皮粥

原料：鲜柚皮1个，粳米60克，葱适量。

制作：柚皮放炭火上烧去棕黄色的表层，刮净后放清水冲泡1天，切块加水煮开后放入粳米煮粥，加葱米、盐、香油调味后食用。

功效：舒肝健胃，止痛。

香辣温胃酱

原料：鱼蚕豆酱20克，醋5毫升，白糖10克，花椒4粒，生姜3片，大蒜1~2瓣。

制作：先在炒锅内放入花生油少许，待油热后放入花椒、姜、蒜煸出香味，加入酱、醋、糖，翻炒几下装盘。

功效：适合胃溃疡患者和慢性胃炎伴有胃痛、胃寒、肢冷者。

酸辣卷心菜

原料：卷心菜500克，泡椒30克，米醋30毫升，花椒5粒，细盐、白糖各10克。

制作：卷心菜洗净切丝，加盐腌半小时备用，泡椒切丝，在炒锅内放少许菜油，先放花椒，油热后倒入卷心菜、泡椒丝，加上盐、糖、味精等翻炒装盘。

功效：此菜酸甜可口，适合胃溃疡患者。

姜橘椒鱼羹

原料：生姜30克，橘皮10克，胡椒3克，鲫鱼250克。

制作：将生姜、橘皮、胡椒用纱布包好后，塞入去鳞、鳃、内脏的鱼腹内，加适量水，小火煨炖成羹，加食盐少许调味。

功效：温中散寒，补脾开胃。

荷叶汤

原料：鲜荷叶100克，鲜藕节200克，蜂蜜50克。

制作：将藕节切碎，与荷叶共放入砂锅中，加蜂蜜，用木槌或擀面杖捣烂，再倒入锅内，加水适量，煎煮一个小时即成。

功效：清热，凉血，止血。

防治胆结石

症状

＊严重时上腹部疼痛异常剧烈，从右上腹辐射到右下胸，有时辐射到双肩、背部，常伴有恶心、呕吐。

＊疼痛持续数分钟、数小时不等。

疾病根源

胆囊位于肝脏下，呈梨形袋状，储存了充足的胆汁以帮助肠道内食物的消化。胆汁由多种物质混合而成，这些物质的分量失去平衡，就形成微粒，胆囊内的物质围绕这些微粒凝结起来，形成结石，其大小可以小到泥沙颗粒状，大至直径达到2.5厘米。胆结石的症状通常不易被察觉。但有时胆囊收缩释放胆汁时，结石喷出堵住通往肝和小肠的胆管，就会造成疼痛，从而引起胆囊炎，炎症严重时必须取出结石，甚至是切除胆囊。胆结石的发病率与年龄呈正比关系，女性特别是肥胖女性尤为常见，其发病率是男性的3倍，并且具有家族遗传性。

饮食与胆结石也有着密切的关系，其中，饮食中摄取脂肪过多、暴饮暴食是主要原因。正确的饮食可以降低胆汁中胆固醇的浓度，从而减少胆结石的发生。某些食物还可以安全地溶解胆固醇。不正确的饮食则会刺激胆囊收缩，结石堵住胆管，导致疼痛。

自我检查和防治

胆结石通常会引起剧烈的腹痛，因此在腹痛时必须查明原因。如果腹痛超过4小时，

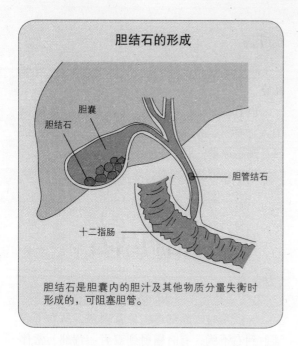

胆结石的形成

胆结石 胆囊

胆管结石

十二指肠

胆结石是胆囊内的胆汁及其他物质分量失衡时形成的，可阻塞胆管。

应立即求医。对于已经确诊的胆结石患者，在饮食方面最应该引起注意的是严格控制脂肪的摄取，避免过多摄入过多的糖和咖啡，无论是去脂去糖的咖啡，还是普通的和无咖啡因的咖啡，都会刺激胆囊收缩，引起胆结石急性发作。

时刻注意自己的体重，肥胖会导致胆结石发生，尤其是中年女性，过多的脂肪导致胆固醇增加，从而分泌至胆汁中形成结石。对于高三酰甘油和低HDL胆固醇者，胆结石的患病风险也会增加。

快速减肥增加患胆结石的风险，虽然脂肪过多会导致胆结石，但快速减轻体重也同样增加患胆结石的风险。研究表明，为了快速减肥而进食低脂低热量（即每日脂肪摄入量小于3克，总热量小于2 500千焦）者胆结石的发病率增加50%。其中体重最重且体重下降最快者，胆结石发病率也最高。由于脂肪摄入量大量减少后，胆囊就无法正常收缩以使胆汁进入肠道中，便造成胆汁淤积而促发胆结石形成。因此，为了防止胆结石的形成，每日应至少保证1次有足够的脂肪可刺激胆囊完全排空胆汁（每日保证有一餐中脂肪的摄入量为5~10克）。

养成良好的饮食习惯，不要过度疲劳，疼痛发作时，可用热水袋热敷疼痛部位，以减轻疼痛。

食疗方案

蔬菜治疗

食用大量蔬菜，对预防胆结石的形成和减少胆结石急性发作具有重要意义。研究发现，蔬菜食用量高的女性发生胆结石的比例仅是食用量低的女性的60%~70%。食用大量坚果、豆类、豌豆等的女性抗胆结石能力尤为突出。

多吃富含维生素E的食物

为防止胆结石的发生，应多吃富含维生素E的食物，如杏仁、花生、鳗鱼、花椰菜、南瓜等食物。在研究者对动物进行的实验中发现，即使摄取大量的胆固醇和脂肪，只要维生素E的水平保持正常也不会得胆结石，如果缺乏维生素E就会患胆结石。

多吃富含食物纤维的食物

患胆固醇结石时，胆汁中的胆固醇浓度过高，因此，应多食用富含食物纤维的食物，如扁豆、糙米、裙带菜等海藻类、香菇等蘑菇类、魔芋、琼脂等。这是因为食物纤维具有降低胆汁中胆固醇的作用。

养成吃早餐的习惯

长期不吃早餐会引起胆结石。在调查中发现忽略早餐的女性患胆结石的比例最高，而晚餐与次日早餐两餐的间隔不超过8个小时者，她们的胆结石发病率最低。而且，间隔时间越长，患胆结石的风险性就越高。专家指出，由于没有食物的刺激，胆囊不能产生形成足以溶解胆固醇的可溶性胆汁酸，导致胆结石形成。因此，规律食用早餐以预防胆结石的发生。

多吃猕猴桃、草莓等水果

猕猴桃、草莓、橘子等是水果中维生素C含量最高的，多吃这些水果，摄取充足的维生素C，有助于血液中多余的胆固醇转化为胆汁酸排泄出去。反之，如果人体内缺乏维生素C，胆汁酸就不能很好地合成，血中的胆固醇值就会升高。

第三章
食物治疗呼吸系统疾病

防治感冒

症状

*打喷嚏、流清鼻涕、鼻塞。

*喉咙疼痛，咳嗽有时带痰。

*发热，头痛，浑身不适。

*有时身子发冷，肌肉疼痛，食欲不振。

疾病根源

感冒是因感染病毒而引起的鼻、上呼吸道出现的急性炎症。有普通感冒和流行性感冒之分，引发感冒的病毒传染很快，通过空气传播，尤其在封闭环境里传播更快。感冒多发期通常是在每年的10月份到第二年的5月间，天气寒冷固然是重要原因，此外，这一时期的室内通风不良更成为感冒病毒传播的温床。寒冬季节的空气干燥，使得鼻子、咽喉的黏膜随之干燥，使其丧失保护功能，易导致感冒。据研究，感冒病毒有2 000种以上，因此，对所有感冒病毒产生免疫力是不可能的。感冒是最常见

➕ 医生释疑

感冒会通过接吻传染吗？

从调查研究的结果来看，接吻未必会传染感冒。感冒病毒很少通过嘴唇和口腔进入人体，其主要入侵点是鼻子和眼睛。

感冒最常见的传染途径是：健康人的手接触感冒患者用过或拿过的东西，沾染了感冒病毒继而用手搓鼻子或擦眼睛，把病毒颗粒传送到呼吸系统。

病毒潜伏于呼吸道,几天后可能再传给他人。喷嚏和咳嗽是传播病毒的常见途径。

的一种疾病，儿童平均每年要患7次感冒，成人平均每年要患4次感冒。过度疲劳和身体虚弱者、婴儿、老人、患者由于抵抗力较低，更容易患上感冒。普通感冒通常又称为伤风，在一般情况下能自然痊愈，症状持续三五天后渐渐消失。但感冒若持续时间过长，会对气管、支气管产生影响。对于流行性感冒而言，主要是由三型病毒引起，即A、B、C三型，可通过验血加以区别。大规模的流行性感冒多是由A型病毒引起。这种病毒也在不断变化，传染性极强。

自我检查和防治

引发感冒的病毒通过接触或空气传播，经由眼睛、鼻子进入体内，为预防感冒，如果接触的人中有感冒患者，应与他们保持距离，接触过他们碰过的物品后应立即洗手，洗手时要使用肥皂并用流水冲洗，手背、手掌及易藏污纳垢的指甲处都要清洗。在感冒多发季节，要注意室内通风透气，保持室内的空气湿度，有利于提高鼻子、咽喉自身的保护能力，有效预防感冒。饮食方面注意不要吃增加黏液的食物，如乳制品、蛋、淀粉和糖。如果感冒加重，还应少吃大蒜、洋葱或韭菜等食物。多吃蔬菜水果，多喝水以补充因发热而流失的水分。此外，注意休息。

食疗方案

吃大蒜赶走感冒

当你感觉喉咙开始疼痛时，吃些大蒜或洋葱以赶走感冒或流感。如果吃这些食物预防及时，就不会感冒。这两种食物中含有烯丙基硫化物，它具有强大的杀菌作用，可以杀死导致感冒和流感的病毒。自古以来，大蒜在世界各

地就被用作治疗感冒的药物。它在俄罗斯非常普遍地运用于治疗感冒，以至于被俄罗斯人称作是"俄罗斯人的清毒素"。

正确食用辛辣食物治感冒

一些辛辣食物在数世纪以来常被用于治疗呼吸系统疾病，它们含有某种特殊成分，可以稀释肺部分泌物，并促进其运动，以使它们不会堵塞气管，可咳出或正常排出。这种食物被称为"黏液促动物质"。芥末、大蒜和红辣椒等辛辣食物一直是治疗肺部和呼吸系统疾病的有利食物，红辣椒中的灼口物质就是辣椒素，其某些化学物质与药物愈创甘油醚相似。愈创甘油醚是一种化痰剂，见于大约数十种非处方和处方止咳糖浆、感冒药片和化痰剂中。又如蒜氨酸，使大蒜产生味道、在体内可转化为一种类似化痰口服液的化学物质。对于呼吸道中的分泌物较正常水平黏稠的情况时，可用辛辣食物用来治疗感冒窦炎、哮喘、干草热、肺气肿和慢性支气管炎。

鸡汤是治疗感冒的最佳药汤

像其他蛋白质含量极高的食物一样，鸡肉含有一种天然的氨基酸——半胱氨酸，在做汤时便会释放出来。半胱氨酸与一种称为乙酰半胱氨酸的药物的化学特性相似，医生经常开出这一药物用以治疗支气管炎和呼吸系统的感染。实际上，乙酰半胱氨酸是来自鸡毛和鸡皮之中。从药理上来讲，乙酰半胱氨酸像其他黏液促动剂一样，可以稀释肺中的黏液，使其较易排出。此外，还发现鸡汤抗充血的作用要优于热水和凉水。而且，甚至鸡汤的蒸汽也会优于热水的蒸汽，即使是凉的鸡汤也会有助于赶走"鼻中的寒气"。如果鸡汤是热气滚滚，显然驱寒的效果会更快更强。为使鸡汤具有强大的抗充血作用，可加入大量的大蒜、洋葱、胡椒和诸如咖喱或红辣椒之类的辛辣调料。为避免或抵抗感冒和流感菌的侵袭，每日饮用一碗辣鸡汤。最好小口饮鸡汤，因为其疗效可持续大约半个小时，因此需要连续而缓慢地摄入汤中的治疗成分。

大量喝水

如果你患有感冒或流感，医生总是会告诉你要大量喝水。其原因是当你鼻塞时，会通过口腔呼吸，呼吸道周围的黏膜会脱水。在这种干燥的环境下，病毒繁衍得更快，保持呼吸道潮湿可以抑制病毒的繁衍。热的液体就比凉的更好些，因为热水挥发的蒸汽在一定程度上可以抑制充血。每日饮用6~8杯包括水在内的清澈液体，但牛奶除外。

其他疗法

发生感冒后，可按摩风府穴和风门穴两个穴位，在睡前按摩疗效最好。这两个穴道能同时具有缓解头痛、鼻炎、喉咙疼痛等各种症状。

防治支气管炎

症状

* 呼吸有喘鸣音。
* 持久的咳嗽，痰中带脓，呈黄色或带绿色。
* 胸痛、发热、头痛，全身不适或食欲不振。

疾病根源

支气管发炎是由于病菌、病毒和细菌入侵而引起。发炎时气管内壁肿胀，气管变窄。此外，气管大量分泌黏液（痰）和其他物质，易使病情加重。引发该疾病的最重要因素是吸烟。长时间吸烟，对支气管产生一种慢性刺激，使得分泌物增多，痰也相对增多。支气管炎持续发展下去可能导致慢性支气管炎，甚至导致肺泡被破坏。婴儿或老人患上支气管炎，通常会导致肺炎的发生。感冒也是引发急性支气管炎的病因之一。此外，导致支气管炎还有可能是因为空气污染，特别是含有二氧化硫的空气。

自我检查和防治

吸烟者患上慢性支气管炎的可能性最大，因此首先应戒烟，对于不吸烟者而言，应避免去烟雾弥漫的场所，谨防被动吸烟造成的危害。婴儿、老年人等抵抗力较弱的人在晚上睡觉时，室内温度不要太低，尽量避免接触患感冒和支气管炎的患者。如果你已患有支气管炎，应减少体力活动，好好休息，以免病情加重。避免与重金属如铅、镉之类接触，这些重金属会使人体免疫系统受到损害。在饮食上也要避开受这些金属污染的食物，如含镉量高的食物，包括用粪肥大规模种植的蘑菇和来自工业污染水域的贝类。

饮食方面应注意多吃富含维生素A、维生素C、维生素E和卵磷脂的食物，有助于提高人体的自然免疫力。尽量避免大量摄取脂肪，因为它们会取代更富营养的食物，而这些食物所含有的微量元素是维持人体免疫系统的功能所必需的。避免高盐饮食，因为那样易引起呼吸系统疾病，包括肺气肿。原因是：大量的钠摄入打破了钠和钾比例的平衡，从而引发了支气管道和神经系统控制的异常反应，导致炎症和肺部受损。此外，过量饮酒和咖啡也会妨碍免疫系统发挥作用。

食疗方案

维生素C对抗支气管炎

食用维生素C含量高的食物有助于保护肺部免受损害，有效预防支气管炎。慢性阻塞性支气管炎事实上是一种"吸烟者的疾病"，可使呼吸道发炎并被浓稠的黏液堵塞，破坏呼吸功能，此病可能部分由于缺乏具保护细胞作用的抗氧化剂维生素C所引起。维生素C含量高的饮食对吸烟者尤为重要，烟龄长的吸烟者患有慢性阻塞性支气管炎的风险也更高。大量研究证实，吸烟者血中维生素C水平异常地低，大概是因为在中和吸烟过程中产生的有毒氧化物质

时，维生素C在体内很快消耗殆尽了。事实上，吸烟者耗尽了如此多的抗氧化剂维生素C，以至于他们对维生素C的所需量要比非吸烟者的所需量多3.5倍才能达到一致。因此医生建议在饮食中应多摄入富含维生素C的蔬菜、水果，尤其是吸烟者更应注意多吃。

食用茼蒿有助于抵抗支气管炎

茼蒿含有丰富的胡萝卜素，胡萝卜素能提高对细菌和病毒的免疫力。此外，它所具有的特殊香味，是因为含有 α–蒎烯和苯甲醛等精油成分。这些成分能促进肠胃运动，有助于消痰。

冬瓜子的妙用

冬瓜子不但能够消热，而且还有祛痰的作用。在冬瓜子中加入适量的砂糖磨成粉状，加入水后饮用，具有止咳的作用。

喝水化痰对抗支气管炎

多喝液体，将痰稀释，以便咳出，保持气道通畅。每天4~6杯液体（至少应饮水2 000毫升），效果颇佳。温的液体或白开水最好。避免含咖啡因或酒精的饮料，因为这类饮料是很好的利尿剂，会增加人的排尿次数，结果反而流失更多水分。

其他疗法

吸入暖湿的空气

暖湿的空气有助于化痰。如果你的痰浓稠不易咳出，使用热蒸汽能帮助打松此黏物。你也可将浴室门窗关闭，打开热水让热气充散整个浴室，然后吸入暖湿的水汽。

从浴缸吸取热蒸汽

在浴缸内填满热水，在头顶上用浴巾搭棚，然后将蒸汽吸入，每小时吸5~10分钟。

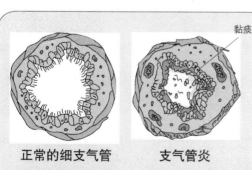

正常的细支气管　　　支气管炎

左图为正常的细支气管，患急性支气管炎后浓稠的黏液充塞于收缩的细支气管（右图）中，减少正常的空气流量。

防治哮喘

症状

＊咳嗽。

＊呼吸困难，带有呼哧呼哧喘鸣声，呼气比吸气更觉困难。

＊吸气时下胸凹陷，这种情况在婴儿和儿童身上更为多见。

＊伴有脉搏急促，一些患者面部呈紫蓝色。

疾病根源

哮喘潜在的主要病因是支气管和鼻腔的慢性发炎和黏稠化，从而导致明显的肌肉痉挛、气道收缩和随之而来的呼吸困难。发作时，支气管发炎肿胀，并充斥着大量黏液，其内径变窄，进出肺部的空气流动不通畅，从而发出呼哧呼哧的喘鸣声。当肺部中的小气道突然被黏液和其他分泌物堵塞，如果不加以清除，这种堵塞会导致窒息。哮喘是极易遗传的疾病，在儿童时期或青春时期都有可能发作，也可能到老年时期突然发作。患有哮喘的儿童通常在4~5岁前容易发病，男孩的发病率高于女孩。未满周岁的婴儿，呼吸时常带有杂声或喘鸣声，这主要是由于其气管过细所致，随着年龄增长症状会逐渐消失。但一些哮喘严重的儿童长大后仍难以痊愈。此外，一个主要的致病因素是人体的过敏反应，一些人对花粉、灰尘、动物毛发等物质产生过敏。吸烟也导致哮喘的发生。

自我检查和防治

如果你患有哮喘，你应该掌握自己的发作规律，记下发作的时间并分析原因，这可能是空气污染、运动、天气寒冷所引发，也有可能是由于焦虑不安或过度兴奋所致，并通过这些记录来了解自己的过敏原。如果是过敏体质，应尽量避免各种刺激物，在卧室内不要设置地毯、厚窗帘和一些易藏污纳垢的家具，不要饲养宠物。

本质上可通过以下四种方式来缓解或预防哮喘发作，即控制气道的潜在性发炎、扩张气道、稀释肺部中的黏液以及预防引发哮喘发作的食物过敏性反应。如果是食物过敏原，则在饮食中避开。诱发过敏的食物有坚果、鸡蛋和可乐等。此外，动物性食物也会加重哮喘症状。在饮食中，需要注意的是一些鱼类食物如沙丁鱼、扇贝等虽然含有一些有效成分，但其导致哮喘发作的概率也相当高，特别注意不要

食用不新鲜的鱼贝类食品。蔬菜中的山药等也应避免。水果中猕猴桃、槟榔、柚子等柑橘类食品虽然含有丰富的维生素C，但与酶发生作用后往往又成为哮喘发作的"凶手"，所以也应避免。还要控制极甜的糕点、巧克力和对气管产生刺激的香辣调味品。

食疗方案

鱼油治疗哮喘

食用多脂鱼绝对是明智之举。长期以来鱼油一直是治疗哮喘的安全食物。经证明，鱼油具有抗炎性，有助于治愈气管的炎症，使气管壁再生，恢复至更为轻松的呼吸。在一组实验中，哮喘患者每日摄入高剂量的鱼油，10周后，发现鱼油可使引发炎症的物质——白三烯素的产生下降了50%。应经常食用具抗炎作用的 ω–3 脂肪酸含量高的鱼类（如沙丁鱼、金枪鱼等），这样可通过持续抑制气道的炎症发生以防治哮喘。爱斯基摩人长期食用大量海产品，确实很少发生哮喘。有研究发现，鱼油具有即刻缓解哮喘的作用。

用水果和蔬菜治疗气喘

如果你想呼吸更通畅，那就多吃富含维生

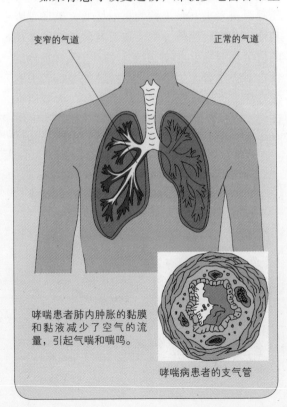

哮喘患者肺内肿胀的黏膜和黏液减少了空气的流量，引起气喘和喘鸣。

哮喘病患者的支气管

素C的水果和蔬菜吧。水果和蔬菜可通过抑制炎症而控制哮喘。研究发现，维生素C抗哮喘作用的机理是维生素C的抗氧化活性可中和刺激发炎的氧自由基。维生素C还可加速组胺（在过敏反应中形成组胺）的代谢，并可影响与支气管痉挛相关的平滑肌。另外，维生素C可影响有助于控制炎症的前列腺素。研究发现，每日摄入高剂量的维生素C（即每日摄入量从500~1000毫克不等）可通过缓解支气管收缩来防止哮喘发作并改善呼吸功能。研究还发现，如果每日食用至少含有300毫克维生素C的食物，可使哮喘和支气管炎发生的风险下降30%，300毫克维生素C相当于3杯橙汁或3杯煮熟的花椰菜的含量。

哮喘患者可每日饮用胡萝卜、卷心菜、柠檬和苹果榨的汁。下列食谱均对治疗哮喘有益，可根据自己的喜好和原料是否方便采购进行选择：生姜胡萝卜苹果汁、卷心菜胡萝卜芹菜汁、生姜冲剂、莴苣子煎汁、草莓叶煎汁。

南瓜治疗哮喘

南瓜的营养成分较全面，营养价值也较高。嫩南瓜中维生素C及葡萄糖含量比老南瓜丰富。老南瓜则钙、铁、胡萝卜素含量较高。这些成分对防治哮喘病均较有利。中医学认为：南瓜味甘，性温，具有补中益气、消痰止咳的功能。

洋葱疗法

哮喘患者可选择经常吃洋葱。洋葱含抗发炎药物成分，可从根本上治疗哮喘。在洋葱汁和特定的洋葱化合物中均具有抗炎活性。其中，硫化亚磺酸盐是主要的活性抗炎物质。同时，洋葱也是另一种强效抗炎化合物槲皮苷的最佳来源，槲皮苷也可缓解包括干草热在内的过敏症状，这种抗氧化剂似乎可以稳定会释放组胺的细胞膜，实际上，它与通过抑制组胺释放的抗过敏药物色甘酸具有相似的化学特性。

试试火辣辣的胡椒

食用热的辛辣食物可以迅速缓解哮喘。辣椒、芥末、大蒜和洋葱均可通过扩张气道以使哮喘患者呼吸较顺畅。这些食物具有黏液促动活性，可使堵塞小气道导致哮喘患者呼吸困难的黏液稀释。这些火辣辣的食物发挥作用的一种方式是，通过刺激消化道内的神经末梢，引起口腔、咽喉和肺部中水性液体的分泌。这些分泌物有助于稀释黏液，以使其不会堵塞气道而被排出，使呼吸正常。此外，辛辣食物还含有其他的抗哮喘特性。研究人员已经发现辣椒中含有的发辣物质辣椒素，当被食用时就具有抗炎活性，被吸入时则可作为那些轻微哮喘者的支气管扩张剂。洋葱和大蒜也有抗炎活性。

✚ 医生释疑

吸烟是怎样诱发哮喘的？

吸烟产生的烟雾，是一种支气管刺激物，使支气管黏液增多，而哮喘患者本身痰就很多。烟草的烟雾即使不足以引起哮喘发作，也会对敏感的呼吸系统造成刺激，使哮喘较容易发作。

有些人的哮喘为什么只在冬季发作？

在冬季，常见的诱发哮喘的因素比其他季节多，比如寒冷空气，普通感冒病毒，家庭及工作场所的污染物，包括烟草的烟雾、甲醛、煤气、各种喷雾剂、来自小型供热器及煤气用具的烟雾、农药、除垢剂、溶剂、胶水等。新鲜空气的流通量减少，这些污染物在室内的浓度相应增加，哮喘发作的可能性因而大增。

第四章
食物治疗内分泌系统疾病

防治糖尿病

症状

＊常感口渴，尿量显著增加。血液中过多的糖分使肾脏产生大量尿液，体液因此损耗，引起口渴。

＊由于体液损耗过多，体内不能利用碳水化合物，以致体重减轻。

＊疲倦犯困，烦躁不安。

＊全身瘙痒，皮肤易感染。

＊足部溃疡，手足有针刺及麻木感。

＊视网膜病变，视力障碍。

疾病根源

糖尿病是一种严重的疾病，主要是因患者胰腺不能产生适量的胰岛素所致。人体所摄入的糖分进入体内后，一部分形成糖原储存起来，一部分转化为葡萄糖进入血液，运送到全身。正常情况下，胰腺所分泌的胰岛素能促进人体对葡萄糖的吸收。当摄入的糖分过多时，则需要大量胰岛素来促进吸收，如长此以往将加重胰腺的任务，以致疲劳或衰退而无法分泌胰岛素，从而出现了一些葡萄糖在血液中无法被消耗，形成高血糖。如果血糖无法下降，肾脏中的肾小管将无法完全吸收血液中的葡萄糖，多余的葡萄糖便进入尿液中被排出体外。糖尿病会导致大量危害，包括过多排尿、口渴、虚弱、疲乏、心血管和肾脏的损伤。

糖尿病是一种生活习惯病，在现代文明高度进步、物质极度丰富的社会里，患者人数正急剧上升。这种疾病与遗传有很大关系，如果夫妇二人都是糖尿病患者，那么他们的子女当

中，患病的概率高达25％。有时，某些病毒感染也可能引发糖尿病。

糖尿病主要分为两类：Ⅰ型糖尿病和Ⅱ型糖尿病。每10个糖尿病患者中有一个是Ⅰ型糖尿病。这些人的胰腺分泌很少或者是不分泌胰岛素。大多数在30岁之前被诊断出患有糖尿病的人是这种胰岛素依赖型糖尿病，过去也称为青少年型糖尿病。男女罹患Ⅰ型糖尿病的概率相差无几。很多情况下这是一种自体免疫疾病，身体的免疫系统向胰腺中合成胰岛素的β细胞发起免疫攻击和破坏。这种糖尿病常常在儿童时期潜伏发展，但有可能在任何时候发作，常常是多年没有察觉，在一场大病之后发现患上了糖尿病，有些人特别是儿童和青少年会在发现酮酸中毒时发现患上了糖尿病。酮酸中毒是一种非常严重的并发症，血液中的酸性因严重的胰岛素不足而大大增加。

超过30岁的糖尿患者群中85％~90％是Ⅱ型糖尿病，以前也称为非胰岛素依赖型糖尿病或成人型糖尿病，大多数Ⅱ型糖尿病患者超重或者肥胖。对于这些人来说，是胰岛素分泌量不够身体所需或者胰岛素不能正常工作以控制血糖水平。这种被称为"胰岛素抵制"的情况会导致高血糖。体重过重是目前患Ⅱ型糖尿病的最大风险。多数Ⅱ型糖尿病患者体重过重，影响到胰岛素发挥作用。传统上看来并不超重的人，也有患糖尿病的风险。腹部过量堆积的脂肪也会导致患糖尿病的风险增加。其他一些风险因素包括年龄、人种、遗传和缺乏锻炼。Ⅱ型糖尿病也会有很多年的潜伏期，因为高血糖发展缓慢，而且不会马上出现糖尿病的一般症状。它还会对包括心脏和肾脏在内的一些主要器官造成损害。由于Ⅱ型糖尿病常常在40岁之后发病，在55岁以后明显，中年人适时看医

生，检查是否有发展迹象就显得非常重要。

自我检查和防治

糖尿病的早期诊断非常重要，这样可以避免对身体过多的损害。作为第一步，建议到45岁的人群，应该去医院做一个空腹血糖测试。空腹一晚后提取血液样本，就可以测量葡萄糖含量了。最好每3年进行一次检查。如果存在糖尿病的风险因素或任何糖尿病症状则应该更频繁地检查或者在更年轻时进行检查。

要预防和治疗糖尿病，食物疗法是首要的。必须控制饮食中糖分的摄入，如面包、蛋糕、糖果、饼干、土豆等。此外，多吃一些对防治糖尿病有效的食物，许多世纪以来，人们已发现有400多种植物可以用来治疗糖尿病。在欧洲、亚洲和中东，生洋葱和大蒜一直是最受喜爱的抗糖尿病药物。人参在中国广受欢迎。在欧洲的部分地区广泛使用一些常见的食用蘑菇以控制血糖水平。卷心菜、莴苣、芜菁甘蓝、豆子、杜松子、紫花苜蓿和芫荽子在许多民族中被用来治疗糖尿病。这些食物或从中分离出来的化合物，可降低动物、人体或细胞培养物的血糖水平或激发胰岛素。糖尿病患者每日摄取的热量是5 740~6 560千焦。在控制饮食的同时，糖尿病患者更需要注意营养的平衡。

此外，必须加强运动。和其他生活习惯病一样，养成运动的习惯，对改善糖尿病病况有很好的作用。

食疗方案

鱼可抑制糖尿病

研究中发现，吃鱼可降低血糖，吃鱼者发生糖尿病的概率仅为不吃鱼者的一半。显然，鱼中所含丰富的ω–3脂肪酸能产生前列腺素，前列腺素可以有效调节血糖，从而防止糖尿病。每日仅需30克多脂鱼，便能很好地发挥保护作用。必须注意的是，糖尿病患者如没有医生指导不可服用鱼油胶囊。经证明，它们会干扰一些糖尿病患者的葡萄糖调节功能。

花椰菜降血糖

糖尿病患者不妨吃些花椰菜。花椰菜是微量无机盐铬的极佳来源，铬可稳定血液中葡

萄糖的水平，有助于调节胆固醇和其他脂肪的水平，而且仅需要较少的铬便可发挥作用。具有生物活性的铬紧紧地依附于胰岛素，可使胰岛素将葡萄糖氧化成二氧化碳这一主要能力增强100倍，有效降低血糖，对Ⅱ型糖尿病尤其有效。铬有助于调节血糖，常常会减少对药物和胰岛素的需求。如果你的糖耐量不稳定，那么铬可修复你的糖耐量。即使你的血糖水平低而不是高，铬可以使其迅速恢复到正常水平。无论血糖出现任何异常，铬都会使其恢复正常水平。Ⅱ型糖尿病患病率的急速升高的部分原因是饮食中铬的缺乏，推荐每日铬的摄入量为50~200毫克。确保体内有充足的铬的最佳办法便是从均衡的饮食中摄入，高铬食物有坚果、牡蛎、蘑菇、全谷类、小麦谷物、啤酒、葡萄酒、大黄、啤酒酵母和花椰菜。一项分析发现，1杯花椰菜含有22微克铬，是其他食物含铬量的10倍。大麦也富含铬，伊拉克人长期用大麦来治疗糖尿病。

葱属植物的药用性

在古代，葱属植物洋葱等就被视为治疗糖尿病的药物。而且现代研究显示，洋葱确实具有降低血糖的作用。印度的研究者们让受试者饮用洋葱汁和食用整个洋葱（即25~200克的剂量），发现剂量越大，血糖水平就越低。无论是生的还是熟的洋葱，其作用是一样的。洋葱可影响肝对葡萄糖的代谢，或影响胰岛素的释放，或可预防胰岛素的破坏性。降低血糖的活性物质可能是烯丙基二硫醚和蒜素。在20世纪60年代，研究者们从洋葱中分离出抗糖尿病的化合物，与抗糖尿病的药物甲糖宁具有类似的功效，可刺激胰岛素的合成和释放。

专家认为，每天吃50克洋葱，这个剂量的洋葱就能发挥降低血糖的功效。尽量挑辣味重的、更新鲜的洋葱，其所含的有效成分更多。

山药能有效改善血糖

山药对于改善血糖大有益处，其原因有：在山药中含有一种黏滑成分，这是由黏蛋白形成的。食用山药后其黏蛋白能包裹肠内的其他食物，使糖分被缓慢地吸收，这一作用能抑制饭后血糖急剧上升，也可以避免胰岛素分泌过剩，从而达到控制血糖的效果。山药含有镁和

锌等，这是胰岛素分泌必不可少的有效成分。山药含有维生素B_1和维生素B_2，这些成分都能促进血液中葡萄糖的代谢。此外，山药中含有淀粉酶，这种消化糖类的酶能使血液中不再积存糖分。糖尿病患者不妨在饮食计划中增加山药，注意黏滑成分越多的山药，其有效成分也就越多。如果生吃，则更有利于对这一成分的吸收。

食用豆类

食用高碳水化合物、高纤维食物如豆类，可控制糖尿病的发生。豆类所含的碳水化合物正是糖尿病患者所需的，它的消化过程非常缓慢，仅会造成血糖水平的逐渐升高。因此，食用豆类后机体所需的用来控制血糖水平的胰岛素就不那么多了。在研究中发现，长期食用豆类较多的Ⅰ型糖尿病患者每天的胰岛素摄入量可降低38%，Ⅱ型糖尿病患者可将胰岛素注射量降低98%。

咖喱的作用

胡芦巴子在中东和印度长期以来被用来治疗不同疾病，包括糖尿病。现代医学研究证明，胡芦巴子可降低糖尿病患者和健康者的血糖水平和血胆固醇水平。这是因为胡芦巴子中的活性成分——一种被称作半乳甘露聚糖

✚ 医生释疑

食物如何对糖尿病产生影响？

人们所吃的食物对血糖水平和胰岛素具有重要影响，食物在引发、加剧和控制糖尿病方面起着主要作用。过量食用某种食物，可引起血糖水平急剧升高，导致胰岛素增加负荷，限食这类食物可使血糖水平更加稳定。某些食物含有的化合物可激发胰岛素的活性和效力或直接发挥作用以调节血糖水平。食物中的抗氧化剂，如维生素C、维生素E，可防止自由基对β细胞的攻击，从而防止加重炎症和其他损害。这些抗氧化剂也可阻止糖尿病患者的LDL胆固醇发生氧化，糖尿病患者的LDL胆固醇比非糖尿病患者的更易受到损害。Ⅱ型糖尿病患者发生心脏病的概率是非糖尿病患者的2~3倍。Ⅰ型糖尿病极可能是因为对食物成分复杂的迟发"过敏反应"所致，如牛奶中的蛋白质引起的过敏。

脂肪的摄入对糖尿病有什么影响？

限制脂肪的摄入，会加速糖尿病的发生。根据最近研究发现，每日多摄入40克脂肪可使发生糖尿病的概率增加3倍！饮食中的过多脂肪，特别是动物性饱和脂肪，会损害胰岛素的效用。研究者们通过手术从老年非糖尿病患者的肌肉中取出细胞。他们测量了细胞膜的饱和性脂肪酸，并测试了患者的胰岛素抵抗。发现细胞中的饱和性脂肪酸越多，胰岛素抵抗就越强。另一方面，组织中多不饱和脂肪水平越高，尤其是鱼油，胰岛素的活性越好，胰岛素抵抗越弱。在另一项研究中，摄入脂肪可减小胰岛素的有效性，促使血糖水平异常地高。正常个体食用大量脂肪，尤其是动物性脂肪，可减少其胰岛素的活性，提高发生糖尿病的可能性。减少摄入饱和性乳制品和动物性脂肪并且多食用多脂鱼，有助于预防糖尿病。

医生为什么要常替孕妇检查是否患糖尿病？

糖尿病有时在怀孕期间初次发病，这种情况称为妊娠期糖尿病。弄清楚孕妇是否患有糖尿病，是非常重要的，因为如果不予治疗，会大大增加分娩的危险。孕妇患糖尿病，胎儿往往长得比一般胎儿大，容易造成难产。此外，婴儿先天性畸形的发生率较高。从前，糖尿病产妇分娩时的死亡率逾9%，其婴儿的死亡率更在40%。现今，其死亡率与非糖尿病者相仿，但是为了预防不幸，孕妇应接受常规的产前糖尿病检查。虽然，妊娠期糖尿病患者可能于产后痊愈，但是，此后每次怀孕期间必须继续治疗，终生小心护理。

牛奶会导致婴幼儿患上糖尿病吗？

不要给婴幼儿喂牛奶，尤其是对于有家族糖尿病史的婴幼儿而言。在婴幼儿时期饮用牛奶，少年时期会引发遗传性因素影响的Ⅰ型糖尿病。原因是牛奶中的某些蛋白质可提供抗原（即外来物质），使免疫系统混乱而攻击自己的机体组织，此时胰腺中关键的β细胞会破坏能分泌胰岛素的细胞，从而导致糖尿病。母乳喂养的婴儿在较长时期内较少发生糖尿病。所以，应使婴幼儿远离乳制品，这段时期可能是最关键的阶段，这样可使许多儿童避免发生糖尿病。

的胶状可溶性纤维能与胆酸结合，从而降低胆固醇，作用机制与普通药物相似。对于糖尿病患者而言，不妨在饮食中加入些咖喱，既能调味，又能有效改善病况。

桂皮、丁香、姜黄和月桂叶子的药用性

这些调料具有药物作用，有助于我们控制甜食中的糖，并激发胰岛素活性，这意味着机体可更有效地对糖进行处理，因此对胰岛素的需求量较小。桂皮、丁香、姜黄和月桂叶子能使胰岛素活性增强3倍，其中桂皮的功效最强。实验中发现，仅需要少许桂皮，如撒在烤面包上的少量桂皮，就可激发胰岛素的活性。添加于任何适当食物的少量桂皮有助于抑制血糖。

多吃富含维生素的食物

如果你患有糖尿病，应另外吃些抗氧化剂（如维生素E、维生素C和β-胡萝卜素）含量高的食物。这是因为糖尿病患者的动脉阻塞过程似乎是异常的而且更严重，特别是糖尿病患者的LDL胆固醇更易发生氧化，因此更易产生毒性。反过来，被氧化的LDL理论上更易阻塞动脉。那么是什么引起危险的氧化胆固醇?可能是糖尿病患者持续的高血糖水平使然。当糖经过代谢时，它便释放出氧自由基毒化胆固醇。可以通过抗氧化剂将其杀死以抵消它们的毒害作用。如富含维生素C的辣椒，它能提高脂肪代谢和基础代谢。

鳝鱼可有效治疗小儿糖尿病

现代医学研究认为，鳝鱼对糖尿病有良好的辅助治疗作用。从鳝鱼中可提取分离出"黄鳝鱼素A"和"黄鳝鱼素B"。这两种物质具有显著的降血糖和恢复正常调节血糖生理功能的作用。因此糖尿病患者不妨吃些鳝鱼。吃鳝鱼需注意挑选新鲜的鳝鱼食用，死鳝鱼有毒。

食用全脂奶粉

牛奶中钙、磷、钾等微量元素含量丰富，有效地维持了人体酸碱的平衡。牛奶中维生素A、维生素D、维生素B$_2$含量丰富，这些营养素的吸收利用有助于防治心脑血管疾病及糖尿病。此外，全脂牛奶中的胆固醇含量很少，并且具有降低胆固醇和抑制其吸收的乳清酸、3-

羟基-3-甲基戊二酸等成分，因此对于伴有高血压和冠状动脉硬化性心脏病的糖尿患者，同样可以食用全脂牛奶，而不必担心牛奶中因有较多的脂肪而不敢喝。全脂牛奶是一种均衡的食品，全脂牛奶在脱脂的过程中，会将只存在于脂肪中的维生素A、维生素D、维生素E等营养成分分离出去。所以糖尿患者最好饮用全脂牛奶或奶粉。

调养食谱

苦瓜炖豆腐

原料：苦瓜250克，豆腐200克。

制作：将苦瓜切片，备用。食油烧开后，将瓜片倒入锅内煸炒，加盐、酱油、葱花等作料，添汤，放入豆腐一起炖熟。淋香油调味，随饭食用。

功效：苦瓜含有类似胰岛素的物质，有显著降血糖的作用，为糖尿患者的夏令食疗上品。

南瓜虾皮汤

原料：南瓜400克，虾皮20克。

制作：食油爆锅后，放入瓜块稍炒，加盐、葱花、虾皮，添水煮汤，吃瓜喝汤。

功效：虾皮补钙，南瓜有促进胰岛素分泌、降低血糖的作用，并能改善糖尿患者的临床症状。

大麦豌豆粥

原料：大麦200克，绿豌豆200克，

制作：将大麦和绿豌豆加水同煮，熬粥饮用。

功效：豌豆消渴，止泻痢、利尿。大麦有消渴祛热、益气宽中的作用。

白鸽煮银耳

原料：白鸽1只，银耳30克，盐少许。

制作：将白鸽宰杀去毛和内脏后，放入砂锅煮，煮热时放银耳，盐少许，稍煮即可。

功效：有滋阴润燥之效，适用于糖尿病口渴多饮者。

猪胰淡菜汤

原料：猪胰1个，淡菜80克，调料适量。

制作：淡菜洗净，浸泡片刻，煲汤10分钟后，加入猪胰同煮至熟透，调味。

功效：有养阴滋肾之效，适用于糖尿病患者的辅助治疗。

山药炖猪肚

原料：猪肚150克，山药50~100克。

制作：将猪肚洗净后切成条或小块，放入锅中煮沸后改文火炖熟。再将山药去皮，洗净，切成片或段，同炖至烂。

功效：滋养肺肾，适用于消渴多尿。

防治痛风

症状

＊患处关节突然红肿疼痛。最初大拇指关节开始痛，也可能在脚关节的某处疼痛，然后其他关节，如膝、踝、腕、肘等关节也相继疼痛。

＊疼痛持续两三天，会不时发作。

＊如果是慢性疼痛患者，尿酸盐沉积物或痛风石会在耳、手及足等处形成硬块，如不加治疗，疼痛可能持续一星期或更久。除关节疼痛外，可能感到全身不适。

疾病根源

痛风多见于30~50岁的男性，这是一种因为尿酸的增加而引起的疾病，当血液中尿酸和尿酸盐聚积在某一个或多个关节内时，便会引起剧烈的疼痛、肿胀和发红。尿酸是体内的细胞和能量物质分解时生成的废弃物。构成尿酸的物质被称为嘌呤，嘌呤在能量物质分解时生成。此外，在摄入含嘌呤的食物后也会增加体内的嘌呤。人体内的尿酸大部分通过尿液排出，少量的随粪便和汗液排出。如果没有很好地排泄出去，就会致使体内尿酸大量沉积，血液中尿酸的浓度增加。一些人因本身体质的关系，排泄尿酸的功能有障碍，这通常带有遗传性。此外，剧烈的无氧运动、饮酒过量、放纵饮食、精神压力大等都会增加尿酸。一些疾病如高血压、动脉硬化、糖尿病、肾炎等也会造成体内尿酸的大量沉积。当血液中的尿酸浓度

超过每分升7毫克时，血液中这些无法溶解的尿酸便会和钠结合形成尿酸盐，积存在关节和皮下等部位，尿酸盐的结晶是白色针状物，尖尖的结晶会刺激关节等处，引发剧痛。

自我检查和防治

在尿酸浓度升高时，最初往往没有明显可以让人感觉到的症状，当出现痛风症状时，才开始注意到。因而要预防痛风，首先要防止尿酸在人体内过多的沉积，这需要定期检查血液中的尿酸值。一旦发现尿酸水平过高，就应该提早开始治疗。治疗以饮食疗法和改善生活习惯的疗法为主。对于30~50岁的男性来说，尤其要注意避免过量的饮食，饮酒需要节制。在饮食中，要控制嘌呤的摄取，因几乎所有的食物都含有嘌呤，因此要尽量避免食用嘌呤含量高的食物。痛风还多发于肥胖者身上，所以控制热量的摄取也很重要。凡体重超重的痛风患者应考虑适量节食，逐步减轻体重，但切忌操之过急，太快过量地减轻体重会引起血液中的尿酸水平上升。

食疗方案

番茄预防痛风

番茄能有效预防痛风，主要是因为它是碱性食物，食用后能使尿变成碱性，易于溶解体内产生的尿酸，从而使尿酸顺利排出。此外，番茄能净化血液，有助于排出血液中的尿酸。

✚ 医生释疑

人体内平均每天生成多少尿酸？

正常的人体平均每天生成1200毫克尿酸，其中每天约有一半的尿酸会通过尿液、汗液等途径排出体外，然后体内每天又会产生新的尿酸，这个量通过酶的调节，一般与排泄掉的尿酸量相当，约为600毫克。由于个体差异和饮食的不同，每天产生的尿酸量也会有所差异。

痛风可能引发哪些并发病？

痛风的反复发作可能损伤关节，引起关节炎。尿酸盐在肾脏中大量沉积，可能形成结石，肾结石会引起剧痛，损害肾脏，严重的会出现尿毒症。微小的尿酸结晶可能破坏肾组织，引起高血压和心力衰竭。

番茄还含有具利尿作用的钾，能够促进尿酸的排出。比起番茄，番茄酱、番茄沙司及番茄汁含有更为丰富的钾。需要注意的是，高血压者最好选择未添加食盐的番茄汁加以食用。

多吃芹菜

在古希腊时代，人们便利用芹菜来治疗风湿性关节炎和痛风。芹菜富含钾，每100克芹菜中含有410毫克的钾，钾具有很强的利尿作用，能使人体内产生的尿酸随着尿一同排出。另外，芹菜中含有的钾和食物纤维有降血压作用，对于痛风的并发症之一的高血压也有很好疗效。建议食用芹菜时生食，水洗时尽量迅速而轻轻地洗，因为芹菜在经过长时间水洗和加热后再食用，容易使钾流失掉。

多喝水

水分不足时，尿量会减少，尿酸的排泄量自然也跟着减少，导致尿酸浓度上升。长期如此，尿酸沉积便引发痛风。因此应充分摄入水分，增加尿量，便于尿酸的排出。补充水分时，应选择喝矿泉水或白开水，因为像果汁等饮料，虽然含有水分，但其中糖分含量较高。此外，酒精也不能用来作为补充水分的来源。这些都会使得尿酸增加。补充水分时应同时补充钾、钙、镁等无机盐，这些无机盐具有利尿、降低血压的功效。

黑色食品加强尿酸的排泄

肾脏功能是否正常直接影响到人体内尿酸的排泄，因为尿酸经过肾脏到达膀胱后，会随着尿液一起排出体外。如果肾脏功能不健全，就会影响到尿酸不能顺利排出。肾脏中积存大量尿酸后，会进一步引发肾脏功能的衰竭，产生尿酸结晶，严重者还会造成尿毒症。因此，为有效防治痛风，也应加强肾脏的功能。根据传统中医理论，黑色食品是有效强化肾脏功能的食物，包括黑芝麻、羊栖菜、海带、裙带菜、香菇、茄子、葡萄、鳗鱼等。

调养食谱

土豆萝卜蜜

原料：土豆300克，胡萝卜300克，黄瓜300克，苹果300克，蜂蜜适量。

制作：上述各种食物切块榨汁，加蜂蜜适量饮用。

功效：可治痛风。

芦笋萝卜蜜

原料：绿芦笋200克，胡萝卜300克，柠檬60克，芹菜100克，苹果400克。

制作：上述各种食物切块，加适量冷开水后榨成汁，用蜂蜜调味饮用。

功效：可治痛风。

冬瓜汤

原料：冬瓜300克（不连皮），红枣5~6颗，姜丝少许。

制作：用油爆姜丝，然后将冬瓜片和红枣放入锅中，加水及调味料煮汤。

功效：经常食用，有利于排出尿酸。

核桃泥

原料：核桃仁250克、山药100克。

制作：将核桃仁浸在加盐的冷开水中，5分钟后取出，放进微波炉，3分钟后，再用粉碎机捣烂，与炒熟的山药粉混合拌匀即成。

功效：经常食用，有助于强身健体，调节代谢。

黄花菜汤

原料：鲜黄花菜根30克，黄酒适量。

制作：将黄花菜根水煎后去渣，冲入黄酒温服。

功效：有利于治疗痛风，关节疼痛红肿，活动不利，或足跟部疼痛。

第五章
食物治疗神经系统疾病

防治头痛

症状

＊紧张性头痛发作时肌肉收缩，从脖子到后脑感觉缓慢疼痛。

＊偏头痛常常先是视觉模糊、身体一侧麻木或刺痛，继而是强烈的头痛，甚至恶心或呕吐，持续几小时或几天。

＊丛集式头痛通常是四季变换时发生头痛。

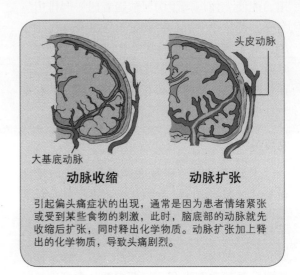

头皮动脉

大基底动脉

动脉收缩　　**动脉扩张**

引起偏头痛症状的出现，通常是因为患者情绪紧张或受到某些食物的刺激，此时，脑底部的动脉就先收缩后扩张，同时释出化学物质。动脉扩张加上释出的化学物质，导致头痛剧烈。

疾病根源

在几种不同类型的头痛中，最常见的头痛是紧张性头痛，困扰着约90%的患者。导致各种头痛的主要原因都跟日常生活和工作中的焦虑、紧张有关，也跟一些疾病或天气变化有关系，如鼻窦炎会引起头痛，季节变化易导致丛集性头痛的发作。至于偏头痛，带有一定的遗传性。每100个人中，就有5个因遗传而得偏头痛的患者，而且女性的患病率远远高于男性。偏头痛致病因素还与血清素浓度有关。血清素浓度改变，引起脑部四周的动脉血管收缩，切断氧气供应，导致视觉模糊，当其浓度再一次改变时使收缩的血管放松，这时头痛便开始。此外，头痛与一些食物也有极大关系。如巧克力、红葡萄酒、咖啡因、味精、腌肉、成熟的干酪、坚果、酒精、冰激凌等。食物很少单独发挥作用引发头痛，它引发头痛的机理较复杂，通常有两个或更多的因素共同作用来控制大脑的调节机制，从而引发头痛。许多普通食物都含有化学物质，特别是酪胺和亚硝酸盐，可直接作用于遗传性倾向

的个体的大脑，可诱发致使头痛的神经和血管的变化。头痛发作的次数和严重程度取决于个体的敏感程度和食物及其他因素对大脑的累积影响。在某些情况下，食物可刺激血管收缩，导致血流功能紊乱，出现暂时性的神经症状如视力干扰。在其他情况下，大脑外血管扩张、膨胀，引发疼痛。有时，强烈的光线、喝酒、吃避孕药也会诱发头痛。

自我检查和防治

如果你总为头痛而苦恼，应该首先弄清疼痛的部位和原因，你可以尝试记日记的方法。将头痛发作那天的事以及几个月内每天日常生活的情况，如饮食起居的时间、食物、饮料、天气、情绪波动、过度的体力活动等，这些有助于你分析头痛的原因。

最易控制的引发头痛的一个因素就是饮食，在预防头痛时应避免一些危险的食物。所有含有导致头痛的某种已知化学物质的食物都应引起怀疑，如巧克力、成熟的干酪、熏肉和红葡萄酒。因此，减少或避免引发头痛的食物

可很好地阻止头痛发生。

也有研究者认为，成人和儿童的头痛是由广泛存在还未被认识到的食物过敏或不耐受性所致。因此身体的免疫系统将某种食物作为抗原（外来物质），导致血管变化，诱发头痛。

需要保持规律的饮食习惯，不规律的饮食往往是诱发头痛的原因之一，错过进食时间导致血糖降低，而低血糖常常诱发偏头痛。

如果头痛时服用了解热止痛药阿司匹林，要避免同时食用维生素C强化食品，如草莓、柠檬、果汁等，否则易引起消化道出血（吐血）、流鼻血不止等症状。

为预防头痛的发作，例如避免长时间弓着背坐在书桌前，应时而站起来伸展四肢，活动筋骨。和别人谈一些与目前的烦恼或困难无关的事情，轻松一下。长时间看书，要注意光线是否充足。躺下片刻或洗一个温水浴以松弛自己。

食疗方案

生姜治愈偏头痛

在许多民族中，将生姜用于治疗头痛、恶心和神经紊乱的历史已长达数世纪。生姜像阿司匹林和一些复杂的抗偏头痛的药物一样，会

✚ 医生释疑

头痛患者饮食要避开哪几个误区？

误区一：小心含胺类物质的食物。胺类的食物成分可使大脑功能失调，被公认为激发头痛的物质。比如巧克力便含有苯乙胺。另一种常见的引发头痛的食物柑橘类水果，则含有真硝胺。但是引发偏头痛的最臭名昭著的胺类是酪胺，它在食物中广泛存在，可在其含量不同的酒精类饮料（尤其是红葡萄酒）、乳制品（成熟的干酪和硬奶酪、酸奶、酸奶油等）、某些肉类和鱼类（腌肉或加工肉）、发酵食品（某些面包和新鲜蛋糕）、水果（无花果、椰枣、葡萄干等）、坚果和泡菜中寻见其身影。

误区二：谨防味精。一些人认为味精（谷氨酸钠）引发的头痛与其他头痛不同，它伴有脸和胸部发热、刺痛、出汗、过度的腹部痉挛、昏睡等症状。然而许多头痛专家将味精纳入诱发血管性头痛最常见的食物之列。原因是这些人不能对味精进行很好的代谢，因此造成它在血液中的堆积，导致化学物质过度反应和头痛。味精作为调味剂广泛用于加工食品中。味精不必在标签上分别列出。如果你对味精敏感，就应小心水解蔬菜蛋白质（HVP）、水解植物蛋白质（HPP）和海带提取物，这些成分都含有味精。

误区三：冰激凌引发头痛。在喝冷饮、吃大块冰激凌或冰冻酸奶时，口中迅速感到的冰凉感会突然变为前额部位的急剧疼痛，这就是冰激凌引发头痛的现象。通常持续时间不长，20～30秒，有时可发生于鼻、太阳穴或脸颊后。当冰凉物体接触口腔顶部时，刺激了第五脑神经，经神经分支将刺激由口腔表面传入头部。解决方法就是慢慢地食用和饮用冰冻食物。将这些食物放在口腔前端停留片刻以使口腔顶部逐渐冷却，可减轻引发头痛的冷刺激。

误区四：醉酒引发头痛。原因不仅是酒精可引发醉酒性头痛，而且其他成分如调料等也引发头痛。一些调料是天然的，如葡萄中的苯酚或在蒸馏或陈酿过程中产生的醛类物质。其他则是添加剂，如亚硫酸盐。含有以上各种调料的饮料有红葡萄酒、香槟。这正是这些酒通常被认为会引发头痛的原因——大脑中酒精太多导致代谢紊乱，引起"大脑血糖过低"或低糖所致。因此，专家建议睡前吃些富含果糖的零食，如果汁等。果糖有助于抑制代谢引起头痛和其他醉酒性症状的酒精化学产物。因为酒精会造成脱水，所以大量饮水也很重要。与其他类头痛一样，醉酒性头痛的敏感性也是可遗传的。

误区五：避开牛奶和小麦等食物治疗"头痛癫痫症"。患有偏头痛的儿童经常会出现癫痫症状，而这些症状也可通过避免食用某些食物得到控制。以下是最常引起癫痫的食物：牛奶、奶牛乳酪、柑橘类水果、小麦、鸡蛋、番茄、猪肉、巧克力和玉米。但这只对同时患有偏头痛和癫痫症的儿童产生影响，对只患有癫痫症者不会有影响。癫痫和偏头痛的相互关系长期以来使神经学家感到迷惑。最新研究认为，两者以某种方式与大脑中神经递质的化学变化有关，反之这种变化又会受食物成分的影响。例如，类鸦片肽与癫痫症状和免疫学的改变紧密相关。许多食物尤其是牛奶和小麦，就含有类鸦片肽。

影响体内激素类物质前列腺素以便控制与组胺有关的疼痛和炎症反应。实际上，生姜可以像阿司匹林一样能阻断前列腺素的合成，以消除炎症反应和疼痛。

生姜可通过一种机制或几种机制的结合来阻断或预防偏头痛，与现代药物的作用相似。由于没有证据证明生姜具有副作用，在发生视觉功能紊乱时开始食用生姜，因为视觉功能紊乱常是偏头痛来临的前兆。如果能坚持常规性地食用未烹饪的新鲜姜根，将其作为饮食的一部分，能有效降低偏头痛的频率和程度。建议成人和儿童可以安全地食用生姜以防治偏头痛。

推荐使用生姜冲剂来治疗偏头痛。具体做法是取150毫升开水，2勺磨碎的新鲜的生姜根粉末相混合。每日150毫升，分4次服用，服用前加热。

鱼油治疗偏头痛

吃鱼可以预防头痛。在实验中发现，连续6周服用鱼油胶囊可使约60%的严重偏头痛患者的偏头痛被阻断，发作次数减半，头痛的严重程度也得到减轻。还发现男性比女性更容易通过食用鱼油来缓解头痛症状。但这并不意味着当你感觉头痛来临时，要像吃药一样吃鱼。研究表明，经常吃鱼，尤其是诸如金枪鱼和沙丁鱼等多脂鱼，对大脑的化学特性具有长期影响，有助于在一段时间内减少偏头痛的发作次数。

含铜食物是有效止痛剂

人们通常用非处方止痛剂以缓解身体出现的普通疼痛，但可能会影响大脑的化学特性和血管壁的收缩，从而引起更多的一般性疼痛和头痛。不妨在饮食中加强摄入一些富含铜的食物，如牡蛎、龙虾、肝脏、坚果、种子、绿橄榄和麦麸等，研究者发现，铜是一种似乎有助于消除普通疼痛的无机盐。

喝薄荷熬的汁

薄荷是一种带有清香的药草，在茶中加入薄荷也能收到很好的疗效。可将干燥的薄荷叶子放入热水中，煮几分钟后，喝下煮出来的薄荷液。这有利于头脑清醒，减轻头痛症状。

在茶中加薰衣草

头痛时，可以喝一些加有薰衣草的茶，这种药草有让人头脑清醒、心情舒畅的功效，尤其对于减轻剧烈头痛有很好的疗效。

摄入镁含量丰富的食物

大多数偏头痛患者脑组织中的镁含量偏低。镁是人体细胞内液中一种重要的成分，能抑制神经兴奋，调整血管张力。所以偏头痛患者平时应多吃些含镁丰富的食物，谷类如小麦、荞麦面，豆类如黄豆、蚕豆、豌豆等，蔬菜如雪里蕻、香菇、紫菜等，坚果如核桃、花生等，水果如桂圆、桃子等。

藏红花泡茶缓解头痛

藏红花是鸢尾科生长多年的草本植物，干燥的雌蕊花柱具有镇痛和镇静作用。除了可以作为药茶出售外，作为烹饪的香料在市面上也有出售。头痛的时候将干燥的雌蕊花柱泡入开水中，然后饮用。

其他疗法

采用冷热敷法

在紧张性头痛时可用热毛巾敷头部。用冰袋敷在前额处，对消除偏头痛有效，若疼痛持续不断，可将冰袋挪至疼痛处。

用梳子梳头刺激头皮法

梳头时常用梳子刷刷头皮，通过刺激头皮能有效改善血液循环，消除头痛。在太阳穴处，以画直径为3厘米左右的圆移动，慢慢向下，然后换另一边。接着换成头顶左边，方法同前，最后是头顶右边。

防治神经痛

症状

＊患者某一部位突然发生刺骨的疼痛。

＊疼痛在任何部位都有可能发生，这这取决于受到压迫的末梢神经所支配的部位。

几种不同类型的神经痛

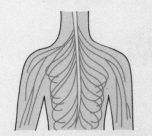

肋间神经痛

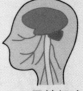

三叉神经痛

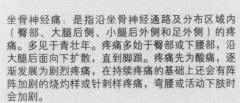

三叉神经痛：是一种神经失调，是因脸一侧的感觉神经受到影响，仅仅是咀嚼、微笑、谈话或触摸脸部就可使口、牙齿和鼻子周围出现疼痛。这种疼痛为阵发性，在每天相近时间发作。

坐骨神经痛：是指沿坐骨神经通路及分布区域内（臀部、大腿后侧、小腿后外侧和足外侧）的疼痛。多见于青壮年。疼痛多始于臀部或下腰部，沿大腿后面向下扩散，直到脚跟。疼痛先为酸痛，逐渐发展为剧烈疼痛，在持续疼痛的基础上还会有阵阵加剧的烧灼样或针刺样疼痛，弯腰或活动下肢时会加剧。

肋间神经痛：大多是由于损伤诱发了肋间神经的炎症而引起的疼痛，疼痛沿着肋间神经的走行分布，有时表现为沿肋间隙的放射性。

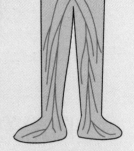

坐骨神经痛

＊疼痛会反复出现。

疾病根源

神经痛是由于神经受到刺激或压迫而引起。多在中年以后的人身上发生。根据产生疼痛的末梢神经的部位不同，可分为坐骨神经痛、肋间神经痛和三叉神经痛（又称面部神经痛）等。这是三种最有代表性的神经痛，占所有神经痛的70%以上。导致神经痛的原因有很多，如神经患病、受压或受损（骨折和椎间盘突出）。其中带状疱疹是一个常见原因，会造成疱疹后神经痛，这种神经痛通常发生在长有带状疱疹的部位，在其他症状消失后，疼痛仍会持续。此外，糖尿病患者也可能发生神经痛。素食者有时因缺乏维生素B$_{12}$导致神经受损，引发神经痛。

自我检查和防治

神经痛只是一种症状，而不是一种疾病，因此本身没有并发病。如果疼痛严重、持续或反复发作的话，最好去医院查明原因，病情特别严重的，医生可能会建议采用注射方法彻底破坏病变的神经，或者切断神经以缓解疼痛。如果并不严重，在家自我护理时，从饮食上进行科学地调整可以预防神经痛的发生。

食疗方案

食用富含硫酸软骨素的食物

应多吃甲鱼、鲨鱼的软骨、纳豆、山芋、海藻等食物以摄取硫酸软骨素。硫酸软骨素能减少对末梢神经的刺激，同时吸附、消除引起疼痛的物质。人体中的硫酸软骨素会随着年龄增长而不断减少，从而引发神经痛的各种症状，因此需要及时通过食物来补充。

多吃富含维生素的食物

维生素具有一定的抗炎作用，有助于改善病况。富含B族维生素的食物，如全麦面包、豆类和绿色叶用蔬菜等，能有效缓解神经痛。柑橘类水果因富含丰富的维生素C和生物类黄酮（一种抗氧化剂，具有消炎作用），对缓解神经痛也很有疗效。

第六章
食物治疗骨科疾病

防治关节炎

症状

＊风湿性关节炎：关节肿胀，病变关节处皮肤发红发亮。

＊初期手脚感觉僵硬、麻痹，尤其是早晨起床后。

＊手指和手指关节出现疼痛和肿大，并向手腕、肩、膝、脚踝蔓延，甚至发展为关节变形，完全不能活动。

＊退化性关节炎：初期的症状有从椅子上起身时、走路时，关节疼痛。

＊逐渐可发展为上下楼梯时关节疼痛，膝盖中出现积水。

＊关节肿大，行动困难，患处四周肌肉出现萎缩。

疾病根源

关节是两块骨头相连的地方，正常情况下，软骨和润滑液可以承受压力，并能防止骨头两端发生摩擦，一旦发炎，则会引起僵硬和疼痛。关节炎是关节部位发炎的总称，一般分为急性和慢性两种。典型的急性关节炎有化脓性关节炎，是由于关节感染葡萄球菌、淋球菌、伤寒球菌等病菌所引起。慢性关节炎有退化性关节炎（又名骨关节炎）、风湿性关节炎、结核性关节炎、痛风性关节炎和类风湿性关节炎。其中，最常见的是退化性关节炎和风湿性关节炎，发生退化性关节炎的主要原因是人体逐渐衰老，关节的软骨逐渐磨损变薄，关节出现变化而引起的。那些常承受重力的关节容易发病，如髋关节、膝关节和脊椎等。正是

因为膝关节的磨损和变薄，所以老年人常常会发生膝盖疼痛。退化性关节炎多发于那些过去曾受过外伤或感染的部位，对于那些在儿童时代因患先天性髋骨节脱臼而接受过治疗的人、有罗圈腿的人、关节部位曾经骨折过的人、从事过重体力劳动过度使用关节的人来说，患上退化性关节炎的概率更高。从患病者的性别来看，女性高于男性。

风湿性关节炎也是最常见的一种关节炎，一般称之为风湿病。它是一种破坏作用缓慢的进行性关节肿胀。主要是因免疫功能异常而致使关节出现炎症，往往跟饮食有关，那些越是营养状况不好的人越容易患上此病。

自我检查和防治

关节炎多发生在年龄较大的人身上，尤其是50岁以上的人更应该警惕，应常对自身进行检查。如果已患上关节炎，平时在家护理时要注意的几点分别是：调整生活和工作节奏，将计划中的工作分步进行，以减轻关节的负荷量。要尽量减少关节所受的压力。其次是进行适当的运动，但不要从事剧烈运动，可选择游泳和走路等。此外，需要保持平静的心境，有时精神上的压力会造成肌肉收缩从而加剧疼痛。

关于关节炎的食疗法，新的医学发现揭示了食物确实可以加速或抑制关节炎症的出现。确切而言，关节炎即是"关节中起火"。而饮食可以缓解关节炎的症状，并且在某些情况下，可能是唯一的或主要的致病诱因。因此，在日常饮食中也得注意，需要考虑哪些食物该吃，并知道哪些是容易引发关节炎的食物。医生建议患者应多吃低脂食物如脱脂牛奶、米、奶粉、麦等谷类，以及蔬菜、水果和蛋

类。极易引发或加重关节炎的食物有玉米、肉类、ω-6植物油（如玉米油、红花油和葵花籽油）。

对于一些体重超标的关节炎患者而言，肥胖会加重关节疼痛，因此需要减肥。此外，因关节炎具有一定的遗传性，如父母患有风湿性关节炎，子女得病的可能性比其他人往往要高，这些易发人群更因注意预防。

食疗方案

生姜疗法

生姜要优于常用的抗关节炎药物类固醇类抗炎药。所有的类固醇抗炎药均有很大的副作用，包括引起胃溃疡，因此不宜长期服用。相比之下，生姜至少可以通过两种甚至可能更多的机制来发挥作用。它可阻止前列腺素和其他发炎物质白三烯素的形成。生姜的抗氧化活性可以分解关节滑液中的炎性酸性物质。

如果患有风湿性关节炎，不妨试试生姜疗法。在一组关节炎患者试验中发现，让他们连续3个月摄入少许剂量的生姜。大多数患者的疼痛、肿胀和晨起僵硬程度有所减轻，可活动性增强。其中，推荐的常规剂量是5克新鲜生姜或0.5克碾碎的生姜，每日食用3次。新鲜生姜或碾碎的生姜可以与食物一起烹饪，但是如果单独食用，最好将碾碎的生姜溶解于水中或与食物一起食用以避免烧伤口腔。专家指出，服用如此适当的治疗剂量，生姜不会产生副作用。

生姜在对抗退化性关节炎性炎症引起的疼痛和肿胀方面具有强大的疗效。在一项试验中，有3/4的患者连续两年半每日服用3次1/3茶匙姜末后，其症状得到了相当大的缓解。

尝试用生姜和菠萝一起榨汁食用，这对缓解关节炎症状有很好的作用。

姜黄和丁香抗关节炎的炎症

姜黄和丁香也可对抗炎症。实验证明，姜黄具有抗炎性，并且其中的主要化合物姜黄素可使风湿性关节炎患者的晨起僵硬、行走和关节肿胀状况有所改善。

鱼油抗类风湿性关节炎

有研究发现，鱼油对于类风湿性关节炎患者有极大的益处。因为鱼油中含有ω-3脂肪酸，该脂肪酸能有效抑制诱发类风湿性关节炎发病的化合物的产生。ω-3脂肪酸的高度不饱和脂肪酸EPA、DHA是构成体内膜组织不可或缺的营养素。在日常生活中不妨将鱼纳入饮食计划中，这样可以获得更多的ω-3脂肪酸，特别是含丰富鱼油的深水鱼，如鲑鱼、大比目鱼和沙丁鱼。

✚ 医生释疑

饮食究竟是如何影响风湿性关节炎的？

现在我们知道，饮食至少可通过两种完全不同的方式来抑制风湿性关节炎。其一是：某些食物成分尤其脂肪，可以调节激素样机体物质类花生酸的功能，类花生酸有助于控制炎症、疼痛和其他关节炎性症状。其二是：风湿性关节炎对某些人而言表现为对某些食物的过敏反应是惊人且无法抵抗的。因此，一方面，可通过食用某些食物以充当药物来治疗关节炎性症状，以缓解因其引起的疼痛、肿胀、疲劳和僵硬。另一方面，避免食用一种或多种食物可通过永久克服紊乱情况而获得即刻、永久性的治愈。

对某些个体更易发生食物引起的关节炎的具体原因还不为人所知。一种推测是，一些关节炎患者的胃肠道出现异常可穿透性或"漏隙"，使食物或细菌抗原（即致敏物）更易流入血液中，并在此引发炎症和其他破坏。另一种理论是，肠中的细菌从某些食物中获得养分，从而产生引发症状的毒素。其次，这种食物性的突发风湿性关节炎可能不是典型疾病。有专家认为，过敏性关节炎是完全独立于常规性风湿性关节炎的一种失调病患。

牛奶会引发关节炎吗？

如果你患有关节炎，那就戒饮牛奶和乳制品一周以观察症状是否有所减轻。这是快速、简单的试验，可能会出现惊人的结果。已有大量证据表明，乳制品对某些人而言是关节炎的诱发食物。以色列的科学家们指出，关节炎会以某种方式与乳糖不耐受性或常见的"牛奶过敏症"有一定的联系，特别是对于女性而言。因此，如果你属上述情况，应格外注意你之所以发生关节炎，可能是因为与牛奶有关。

此外，鱼油对退化性关节炎也具有抗炎效用。在对患者进行的试验中，研究者们发现常规药物中添加小剂量的鱼油可减轻疼痛，使身体活动更加容易。

大蒜抗退化性关节炎

印度医生在研究大蒜对心脏病的影响时，注意到大蒜食用者的关节疼痛常常有所缓解，尤其是对骨关节炎患者而言。在试验中，受试者每日食用2~3瓣生大蒜或煮熟的大蒜。众所周知，大蒜可影响有助于控制炎症的前列腺素。

采用素食疗法

采用素食具有治疗作用，不仅仅是因为对肉类的过敏反应，也有动物性脂肪自身可引发关节炎症的原因。在试验中发现，受试的患者中约有90%通过素食饮食后，疼痛、关节肿胀、敏感度和晨起僵硬程度均有所减轻。如果打算尝试素食疗法，在计划的第一周，为了清除体内残留的致敏食物，可饮用一些素饮料，如花草茶、蔬菜汤和胡萝卜、芹菜、土豆等榨成的汁。之后的3~5个月，再采取更为严格素食饮食（没有动物性食物，包括肉类、鱼、牛奶和鸡蛋）。还避免食用面筋、白砂糖、柑橘类水果、有刺激性的调料和防腐剂，因为所有这些食物都可引发症状。然后开始逐一加回这些食物，首先是新的素食性食物，接着是乳制品和小麦制品。如果食用后的2~48小时内症状发作，便禁食这些食物，等待一周后再做尝试。如果第二次尝试时食物引发了症状，便可完全杜绝食用。

风湿性关节炎患者应戒食肉类，其原因分别是：一是肉类中含有刺激机体内炎症因子的产生；二是由于个体反应不同，可能受遗传因素影响，肉类可产生引发关节炎的过敏反应；三是一些肉类，特别是腌肉，如熏肉、火腿等，均含有防腐剂和其他可使某些人发生过敏性的关节炎反应的化学物质。

其他疗法

冷热敷法

采用冷热敷交替治疗，可以缓解关节炎疼痛症状。进行冷敷时需制作一个冷敷袋。把毛巾浸在冰水里，拧干后用干毛巾或塑胶裹住冷毛巾，以保护皮肤免于受冻。也可用装满冰块的塑胶袋外面包上毛巾代替。

将一包冷敷袋放在膝上，另一包放在膝下，试着冷却及减轻疼痛。用毛巾把冷敷袋包住，放在膝盖处20分钟。你最初会觉得冷和带点灼热感。

采用热敷法也许更简便，把一条毛巾浸在热水中，拧干后，包在一条干毛巾内，放在疼痛处。

在水中运动

在游泳池中，站直，头朝上，手扶池边。把外侧的腿抬高，用踝关节运动做画圆圈状。然后换另一边站立，用另一只脚重复此动作。这是对踝部疼痛和僵直者最好的入门运动。

调养食谱

羊肉煨大蒜

用料：羊肉500克，大蒜15克，酱油，食盐适量。

制作：将羊肉洗净切片，入锅中加水适量，煮至将熟时放入大蒜，再煨20分钟，加食盐、酱油调味即成。

功效：羊肉益气补虚，温中暖肾。

木瓜生姜蜂蜜饮

原料：木瓜10克，生姜10克，蜂蜜30克，粳米100克。

制作：将木瓜片装入纱布袋中，与洗净后的粳米、生姜片一起放入锅中。加适量水，煮成稠粥，粥将成时取出纱布袋。趁热加入蜂蜜，调匀即可。

功效：祛湿舒经，散寒止痛。用于风寒湿型老年类风湿性关节炎。

鳝鱼辣汤

原料：鳝鱼丝20克，鸡丝5克，鸡蛋1个，面筋5克，水淀粉、胡椒粉、味精、酱油、葱、姜、麻油适量。

制作：锅中放入鸡汤、鳝鱼汤各1碗，烧开后放入鳝鱼丝、鸡丝、面筋条，加入酱油、醋、葱、姜、盐。烧好后倒入鸡蛋成花，加入水淀粉勾芡，开锅后盛入碗中，加上胡椒粉、味精、麻油即成。

功效：常用于关节、肌肉疼痛和风湿性关节炎等病症。

姜葱辣椒面

原料：生姜、大葱、辣椒各9克，面条适量。

制作：前三味与面条同煮。

功效：适用于类风湿性关节炎寒湿偏盛者。

鳗鱼饺

原料：面粉500克，鳗鱼肉500克，葱、姜、麻油、精盐、味精、料酒等调料适量。

制作：鳗鱼肉加各种调料，拌成鳗鱼肉馅。面粉加水和成面团，分成30小块，用擀面棒擀成圆皮，包入鱼馅，用双手合拢，捏成饺子。锅内水开后，下饺子、随即搅动，待饺子上浮后，再加点凉水，待熟后捞起即可。

功效：补虚损，祛风湿。适用于风湿痹痛等。

防治骨质疏松症

症状

＊患者常伴有持续性背痛。

＊驼背，身躯缩短。

＊骨质疏松的人很容易骨折。

疾病根源

尽管遗传是发生骨质疏松症的第一决定因素，但钙质的流失是造成骨质疏松的关键因素。骨质疏松症多发于女性和老年人身上。对于女性而言，因为女性本身体内能够积蓄的钙量少，在妊娠和哺乳时又要失去许多。更年期后，因雌激素分泌的减少，骨的密度更容易急剧下降，使骨头尤其是臀部的骨头易碎易裂。而年轻女性患上骨质疏松症，最根本的原因是体内构成骨的主要材料的钙的缺乏。究其根源，则主要因为饮食习惯发生变化，如在外吃饭和食用加工食品的机会增多以及节食减肥。

对于老年人而言，这是一种常见的生理现象，随着年龄的增长，骨骼的重量不断减轻，骨骼中空隙越来越多，骨骼变脆，容易骨折。

饮食和其他因素如锻炼等，也具有一定的引发骨质疏松的概率。有时，长期服用类固醇药物也会引起骨质疏松。

自我检查和防治

预防骨质疏松似乎不仅仅是老年人需要做的，对于年轻人而言，也必须打造强健的骨骼。这样你的骨骼越坚固，当年龄逐渐增长时患骨质疏松的风险也就越小。但不论是老年人还是年轻人，预防骨质疏松的重心都在于保持体内充足的钙。最好的预防方法，就是在一生中始终获得足量的可增强并维持骨密度的主要营养物，如钙、硼、锰和维生素D。落实到具体的饮食上，我们每天应摄取1200毫克左右的钙，女性应有意识地更多补充一些。此外，多补充维生素D，摄入量为每天200国际单位。避免摄入过量咖啡因、钠、酒精。此外，一定要加强运动。那些常年待在室内的人要多晒太阳，因为太阳有利于人体摄入充足的维生素D。

如果担心自己是否患有骨质疏松症，也可以去医院进行骨质疏松检查，检查骨密度，掌握自己的骨骼状况。

食疗方案

从食物中补充硼

微量无机盐硼对骨质疏松症的发生有着重要影响，硼的摄入量不足会阻碍钙的代谢，使骨头更加易碎。硼还可明显提高血中雌激素水平和其他化合物的水平，以预防钙流失。换言之，硼可充当温和的雌激素替代治疗物。硼的摄入量不足，将会使机体无法获得急需的钙。低硼量饮食的绝经女性更易流失钙和镁等强化骨骼的无机盐。但当她们每日摄入3毫克硼（可从食物中轻易获取）后，其钙的流失率下降了40%。硼可通过提高血中类固醇激素水平来发挥作用。在研究中发现，硼使雌激素的最活跃形式雌二醇的含量增加了1倍，达到雌激素替代治疗的女性血中的含量。雌二醇的前体睾丸激素在血中的含量增加了1倍多。

硼在苹果、梨、葡萄、葡萄干和桃子等水

果中含量丰富；在豆类，尤其是大豆中含硼量很高；在坚果中，以杏仁、花生和榛子含硼量最为丰富。此外，蜂蜜也富含硼。为预防骨质疏松症建议多吃这些食物。

吃含锰量高的菠萝

研究发现，锰与硼一样也与骨代谢有关，是骨骼生长中不可或缺的无机盐，缺乏锰可发生严重的骨质疏松症。患有骨质疏松症的女性，其血中的锰含量比健康女性约少1/3。给她们补充锰时，其吸收量是健康女性的2倍，这表明她们的体内需要锰。

为了使骨骼强壮，不妨试试饮用菠萝汁或食用微量无机盐锰含量高的其他食物。菠萝的锰含量极高，一杯菠萝可提供2.6毫克锰。为补充体内的锰，可多食用菠萝或饮用菠萝汁。菠萝尤其是菠萝汁中的锰易于吸收。除菠萝外，锰的其他较好来源有麦片、坚果、谷类、豆子、全麦、菠菜和茶。

多补钙预防骨质疏松症

在已知的无机盐中，预防骨质疏松症最有效的就是钙。钙既可强化骨骼，又有助于预防晚年时发生骨质疏松。最好在年轻时大量补钙以打造强壮的骨骼。在30岁后补钙不会使骨骼发育，即不会增加骨的重量，但此时摄取足量的钙仍很重要，因为它有助于延缓骨质流失，预防骨折。女性应尽可能地在绝经时使骨骼达到最强壮、骨量最重的水平。那时，当雌激素停止分泌，钙就会从骨中快速流出。建议摄入足量的钙以保持骨骼强壮，减慢钙的流失。绝经女性每日摄入900~1 000毫克钙可使骨质得到完全的保护。但由于其他因素的缘故，钙并没有神奇的特性可预防或逆转骨质流失和骨质脆化。也就是说，摄入大量的钙也不能克服遗传因素影响下骨质疏松症的发生。

牛奶是钙的良好来源。牛奶是促进钙吸收的食物，除含有乳糖外，还含有赖氨酸、精氨酸等氨基酸，这些成分都能提高钙的吸收。此外，牛奶中的酪蛋白在体内的分解物也能促进钙的吸收。但由于一些人有乳糖不耐受症，无法从牛奶中摄取钙，则可以从其他富含钙的食物中摄入，如豆腐等。具有保护骨骼作用的钙的来源绝大多数是来自非乳制品，如绿叶蔬菜和大豆。在摄入钙的同时，不要忘记增加镁的摄入，二者同时摄入能增加骨骼强度，其比例以1：2较为理想。

多吃鱼，补充维生素D

保证摄入足量的维生素D，尤其是对老年女性而言。维生素D摄入量不足可导致骨头变得脆弱。这些女性需要比推荐的日摄食量多10%的维生素D的量以预防钙流失。专家认为，老年女性至少需要220国际单位的维生素D。此外，一些研究者们发现，连续两三年摄入维生素D的女性比仅摄入钙的女性较少发生骨折。维生素D对那些早期骨质疏松症患者比晚期患者更有疗效。

维生素D的极好来源是多脂鱼。100克的罐装沙丁鱼含有300国际单位的维生素D；鳗鱼的

✚ 医生释疑

盐对骨质疏松有什么影响？

食盐过量可通过掠夺体内的钙含量而破坏骨骼，尤其是对老年人而言。新西兰的研究者们先让老年女性进行低盐饮食（即每日钠的摄入量为1600毫克），然后进行高盐饮食（即每日钠的摄入量为3900毫克）。结果发现两种饮食中钙的摄入量相同。但是，高盐饮食使大约30%的钙由体外排出，并从骨质中移除。研究者们指出，这种饮食对不同年龄段的个体均是有害的，尤其是对于骨质疏松症和骨折处于高发风险的老年女性而言。

饮酒会导致骨折吗？

会。摄入过量酒精可直接攻击和破坏骨质细胞，从而引发骨质疏松症。尤其是啤酒和烈性酒，饮用后会提高臀骨和前臂骨发生断裂的概率。酒精摄入得越多，骨折的风险就越大。研究者发现，每日饮用2~3杯啤酒的女性，相较非饮酒者而言，其臀骨骨折的发生率高了1倍多。每日烈性酒的饮量超过4杯可使臀骨破裂的概率高出7倍！使骨骼安全的剂量与保证其他健康状况所推荐的剂量大致相同，即每日饮酒量仅为1~2杯。

维生素D含量特别高，每100克可含500国际单位；1杯牛奶含有100国际单位的维生素D。冬季情况更糟，因为阳光是维生素D的较好来源，所以在冬季人体中维生素D水平会降低。多吃鱼，除了能补充大量的维生素D外，也能补充丰富的钙，它所含的钙的吸收率也比较高，可以摄取连鱼骨都能食用的沙丁鱼及虾米等。

其他疗法

为了更好地锻炼骨骼，不妨采用些行之有效的运动，如步行、跳舞、做体操，但运动量要适度。近期才骨折过的人，应慢慢开始运动。所有的运动都需要坚持，才能收到成效。

调养食谱

排骨豆腐虾皮汤

原料：猪排骨250克，北豆腐400克，鸡蛋1个，洋葱50克，蒜头1瓣，虾皮25克，黄酒、姜、葱、胡椒粉、精盐、味精各适量。

制作：排骨加水煮沸后去掉浮沫，加上姜和葱数段、黄酒，文火煮烂。熟后加豆腐块、虾皮煮熟，再加入洋葱和蒜头，煮几分钟后熟后调味，煮沸即可。

功效：经常食用，强筋壮骨，润滑肌肤，滋养五脏，清热解毒。

茄虾饼

原料：茄子250克，虾皮50克，面粉500克，鸡蛋2个，黄酒、生姜、酱油、麻油、精盐、白糖、味精各适量。

制作：茄子切丝用盐渍15分钟后挤去水分，加入酒浸泡过的虾皮，并加姜丝、酱油、白糖、麻油和味精，拌匀成馅。面粉加蛋液、水调成面浆。植物油六成热时舀入一勺面浆，转锅摊成饼，中间放馅，再盖上半勺面浆，两面煎黄。

功效：可活血补钙、止痛、解毒。

萝卜海带排骨汤

原料：排骨250克，白萝卜250克，水发海带50克，黄酒、姜、精盐、味精各适量。

制作：排骨加水煮沸去掉浮沫，加上姜片、黄酒，文火炖熟。熟后加入萝卜丝，再煮5~10分钟，调味后放入海带丝、味精，煮沸即起。

功效：有效补钙，强健骨头。

羊肉木瓜汤

原料：羊肉100克，苹果5克，豌豆300克，木瓜1000克，粳米500克，白糖、盐、味精、胡椒粉适量。

制作：将羊肉洗净，切块。粳米、苹果、豌豆淘洗干净，木瓜取汁待用。将羊肉、苹果、豌豆、粳米、木瓜汁及清水适量放入锅，用武火烧沸后，转用文火炖，至豌豆熟烂，肉熟，放入白糖、盐、味精、胡椒粉即成。

功效：补中益气。

韭菜炒蚌肉

原料：鲜蚌肉500克，韭菜200克，香油、精盐各适量。

制作：将蚌肉洗净，用开水略焯。韭菜切段，旺火炒至变色，加入蚌肉，略炒，加入香油、精盐调味即可。

功效：补肝肾，暖腰膝，强筋骨。

第七章
食物治疗口眼疾病

消除眼疲劳

症状

＊眼睛充血，视物模糊，视力下降。

＊眼睛产生疼痛或疲劳感，严重者会头痛、肩酸、腰痛、反胃、身体不适等。

疾病根源

人的每一只眼睛都由6条肌肉拉着，来调控它上下左右运动，若长时间近距离注视某物，眼部肌肉便会变得疲劳。围绕在瞳孔外面的虹膜本身也是条肌肉，它的开合能调节光线进入瞳孔的量。睫状肌也可能产生疲劳，因为这些肌肉负责掌控着晶状体的形状，调节焦距。眼睛疲劳通常发生在那些工作上需要长时间近距离用眼的人身上，尤其是现代人长时间用电脑进行各种工作，更加重了眼疲劳。此外，在电灯下工作、在光线不足的地方看书以及在黑暗的环境中长时间看电视，也可导致眼疲劳。

自我检查和防治

眼睛是心灵的窗户，应该学会保护和正确地使用，避免长期疲劳，最好的处方就是让眼睛从工作中及时放松，看看远方。用电脑工作的人，注意每隔两小时就应暂时离开电脑一段时间，做其他工作。做精细的工作，如刺绣，应每隔20分钟左右让眼睛休息一下。在户外工作的人，刺眼的阳光会使得眼睛疲劳，需要戴上一副质量较好的偏光太阳眼镜，减少太阳强光对眼睛的伤害。阅读时，要确保光线的充足和柔和。晚上看电视时，不要把灯全部关掉。此外，无论看书还是看电视，最好半个小时就要让眼睛放松数秒。

通过饮食疗法可以补充眼睛所必需的营养，消除疲劳，恢复活力。含有维生素A、维生素B$_1$、维生素B$_2$、维生素C和花色甙的食物对改善眼睛疲劳有效。

食疗方案

花椒有益眼睛

花椒是对眼睛有益的食物，可以每日食用花椒面大杂烩（什锦煮）或是盐渍花椒子，也可以与胡萝卜汁并用，效果更加明显，可有效消除眼睛疲劳，并有助于眼睛疾病的预防和治疗。

早晚一杯胡萝卜汁

胡萝卜是治疗眼睛疲劳最有效的食物。胡萝卜中含有丰富的维生素A，维生素A能有效保护眼睛的黏膜，保持视网膜健康。在一项试验中发现，胡萝卜中的维生素A形成了11个顺式黄醇，这是视网膜紫质的一个必要组成成分，是见于杆状体（在人眼中，这种细胞能使人在昏暗的灯光下看清东西）的一种蛋白质。将胡萝卜榨汁饮用，有利于人体对维生素A的吸收。单喝胡萝卜汁时，汁中的胡萝卜素能消除疲劳，有益眼睛健康。但注意不要混入其他蔬菜，只要每天早晚饮用一杯胡萝卜汁即可。

为充分摄入胡萝卜素，也可以将胡萝卜炒食，用油炒或加入芝麻凉拌，有利于提高吸收率。需注意的是胡萝卜素通常集中在皮的附近。食用时不用削皮或最好少削皮。

常饮菊花茶有益眼睛

菊花对治疗眼睛疲劳、视力模糊有很好的

疗效，平时常泡菊花茶喝，能使眼睛疲劳的症状消除。如果每天喝3~4杯的菊花茶，对恢复视力也有帮助。此外，在泡菊花茶时加入枸杞效果更好，因为二者都是中药护眼的药材，泡出来的茶就是有名的"菊杞茶"。尤其适合过度使用眼睛而出现疲劳者，如学生和电脑工作者。

多吃红薯

维生素C能有效防止眼睛充血，消除疲劳，可以通过食用许多蔬菜水果中来获取维生素C。由于维生素C易溶于水，且在受热中易流失的特性，在食用大部分蔬菜时，摄入的维生素C并不充分。但红薯中所含有的淀粉能形成膜保护维生素C的流失，使之在加热时不易流失。此外，红薯中含有花色甙，这是多酚中的一种，它能够促进视网膜的视紫质再生，使得给视网膜输送营养的毛细血管更加结实，促进血液循环。因此，食用红薯能很有效地摄取维生素C，对防止眼睛疲劳有极好的疗效。

其他疗法

手掌按摩法

坐在桌前，将手肘靠在桌上，快速地互相摩擦双手，然后将手掌做成空杯状，将它们覆盖在眼睛上，同时轻轻地将眉毛推起。

不要施加任何压力在你的眼球上，手腕处的骨头部分应该放置在脸颊的骨头上，短暂地张开眼睛，以确定眼睛被包围在黑暗中，然后闭上眼睛，并想象正看着令人愉悦、轻松的风景。这一手掌按摩法在工作学习中随时可用，建议每天花15分钟来按摩眼睛，尤其是感觉眼睛疲劳时。

指压法

在相应的穴道上做指压，能促使眼睛恢复血液循环，而达到消除眼睛疲劳的功效，也能消除疲劳。在早晨、劳累的工作前后、晚上各做一次。做指压时，将手肘靠在桌上，并让头往前靠，力量要轻柔适度，并随时小心指甲碰伤眼睛。压着每一点，直到你觉得在眼睛附近区域有重压的感觉——约需10秒钟，接着再压下一点。

防治白内障

症状

＊视觉变得模糊不清，尤其是在望远处时。通常一只眼的病情会比较严重。

＊最初晶状体的一部分变得浑浊，逐渐可能会发展至全部浑浊。

疾病根源

白内障主要因年老而引起，步入老年后，为眼球晶状体供血的功能也逐渐衰弱，其透明度降低。大多数60岁以上的老年人，或多或少都有点白内障，但多数人并不严重，对生活的影响并不大。此外，也可由一些疾病引起，如糖尿病也可能引起白内障。虹膜炎、青光眼或视网膜脱落等眼疾也可能引致白内障，但其概率很低。

自我检查和防治

虽然老年人多患白内障，但因此而必须去看医生的可能只有15‰，而且必须进行白内障摘除手术的也只有极少数。一般情况下，患白内障时一只眼睛较为严重，此时不需要马上做手术。医生的建议是做手术的时间越晚越好。两眼的晶状体只要一只还能视物便无大碍，因为即使一只眼因白内障几乎完全看不清，也总比其中一只眼没有晶状体要好。但是需要经常检查病情的变化。白内障通常无法预防，但糖尿病患者如任由病况恶化，不加控制，可能会

✚ 医生释疑

婴儿会不会患白内障？年轻人会患上这种眼疾吗？

婴儿生来就患有白内障的情况很罕见。假如有，往往是由于其母亲在妊娠期间曾患德国麻疹。年轻人也可能患上继发性白内障，但很少见。这种白内障和衰老无关，可能由辐射、药物、眼外伤、感染以及某些疾患如糖尿病等引起。

导致白内障。

正确的饮食可以有效地改善白内障的病情。晶状体变浑浊被认为是存在活性氧，因此，保持晶状体获得大量具保护性的抗氧化剂似乎可抵消或延迟白内障发生。许多研究显示，那些很少食用水果和蔬菜的人更易发生白内障。有研究者发现，每日食用低于3.5份水果和蔬菜的人发生白内障碍的概率增加4倍；低于1.5份水果和蔬菜的食用量可使白内障的发病率增加6倍；而且，那些血液中胡萝卜素水平最低者随着年龄的增长，发生白内障的概率增加了7倍。那些血液中维生素C不足者发生某种白内障的概率增加了11倍；低水平的叶酸也可导致白内障。饮用富含抗氧化剂的茶也可预防白内障。

白内障患者在日常生活中要避免强光直接照射，这样会保持眼睛舒适。在阅读时，光线应从肩上射下；看电视时前方不应有光源；在户外，应戴帽子或太阳镜会有所帮助，驾车时可使用遮阳板。

食疗方案

吃些菠菜

吃些蔬菜特别是菠菜，可使你免于因年龄增长而发生白内障。据新的研究发现，菠菜在预防老年女性发生白内障的食物中表现最为突出。可能的原因是菠菜富含抗氧化物质，包括β-胡萝卜素。此外，菠菜还含有叶黄素，叶黄素能够阻隔阳光中损伤眼睛细胞的光线，保护眼睛免受紫外线的伤害。

多吃富含维生素C的食物

白内障患者的晶状体变浑浊被认为是存在活性氧，维生素C有预防白内障和阻止白内障加深的作用。多摄入维生素C含量高的食物，有利于改善白内障的病况，因为维生素C在为晶状体运输营养的眼房水中浓度很高，所以晶状体就能免受活性氧损伤。维生素C在猕猴桃、橘子等水果中含量极高。

多吃芦笋等含有谷胱甘肽成分的食物

补充谷胱甘肽，也可以增加眼球晶体的抗氧化性。因为几乎所有形式的白内障都严重缺乏谷胱甘肽，可以通过饮食的方式来补充人体所缺乏的谷胱甘肽。芦笋、鳄梨、西瓜和橘子等蔬菜水果中便富含谷胱甘肽。

防治青光眼

症状

*急性青光眼：眼睛里及四周剧痛，情况严重时引起呕吐。

视线模糊，发作前可能出现视力障碍，经过睡眠后，情况能有所缓解。

往往傍晚时发作，并可能因兴奋或激动而诱发。

有时在夜间看见灯光四周有彩虹似的光环，最初只持续一段短时间，以后持续时间会加长。

*慢性青光眼：病情进展较缓慢，患病过程中没有使人警惕的显著症状，在数月或数年间，患者视野边缘的视力会逐渐消失。

疾病根源

眼睛虹膜内沿其边缘有一条细管，可排去眼睛前部晶状体和角膜之间的液体。如果这条细管受到阻塞，便会引起眼球内的压力增加，导致眼睛疼痛，最后压迫眼球后方的神经纤维，对视网膜也会产生破坏，从而影响到视力。在黑暗中或情绪激动时，瞳孔自动扩大，这会导致阻塞的情况更加严重。青光眼有急性和慢性两种。其中，急性青光眼较为少见，患者多为老年人，尤其是老年妇女。慢性青光眼是眼球内部压力升高损伤视神经所引发的一种疾病。眼液循环中，从眼球前部排液的部分若发生故障，便使得眼球内部压力增加。人的逐渐衰老是引起故障的原因之一。此外，也带有一定的遗传因素。这种慢性青光眼最终会严重影响双眼视力，视野会渐渐变小，最终导致失明。患者多为老年人。糖尿病和高血压会使青光眼恶化，因此糖尿病和高血压患者更需警惕。

自我检查和防治

如果出现急性青光眼的症状，在不能立

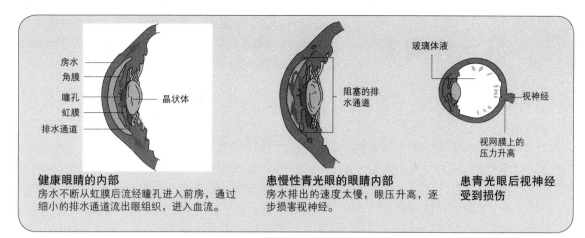

健康眼睛的内部
房水不断从虹膜后流经瞳孔进入前房，通过细小的排水通道流出眼组织，进入血流。

患慢性青光眼的眼睛内部
房水排出的速度太慢，眼压升高，逐步损害视神经。

患青光眼后视神经受到损伤

即治疗时，应保持患者的情绪镇定，并将其安置在光线充足的地方。由于慢性青光眼在前期不会有令人警惕的症状出现，年岁逐增的人最好定期检查眼睛，尤其是家庭中有人患青光眼的，更须小心。如发现视野的边缘逐渐模糊，要及时去看医生。

通过饮食，多补充维生素C、维生素B₂、维生素B₁₂和类黄酮。这些对改善青光眼的病况都极为有效。除了饮食，要养成健康的生活习惯，消除紧张、避免过度疲劳、戒烟、少喝咖啡，因为这些都会减少血液流量，对身体无益。

食物疗法

食用鱼和鱼油

可通过食用鱼和鱼油来预防青光眼。研究者在对爱斯基摩人的调查中发现他们青光眼的发生率非常低，这是因为爱斯基摩人的饮食结构中以海产品为主，食物中富含鱼油的缘故。专家指出，有规律地食用多脂鱼有助于抑制青光眼。

蜂蜜治疗青光眼

治疗青光眼以蜂蜜为上乘。蜂蜜能改变血液渗透压，使血液内渗透压增高，以吸收眼内水分而使眼压下降。蜂蜜可与甘油混合使用。治疗急性青光眼，口服蜂蜜100毫升，数日后可缓解症状。慢性而眼压持续偏高者，可用50%蜂蜜或甘油，每次口服50毫升，每日2次。

维生素A对眼睛的重要性

维生素A对保持眼睛健康有着非常重要的作用，有助于提高视力，尤其是夜视能力。缺乏维生素A可能导致失明。可以通过饮食来补充维生素A，维生素A以视黄醇的形式存在于鱼油、动物肝脏、蛋黄、全脂奶之类的动物性食物中。水果和蔬菜中存在的β—胡萝卜素也是维生素A的重要来源。β—胡萝卜素和其他类胡萝卜素在黄色和橙色的蔬菜和水果含量极为丰富。补充维生素A最好食用新鲜的水果和蔬菜，而且最好生食。因为β—胡萝卜素是安全的，视黄醇却有潜在的毒性。

多吃润肠的水果

青光眼患者常有便秘症状，这会引起自体中毒，能溶解血管内壁及细胞间质，影响正常的血液循环，可促使眼内房水分泌增加而致眼内压升高。可多食用如香蕉、萝卜、生梨、柠檬、西瓜、番茄等瓜果与富含食物纤维的蔬菜与粗粮等。

✚ 医生释疑

外伤会导致青光眼吗？

会。当眼受到撞击或损伤时，也可能引发青光眼。这种情况称之为继发性青光眼。此外，患上眼炎、白内障或某些类型的糖尿病，接受某些外科手术，长期服用皮质类固醇药物都可能导致青光眼。

患上青光眼要忌口或限制活动吗？

患有青光眼的患者，不可以一下子饮用大量的液体，因为在短时间内喝下大量饮料，可能引起眼压升高——青光眼患者的眼压已经很高，再上升就更麻烦。尽管运动对身体有益，但是要避免做任何倒立或俯首的动作。

防治牙周炎

症状

＊牙龈出现炎症，呈鲜粉红色。
＊牙龈中积血、积脓，刷牙时极易出血。
＊发炎处疼痛。

疾病根源

牙周炎曾经被称为龈脓肿，原因是牙龈出现炎症，从而损伤了支撑牙齿的组织。牙垢是引发炎症的罪魁祸首，而形成牙垢主要是齿菌斑的聚积。人自出生后，口腔中就不断积聚着各种各样的细菌，大部分的细菌有保护作用，抵挡其他可致病的细菌，防止发炎。但其中一部分有害的细菌在牙齿和齿龈部位形成一层黏性薄膜，称为齿菌斑。当齿菌斑在齿龈缘（牙齿和齿龈相连处）的四周和下方大量聚积，它可以和钙、磷结合，逐渐形成一层坚硬粗糙、黄色的牙垢。这层牙垢会使齿菌斑更容易依附在牙齿上，从而引发齿龈发炎，它的发炎还会导致那些使牙齿依附在颌骨上的纤维受损。最后，牙齿因此而松动，甚至自行脱落。除了细菌感染外，引起牙周炎的另一原因是构成牙齿坚硬组织的磷缺乏。

自我检查和防治

这一疾病可源自孩童时代，但在成年后才发病。在某种程度内，牙周炎是可以转变的。正确的治疗可以消炎、消肿，使牙齿长得结实，疏松的牙齿也会变得较稳固。其治疗的关键在于控制齿菌斑，刷牙是最好的办法，应该从小养成刷牙、保持口腔清洁的习惯。最好做到每天早晨和晚上睡前用含氟化物的牙膏刷牙。因为去除一层齿菌斑后，24小时内又会形成新的齿菌斑。

在饮食上，注意减少甜食和高淀粉物质的食物，因为细菌会在甜食及高淀粉物质的食物中迅速繁殖。不要吃甜的零食。对于婴儿的饮食，不要在食物中加糖。对于喜吃糖果的幼儿一定要很好地控制他们吃糖的量，一些治疗儿童疾病的药中可能含有大量糖分，在睡前服用后，要指导儿童刷牙。

多补充磷、维生素C、维生素D和维生素K，摄取这些成分含量高的食物有助于牙齿和牙龈变得更加结实、坚固。

食疗方案

积极摄取含维生素C的食物

为了使牙龈健康，应食用富含维生素C的水果和蔬菜。如青菜、花椰菜、卷心菜、芹菜、草莓、橘子等。如果你的维生素C摄入量不足，那么你的牙龈就会发炎。因为维生素C摄入量低可产生牙龈出血和牙龈炎的其他症状。研究者指出，维生素C从生化角度来看会刺激牙龈，牙龈出血减少，白细胞增加，产生胶原质的纤维原细胞增加，牙龈表现出更健康的生物特征。

鲜芦根治疗牙周炎

自古以来，人们就认识到芦根的消热作用，常用芦根与麦冬煎汤来保护咽喉和口腔。芦根性寒味甘，含薏苡素及蛋白质、木聚糖、维生素B$_1$、维生素B$_2$、维生素C、碳水化合物，

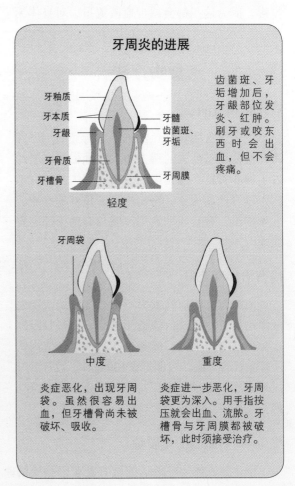

牙周炎的进展

牙釉质
牙本质
牙龈
牙骨质
牙槽骨

牙髓
齿菌斑、牙垢
牙周膜

轻度

齿菌斑、牙垢增加后，牙龈部位发炎、红肿。刷牙或咬东西时会出血，但不会疼痛。

牙周袋

中度

炎症恶化，出现牙周袋。虽然很容易出血，但牙槽骨尚未被破坏、吸收。

重度

炎症进一步恶化，牙周袋更为深入。用手指按压就会出血、流脓。牙槽骨与牙周膜都被破坏，此时须接受治疗。

具有凉润爽口、消热生津、止渴、止呕、除烦的作用，对牙周炎有良好的疗效。芦根麦冬汤的制作方法是取鲜芦根100克（干品30克）、麦冬20克，煎汤。

食用含纤维多的蔬菜

富含不溶纤维的食物如芹菜、西蓝花等能有效清除牙龈缝隙中的食物碎屑，对牙齿健康也有帮助。爽脆而多纤维的食物如胡萝卜，能刺激牙龈组织和清洁牙齿。

鸭梨能有效洁齿

饭后吃些鲜梨，通过细嚼慢咽洗刷齿面、按摩牙龈来消除牙缝中的食物残渣，防治牙龈充血、萎缩，改善口腔末梢血液循环。尤其对牙床红肿和风火牙痛有辅助治疗作用。

吃些核桃有益

有的人牙齿洁白而坚固，外表完整无缺，但一遇到酸、甜、冷、热食物便酸痛起来，这就是牙本质过敏症。常吃核桃，可起到防治作用。核桃仁中含有丰富的脂肪酸、蛋白质、维生素、钙、镁等成分，其中油和酸性物质能渗透到牙本质小管内，起隔离作用。蛋白质、脂肪和钙也可通过化学变化辅助治疗。核桃仁可生嚼，或稍加温后用患牙反复咀嚼，每天3~4次。

枸杞既补肾也补齿

枸杞有补益肝肾的功效，常吃能强健筋骨，所以中医将其当作补肾固齿的良药。药理研究表明，枸杞有促进牙周膜或纤维细胞增殖及附着作用。对老年性牙周炎的防治效果甚佳。建议每天吃30克枸杞，嚼碎后用温开水送服。

牙龈出血时试试纳豆

当牙龈出血时，在饮食中尽量多摄取一些纳豆。纳豆能有效止血，因为纳豆中含有维生素K，这是形成凝血酶原（促进血液凝固的化学物质）不可缺少的物质。由于维生素K的稳定性易受到高温的影响，且冷冻、或者污染物都会破坏维生素K，食用纳豆时应尽量避免高温和冷冻等情况。纳豆是日本代表性的食品之一，它是把大豆完整加工的食品。在热腾腾的米饭上拌上纳豆加葱花，味道不错，营养也丰富。

其他疗法

使用牙线清洁牙齿

即使经常刷牙，也不可能将牙缝中的齿菌斑完全去除干净，使用牙线是一种很好的补救方法。使用过程中，如果牙龈出血，有可能是方法不正确，也可能是已经患上牙周炎。

第八章
食物治疗生殖泌尿系统疾病

防治泌尿系统结石

症状

＊背部一侧肾的部位开始出现剧痛，疼痛逐渐扩展到腹部前面。

＊疼痛达到高峰，约持续1分钟，然后减轻，但几分钟后疼痛又发作。

＊排尿时疼痛，尿中带血。

疾病根源

泌尿系统结石是自古以来就有的一种疾病，根据结石产生的部位不同，可以分为肾结石、输尿管结石、膀胱结石、尿道结石等。结石是因为血液中所含过多的盐类在尿中结晶而形成的。此外，也可能是泌尿道受感染后形成的，尤其是如果感染引致尿液流通受阻。结石的发病原因很多，如遗传因素、代谢异常、感染、药物和饮食。

饮食对于泌尿系统结石有很重要的影响。含有钙和草酸盐的晶体颗粒在经过肾脏的尿液中可溶解，当尿液过饱和浓度较高时，这些晶体被离析出来，堆积到一定程度便形成结石。而饮食对尿中这些晶体的含量和饱和度有影响，因此通过饮食调节可促使人体排出尿中大量的钙和草酸盐。发达国家约有80%的肾结石是草酸钙结石。

自我检查和防治

泌尿系统结石复发，应首选饮食来治疗。改变错误的饮食习惯可使结石的复发率降低50%。每餐在指导下食用蔬菜，减少肉类的摄入，一日三餐，避免晚餐进食过多，并且保证

晚餐与睡觉之间有一定时间间隔。这种饮食方式尤其对那些尿钙含量高的男性十分有效。

少食肉类，每日肉类的摄入量不要超过200克。过多的动物脂肪最终会转化为结石，因为动物蛋白质可使尿液中的钙、草酸盐和尿酸的浓度升高，从而促使结石形成。选择素食，将大大降低患泌尿系统结石的风险。

限制食盐的摄入是最有效的预防泌尿系统结石的方法。少吃盐，可以大量减少尿钙含量，对那些分泌大量钙的患者尤为有效。建议尿钙含量高的泌尿系统结石患者，在用餐或烹饪时不要放盐，避免高盐处理的食物，如熏肉和腌肉、咸橄榄、罐装汤（低盐的除外）、熏咸鱼、泡菜等。

食用富含草酸盐的食物可使草酸钙增加，导致结石的形成。过量摄入蛋白质也会增加尿钙的含量。专家指出，每日草酸盐摄入量不应超过180毫克，过多摄入会使尿中草酸盐的含量显著增加。

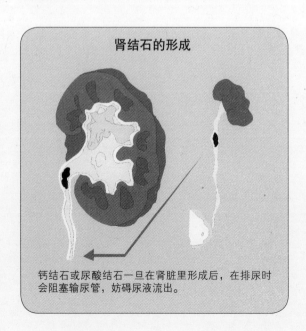

肾结石的形成

钙结石或尿酸结石一旦在肾脏里形成后，在排尿时会阻塞输尿管，妨碍尿液流出。

✚ 医生释疑

减少钙的摄入能预防结石的形成吗？

减少钙的摄入可以预防结石的形成。医生一般都会告诫结石患者停止食用乳制品，因为形成结石的钙来自食物。但过度限制高钙食物的摄入可能毫无意义甚至会造成负面影响。事实是，过度限制钙的摄入会导致尿中草酸盐含量增加，从而引起泌尿系统结石复发。同时，摄入钙并不会使尿钙的含量增加，摄入蛋白质也是如此。因为钙阻碍了肠中的草酸钙进入血液再经过肾脏，在此形成晶体直到变成结石。钙结石患者不必限制食用高钙食物，每日2~3份乳制品或其他高钙食物（即每日钙的摄入量约为800毫克）不仅不会引发结石，而且还会有益于健康。

食疗方案

古老的水疗法

早在2000年前，希腊名医希波克拉底就指出，无论是什么原因引起的任何类型的泌尿系统结石，大量饮水仍是首选的治疗方法。大量饮水可降低尿中钙、草酸盐和其他可形成结石的无机盐的潜在危害，因为水分可稀释形成结石的无机盐的浓度。大量饮水对那些不是由于食用过量蛋白质、食盐、草酸盐和钙，而是由于尿中高浓度的无机盐特别敏感的肾结石尤为有效。

医生建议，除每日常规的其他饮料外，每隔2小时至少要喝1杯水，每日最低的饮水量应达到8杯，特别情况下，如夏天多汗季节饮水量应达到每日16杯。饮用水、稀释的苹果汁或一些食用苏打水，但作为药用的只有水。在进行限制钙或草酸盐摄入的饮食时，茶、热巧克力、橙汁和高糖软饮料不应大量饮用。患者最好少喝酒，因为酒精可使尿钙和尿酸的含量升高。而啤酒，特别是生啤酒则含有草酸盐。

多吃西瓜和番茄

小的泌尿系统结石在大多数情况下会随着尿液自然排出来，所以应大量摄取富含水分以及钾的食品，促使尿液将结石排出来。西瓜和番茄中含钾较多，且含有充足的水分。泌尿系统结石患者应多吃。

黑木耳可防治泌尿系统结石

黑木耳除了是心脑血管疾病患者的食疗佳品外，对各种结石也具有辅助治疗作用。这是因为黑木耳中的发酵素和植物碱能够促进消化系统及泌尿系统各种腺体的分泌，使结石易碎变小，因而可起到辅助排石的作用。

未经炖、煮的黑木耳较难消化。因此，黑木耳在食用时还应以熟食为宜，特别是消化功能相对减弱的老年人更应格外注意。

多吃富含镁的食物

多吃些富含镁的食物，如杏仁、大豆等。这是因为镁对预防泌尿系统结石和结石的复发有效，尿中的钙增多容易形成结石，镁可以防止钙沉积在泌尿系统的软组织上。

防治肾炎

症状

急性肾炎的主要症状有：尿呈茶色或红色，量少，脸部水肿，剧烈头痛及背痛。儿童多突发疾病，成人发病较为缓慢。有时在喉部急性发炎后约10天发病。慢性肾炎的主要症状有口渴，排尿量多而色浅，嗜睡，四肢肿胀。

疾病根源

肾炎是肾小球急性或慢性发炎，肾小球的主要作用是过滤血液，产生尿液，一旦出现炎症，血液就会从受到破坏的滤器床涌漏流失。肾炎的发生通常不是细菌侵袭所致，而是由于身体自己产生的抗体袭击本身的组织。

急性肾炎是上呼吸道感染溶血性链球菌等细菌后产生抗体，细菌和抗体的结合物通过动脉进入肾脏，使肾小球产生障碍，从而引发肾脏的炎症。急性肾炎若没得到治愈，一部分会转化为慢性肾炎。

自我检查和防治

慢性肾炎一般自我感觉不到症状，多在进行健康检查时，通过尿检时发现。在肾炎初期必须住院安静休养，并对饮食进行严格控制，通常需要限制蛋白质和钾的摄取。因为出现水肿，所以需控制水分的摄取。这时尿量减少，钾不能完全排出，会在血液中堆积，因此要多吃蔬菜、水果等，少吃食用含钾量高的食品。肾炎患者还必须控制盐分的摄取。为预防肾炎，可定期进行尿检和测量血液以及早确诊。因为肾炎会引发其他并发病，严重时还可导致尿毒症或肾衰竭。

食疗方案

黄瓜有利于治疗肾炎

黄瓜皮中含有一种叫作异槲皮甘的成分，它有利尿作用，自古就被用在膀胱炎和急性肾炎的应急治疗中。若将黄瓜连着藤蔓一起干燥后煎水喝，能获得更好的利尿效果。

西瓜是治疗肾炎的灵丹妙药

西瓜富含维生素A、B族维生素、维生素C等多种维生素，营养价值很高。它对于治疗肾炎有很好效果，主要因为它含有的瓜氨酸成分，这一物质具有很强的利尿作用，能有效消除水肿。此外，西瓜皮也含有对治疗肾炎的有效成分，可用皮来煮水饮用。

多吃富含维生素C的水果

多吃草莓等富含维生素C的水果，因为维生素C具有防止病毒入侵肾脏的作用，对治疗肾炎有效。

调养食谱

鲤鱼冬瓜汤

原料：鲤鱼1条，赤小豆30克，冬瓜1 500克，大葱5棵。

制作：鱼去鳞及内脏并洗净，加水5碗与赤小豆、冬瓜、大葱共同煮至3碗汤。每日1剂，连服7~8天，吃鱼喝汤后盖被发汗。

功效：适用于恶寒发热、头晕、咽喉肿

痛、排尿不利、尿色黄或赤等，以利水为主。

鸭汁粥

原料：鸭汤1 000毫升，粳米50克。

制作：粳米洗净。粳米、鸭汤（撇去浮油）放入锅内，用武火烧沸后，转用文火煮至熟即成。

功效：益肺肾，消水肿，用于肺肾亏损、水肿等症。

绿豆冬瓜汤

原料：冬瓜500克，绿豆60克，砂糖少许。

制作：冬瓜洗净切块，绿豆洗净，与冬瓜一齐放入砂锅里，加清水适量，用文火煲2小时，用砂糖调味服用。

功效：此汤有清热利水、解毒消肿之功。适用于急性肾炎早期。

荠菜蛋汤

原料：鲜荠菜250克，鸡蛋1个，盐适量。

制作：荠菜洗净，放入锅内，加3大碗水，煮至一碗时，加入鸡蛋（去壳打匀）煮沸，加盐调味食用。

功效：此汤有清热止血、消肿利尿之功。适用于急性肾炎水肿消退之后。

枸杞炖牛肉

原料：牛小腿肉250克，淮山药10克，枸杞20克，桂圆肉6克，姜葱各适量，黄酒10毫升，盐、料酒各适量。

制作：将牛肉放入沸水锅中氽约3分钟捞起，洗后切成片。铁锅烧热下花生油，倒入牛肉片爆炒，喷黄酒10毫升，炒匀后放进装有洗净的淮山药、枸杞、桂圆的大碗中，放姜、葱，加适量白开水、盐、料酒，隔水蒸2小时至牛肉软烂取出。

功效：益气补肾。

防治膀胱炎

症状

＊排尿时感觉疼痛，或排尿后一段时间下

腹部疼痛。

　　＊有残尿感或时常觉得有尿意，尿频。

　　＊尿浑浊，血尿。

疾病根源

　　膀胱炎是膀胱内膜发炎，常见于女性（尤其是新婚妇女）和儿童（以女童居多），且大多为急性，通常是由细菌感染所引起，是大肠杆菌和葡萄球菌从尿道口侵入，到达膀胱后导致内膜发炎。膀胱炎在成年女性身上较为常见，男性也会发生膀胱感染，但并不频繁。主要是因为女性尿道周围的外阴部分泌物较多，易滋生细菌，且女性尿道短，尿道括约肌作用较弱，细菌易于达到膀胱内。有时，膀胱受到刺激，即使没有感染也可能出现膀胱炎的症状。此外，一些生活习惯及环境因素如强忍尿意、疲劳、睡眠不足、便秘、寒冷等都可能是膀胱炎的致病原因。对于儿童来说，出现膀胱炎也有可能是服用止喘药等抗过敏药物所致，停药后症状会自行消失。

自我检查和防治

　　若膀胱炎症状较轻，只要大量摄取水分，增加尿量，通过自我净化即可达到不治而愈。在饮食上，多吃一些具有利尿、消炎作用的食物。在感染期间，避免食用含咖啡因的食物和巧克力，因为这些食物可能对发炎组织有刺激作用。除饮食调节外，还需要注意外阴卫生，保持身体特别是下腹部温暖。

食疗方案

液体疗法

　　由于大肠杆菌繁殖迅速，尿液在膀胱中停留的时间越长，其所含的细菌就越多，膀胱炎的各种症状如疼痛、灼热感表现得就越强烈。饮用包括水在内的大量液体（咖啡、汽水除外），能预防和治愈膀胱感染。因为液体可稀释尿中细菌的浓度，并促使频繁排尿以使细菌排除体外。医生建议，每天饮水或喝其他液体至少2~3升。如果觉得喝水无趣，不妨多吃些西瓜和冬瓜，因为它们的含水量高达90%。

多吃红豆

　　红豆中所含有的皂角苷具有利尿作用，因此红豆是很好的利尿剂。将红豆熬成粥食用能收到很好的解毒和利尿作用。红豆煮出来的汁能利尿，但剩下的豆馅没有利尿作用。注意不要将红豆与糯米一起食用，因为糯米会阻碍排尿。在年糕红豆汤等食品中，尽管含有许多红豆，但由于与大量糯米掺杂在一起，建议膀胱炎患者不要食用。

不妨多吃一些藕

　　新鲜藕含有一种叫鞣酸的食物成分，它有很强的利尿作用以及止血和消炎作用。膀胱炎患者在感到排尿疼痛严重或出现血尿时，将藕榨汁喝下比较有效。

防治男性不育

症状

　　＊男性精子不正常或数量过少，不能使卵子受精。

疾病根源

　　精子是在睾丸内产生的，一个健康男性自青春期起都能产生精子，延至60多岁或以上。一个正常男性若不育，可能是因为精子数量过少或体积太小，功能异常，质量差或活动性太低。它们会聚集在一起，形成一种凝聚状态，因此无法快速移动。所有这些问题会随着年龄的增长而不断恶化。若制造精子的细胞受损，这样不仅使精子数量减少，也可能使得精子缺乏活力，甚至畸形或死亡。影响精子不正常的因素有很多，如患上腮腺炎、精索静脉曲张、肥胖病、衣服过紧、酒精以及睾丸温度过高（如在过热的环境下工作）等。此外，精神紧张或激素失衡，也会影响精子产生。

自我检查和防治

　　身体健康有助于生育，为了要一个健康的

宝宝，夫妻双方都应吃营养均衡的饮食，运动量要合理，睡眠充足，心情愉快。倘若在双方未采取避孕措施的情况下一年左右仍未怀孕，则夫妻双方均需要进行检查。精子不正常是导致男性不育的常见原因，检查出根源后需要从多方面进行调理。其中，科学合理的饮食显得十分重要。在饮食中多摄取含锌量高、富含黏蛋白和维生素的食物，并结合运动等多方面的调理达到改善健康的目的。医生建议那些精子数量过少的男子，每天用冷水冲洗睾丸数次，入浴时避免用太热的水。

食疗方案

饮食中多摄取维生素C

摄入足量的维生素C可使精子恢复活力，赋予其新生和敏捷性。研究发现，维生素C缺乏会严重伤害睾丸，从而导致精子不足。其原因是维生素C是一种抗氧化剂，可保护精子受到氧自由基的攻击时免受损害。例如，引起不育的常见原因是精子凝集或粘连在一起，发生这种凝聚现象似乎是由氧化性的破坏所致。

需要多少维生素C才能保持精子功能正常，这极大地取决于男性受到如空气污染、重金属、石化产品和吸烟等有毒化合物污染的程度。这些毒素会在分泌精液的精囊腺组织中积聚，从而使得男性生育能力降低。因此，在炼油厂工作或每日吸两包烟的男性比没有受到化学物质污染的男性，需要更多的维生素C以给精子解毒。医生建议，过度吸烟者每日至少摄入200毫克的维生素C，可改善其精子的质量。男性一旦受到有毒化学物质的污染，应连续两个月每日摄入1 000毫克的维生素C，以清除精子中的有毒化学物质，从而加速恢复生殖能力。之后饮食中含有维生素C较低剂量可以维持精子的质量。但维生素C只对没有阻止受精的其他生理疾病的男性具有恢复其生殖力的作用。

富含维生素C的食物能促使精子活跃，仅仅200毫克的剂量即可使精子恢复正常功能。

食用含锌量高的食物

锌在男性前列腺中大量存在，与性激素合成密切相关，而且能促进产生精子。含锌较多的食物有牡蛎、牛腿肉、动物肝脏、鳗鱼等。

其中牡蛎中含锌量特别高，每100克牡蛎中含有13.2毫克锌。

一天一个橘子，防止缺陷精子

精子细胞会不断受到氧自由基的破坏，而抗氧化剂维生素C可阻止其受损。同时，细胞不断地修复受损精子。但是如果机体的修复系统超负荷运行，部分原因是没有足量的对抗性的维生素C，则往往导致婴儿缺陷。缺乏维生素C的男性更易将受损的精子遗传给下一代。研究发现，每日仅食用1个橘子，即可获得足量的维生素C以保护精子免受遗传性的破坏。

食用绿叶蔬菜、芦笋和鳄梨

研究显示，绿叶蔬菜、芦笋和鳄梨等食物中富含的谷胱甘肽有助于防止精子受到破坏。谷胱甘肽也具有抗氧化作用，其抗病机理与维生素C相似。此外，芦笋和一些绿叶蔬菜如菠菜所含有的叶酸盐对增加男性精子数量也有裨益。

防治前列腺疾病

症状

＊排尿时尿道疼痛，下腹疼痛，往往在排尿后，疼痛还持续一段时间。

＊排尿次数增多，往往突然有尿，难以控制。

＊尿液浑浊、带血，有鱼腥味。

＊发热。

疾病根源

前列腺位于膀胱下方，中间通过尿道相连，是产生前列腺液的器官。前列腺发生炎症通常是由于细菌感染所致，是肠道内的某种细菌进入尿道，感染前列腺。此外，便秘也可能导致此症。还有观点认为若在膀胱充满尿液时缓跑，迫使尿液进入尿道和前列腺，引起刺激，也会导致前列腺发炎。这种疾病多见于中老年男性身上，年轻人也有可能患上，多和前列腺肥大一起出现。患急性前列腺炎若没有治愈，会引发慢性前列腺炎，还有可能引发膀胱炎，若感染扩散到睾丸及附睾，会引起睾丸及附睾发炎。

自我检查和防治

如患上前列腺炎，需要好好休息。热敷、冷敷或坐浴是治疗前列腺炎的关键。此外，需要多喝水（但要少喝浓茶、酒、咖啡），增加排尿量。饮食中有意识地多摄取含锌食物。避免便秘。膀胱胀满时不要缓跑。

食疗方案

多补充含锌量高的食物

锌在身体的前列腺中存在最多，是男性激素代谢所必需的无机盐。一旦前列腺发生炎症，锌与前列腺细胞的结合就会减少，这时为了平衡雄性激素的分泌，需要充分摄取含锌量高的食物，如贝类、红肉类、坚果类、谷类等。如果打算通过食用谷类来达到补锌的目的，就应该尽量保留其外层，因为谷类中锌主要存在于谷粒的外层，在多次碾磨加工后，外层多被抛掉。

南瓜子治疗法

如果你出现这种常见的男性疾病——前列腺炎，那么食用南瓜子或许有益。世界上许多国家尤其是保加利亚、土耳其和乌克兰均用每日一把南瓜子这种民间药方来治疗该病，这一偏方符合基本的科学原理。因为南瓜子富含丙氨酸、甘氨酸、谷氨酸等氨基酸。这些纯粹的氨基酸减少了前列腺肥大的主要症状。此外，还可用黄瓜子、西瓜子、芝麻子、大豆、亚麻籽、杏仁、核桃和花生来治疗。这些食物可与南瓜子一起磨制成类似花生酱的食品，每日30克或约2汤匙的量，即可提供氨基酸和其他有用成分的治疗剂量。

防治月经紊乱

症状

＊月经紊乱有以下几种情况：经闭、功能障碍性子宫出血、痛经、月经过多。

＊经闭的症状：没有月经或月经停止；月经非常稀少。

＊功能障碍性子宫出血的症状：月经不规则，次数较频繁、量多或持续时间较长；正常月经的情况有所改变。

＊痛经的症状：下腹部疼痛，通常是间歇性绞痛；腰背痛；有时恶心或呕吐；感到头晕。

＊月经过多的症状：经常经血量过多或月经时间延长；经血量比平时多；疲惫。

疾病根源

经闭对于妊娠和更年期妇女而言是正常现象。排除这两种原因，正常女性如果发生经闭则应引起注意，可能是患有某种疾病，可能是因服用避孕丸，神经性厌食症，过度焦虑担忧，某些慢性疾病如贫血、黏液水肿或结核等因素所致。此外，若是女孩子到了十六七岁还没有来月经，则很可能是先天性生殖器官畸形，这是极罕见的成因。

功能障碍性子宫出血的原因可能是激素分泌不平衡所致。

痛经多见于女孩子和年轻妇女，其原因可能是子宫颈过紧所致。对于年长的妇女而言，有可能是子宫内膜异位或慢性输卵管炎所致。情绪和精神紧张也会导致痛经。

月经过多可能是激素分泌不平衡、子宫肌瘤、稽留流产、子宫环所致。

自我检查和防治

就女性而言，如果发现闭经，在排除妊娠和更年期的原因之外，则可能是其他方面的疾病，建议做一次全身检查。对于尚未有过初潮的少女尤需进行检查。

对于痛经的女性而言，排除疾病的可能后，可视个人情况而选择合适的方式进行护理，注意休息，洗热水澡或用热水袋热敷痛处，保持心情愉快，注意经期卫生。

患有各种月经疾病的女性，也可通过饮食使其症状有所减轻。月经紊乱与激素的平衡有密切关系，可以通过食物调节雌激素的平衡。新的研究揭示了某些食物和营养物，包括钙、锰，尤其是脂肪和胆固醇对月经都会造成影响。减肥的女性尤其需要注意的是，如果锻炼过度、摄取脂肪过低，也会导致月经不正常。

食疗方案

钙可抑制月经前后的情绪波动

女性在月经前的一周内通常易出现较大的情绪波动，表现为易怒、焦虑、哭泣和沮丧。而在月经期间会发生更多的头痛、背痛、腹绞痛和肌肉僵硬症状。建议每天多喝1杯脱脂牛奶，因为牛奶中富含钙，这种无机盐有助于预防和治疗月经前或月经期出现的情绪波动和身体疼痛。

红花有助于治疗月经不调

中医认为，红花有活血通经、祛淤止痛的功效。自古以来它就被用于治疗月经不调、痛经和更年期障碍等妇科疾病中。简单的食用方法是取红花雌蕊10枝左右，用开水冲泡成红花茶，澄清后即可饮用。红花茶对痛经有很好的疗效，但平时月经量很大的人最好不要饮用。此外，孕妇尤其要禁用。

富含硼的水果和坚果可提高雌激素水平

食用富含无机盐硼的食物可极大程度地提高更年期女性的雌激素水平。硼可提高血中类固醇激素的水平。摄入足量硼的女性，达到了与服用雌激素替代物的女性相同的雌激素水平。高含量的硼见于水果（尤其是苹果、梨、葡萄、葡萄干和桃子）、豆类（尤其是大豆）、坚果（包括杏仁、花生和榛子）和蜂蜜中。医生建议，可以通过每日食用两个苹果和100克的花生来获得每日所需的剂量。

含锰食物治疗月经量过多

新的研究发现，饮食对月经量可产生影响。月经过多很大程度上是因为极少食用富含锰的食物所致。为了预防这种异常的月经过多，应多吃些富含锰的食物，如水果（尤其是菠萝）、蔬菜、全谷类食物、坚果和种子。此外，茶也含有大量的锰。

多吃大豆和亚麻籽

大豆中含有的异黄酮、亚麻籽中含有的木酚素属于植物雌激素，食用后可提高雌激素水平及其活性，这有助于减少女性经期的情绪波动。但只有高蛋白质的大豆食品才有雌激素活性。这些食品是指大豆、豆腐和豆奶，而不是酱油和豆油。此外，对于更年期妇女缓解症状也有很大的裨益。因为当女性停止分泌雌激素时，那么她们便开始进入了更年期，此时会出现如潮热和情绪波动的症状。若缺乏雌激素也会提高心脏病和骨质疏松症的发生风险。

肉桂改善痛经症状

肉桂的药效成分主要是肉桂醛，它除了对治愈手、脚、腰和腹部的寒冷有效，还有活化胃部功能、杀菌等作用。多种妇科病的中药处方也加入了肉桂。

由于肉桂有使子宫充血的作用，妊娠中的妇女不可多用，但是尝一尝肉桂糖倒不用担心。

其他疗法

选择合适的瑜伽姿势，进行适量运动，可以消除经期疼痛，对月经不调和卵巢机能低下也很有效。

在月经期之前三四日至经期结束坚持进行穴道按摩，可缓解经期出现的疼痛和不适感。改善经期疼痛的最有效的穴位是三阴交、次髎。

调养食谱

羊肉当归汤

原料：羊肉250克，当归18克，生姜15克，调味盐少许。

制作：将羊肉洗净后，放入汤锅中，加水。先开武火烧开，再转文火慢慢炖2个小时，待羊肉煮烂，加入调味盐。将羊肉捞起后，把当归、生姜放入汤中，再煎1个小时后即可关火。

✚ 医生释疑

减肥和低脂饮食会影响月经吗？

减肥往往导致一些女性的体内脂肪缺乏，从而破坏了月经周期，暂时没有生殖能力，甚至在晚年易发生骨折和骨质疏松症。这是由于脂肪是整体雌激素水平的重要来源。雌激素可调节月经，使月经正常并具有规律性。为保证雌激素的平衡，体内需要一定比例的脂肪，还需要必需量的LDL胆固醇，因为LDL胆固醇的前体可合成形成雌激素。

功效：有补血调经的功效。适合体质虚弱的女性。

枸杞炖羊肉

原料：羊腿肉1 000克，枸杞50克，调料适量。

制作：羊肉整块用开水煮透，放冷水中洗净血沫，切块；锅中油热时，下羊肉，用开水煮，姜片煸炒，加料酒炝锅，翻炒后倒入枸杞、清汤（2 000毫升）、盐、葱、烧开，去浮沫，文火炖1~1.5小时，待羊肉熟烂，去葱、姜，入味精，食肉喝汤。

功效：补肾养血。适用于肾阳亏虚而致月经少或点滴不净，色淡红或黯红，质稀，腰膝酸软，头晕耳鸣，或小腹冷等症状。

姜枣红糖粥

原料：取干姜10克，大枣20个，红糖、粳米各30克。

制作：先将干姜加水煎煮30分钟，取药汁与大枣和粳米共同煮粥，待粥熟时，加入红糖。

功效：暖宫散寒。适用于寒凝痛经，小腹疼痛而冷，经少色黑者。

牡蛎海带汤

原料：鲜牡蛎肉250克，海带50克，调料适量。

制作：将鲜牡蛎肉洗净，切成片。将海带用冷水泡发，漂洗干净，切片，放入砂锅，加适量水，用文火煮沸。待海带熟软后加进鲜牡蛎肉，并加适量植物油，煮沸后加入黄酒，加葱花、姜末、精盐、五香粉适量，再煮至沸，淋入麻油适量即成。可当汤佐餐，随意食用。

功效：滋阴降火。适用于阴虚火旺引起的经行口疮。

防治阴道炎

症状

＊瘙痒，往往夜间加剧。

＊疼痛不适。

＊白带异常，带有气泡，颜色和气味发生变化，伴有出血。

疾病根源

大多数女性都有可能患上阴道炎，感染细菌是主要原因。可能是通过性交传染，但也可能是阴道受到刺激或损伤的结果。如果只是瘙痒，有可能是出汗过多、挠抓、或对香水、肥皂、粉剂或卫生巾等用品产生过敏性所致。此外，月经棉塞遗留体内也可能引发阴道炎，少数病例可能是因为糖尿病所引起。根据致病原因可分为念珠菌阴道炎、滴虫性阴道炎和萎缩性阴道炎。

自我检查和防治

如果出现症状，首先排除出汗过多、挠抓、对卫生巾等物品过敏的原因，参照有关资料，自我判断是否患上阴道炎或其他病症，最好通过医院确诊。注意个人卫生是非常关键的，应经常洗澡，保持外阴清洁。此外还需要性伴侣注意卫生。同时，应停止穿着紧身内裤和长裤。大便后，应用手纸由前向后擦净肛门，以免感染。

若用饮食治疗，需注意以下饮食原则：

宜进清淡而有营养的饮食，例如牛奶、豆类、鱼类、蔬菜、水果等。

饮食宜稀软清淡，可选用粳米、糯米、山药、扁豆、莲子、红枣、桂圆肉、栗子、黑芝麻、黑大豆、蚌肉、核桃仁、动物肝脏、蛋类等补益脾肾的食物。

老年性阴道炎症，可选用鸡冠花、车前草、芹菜等食品。忌食葱、姜、蒜、辣椒等辛热刺激性食物，以免诱发阴道瘙痒。

忌海鲜及腥膻食物，如桂鱼、黄鱼、带鱼、黑鱼、虾、蟹等水产品可助长湿热，食后能使外阴瘙痒加重，不利于炎症的消退，故应忌食。

忌甜腻食物。油腻食物如猪油、肥猪肉、奶油、牛油、羊油等，高糖食物如巧克力、糖果、甜点心、奶油蛋糕等，这些食物有助湿增热的作用，会增加白带的分泌量，并影响治疗效果。

忌烟酒。吸烟能使炎症加重，原因是烟草中所含有的尼古丁会使动脉血与氧的结合能力减弱，酒能助长湿热，故应当禁忌。同样，含酒饮食如酒酿、药酒等均不宜饮用。

食疗方案

喝酸奶有益于治疗念珠菌感染的阴道炎

在科学实验中，研究者曾让一组患阴道炎的女性每日饮用1杯普通的酸奶，另一组不饮用酸奶。6个月后，酸奶饮用者阴道炎发病率比不饮用酸奶者低1/3。一般在6个月内发病3次的女性在饮用酸奶后仅发病1次或没有发病。如果要试用此方案，必须确定所购的酸奶中含有活性有效的嗜酸细菌培养菌。因为这些嗜酸性乳酸菌正是研究者所确定的酸奶中的活性抗炎成分。培养菌也必须是活性的才有疗效。加热酸奶会杀死培养菌，从药理上看使酸奶失去了抗阴道炎的活性。

食用紫苏和紫苏种子

中医认为，紫苏具有很强的抗菌作用，对于治疗因炎症引起的白带异常有很好疗效。在日常饮食中，可将紫苏生吃，或做成汁液，或与油烹饪，充分摄取其营养，紫苏的种子也有抗菌作用，可将种子煎汁饮用。

✚ 医生释疑

阴道炎是一种怎样的病？没有性经验的少女也会患阴道炎吗？

阴道炎即阴道发炎，发痒肿痛，排出分泌物。阴道炎分为两个基本类型：一是通过性交传播的；二是阴道受到刺激或损伤的结果，与性行为并无关系，完全没有性经验的少女也可能患上阴道炎。

阴道炎可以由病菌、病毒和其他真菌引起，所有这些微生物平常都存在于阴道里。既然如此，为什么不是每个女子都患有阴道炎呢？一个主要原因是，阴道分泌物有助于控制阴道里微生物的生长，保持这些微生物数量平衡。这种平衡是颇为脆弱的，一旦遭受破坏，一种或多种微生物就会迅速繁殖，引起炎症，迫使患者接受药物治疗。

阴道炎久治不愈是怎么回事？

阴道炎是指由细菌、淋球菌、梅毒螺旋体、支原体、衣原体或因卵巢功能衰退、雌激素水平降低等引起的一系列的生殖系统炎症。

如果不是由于卵巢功能而引起的阴道炎，一般在医生的指导下用药治疗都可治愈，而有部分经过较长时间局部甚至全身用药治疗后，仍无明显改善，导致久治不愈，即使本疗程治愈，而短时间后再次复发。其原因可能有：

1.治疗用药不规律、疗程不够、剂量不足，未能定期复查、未确定病愈就停药，不能完全杀灭病原体，残存病原体在局部可以继续繁殖，使症状无法缓解导致反复发作，不能痊愈。

2.炎症为混合感染而引起，单用针对一种病原体的药物不能杀灭混合感染的病原体，可能会导致阴道内菌群严重失调，耐药菌株产生，为治疗带来困难。

3.有些阴道炎可以通过性交、直接或间接接触途径感染。如滴虫性阴道炎、霉菌性阴道炎，男方如果已有感染，可通过性交传播给女方，所以，在治疗时，其配偶或性伴侣也需同步治疗。

4.长期应用广谱抗生素或激素治疗的患者，易造成机体抵抗力下降，菌群失调，可使阴道炎难以治愈。

5.治疗期间，应保持阴道清洁，勤洗外阴，勤换内裤，避免性交。内裤和毛巾应煮沸消毒，放在日光下曝晒。

6.有其他疾病的存在。对久治不愈的真菌性阴道炎应警惕糖尿病的可能，因为血糖高，阴道内糖的水平也增高，经过乳酸菌的作用，阴道内的酸性大，适合真菌繁殖生长。若糖尿病得不到控制，真菌性阴道炎就难以控制。

因此，对久治不愈的阴道炎，要从多方面考虑，去除各种不利因素，以达到最佳治疗效果。

第九章
食物治疗精神科疾病

防治抑郁症

症状

＊情绪低落，且变化无常。

＊干任何事情都失去兴趣。

＊食欲不振，不能集中精神，记忆力减退。

＊头痛、便秘、心悸、腹泻、肩酸。

＊焦躁不安，失眠。

＊严重时甚至有自杀倾向。

疾病根源

大多数人在其一生中，总难免会有沮丧或情绪低落的时候，但若长期如此，便形成一种病态。也有一部分人生来就容易患上抑郁症，这是由于大脑的生化物异常所致。有些还与贫血、激素变化、甲状腺功能、缺乏维生素或药物成瘾有关，一些妇女在生完孩子后会患上"产后抑郁症"，即是跟激素变化有关。根据心理学家的分类，前者是属于精神性抑郁，由外在因素所引起，如离婚、失业、亲人去世等。后者是身体性抑郁，由体内的生化作用所引起。任何一个年龄的人都有可能患上抑郁症，妇女尤甚。

自我检查和防治

抑郁症患者常常感到孤独和绝望，对生活失去信心，感觉自己毫无价值，家人和朋友应该给予患者多一些鼓励和安慰，让患者感受到爱。严重者需要找心理医生做专门的心理治疗。对于患抑郁症的人来说，健康、积极向上的心态很重要。

此外，也可以通过适当的饮食疗法来改善。关于食物影响心情，这一事实没有学术上的争议。人们对食物的选择通常是基于口味或其他主观上的标准，但如果人们有意识地选择对具有抗抑郁作用的食物能改变大脑的化学特性，保持较好的心情。另外，慢性抑郁可能是身体长期缺乏某种营养成分，通过摄取有益的食物可以有效地补充相关的营养成分。

除咖啡因和糖外，食物中的其他成分对情绪也产生一定的影响。如食物可以影响大脑中的神经递质。与抑郁和暴力有关的一种神经递质就是5-羟色胺，增加更多的5-羟色胺可改善心情，这对一些有抑郁倾向的人改善作用更是明显。

食疗方案

冬季抑郁症的食疗法

随着冬天昼短夜长的日子的到来，许多人便进入一种被称为季节性情绪紊乱（SAD）的抑郁之中。理论上讲，对于生物性敏感的个体，光缺乏会改变大脑的化学特性。这些抑郁个体常喜欢食用糖果和淀粉性食物。专家指出，碳水化合物是治疗冬季抑郁症的大脑所需量最大的物质。原因是对SAD患者而言，碳水化合物则是抗抑郁剂，使他们充满活力，心情更佳。原因是抑郁患者大脑中的化学物质表现异常，包括抗抑郁性的5-羟色胺的代谢异常。而食用碳水化合物可通过提高5-羟色胺的水平或活性来克服抑郁症。

不管是何原因，如果你患有冬季抑郁症，不要使大脑缺乏碳水化合物。碳水化合物的缺乏会使你陷入更深、更严重的恐惧之中，因为对糖果和淀粉的迫切需求需要一定的生物学强度。建议该类型抑郁患者不要食用高蛋白、低碳水化合物的食物，尤其是在黑暗的冬季更要避免这种饮食方式。

为缓解季节性情绪紊乱，你可以食用甜食，但是食用些富含复杂碳水化合物的食物，如干豆、蔬菜、谷类、面包和薄脆饼干会更有益于健康。这些食物也会发挥作用，只是作用较慢些。但是，人们不要过量饮酒或摄入咖啡因（即每日饮用咖啡超过2杯）以对抗冬季抑郁症。这两种物质太多会增加焦虑感和一些情绪问题。

一天一个坚果，赶走抑郁症

饮食中的硒大多来自谷类、海产品和肉类。研究者指出，每日食用一个坚果可保证绝不会缺硒。食用5~6个坚果可迅速使血中硒的水平提高100%~350%，但每日坚果的食用量不应超过这个量，因为硒也具有毒性。

菠菜治疗抑郁

菠菜富含叶酸。叶酸是最先从绿叶蔬菜中分离出来的一种B族维生素，是一种抗抑郁剂。研究者指出，各种精神紊乱患者，尤其是抑郁症患者，叶酸缺乏的概率比普通人要高，而且叶酸水平低的精神患者紊乱病情会更严重。原因就是叶酸的缺乏会引起大脑中5-羟色胺水平的下降。

食用香蕉

香蕉对治疗抑郁症有一定的疗效，这是因为香蕉含有维生素B_6，这种维生素能够协助人体合成数种酶，这些酶影响某些调控情绪的化学物质的代谢。

辣椒的兴奋作用

辣椒中的辛辣物质——辣椒素实际上可以诱使大脑中内啡肽的升高，使人暂时兴奋。人们在食用了辣椒后，辣椒素就会"燃烧"舌和口腔内的神经末梢，使其向大脑传递虚假的疼痛信号。为保护机体免受可感知的损伤，大脑会做出应激性的反应，分泌天然的止痛剂或类似吗啡的内啡肽，引起兴奋。继续食用辣椒可诱发更多的内啡肽，不断累积达到令人愉悦的激情状态。

海产品中的无机盐给你好心情

食用海产品可改善心情。原因是海产品中硒的含量特别高，研究者们认为，硒的缺乏虽不足以致病，却会影响心情。因此，适量补充硒可使心情正常化，但摄入更多的硒不会进一步改善心情。硒影响心情与它的抗氧化能力有关。在研究中，给老年受试者服用了硒和维生素E或其他抗氧化剂后，发现他们的心情与智力情况都有了显著改善，脑部血流量也明显增加。在对老年性痴呆症患者进行的研究中发现，包括硒在内的抗氧化剂可改善心情和精神表现。

消除焦虑

症状

＊情绪紧张、易激动和发怒，有时情绪低落，不时长吁短叹。

＊头晕目眩，头痛、脑涨、心悸或张皇失措。

＊无精打采、倦怠、衰弱无力。

＊无故疼痛，多发生在头、胸、腹、背部。

＊恶心、呕吐、腹泻、尿频。

疾病根源

感觉紧张、心绪不宁、有压力和焦虑是很自然的，每个人都时有发生。这些焦虑能引起身体的反应，身体便相应地多分泌出一些肾上腺素（一种促使人兴奋的激素），使人能尝试挑战困难。但对一些人而言，焦虑可能是慢性、严重的，不仅会引起恐惧感、不自信，还会突然发作心动过速（即快速的心跳）、流汗和颤抖。强烈、持续的焦虑甚至可导致可怕的恐慌感和无能的恐惧症。正常的焦虑几乎总有一个已知的原因，如一次重要的考试或人际关系的处理，但如果没有明显原因而感到焦虑，或焦虑的程度超过实际情况，焦虑就会成为一种病态。此外，饮食结构方面也是引发焦虑的一个重要因素。如过多摄取含咖啡因的食物和饮酒，都可引发焦虑。

自我检查和防治

经调查，在因为紧张、焦虑而患病的人中，大多有偏食、饮食生活没有规律、缺食、少食的倾向，所以每日三餐一定要按时吃，养成规律的饮食习惯很重要。此外，当发觉自己心情紧张、焦虑时，可以通过摄入能够抵抗紧张和焦虑的食物，来缓解因此而产生的各种症状。食物对于人产生焦虑有一定的影响，某些食物和饮料可作为镇静剂或焦虑引发剂，使神经系统兴奋或镇静。饮食中最需要警惕的是两类食物：含咖啡因的食物和酒。如果你患有焦虑症，那么应戒除咖啡因或严格限制咖啡因的摄入至少一周，观察焦虑是否开始消除。含有咖啡因的饮料包括较少或不含咖啡因的咖啡、茶、可可、巧克力或可乐等。对戒除咖啡之后出现的症状应做好准备，如通常会在戒除咖啡因后的19小时内出现头痛，在第一、二天会加重，然后逐渐减弱并消失。如果你想确认咖啡因会导致焦虑，之后可做个试验，再次饮用咖啡因以观察焦虑是否会重新发生。如果你有恐慌症，应戒除咖啡因或减量饮用。每日两杯可能不会引发恐慌，但超过此量就会导致恐慌发作。

食疗方案

最甜蜜的焦虑疗法

最近对大脑生物学的研究显示，包括糖和淀粉在内的所有碳水化合物对大多数普通的正常人而言，是典型的镇静剂，能使人放松并且昏昏欲睡。一系列试验表明，碳水化合物是焦虑的抑制剂，而不是促进剂。只有少数个体包括女性和40岁以上的人，对糖的镇静作用较为敏感。对这些人而言，食用碳水化合物则会变得筋疲力尽，诱发一些人所谓的"糖抑郁症"。糖之所以可以作为镇静剂，是由于大脑中发生的几种复杂的生化反应。最广为公布的理论是，食用碳水化合物可产生更多的色氨酸（一种氨基酸），并进入大脑，从而转化为众所周知的神经递质5-羟色胺。因此，当你想平静下来时，最好食用富含碳水化合物的食物，包括像土豆、面包、豆类、谷类等复杂的含糖食品。要想获得最快的镇静作用，那就食用天然的甜食，如蜂蜜或糖。人工增甜剂如糖精并

不会使大脑镇静，但需要提防摄入糖分过多。

具体方案如下：糖和淀粉都是镇静剂，但糖发挥的作用更快。含糖饮料5分钟就会发挥作用，而像谷类和面包一类的淀粉食品，则需要30~45分钟才发挥作用。

对大多数人而言，最佳的镇静剂量是120~180克的纯碳水化合物，相当于60克软糖或250克非饮食性可乐，无需过量服用。刚开始吃几口糖果、小甜饼、谷类或软饮料后，诱发镇静作用的大脑化学变化就开始发生了。

不要将蛋白质与碳水化合物混合食用。应单独食用碳水化合物，这就意味着在食用高碳水化合物的谷类时，不要同时饮用高蛋白质的牛奶，即使是少量蛋白质也会减弱碳水化合物的镇静效果。

食用低脂的碳水化合物食品。富含脂肪的糖果和甜点需要较长的时间才能发挥作用。几乎是纯糖的软糖、焦糖、薄荷糖和棒棒糖比较高脂肪的巧克力块发挥作用要快得多。

为了最快速度地缓解压力，可饮用含糖饮料，因为液体可更快地通过胃。建议饮用一杯含有两汤匙糖的花草茶或一杯用水而非牛奶稀释的速溶可乐，或慢慢饮用220克无咖啡因的普通（非饮食性）软饮料。用吸管慢慢吸吮，直到感觉更加放松为止。

如果你预计有一段长时间会充满压力，那么应食用些低脂高碳水化合物的食品如爆玉米花、米糕、小果汁软糖和其他干谷类早餐食品，也可食用些含糖食品如棒棒糖和酸味球糖以使压力得到控制。

每天喝一杯牛奶

牛奶对于消除焦虑具有很好的疗效，这主要因为牛奶中含有能降低神经兴奋的色氨酸，色氨酸被运送到大脑后，成为构成血清素、多巴胺、去甲肾上腺素等神经传递物质的原料。其中的血清素能起到催眠、镇痛、安定神经的作用。

食用洋葱

古埃及人用洋葱来帮助身体放松，促进睡眠。黄色和红色的洋葱都是化合物槲皮苷的最佳来源，槲皮苷是一种抗氧化剂、抗炎物质和温和的镇静剂。据最新研究，槲皮苷至少可以

作用于老鼠的中枢神经系统，以使其昏睡。

香蕉疗法

香蕉因能解除抑郁和焦虑而被欧洲人誉为"快乐水果"，这主要因为香蕉含有一种特殊的氨基酸，这种氨基酸能帮助人体制造"开心激素"，减轻心理压力，解除抑郁，令人快乐。此外，香蕉具有镇静大脑的作用，因此睡前食用香蕉，还能有助于睡眠。

防治失眠

症状

*难以入睡，一直清醒，或睡眠很浅。
*浑身乏力、疲倦不堪。

疾病根源

失眠是指持续睡眠不充分的一种状态，这在生活节奏快的现代人身上常有发生。失眠可发生在各个年龄阶段，甚至是小孩。随着年龄增长，失眠发生的概率更高。导致失眠的原因有很多，最常见的是焦虑，这会使人在上床睡觉时难以入睡，或在半夜醒后无法入睡。抑郁也易导致失眠。此外，环境因素也是引起失眠的原因，如卧室内有噪音、光线太强、温度太高等。对于旅游者来说，在一个新的环境下入睡往往也很难。改变睡眠时间，既打乱了生物钟，也会让人难以入睡。有时，工作压力太大，精神过于紧张，过度疲劳也会导致失眠的发生，这往往还会造成恶性循环，常常失眠，使得工作时精力不足，效率降低。

自我检查和防治

睡眠对于人非常重要，经常失眠会对正常的工作、学习和生活造成很大的影响，对身体也会造成一定的危害。如果你正在为失眠而苦恼，你应该首先找出引发失眠的原因，以便做适当的调整，因为规律的生活作息是保证充分睡眠的关键之一。此外，还可以通过饮食来调整自己的睡眠质量。如食用含少量或不含蛋白质的低脂食物，可对大脑产生镇静作用。

食疗方案

睡前喝一杯温牛奶

喝一杯温牛奶有助于睡眠，这是因为牛奶中含有能降低神经兴奋的色氨酸，色氨酸被运送到大脑后，成为构成血清素、多巴胺、去甲肾上腺素等神经递质的原料。其中的血清素能起到催眠、镇痛、安定神经的作用。此外，摄取色氨酸时最好和B族维生素一起摄取，这样在体内的利用率较高。

葱使人安心入睡

葱可以作为脑神经的镇静剂，在睡前不妨闻一闻葱的独特味道，这能使你安心入睡。对于那些因手脚冰冷症而失眠的人，不妨将葱放入粥中煮熟，做成葱花粥，睡前吃一碗，使得身体暖和起来，很快就会入睡。

食用蜂蜜

蜂蜜是食物中最好的安眠药之一，长期被民间作为催眠药物。这主要因为蜂蜜中含有的葡萄糖、维生素及镁、磷、钙等物质能滋润神经，调节神经系统，从而起到促进睡眠的作用。因此，如果你入睡困难，那么在睡前的大约半小时食用1汤匙左右的蜂蜜。对大多数人而言，蜂蜜的功效与安眠药一样，而且蜂蜜没有副作用。

其他疗法

呼吸新鲜的空气，做适量的有氧运动。

白天尽可能放松，作息时间有规律，晚上按时睡觉。

营造适合睡眠的氛围，如卧室通风、温度、光线等，床铺舒适。

睡前听轻音乐。

睡前洗热水澡，放松肌肉。

将薰衣草或有同样功效的药草放在枕边。

沐浴时加入薰衣草精油。

睡前保持良好的心情，如想象自己在沙滩上漫步。

睡前不要饮酒、喝茶或咖啡等有兴奋作用的饮料。

第四篇
食物排毒

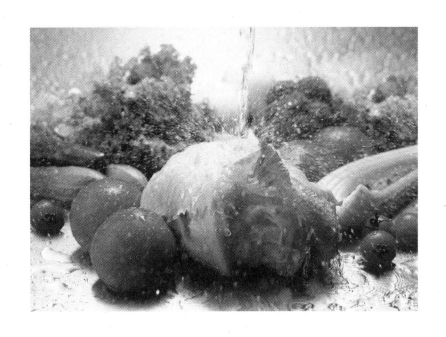

第一章
食物排毒

食物排毒法的优势

不需再计算热量、脂肪、碳水化合物的含量，也不需称量食物重量

传统饮食排毒方法纯粹是让人受折磨。不少人都曾受此折磨，所有好吃的食物都不能吃（至少不能想吃多少就吃多少），整天饿肚子，于是难免发脾气。食物排毒饮食法与此不同，你可以吃得很好。很快你就会发现以后你会乐意这么吃，并持续一生。

不用刻意锻炼，即见效果

毫无疑问，身体需要大量活动，才能达到最佳性能，但很多人会觉得运动对他们来说是个监牢。对他们而言，这里有个绝好的消息：跟着食物饮食排毒法的几个步骤走，不用正规锻炼，也能拥有完美身材，使体内细胞更健康、更紧致，皮肤也会更有光泽。

可以不限量地食用花样多、自己中意的食物

虽然在这里介绍的方法饮食已经流行有好多年了（当然，之前吃的都是主流食物，而且伴有常见的病痛），但人们还是经常说，发现这种生活方式、饮食方法真是太幸运了。人们都可以尽情享用大量美食——"尽情"在"节食王国"里可是不允许的，是一大忌。尽情地享用美食是我们与生俱来的权利，拥有健康强壮的身体也不例外。问题在于我们总是认为二者不可兼得。但是了解食物排毒方法之后，大家会了解这两者是可以兼得的。我们要知道，我们追求的排毒方法必须建立在健康的基础上，否则没有任何意义。

网络资源这么多，新的健康食物商店也不断出现，所以不管你身在何方，都能够找到书中所列的菜单和食谱。另外，你根本不需要做太多准备，就能做出食谱部分所列的食物。

改善的大门向生活的各个方面敞开

大家可以把此食物饮食排毒法想得更宽泛一些，拓展到饮食以外的领域，因为这将会影响你的全部生活。利用排毒方法的原理，能从宏观和微观两方面改善你的生活。净化身体很有可能会让你产生净化生活空间的欲望，而这也是在净化你的内心。你更有可能愿意在人际关系上变得更透明，过得更诚实。心灵的净化让你充满自信，对朋友充满敬意。更多的益处是身体日益健康，不再依赖药物，你对疾病的恐惧也越来越少。不管是显性的还是隐性的，这个项目以不同的方式大大改善你的生活——当然这些方式不能够——列举。一旦生活达到这个层次，你就不可能再想重返过去。

关于食物排毒法的误解

误解1：只有吃生鲜素食才能受益。

与其他介绍食物排毒的方法不同，这里所介绍的食物饮食排毒理论可以食用肉食，这也是特别强调的一点（建议每个阶段肉食所占比重不同）。一开始吃排毒食物时，食用一定量肉食，可以防止排毒后产生过激反应，促进享用美食的快感，让人更易满足，有益健康，当然也要考虑个人的自身情况。很多时候，许多介绍排毒食物的书籍让人只吃生鲜食物，这种说法其实是一种误导。这种饮食方法并不适

317

合所有人，更不适合刚起步的人。同样，我们提到了非素食物。并不是所有人都能成功地变成素食者，也不是所有人都想成为素食者。而且，读后，大家会发现素食并不能保证身体健康，也不能确保成功瘦身。

食物方法推行这么多年，大家很清楚，很多饮食排毒法都是以素食为基础，很多人可能是"忠实的"的素食者，能很容易地从理念上认同这种饮食排毒法。但对于那些一点都不愿放弃肉食的人来说，这种做法其实是不必要的。那么现在既然知道采用食物排毒法仍旧可以吃肉食，你还有什么理由不进行排毒呢？

误解2：增加生鲜食物的摄入，就意味着要花很多时间浸泡、发芽和脱水。

浸泡、发芽、脱水不是排毒食品的重要部分，也不是食用排毒食物者的例行琐事。为什么呢？首先，适量食用未发芽的坚果可能感觉更不错，而且不会影响排毒，比浸泡后的坚果更易于消化。

其次，大家都很忙，工作勤奋，玩得也疯狂，都希望排毒过程尽可能简单轻松。浸泡坚果要八九个小时，这可不是人们期望的长期而又轻松的生活方式之一。

有些人可能喜欢自己做天然脱水面包、小甜饼之类的食物，如果这样的话，市面上有很多介绍食物食谱的书，这对我们的项目是个很好的补充。也有很多人想尽量少花时间甚至不想花时间做饭，又想净化身体，一生受用这种饮食排毒法。如果真是这样的话，很简单，什么都不用说了，这个排毒方法就可以满足你的需求。食谱可是用心设计的。大家不需要专门求教生鲜食物厨师，也不必花更长的时间做饭。另外，有需要才会有供应。有许多商店已经推出特别鲜美、低温脱水的生鲜食物，也就是"生鲜零食"，使用生鲜食物排毒法的人都可以享用，无须再找脱水容器，也不用像以前那样非得打开包装袋才能吃到，现在食用所需的时间还没以前打开包装的时间长呢。

误解3：食用生鲜食物，可能对健康有益，可我只是想瘦身。

食排毒法的直接目的就是瘦身。很多人采用这个项目也是为了瘦身。在介绍这种排毒法地我们针对不同人群设置了一些小窍门，这样大家的排毒减肥进程就不会处于停滞状态，而会逐步改善，达到最大程度地瘦身，最终实现理想的体重。这种饮食排毒法能让你感觉青春再现，让你体验从未有过的健康状态，以前的慢性病也好转了，精力骤然提升。起初，你也许主要是为了瘦身，之后，你会意识到这种饮食排毒法能带你体验从未有过的良好感觉。坦白地说，食物饮食排毒法是世界上最健康的排毒方法。另外，这一排毒方法并不是仅仅就健康问题絮叨不休，而不论及生鲜食物理念之所以吸引人的原因——瘦身。瘦身才是这一排毒方法的重中之重。通过这一排毒法，你能够实现瘦身之梦！

误解4：只吃生鲜食物，就能健康、减肥。

成功排毒最重要的一点，那就是如何完全清除吃生鲜食物所留下的毒素。通过学习食物排毒法，大家可以利用一些简单的步骤，清除体内废物。与传统观点不同，我们认为，并不是我们吃了有益的东西，如维生素、无机盐、酶等就能健康，只有清除体内的废物，才能让健康大放异彩——这些废物是由长年饮食不恰当导致的。当你开始按食物排毒方法去做时，你就能达到当今社会很少有人能企及的健康状况和瘦身效果。

误解5：一旦开始，就要马上、完全吃生鲜食物。

有人认为一夜之间就能改变有生以来一直习惯的生活方式，这种想法是错误的。食物饮食排毒法更注重人们为了实现饮食排毒所做的转变及决心，但是希望这种转变强度不要太大，要逐步进行。对很多人来说，新的饮食排毒方式与你以前的习惯有很大不同。我们不但需要了解大家都渴望转变的想法和愿望，而且也要考虑到大家的情绪、生理特点及原有的生活环境。结合所有上述因素，食物排毒方法会引领大家实现完美转变，给大家留有广泛的自由空间，选择适合自己的口味，逐渐适应此项目。世界上的所有人都可以通过采用食物饮食排毒法，实现无与伦比的成功。

第二章
生鲜食物排毒方法

食物排毒原理

要想体重完美，容貌年轻，就必须清除废物、净化细胞——也就是说使细胞内没有无机物。但在现代的饮食方式和生活方式下，净化细胞难以实现，而往往是体内细胞充斥着难以清除的废物。这是导致身体疾病的根本原因，有些人还认为这是导致精神疾病的根本原因。干净、健康的细胞可以维持体内平衡（体内健康平衡的状态），让我们感觉良好。食用加工食物，或者吃得过多，会产生废物或垃圾。它们一旦堆积在细胞内，原来体内与生俱来的平衡状态就会受到破坏，导致疾病和过度肥胖。

我们只需一个简单的公式，通过一个简单的推导过程，就可以改善细胞的质量。按照这个公式，只需要几个简单的原理，就能减去多余体重，恢复年轻状态，一周之后就有明显效果。下面就是这个公式，十分简单：

$$体内垃圾 = 多余体重$$

体内垃圾是多余体重的根本源头，将其清除，也就减掉了多余重量。这是何等的简单！多余脂肪整天压得你喘不过气来，让你看上去比实际年龄要老。试想一下，如果将这些脂肪减掉，会是什么样子。让我们稍微看看这个过程。

我们可以把每个细胞都看成一个很脏的房间，需要打扫。设想，突然间你找了一队工人帮你打扫。几天后，你发现工人们的确做了好多工作。你从来不奢望房子还能变干净，可现在，真的看起来好多了。可走廊里成堆的垃圾袋怎么办呢？不清除这些垃圾，根本不能真正体会到打扫房间的乐趣。所以，打电话给当地垃圾站，让他们早上来把垃圾拉走。他们也准时来了，清除了好多垃圾，可他们很累，一下清不完。他们说回去休息后，可以再来一次，还给了你垃圾处理专家的电话，并说让他们来清理剩下的垃圾会更有效。你打了电话，垃圾处理专家按照约定，清除了剩余垃圾（好像都腐烂了）。现在，你发现房间清理后，真是大不一样。室内一片明亮，洋溢着喜悦和欢快的氛围。如果你告诉别人这房子已经住了好多年了，没人会相信的，因为看起来跟崭新的一样。

你可以把这个看成清除体内垃圾的实际过程，你的身体就是"房子"，细胞是房子内的房间，酶和有机水合物就是帮你打扫的工人，体内清除垃圾的器官组织（尤其是大肠）就是"当地的垃圾站"，最后，其他清除体内毒素的方法就是"垃圾处理专家"。

用这个公式净化细胞，真是神奇，能够减去多余体重，甚至让身体焕然一新。

我们得让体内这些净化机构分工，垃圾管理系统才能发挥最大效应。我们的排毒法多种多样。让我们一起来健康排毒吧！

净化身体细胞

我们必须面对一个事实：即使昨天刚清理过，但如果今天又有很多垃圾，那么实际上等于没有任何进步。要有所改善，只需要今天体内的垃圾比昨天少就可以，如果尽可能地少吃那些会转变成体内垃圾的食物，就能取得很明显的效果。那么，什么是体内垃圾呢？所谓体内垃圾，就是身体无法完全利用、无法完全清

319

除的物质，由于无法排出便堆积在体内，就像垃圾场中含有的泡沫聚苯乙烯。这种垃圾有多种叫法，像"废物""毒素"等，文中会交替使用这些叫法。

在与新接触食物排毒方法的人们交流时，健康专家首先会带他们去参观高质量食品——柜台有一些有机产品，有很多天然食品，比如说去全麦食品专柜。在这里，你能找到大量食物，足以替代平时钟爱的主流饮食的口味、口感和质地。这些食物就是"过渡食物"，可以是纯生鲜的，也可以不是，这样既不会妨碍排毒进程（实际上是起到辅助作用），又可以满足饮食的不同需求。

这些食物主要是在初期用来代替从原有饮食中去掉的食物，因为要学着不再让细胞受到毒害，净化活动才能开始。对很多人来说，这些过渡食物就是未来几十年的主要食物。有些食物质量较高，所以，随着进程逐步推进，列出的食物可能会略有不同。不管进步大小，大家都会有很大空间。这些食物的最大优点在于，既能满足口感的需要，又能满足身体的需要。所以，很多可以用来当零食吃，让每个人都能轻松地进行此项目。

下面是一些重要的技巧，在向这些高质、无毒的食物过渡的过程中，可以起到辅助作用，让你付出的努力取得最优的结果。

1.多准备几份排毒食物单，分别放在钱包中、贴在汽车和冰箱上，办公室里也要放一份。

2.靠冲动购买，不要靠习惯。在超市食品过道逛时，不要因为总买苹果而只买苹果。比如，突然间想吃菠萝，那就买一个！每周都要准备买一种其他种类的水果、蔬菜（这也是让孩子食用新鲜水果和蔬菜的好方法，让他们选定菜谱）。

3.不要老想着你买不到的，要想你能买到的。

4.把橱柜打扫干净，再放入过渡性的生鲜食物。冰箱的一个橱柜或一层可以留出来，用来盛放家人一定要吃的其他食物。不要让他们觉得冰箱再也不属于他们了。

5.结识食品店和面包店的导购。他们能帮你选择最新鲜的食物，或订购当日不售的食物。面包店导购都了解本店新鲜食物的订购工作，也就是我们所说的"排毒零食"。包装了的新鲜美食对排毒饮食这种生活方式也是大有益处的。

6.找找附近的健康食品店。排毒食物单上的食物在这些店几乎都能买到，而且还有可能找到你想要的其他生鲜食物。

7.不要只买自己认为需要的量，要多买些。一旦根据下面提供的食谱开始制作一份排毒菜肴，你很有可能想吃第2份甚至第3份，另外，水果也要多吃。有胃口是好的征兆，所以要保证随时有足够的新鲜食物，来满足自己的需要。

8.把购物过程当作一种新乐趣。我们的生活都很紧张，但不要把购买食物看成负担，让感觉引领你找到真正喜欢的健康新选择。如果要排很长的队，在排队的过程中要深呼吸，然后想想水果蔬菜来自哪里，该怎样做，味道如何，想想它们将帮你排毒，让你拥有完美身材！

下面所列的食物会把你所有减肥的努力都化为乌有，并导致你机体过早老化，细胞衰退。

■ 所有的脱脂酸奶（冷冻的及非冷冻的）
■ 各种不含糖分的非原味酸奶（各种品牌的，特别是知名品牌的）
■ 减肥饼干
■ 包装好的加工过的冷切食品
■ 所有经加工的含低碳水化合物的减肥食品
■ 苏打食品
■ 牛奶（包括脱脂牛奶）
■ 不含脂肪的冷冻食品
■ 无糖冷冻甜食
■ 无糖热咖啡
■ 白面包

不管碳水化合物或热量所占比例有多小，上面列举的食物都不能被身体完全吸收，而且还会堆积起来形成垃圾。现在你知道为什么"体内垃圾=多余体重"了吧！另外，你可以选择味道和质地都让人满意的食物，像鳄梨、红薯、含饱和脂肪的奶油和黄油、枣、坚果等，同时又能清除垃圾、减去体重，使你感觉又回到了童年。放弃主流减肥食物，尝试着这么做吧！

你也许会想"鉴于生活的环境，我们每天都会遇到好多毒素"。这么想不错，但如果吃的大部分都是天然的排毒食物的话，身体就能很有效地应付那些有毒物质。如果先吃好多熟食，紧接着又摄入加工合成的食物，那么身体将会受到双重打击，难以应付。

大家都明白，食用标有"不含脂肪"的食物能变苗条，这对大家很有诱惑力。但希望大家不要再往陷阱里跳。在购买食品时，不要看脂肪、热量含量，而要看所含成分。记住，只有天然食物才能被身体识别并分解，而非天然物质不但不能被身体分解，而且实际上还会导致新陈代谢缓慢，体内器官受损，体重增加，机体过早老化。

仅仅这点就足够了。也就是说，以后只要看食物中含有什么成分，就可以知道它对身体是否有益。食物中若含有精制面粉、糖、加热过的油（任何没有特别标明"经过冷压榨的油"）或化学物质，都不宜食用。

专家把食物划分成不同的等级。按照科学实验，对食物在人体通过时所消耗的时间，分为11个等级。等级的划分是依据一个非常简单的道理：越容易吸收的食物越健康，对身体越有益。人们把它们叫作"速排食物"——进入体内，排出时留下能转变成垃圾的残余物最少的食物。排在最前面的是那些具有水合作用的水果和蔬菜。

人们吃一些身体容易吸收的食物，特别是有机的水果和蔬菜，不仅可以减轻肠胃的压力，更可以让排毒更轻松，对身体健康自然也大有好处。

良性脂肪

到底什么是良性脂肪，大多数人都不清楚。其实很简单，良性脂肪就是未加工的脂肪，除此以外的都是有害脂肪。大家不需要非得弄清楚饱和脂肪与不饱和脂肪（片面地讲，就是硬化油脂）有什么区别，只需要知道是不是经过了加热。下面列出的是良性天然脂肪的来源：

- 冷压榨的油脂
- 生鳄梨
- 生坚果
- 鲜椰子及生椰子油

如果没有生鲜的，也可以少量使用有机植物油和奶油。尽管脂肪一直以来"名声"不太好，却是保持健康和长寿必不可少的成分。

天然植物油、绿色食品以及新鲜水果是建造最佳健康状态这座大厦的3块基石。要想自然变瘦，自然净化，食物中不可缺少植物油。有些人很长时间以来一直避免食用油脂，这种偏见也很难消除。等到你们看到这些排毒原理真的管用、效果良好时，大家就会食用这些宝贵的脂肪了。

有些人为了不摄入食物内含有的脂肪，导致本来可以吃到的很多珍贵食物都不敢吃，像鳄梨、生坚果等，这是很不幸的。鼓励大家在评价食物的好坏时，看其是否会在体在留有废物残渣。比如说天然食物，吃的时候就是天然的、新鲜的，只要合理搭配，就不会留下废物残渣。而如果食物不是天然的，或搭配不当，就很有可能留下残渣。

奶制品

大家觉得牛奶绝对绝对有益身体健康，能促进骨骼发育。但事实上牛奶食用不当会导致骨骼疏松、器官衰弱及身材变形，所以我们在食用牛奶时，一定要注意食品的搭配，保证能够合理而全面地吸收牛奶中的养分。但羊奶可以，特别是纯羊奶。而且纯羊奶制品味道好极了，喜欢奶酪的朋友绝对会满意。

有些人对牛奶不耐受，喝纯牛奶会产生排斥，如上吐下泻，针对此种情况，可建议食用酸奶或羊奶。

可喜的是，黄油和奶油不富含奶酪蛋白，较易于分解，可以少量食用。坚果汁，像杏仁露、榛子汁可以代替牛奶。如果喜欢喝，还可以自己制作坚果汁（将1份坚果、3份水混合，用粗棉布过滤），味道鲜美，易于保存。至于补钙，可以考虑以下几点。

■ 为了保证钙质的合理吸收以及防治骨骼中钙的流失，镁元素是必需的。奶制品中镁元素含量极少；而绿叶蔬菜含有钙、镁，且比例极佳，能最大程度地保证钙的吸收。

■ 美国国立残疾研究所研究表明，尽管美国妇女一生中平均每天消耗1千克牛奶，但约有30%的绝经白人妇女的脊椎、髋骨或手背患有骨质疏松症。

■ 欧洲素食联盟表示，素食妇女绝经后患有骨质疏松症的概率比较小。测试中，中国素食妇女的钙摄入量仅为欧洲妇女的1/3，而且全部是从蔬菜中获取，不像西方人那样通常从奶制品中获取钙。

■ 澳大利亚《Nexus》杂志（1998年11月刊）上有文章写到：非洲班图人患骨质疏松症的比率是全世界最低的，可他们每天钙的摄入量仅是175~476毫克。日本人平均每天摄入钙540毫克，但刚绝经的妇女几乎没有人患有脊椎骨折，而这种病在西方非常常见。整体来看，日本人得脊椎骨折的概率是美国人的一半。对中国、赞比亚、斯里兰卡、苏里南、秘鲁等其他国家的人口进行调查的结果显示，尽管他们钙摄入量低，但他们患骨质疏松症的比率也低。人类学家斯坦利·加恩对美国中、北部居民骨质损失的状况进行了长达50多年的研究，却没有发现骨质损失与钙的摄入量有任何联系。

大家要学着将奶制品与其他食物合理搭配，生鲜蔬菜和熟的蔬菜都是很好的选择。所以，如果很喜欢吃奶酪，那就做1大份沙拉，然后浇上你最喜爱的天然奶酪。羊奶酪和羊奶比牛奶制品要好，因为羊奶中的蛋白质比较易于被人体吸收。所以，羊奶经常用来代替母乳，给婴儿或刚开始学步的孩子吃。纯羊奶酪和纯牛奶酪总是用来制作经消毒的普通奶酪。

最健康的钙源是有叶的绿色植物，像甘蓝、蒲公英、莴苣。这些植物中含有的钙，很容易被吸收，其他健康营养元素就更不用说了。因此，每天喝点水果蔬菜汁，就再也不用为骨骼的健康发愁了。

维生素

好像每天都有新的研究问世，来指出这种维生素片或那种维生素剂比较有效。消费者往往相信它们所说的这种神奇元素能够预防衰老，增强大脑功能，预防疾病，于是疯狂购买。

令人高兴的是，如果每天的饮食都含有大量生鲜素食或植物的汁，就能获取身体需要的所有基本元素，再也不用担心受广告宣传的影响了。

2004年9月21日，美国人权及健康委员会附属委员会发布一则新闻称，美国食品及药物管理局的1份报告估计"美国人每年要花费80亿美元的资金购买补品。目前市场上已有的产品就有29 000种——而且每年还不断推出1 000种新产品"。健康业和饮食业充分利用大众对营养品的无知，让他们相信这种最新推出的"超营养药片"才是他们需要的。

补品就是因为从日常饮食中没有摄入足够的营养，需要额外补充的营养品。如果每天都食用大量的天然食物，根本不需要额外吃些营养药片。有些人认为食用标准的流行食品，再辅以营养药品就足够了。如果他们知道这么做其实根本不能保证对营养的需求，一定会骇然。

植物的汁是最好的维生素和无机盐来源。经常饮用，可以保证正确、充分地获取营养。更重要的是，如果细胞干净，就可以更好地吸收营养。按照自然规律饮食，一切归于正常，就算媒体大肆宣传你也不会再受影响。

认识速排食物

既然大家都知道了以后不能再毒化细胞，那我们就应该来了解怎样吃才能瘦身、才能持续排除垃圾的秘密。问题的关键在于消化系统。如果消化系统能够迅速将食物排出，体内不会堆积很多垃圾，体重就永远不会增加。

首先要做的是，选择最易消化、最易排出的食物食用。其次，合理搭配这些速排食物，也就是说，如果一餐当中都是高质量的速排食物，那么这些食物的混合物也应该尽可能地易消化。大家已经了解，食物越容易消化，留在体内的废物越少。相反，如果食物需要很长时间才能消化，那么身体为了分解食物，就会浪费很多能量和资源，不能帮助更新和净化，记住这一点也同样重要。

食用速排食物，不但能减肥，还能减轻消化方面的问题，像返酸、胀气、便秘、肠易激综合征以及其他症状。一旦你开始搭配食用速排食物，马上就能感到精力充沛，体重开始下降。

速排食物组合和慢排食物组合

某些食物，如果混着吃，需要的消化时间

是其他混合食物的2~3倍。比如，切片面包夹鳄梨（很好的速排食物搭配），在胃里只能存留3~4个小时，而如果夹的是鸡蛋，在胃里就得存留8个小时——这仅仅是在胃里，并不是整个消化道（显然，这是慢排组合）。食用速排食物组合，身体很快就能恢复活力，增加体力；而食用慢排组合，身体就得把所有的能量用于胃部运作，人就会感觉精力不佳。

如果你一辈子吃的都是这种慢排食物组合，会怎么样呢？想想，8个小时的慢排食物组合，一天要吃3次，体内废物堆积，健康、干净的消化道还有健康的细胞都变成了废物池，细菌滋生，整个排泄系统（肝脏、皮肤、大肠、脾）运作迟缓。大家可能也能想到，这种情况会直接导致便秘、粉刺、哮喘、关节炎以及其他更多的症状。消化不良以及导致消化不良的过多体内垃圾，是导致胃痛、胀气等小毛病以及甲状腺功能紊乱、循环系统问题等严重症状的祸根，而且这些病痛会进一步榨取你体内的能量，所以越吃这类食物，青春容颜就会越快地褪去。

速排食物组合

速排食物有4种基本类别：淀粉类，肉类，坚果、干果及种子，新鲜水果。根据速排食物组合的吃法，这4种食物不能一起吃（如一顿饭中包含2种，或进餐时只吃1种，之前或之后很快又吃另1种）。因此，淀粉食物不能和肉类混着吃，肉类不能和坚果、干果及种子混着吃；同样，坚果、干果及种子也不能和淀粉食物混着吃。前3类可以和生鲜蔬菜混着吃，蔬菜不限量。前2种也可以和熟的蔬菜一起吃。新鲜水果也可以和生鲜蔬菜一块吃，但要想效果最佳，就不要再混入别的食物。最理想的状态是，这4种食物无论哪2种都不要一起吃。

记住每个人的消化系统都不一样，要想知道某些食物组合对你是否合适，得自己做实验。如果使用某个食物组合以后，胃没有起反应，不会产生胀气，而且可以持续减肥，那这种食物组合就适合你。

当然，就速排食物组合而言，还有更严格的规则。例如，理想状态下，不将奶酪和肉类一起吃，番茄和谷类不能混着吃，香蕉与哈密瓜也不能混着吃。但是，你的体内可能还不够

干净，根本注意不到食物组合中这相当微妙的地方，所以认识到这一点对你很重要。对大多数人来说，这些规则很多年都不会起作用。但上表列的食物组合却是有效的，在愉快进食的同时，又不会影响有效瘦身。这4种食物是重中之重，如果利用合理，将会改善你的整个身体状况。

速排食物组合小窍门

1.不同类型的食物不能在同一餐中混着吃，而同一类型的食物可以。

2.专业地说，鳄梨是水果，但可以与淀粉混着吃，这是其特别之处。也可以与干果混着吃，但坚果不行。这点很有意思，应该特别注意。

3.水果应该空腹食用——食用合理搭配的饭菜后3个小时内（早饭后3个小时内最理想）。告诉你一个新的水果口诀："要么单吃，要么不吃。"

4.新鲜的水果只需要20~30分钟就能完全从胃部排出，所以吃完水果30分钟后，可以吃另一类型的食物。

5.香蕉非常特别，可以和不同类型的食物混着吃，像新鲜的水果、干果以及鳄梨。注意香蕉需要大约45分钟才能从胃部排出，而新鲜水果只需30分钟。

6.吃完熟食以后千万别立刻吃水果作为饭后甜点，会导致食物在胃中发酵。

7.吃完某类型的食物后等3~4个小时，再吃其他类型的食物。

8.如果胃口很大，可以多吃同一类型的食物。例如，吃2块鱼，再加上蔬菜就行，不要另外再吃不同类型的食物；或吃3块甘薯，而不要吃1块甘薯、1块鱼肉、1块鸡肉或其他肉类。

9.所有的蔬菜（除淀粉含量高的，如甘薯）都可以和肉类一起吃。

10.所有蔬菜都可以与淀粉食物混着吃。

11.生鲜蔬菜最好与坚果、种子、干果之类的食物一起吃。

12.多数情况下，奶制品和肉类可以混着吃。

13.不能在谷物面包上涂果酱。

14.对于刚开始进行饮食排毒的人来说，如果吃得全是生鲜食物，可以把淀粉食物（如鳄

梨）与生坚果混合，或者吃少量新鲜水果，因为这些食物中含有大量的酶，可以促进消化。

15.生玉米可以当作蔬菜吃，熟玉米可作为淀粉类食物。夏天时，吃生玉米可以不限量——特别是一整个一整个地吃。

16.如果想把不能混着吃的食物一块吃，最好选择在正餐时候，这样胃部有充足的时间将其排出，为下一顿饭做准备。

17.如果正餐都是淀粉类食物，那么一定要选用高质量淀粉（如全谷食物、发芽谷物制作的面包、甘薯，等等）。

18.虽然说不能将不同类型的食物混着吃，只能吃单一类型的食物，但不要被这严格的规定吓倒。在起始阶段，这些规则并不是很重要，你尽管享用美食，选择自己喜爱的食物。

19.调料、纯度为70%的巧克力、坚果汁以及所有生鲜蔬菜都是中性的，可以与除水果外的任何类型的食物混合食用。

慢排食物组合

下面我们看一下不同类型的食物混合食用会产生什么结果。只要你吃了肉类食品，胃就会分泌出酸性蛋白消化酶，开始消化蛋白质。如果你同时吃淀粉类食物（一种浓缩的碳水化合物），胃就会分泌出碱性物质将其吸收。这样就会导致酸、碱性物质互相中和，消化受到严重阻碍，导致食物在体内发酵。

体内堆积大量难以消化的食物会导致什么结果呢？这就是正常的消化受阻，消化系统内的食物腐烂、发酵。一天两天或许不会这么严重，如果一辈子饮食不合理，就会产生这种情况。细菌滋生，整个排泄系统运作缓慢，导致便秘或腹泻。

身体能量都用来促进消化了，就不能有效遏制疾病，增强免疫力，也不能维持细胞、组织及器官的营养。再说一次，这对于减肥是十分关键的，因为食物搭配不当，大量垃圾堆积体内，无法排出。这些腐烂的废物是节食者最大的敌人，一旦排泄不利，体重难以下降，不可避免会导致体重增加，体内系统运作迟缓，循环不畅。

那么，你会纳闷了：很多典型的食物搭配都不可以吃，到底能吃什么呢？不要急，能吃的比你想象的要多得多！如果搭配恰当，你可以想吃多少就吃多少，不用顾忌分量，这是最好不过的。你喜欢的食物基本上都可以吃，只要不是同时吃就行。比如说，你晚饭想吃意大利面（淀粉类），那你就可以吃整份全麦意大利面，加上意大利大蒜番茄酱，还有不限量的蔬菜。吃完后还可以再吃些蔬菜，像熟椰菜、胡萝卜、菠菜或一份生鲜沙拉，确保吃得满意为止。那么，严格的生鲜食物理论家又该说，番茄（酸性的）会影响淀粉类食物（碱性）的消化。其实对大多数人而言，这算不上什么问题，如果吃了之后觉得胀，就别吃了（胀气是检测食物是不是组合得当的好办法）。去最喜爱的海鲜饭店吃饭，鱼类可以和大量蔬菜、沙拉一块食用，但不能与淀粉类或碳水化合物类食物同时食用，像大米、面包、土豆、谷类、蒸粗麦粉等。

知道这个之后就好了，根本不用担心，不要被食物搭配这个概念给吓着，不敢尝试，这是轻松减肥最有效的原理之一。尝试一周之后，你就会明白到底有多简单。做得不好没关系，根本不需要做得很出色。如果真的想偶尔把不适宜混着吃的食物放在一起吃，建议一定要在晚饭的时候。假如中午吃的话，不用8个小时就该吃晚饭了，那么，身体能量在下午就给消耗了，也就是说，中午的食物腐烂在肚里，又接着吃一顿饱餐，只能使问题恶化。而晚上吃的话，消化系统有一整夜的时间来处理食物。这种情况下，第2天早上最好要等大便之后再进食。

食用不同类型的食物，中间应当间隔充足时间，对于这一点，我们应当这样理解：想象一下，下一餐到来之前，前一顿已经排出体外了。如果吃的食物——包括优质的食物——依次从体内排出（没有重叠），就不会额外增加体重。但是，如果吃的优质食物搭配不当，或者虽然搭配得当，但都是劣质食品，就会增重，至少不能减肥。

豆类食品

大自然赐予豆类以淀粉和蛋白质，也就是说，豆类虽是天然素食，但不好消化。如果你想减肥或肠道有问题，建议不要吃淀粉质的豆类食品（但注意，生雪豆和绿扁豆是蔬菜）。如果喜欢吃，那就记住，豆类含量最多的是淀粉而非蛋白质，与蔬菜或其他淀粉类食物混合吃，胜过和蛋白质类混合吃。

中性食物

中性食物可以和新鲜水果以外的任何食物混着吃。所有的生鲜蔬菜都是中性的，前文提到的纯度为70%的巧克力也是中性的。芥末、酱油等调味剂是中性的，橄榄、橄榄油、香草、香料以及其他的调味料也都是中性的。杏仁露和其他坚果汁、用坚果汁制作的热巧克力饮料也都是中性的食物。有机蜂蜜和纯枫蜜也都是中性的（许多严格的生鲜食物理论家提倡蜂蜜要单独吃，但专家认为不需要这么做）。柠檬、番茄由于能中和碱性食物，专业来说并不是中性的，但是在一般说完全可以用作中性食物。

新鲜水果不能与其他食物混合吃

大多数的水果只需要在胃中停留20~30分钟的时间（甜瓜所需时间稍短一些，香蕉稍长一些）。如果和其他食物混着吃，像农家干酪，由于干酪至少需要在胃中停留3~4个小时，这样新鲜水果的消化过程就会延长滞后，与干酪一起在胃里发酵，会引起很多不良反应。

脂肪蛋白类食物

脂肪蛋白类食物是指坚果和种子。这种食物最好是与动物蛋白和淀粉食物分开吃。但是，如果在初期排毒阶段做起来比较困难的话，就把坚果和种子当作普通的蛋白质也行，但至少要与淀粉食物分开吃。脂肪蛋白类食物和淀粉、蛋白质一样，可以与各种非淀粉的蔬菜一起食用，也可以和脱水水果混着吃（新鲜水果不行）。人们一直认为坚果、种子是蛋白质食物，而实际上其主要成分是脂肪，这并不是说要避免吃坚果。事实上，生坚果和种子能够加快运输劣质脂肪，减少自由基，恢复甲状腺平衡，最终有利于瘦身。

速排食物饭后甜点

采用自然排毒疗法并不意味着与甜食绝缘，合理而适量的甜食可以使排毒方法更加有吸引力，可以让更多的人加入自然排毒的行列。喜欢吃甜食，这是每个人的天性，但是，

很多人长时间以来一直十分在乎食物中热量和碳水化合物的含量，根本就没有机会感受吃甜食的愉悦。大家一旦知道又可以吃甜食，而且这些食物又不含有致癌的糖精，心中会甚感安慰。添加糖精的食物让人误以为这种甜是安全的，可与此同时，它却在细胞内堆积了大量的不能消化的毒素。现在食物排毒法中介绍的食物都是安全的，天然的美味食物，是世界上最好的。

下面介绍怎样随心所欲地合理搭配美味的甜食。如果吃的是淀粉为主的食物，可以搭配高质量的小麦或其他谷类甜面包，涂上纯枫蜜。纯度为70%的黑巧克力是中性食品，吃完淀粉类食物后作为甜点也是不错的选择。实际上，黑巧克力和热巧克力，可以在吃完任何食物（包括肉类）后吃。

如果吃的是坚果、种子或干果类食物和沙拉，可以吃所有面包店制作的美味的生鲜零食，像味道极好的鲜核桃仁巧克力饼、鲜面包甚至是鲜派。吃完一顿生鲜食物之后，吃生冰激凌也不错。

在我们的食物排毒法中，饭后甜点的地位很重要，能让大家感觉到生活是甜蜜的。只要你喜欢，每顿饭之后都可以吃点甜食，只要不超标，身体健康状况会一直保持到最高阶段。对于这种允许吃饭后甜点以及天然纯正的甜食的饮食生活，你还能有什么抱怨呢？

食物搭配方面，淀粉类食物可以和淀粉类或蔬菜类食物搭配（不能和肉类或坚果、种子、干果类搭配）。巧克力是中性的，吃完任何食物以后都可以吃，特别是参加聚餐或去饭店吃饭时带着最好，这样饭后可以吃点甜食。记住，巧克力是种兴奋剂，通常含有精制糖、奶脂及硬化植物油等成分。但是，像前面提到的纯度达70%或更高的黑巧克力，不会影响身体排毒，而且食用后让人感觉满足、愉悦，对你能否长期对该项目充满兴趣有很大影响。专家认为这种纯度为70%的巧克力的确极其有用。

针对生鲜食品的零食，由于其主要成分是坚果、种子、干果，所以只能在吃完生鲜蔬菜或以坚果、种子、干果为主的食物之后，当作甜点吃。美味的生鲜零食有很多种，可以毫无顾忌地吃。

但是，无论如何都不要拿1片水果当饭后甜点。虽然水果本身非常好，但饭后吃会让刚吃进胃里的食物腐烂、发酵，阻碍消化进程。当然有时候我们就是不能抗拒新鲜水果派的诱惑，如果你80%的时间都能实践食物排毒的理念和方法，那么遇到这种特殊情况时，就可以随意放纵自己，放心食用。当然，最好是采用食物排毒方法的菜谱，自己动手做。

如果已经吃了生鲜食物，像一大份生鲜沙拉和坚果、干果之类的食物，饭后可以吃些香蕉或干果，比如枣。排毒方法推荐的生鲜甜点可以随意做着吃，也可以从健康食品店买着吃，像鲜核桃仁巧克力饼。

记住，排毒饮食是一种生活方式，不是服刑。这个项目之所以能起作用，是因为我们在乎到底吃了些什么，是因为我们想排出体内堆积的毒素，享受大自然的恩惠，不再被非大然的加工食品所诱惑。

激活体内活性

既然你已经不再毒害细胞，不再食用合成的、不能消化的食物，而吃过渡食物、速排食物，那么现在你该开始雇"工人""打扫卫生"了。

这是新鲜食物发挥作用的时候了。新鲜食物含有其他食物没有的成分：活性酶。活性酶是人体功能的催化剂，人生来就能够生产大量的活性酶，生命一开始就有个巨大的活性酶存储库。但是，所谓的标准熟食把活性酶都用在消化上，又没有及时补充，这样一段时间之后，人体内活性酶严重缺乏，这就会导致新陈代谢缓慢。一旦"工人"怠工，我们的身体功能当然会变慢，而体内活性酶增加时，你发现新陈代谢会加快。

让我们再来看看活性酶存储库这个概念。食用大量新鲜素食，就会吸收大量活性酶（指有活力的酶，或在48℃或以上的温度下不会被破坏的酶）。吃新鲜素食摄入的活性酶越多，活性酶存储库就越丰富，身体完成日常工作需要的燃料就越多。身体若能像年轻时那样产出最大量的活性酶，人就会突然发现自己身体状态很年轻。

我们还可以从另外一个角度来说明活性酶的重要性。我们是活生生的人，对此没人持有异议，但是如果我们吃的食物是"死的"——也就是烹调过的，试问，既然"死的"食物不能给人增添活力，又怎能维持活人的生命？吃"活的"食物能让我们更加有活力——字面上理解就是"充满生气"。

饮食：渴望充满生气

综上所述，只有在生鲜素食及其汁液中才能找到"工人"——活性酶给细胞排毒，才能恢复年轻状态。这些活性酶会很乐意为你做清洁工，不分昼夜，无论你工作、睡觉，他们都在清理你的身体。可是首先需要让他们进入体内。既然生鲜素食是获得活性酶的唯一源泉，那么有必要弄清楚每隔多久需要吃一次富含活性酶的食物。

最好的办法是早餐只吃新鲜水果，并要确保午餐和晚餐吃大量生鲜蔬菜沙拉。有些人晚餐之前都只吃生鲜素食效果不错。他们把一天分成两半，白天一整天吃生鲜食物，存储了大量的活性酶，晚上就可以吃各种各样的熟食。这叫作"晚餐之前皆生鲜"。晚餐时，他们可以吃搭配合理的生鲜食物或熟食。而且，晚饭前一直吃生的富含活性酶的素食，可以防止因吃"死"的食物导致的日间疲惫状态。

早餐应该是一天中吃得最多的时候，这种观点也不一定是完全适用于所有人的。白天工作繁忙，吃清淡的富含活性酶的食物可以让人精力充沛。等到一天工作结束，不需要再为工作积攒能量，这个时候可以吃熟食（如果你想吃的话）。

对于每天"晚餐之前皆生鲜"的吃法，多数人还没有做好准备。但是每天上午吃速排食物，傍晚再吃难消化的食物，仍可以让人在工作繁忙的时段倍有精力。为了更好地说明这一点，借用吉尔·雅各布的一个说法。他把这种饮食方法叫作"由淡到浓"，意思就是一天当中先果汁，再水果，到蔬菜，再到坚果，最后吃熟食。这只是一个总体目标，大家白天可以继续吃熟食，没有关系，只要严格遵照个人所处的过渡阶段（稍后会确定）给出的建议，一切都没问题。

日常饮食中吃生鲜食物，并不是一项负担。一说起"生鲜食物"，大家都会想到让人腻烦的胡萝卜、芹菜茎等。这种观念很难改变，但下面介绍了大量美味食谱，会帮助大家认识生鲜食物会比已经习惯吃的食物更能满足大家的口味。而且，食物排毒法虽然鼓励大家在日常饮食中多吃生鲜食物，但并不是说只吃生鲜食物，不吃熟食。

只吃生鲜食物不是我们这个项目的最终目标，健康、干净的细胞才是我们要实现的。生鲜食物本身不能产生洁净、健康的细胞，排出体内垃圾才能办到。而吃生鲜食物对于排出垃圾有极其重要的作用，熟食对净化身体也能起到重要作用：熟食能确保净化过程不会过于剧烈。比如说，一个人过于肥胖，体内堆满垃圾，如果吃的食物含有大量生鲜食物，过多的垃圾就会被释放到血液和排泄系统。如果这些器官不够健康，不能把垃圾推出体外，或者招架不住大量涌入的垃圾，那么就会使毒素在血液中再生，导致"自体中毒"：身体不能排出足够多的垃圾，基本上就会再次中毒。但是只要认真按照生鲜排毒给出的指示以及个人过渡阶段号码的建议做，就无需担心会发生"自体中毒"。这里需要说清楚的是，生鲜食物是净化细胞、最终实现最佳身体状态的重要工具，应该把它们当作实现目的的工具，而不是把它们当成目标。

想要让体内彻底净化、全部吃生鲜食物，还需要一段时间。

往体内注入活性酶的3个主要方法

一、午餐以前只吃新鲜水果和新鲜果汁

最好的早餐是水果，原因如下：第一，这样一天中必有一顿吃的是纯生鲜食物，也就是说，生鲜食物的摄入量在中午之前可以毫不费力地达到30%以上。第二，净化的一个关键就是把体内能量用于复原身体，我们可不想把宝贵的能量都浪费在消化食物上。新鲜水果只需要在胃中停留20~30分钟，就可以把能量输送到体内，还不会额外消耗用以消化的能量。这种情况就是双赢：吃了食物，又不需要能量来消化，这些能量进而用来生产新细胞，修复体内器官，促进新陈代谢。

早上是吃水果的好时间，因为，大家都知道，水果一定要空腹吃。如果先吃了肉，那么那天都不要再吃水果了。水果一定不能和其他食物一起吃，或稍后再吃，这一点已经被反复强调了。

早晨也是身体排泄的最佳时机。如果在此时段吃"压缩食品"（除新鲜水果、蔬菜及其汁液以外的所有食物），会使排泄进程滞后，加重消化系统的负担。当身体实际上处于帮你减肥的状态，你就不要打扰它，让它去干别的事——比如消化难消化的食物。

如果早餐通常吃的是熟食或压缩食品，那么第二天身体会期望得到同样的食物，如果没有得到，会产生空虚感。人们把这种情况叫作"成瘾性刺激"。想念这种刺激，身体里会发出咕咕叫声，或轻微腹痛，也就是常说的"饿痛"。但要说明的是，大家不要故意空腹饿自己，要不然会使身体受损的。这些仅是刺激的症状，坚持早上只吃水果，一两天之后就会消失。

由于有大量果糖进入血液，所以不用担心会头晕，你应该是头脑清醒、身体放松、精力充沛的。如果有头晕的感觉，一般是吃的水果不够多。放心大胆地多吃水果吧。早上可以8点吃一个哈密瓜，9点吃一盒草莓，10点吃几根香蕉，11点吃几片菠萝。这是生鲜食物饮食排毒法中典型的早餐。有些人可能觉得吃不了这么多，而其他人觉得午餐前吃这些水果并不难。专家的建议是，能吃多少就吃多少，而且注意每天吃的水果数量也不是完全一样的。

二、尽情地喝绿柠檬汁

如果专家告诉大家，有一种饮料可以直接往体内注入数百万活性酶，常年保持免疫系统强壮，预防骨质疏松效果空前，而且味道清爽、浓厚，大家想喝吗？这就是绿柠檬汁，所有成功的生鲜食物饮食者，没有一个不喝绿柠檬汁的，并以此作为生鲜食物饮食排毒的基础。

没有什么食物比新榨的蔬菜汁更富含活性酶，这就是事实。30克蔬菜就包含30克的活性酶，这是地球上含活性酶最多，最易吸收的营养。可惜的是，多数人一听到蔬菜汁，就以为是指罐装的蔬菜汁，甚至更糟的芽草汁。他

绿柠檬汁（1人食用的量）

材料：

一头长叶莴苣或1棵芹菜，5~6根甘蓝茎，1~2个苹果，一整个有机柠檬（不需要去皮），1~2汤匙鲜姜末（可用可不用）

做法：

把蔬菜用榨汁机榨汁，把汁倒入大玻璃杯，就可以喝了。注意柠檬能消除很多人不喜欢的生蔬菜味。

们不知道有办法把蔬菜汁做得格外美味，会不会让人上瘾，还不好说呢。这就是上文提到的"绿柠檬汁"。试试吧，你会爱上它的！

空腹喝绿柠檬汁效果最好，以早上吃水果前半小时或吃完水果后半小时喝为佳，也可以在吃完合理搭配的午餐后3个小时喝。但进餐时喝不好，可以呷一口液体饮料（如酒），但液体会稀释我们赖以消化的消化液。可以每天先喝约330克的绿柠檬汁，然后逐渐增加到每天700~1100克（处在个人过渡最高阶段时）。有总比没有好，但也不能喝得太多——总得留空间吃东西。

三、吃生鲜食物以前，不要吃熟食

实话实说，你们有多少人是先吃了一碗面食之后才吃的生鲜蔬菜？如果先吃生鲜食物，效果更好，更易消化。做一大份生鲜蔬菜沙拉，浇上生鲜调料，先吃沙拉作为主食，如果还想吃熟食的话，就吃吧！先吃沙拉，能确保至少有一半食物全是生鲜食物。

清除体内垃圾

如果已经打扫过房屋，可却把垃圾堆得满屋都是，那会怎么样呢？实际上，房子并没有干净，成堆的垃圾很快又会弄得满屋子都是，结果是白费劲。同理，如果费劲清理了消化系统，可排泄系统里到处都是没有彻底清除的废物毒素，那么这些毒素会再次侵入细胞，与上面提到的"自体中毒"性质相同。为了避免这种情况发生，体内器官需要额外帮助来清除堆积的垃圾，这时就需要"垃圾处理专家"出场。

清理身体时，垃圾被运往体内5个主要排泄器官，包括：皮肤、肾、结肠、脾和肝。这几个器官作为"局部垃圾处理系统"的组成部分将一一处理排毒食物排出的废物。对于年轻体壮的人，身体能够非常完美地处理这些垃圾；如果已经超过30岁，而且身体不好，可以做些辅助工作帮助排泄顺畅。下面给出了一些建议，你不需要全都尝试，但建议至少尝试1种。为排泄顺畅做的辅助工作越多，就能越快得到想要的结果。记住：体内垃圾等于多余体重！

专家建议1：采用重力法进行灌肠补水

理想的状态是，食物经过肠道完全处理后，剩下的垃圾由肛门排出。如果你就是这种情况，那么就是说一天吃3顿饭、2次零食，就会大便5次。你一天大便5次吗？肯定没有。一天有1次吗？这样很有益处，但还不够。有没有慢性便秘、肠易激综合征或其他消化不良症状？根据经验，很多人都有。

想一想，体内垃圾排不出去会怎么样？排不出的垃圾在温度高达37℃（基本上可以脱水）的细胞和肠内被烤熟了，过一段时间以后在细胞内如果再次被烘烤，就会永远留在细胞内，降低身体整体性能。排毒产生的垃圾再加上肠内这种滞缓状态，情况会更加恶化，所以，大家可以想象逐渐而又安全地把这些垃圾清理出去是多么重要。

什么是灌肠？

灌肠是清理肠内垃圾的一种方法。用重力法灌肠时，病人要左侧卧，医生会把一根金属器具（也叫内窥镜）插入直肠0.6厘米深处。内窥镜连接一根管子，管子连着床尾上方大约1米处的一个水箱。医生会让水渐渐通过管子流入结肠，废物水通过另一头的出口管流出，进入化粪系统。病人左侧卧一会后，换右侧卧，重复以上过程。医生会按摩上腹部，帮助释放结肠各部位的垃圾。整个过程大约需要45~60分钟。

多长时间做一次灌肠？

多长时间做一次灌肠视个人情况而定，一

般认为最好是每月1次。随着对排毒方法的原理越来越了解，你可能想经常去做灌肠，以保证体内垃圾立刻排出体外。每做一次灌肠，感觉会更良好，身体会更苗条，你会发现这种平衡很适合你的生活方式。吃越多的生鲜食物，灌肠也就越重要。通过食用大量生鲜食物身体净化得越迅速，就能使越多的垃圾排出。如果能经常大便，垃圾排出顺畅，又没有出现一些排毒症状，像皮肤出疹、头痛、感冒、关节疼痛等，就不需要做灌肠。之所以会出现排毒症状，是因为体内的垃圾用正常方法排不出去，这时灌肠就显示威力了。如果有优秀的医生为你灌肠，你又乐意采用这种"垃圾处理"方法，很快你就能发现经常接受灌肠治疗对改变身体状况有多大作用，你甚至像又回到儿时的状态，这原本会花很长时间才能做到，可现在只需要一点时间。

灌肠有什么弊端?

重力法灌肠进行得当的话，没有什么弊端。但是，不管是什么事物，都有优劣之分，灌肠的专家和方法也有优劣之分。最好的灌肠方法就是重力法，利用重力的作用让水流入体内，同时也需要洁净无污点的钢制器具，塑料制的、一次性的器具会刺激直肠，最好别用。

专家建议 2：自己熟练使用灌肠剂工具

确保灌肠的另一个好方法就是使用灌肠剂。可以购买一套灌肠剂工具，确保用的是清水，不能含有化学物质。但如果只能买到含有化学物质的，就把里面的灌肠液倒出来，换上清水，按照包装上的说明操作（实际上，也可以用容量为1.3升的工具，灌入瓶装水就行）。即便不经常灌肠，手边有灌肠剂工具也是必要的。因为你可以在外出旅行带着，也可以用来缓解头痛等其他症状。

自己操作灌肠工具的步骤

1.按照盒子上的说明装好肠剂袋。

2.把肠剂袋灌满水（最好用过滤水或瓶装水）。

3.拧开管子上的夹子，流一点水到水槽里，排出槽内空气后，重新拧紧夹子。

4.把肠剂袋挂在脸盆架上或其他高出地面1米左右的稳定的物体上。

5.身体底下垫一块毛巾（垫地毯或垫子都行，尽量软和一些），左侧卧。

6.在塑料头上涂点润滑剂。

7.把经润滑的塑料头插入直肠内2.5厘米深处。

8.拧开夹子，让水流入体内。流入体内的水要足以让人感觉胀满，但又感觉舒适为宜，千万不要强迫自己放入太多的水，那样没什么好处。

9.要等到憋得难受时再把水放出来。

10.准备放水时，坐在马桶上就行。

11.只要有垃圾从体内流出，就不要停止放水。

12.用温水和肥皂清洗工具，晾干或擦干均可。

灌肠剂使用小窍门

1.如果流出的只是脏水，不是体内代谢废物，就要停止进行。要不然只会把这些代谢废物顶回结肠底部。等一天再试试看。

2.如果流出的是体内代谢废物，要持续进行，直到流完为止。

3.尽量按顺时针方向轻按上腹部，促进有效排泄。

4.外出旅行时，先用少量的水看看是不是很容易就能排出体内代谢废物，省得在路上耽搁!

5.肚子里盛不了那么多水时，千万别强迫自己。特别是水一旦遇到体内代谢废物，就会变得不容易吸收。而且本来体内代谢废物随少量的水就能排出的，太多的水反而会把它给顶回去。

6.排出体内代谢废物水时，要一直把脚放在凳子上。

专家建议 3：用凳子当马桶

垃圾能否从体内最大的排泄器官排出对于排毒成败至关重要，所以这个问题必须要说明。

人类一直以来都是蹲着大便，现代的马桶问世以来，人们开始坐着大便，这样就改变了直肠的位置，改变了直肠最理想的排列方式，不利大便。进而导致大量垃圾堆积体内、直肠阻塞、便秘，在肠内腐烂。不过只要直肠重新恢复合理排列，所有这些问题都会迎刃而解。只需要把脚抬高，离地面15~45厘米。不需要专门买东西放脚，浴室的垃圾筐、脚蹬或文件箱都行，开动脑筋，但要保证每次大便时随时都能找到。如果患有便秘，每天一大早就这么坐着，想象着垃圾从体内排出，过一段日子，就能促进大便排泄顺畅。

专家建议 4：使用干刷法或按摩疗法

你知不知道一个人每天有1.0~2.5千克的垃圾从皮肤排出？也就是说，皮肤——人体最大的器官——是人体第二大排泄器官。利用皮肤排出更多垃圾的一个好办法就是每天用生鬃毛刷刷皮肤。这种刷子可以刷掉皮肤上的代谢废物，是永葆青春的最好秘诀。一把刷子可以使用好几个月，使用三四次后用肥皂和温水清洗一下就可以了。

经常干刷可以减轻多余代谢废物对肝脾的压力。皮肤是身体最大的器官，是向细胞输送氧气的关键，但大家却很容易忽视皮肤会呼吸这个事实。通过干刷，清除垃圾，皮肤就能吸收更多的氧气。另外，干刷还能刺激淋巴系统把代谢废物运送到排泄器官及淋巴排泄区。通过干刷按摩身体，特别是淋巴排泄区，能提高整个淋巴系统的功能。

生鬃毛刷的使用方法

先脱掉衣服。要想活动自如，可以卸掉毛刷的把柄。从脚底开始刷，要从脚后跟一下刷到脚趾。再从脚踝刷到小腿，特别是膝盖后面腿窝部分要多刷几遍。再从膝盖刷到大腿、臀部、腹股沟。如果是女性的话，可在臀部和腿部打圈刷，以促进脂肪团活动。接着刷躯干（不要刷乳房）。最后，从腰部刷到肩部、腋下，一次刷到底。整个过程不到5分钟，就会让人感觉很清爽。早上晨练或冲澡之前，或晚上睡觉前是干刷身体的最佳时间。

按摩疗法（或自己按摩）

按摩疗法可促进淋巴液在体内流动，是排出垃圾的另一个好方法。特别是对于那些相信要增强"气"在体内流动的人们，按摩疗法能恢复活力，促进停滞的能量循环，效果良好。

专家建议 5：像孩子一样跳跃吧

还记得蹦蹦床的情形吗？小的时候只是觉得很好玩，从来没想过充满活力对身体特别有益，而蹦蹦床可能就是世界上最棒的单人锻炼。轻松地弹跳一下后再反弹，实际上就把细胞内的体内代谢废物给挤出去了，并促进体内循环，其最大的益处就是从内部按摩淋巴排泄区，把淋巴液输送到身体各个部位，强化淋巴系统。

专家建议 6：深呼吸

大家别忘了，肺也是排泄器官。每次呼气就是在释放代谢废物。但是，因为我们一般都不深呼吸，所以肺的净化作用没有得到最大发挥。找个时间集中精力呼吸，深深地吸气、吐气，最大量地吸入氧气、排出废物。另外，深呼吸还能让人感觉像做神仙一般。

专家建议 7：倒立

"倒立"在瑜伽练习中，指头在下、脚在上的姿势——可以是手倒立、头倒立或肩倒立等。没有经过专门倒立训练，不要采用这种瑜伽姿势。但是，初学者可以把脚或骨盆抬高，也能取得良好效果，促进血液流向各个器官，给大脑输入新鲜氧气。不管什么形式的锻炼都能迅速给全身注入血液，特别是倒立时身体重心倒置，能使身体的各个层面得到重整。如果倒立练得很熟，我强烈建议你经常做，使之成为净化身体的必要环节。

专家建议 8：把汗流出去，让阳光照进来

不要忽视皮肤的排泄作用，因为汗液是把废物带出体外的重要物质。不管是运动出汗、蒸桑拿还是蒸汽出汗，或者是在后院干体力活出汗，流汗是排泄废物的一个主要方法。出的汗越多，身体排出的废物越多。

传统的桑拿也不错，有总比没有好，但效果最好的是红外线桑拿。红外线桑拿也叫辐射能——太阳辐射产生的能量，能有效清除深积在身体组织中的废物，包括汞等重金属物质。与传统桑拿相比，红外线桑拿效果高出好几倍，而且并不是特别热，所以比较舒适，能在

里面多待一段时间。这种方法能清除细胞和组织中的废物而且效果良好，很多人表示能有效减少脂肪团。

阳光的净化作用也经常被大家忽视。阳光能够穿透细胞，把废物吸到皮肤表面，早上或下午晒太阳出汗最好。上午10点之前和下午4点以后是晒太阳的安全期，这个时间要尽可能地多晒太阳。不要在身上涂抹阻塞毛孔的防晒霜，由于时间短，又不会被灼伤，戴着帽子、穿得薄一点就行。太阳是生命之光，是地球上所有能量的源泉。但是由于这么多年来人类一直过多地处在灼热的阳光下，所以我们开始躲避阳光。但是如果尊重阳光，适度享受阳光，就没必要害怕，也不需要涂抹毒害身体的防晒霜。光线照射以后，防晒霜可能对皮肤有害，甚至可能侵入血液。

认识过渡阶段

运用生鲜食物饮食排毒法时，确定自己处于排毒过程的哪一过渡阶段，对整个项目的顺利进行能起到重要作用。根据每个人过去独特的健康状况和体重变化情况，设定每个人的减肥和恢复过程，这是很关键的。请进行下面的测试，确定自己的生鲜食物过渡阶段号码。这个号码将决定第一个月内你具体该怎样做才能适应生鲜食物饮食排毒法的不同步骤，以及以后该怎样发展。

对每个问题，只回答"是"、"不是"或"有时候"：

1.从小到大是不是一直吃加糖的谷类食物、"看电视时吃的零食"以及快餐食品（不论年龄和目前的生活方式）？

2.是不是经常吸烟，或之前连续吸烟有8年之久？

3.是不是经常吃肉、土豆、白面粉、动物脂肪、熟油以及白糖？

4.有没有吸过毒，或采取过节育措施，或注射过激素、类固醇，或进行过化学疗法？

5.有没有患过肠易激综合征、便秘、肠炎，或其他排泄不畅、消化不畅症状？

6.是不是已经40岁以上？

7.是不是超重10~15千克？

8.是不是超重至少40千克？

9.是不是患有哮喘、支气管炎、慢性感冒、流感或其他黏膜病症？

10.是不是有经常坐着的习惯？

11.是不是经常吃很多奶制品（如奶酪、牛奶、酸奶）？

12.一周是不是吃4次以上动物蛋白？

13.是不是经常吃豆类食品（如豆浆、豆腐）？

14.每周是不是饮用至少3次苏打食品？

15.是不是出现肝紊乱、长痘痘、牛皮癣或其他皮肤不适等症状？

按以下标准确定自己所得总分：答案为"是"，得2分；"有时候"得1分；"不是"得0分。

总分 >20，处于第一阶段

这说明你的健康有很大问题。你总认为沙拉就是凉拌卷心菜，就是夹在汉堡中间红红绿绿的蔬菜；老是感觉浑身沉重，很疲惫，开始想减肥。可是你以前节食过，很清楚节食的结果如何。现在向你介绍一种愉快的生鲜食物法，就是早上吃新鲜水果，下午吃1包嫩胡萝卜、1份沙拉，再喝1杯绿柠檬汁作为零食。

生鲜食物参数：每天吃的生鲜食物占全部饮食的75%。

需要克服的困难：不喝咖啡、不吃调料、食用有机食物。这些并不是你的目标。你需要按照食物排毒法的步骤进行。

你最终成功与否取决于你能否发现食用过渡食物及速排食物的乐趣所在，要去想能得到什么，不要想不能得到什么。食物排毒法给出许多菜单与食物的信息，把这些信息再组合，你会发现效果良好、令人振奋的饮食方法。

在第一阶段只做了些许变化，会有效果吗？

回答是绝对的，一定有效果，大家要明白很重要的一点，就是"小步前进"对最终实现生鲜食物生活方式意义重大。首先，这样能减轻压力，也就是说你不会筋疲力尽，不会感到厌烦。其次，体内排毒进程缓慢进行，就不会出现不适的症状。最后，逐步前进能帮助你长期坚持生鲜食物饮食排毒法。而急于求成的人往往一见效果就重新回到原来的生活习惯。

如果你打算逐步进行，专家推荐首先开始下列做法的其中一种，慢慢地随时间推移再进行下一步。每种做法本身都能取得惊人的效果。

1.早餐只吃水果。

2.所有碳水化合物食物都不要吃，像白面粉、土豆、白糖。

3.注意把淀粉食物和蛋白质食物分开吃。

4.每天生鲜食物的摄入量至少要占全部饮食的70%。

5.不要再吃奶制品。

总分为 14~19，处于第二阶段

你及你的身体已经为排毒做好了准备。你对自己是否必须在饮食上有大幅度改变没有严格要求，但你已经开始了这方面的努力，所以愿意尝试几个星期。虽希望这种饮食能最终改善你的身体状况，但过去你没有成功过。有益的食物对你很有吸引力，你也见过许多明星的玉照，她们只吃天然新鲜食物，彻底改变了身材。医生也警告过你，倘若不改变过去的饮食习惯来预防疾病，后果会很严重。你的身体状况确实存在问题，这也关系到你的生活是否幸福。你觉得只要有人告诉你具体该怎么做，你会照做的。

生鲜食物参数：每天吃的生鲜食物需占全部饮食的80%~85%，乍一看很难，实则不然。除了早餐只吃水果或喝蔬菜汁以外，只需要保证午餐和晚餐有一半是生鲜素食就行了——比如一大份生鲜蔬菜沙拉。

需要克服的困难：早上不要再像往常一样来1杯咖啡，保证只吃有机食物，这些都是小细节，不要担心做不到。你真正需要应付的是只让有益的食物进入体内系统。食物排毒方法并不只是一种减肥方法，而是一种生活理念，让我们坚持健康的生活方式。

你成功的关键在于为不同的生活场景做好准备。不管要参加什么活动，都要有一个对策（比如，观看儿子下午的足球赛，就可以带上生坚果、干果或香蕉；或者去看望母亲之前问问她为早餐和午餐都准备了什么食物，如果没有什么适合你，可以提议自己带沙拉、甘薯）。

总分为 8~13，处于第三阶段

净化身体对你来说充满诱惑，你也准备好完全自觉地多食用净化食物。虽然也希望饮食上能灵活多变，但你又总觉得通过连续食用生鲜食物，白天精力充沛，效果让人满意。于是出乎意料，没过多久你就发现你已经逐渐离不开生鲜素食，日常饮食达到新的平衡，大便次数增加。这时，你才真正发现体重、健康状况与体内垃圾的排出过程是密切相关的。你也曾出现一些正常的"净化反应"（像头痛、长痘痘、消化不良等症状），但并没有出现更严重的症状。这个阶段的饮食方式你可以持续一生，能帮你减去所有多余体重。但如果时机成熟，你很可能朝下一个阶段迈进。如果第三阶段让你感觉良好，那第四阶段就更不用说了，感觉一定很棒！

生鲜食物参数：最好每天吃的生鲜食物占全部饮食的85%~90%，而且应遵照每天"晚餐之前皆生鲜"的吃法（也就是1周吃6~8次熟食）。

需要克服的困难：你需要克服不定的诱惑，像在办公室吃甜饼，或朋友家人吃东西时非得要你也吃，你要自己做主，要为自己着想，不要只为了取悦周围的人。这个阶段也要放弃以前的小习惯，像每天必喝的咖啡也不要再喝了，要加大水果和蔬菜的食用量。不管何时何地，都要把购买有机食物当作一条标准来执行，特别是买香蕉、鳄梨、绿叶蔬菜时。坚持完善食物搭配，午餐要清淡，晚上可吃较油腻的食物（高质量的熟食、生鲜食物）。

你成功的关键在于发现其实全部吃生鲜食物也很好吃，能吃饱。一周至少尝试两种新的生鲜食谱。

总分 4~7，处于第四阶段

你的身体状况已经可以进入高级阶段了。生鲜食物对你来说味道还不错——特别是当你已经学会了排毒方法介绍的简单食谱，就会感觉味道极好。你很习惯每天晚餐之前都吃生鲜食物，习惯好好照顾自己。（注意：不要觉得这些年一直感觉不错，对健康也了解颇多，就提前进入第四阶段。要知道身体还没有做好准备。）如果你已经处于第四阶段，你将不用为吃了不该吃的东西而指责自己，因为你非常喜欢有净化作用的食物。如果你白天愿意只吃生素食，那是因为你知道晚上就可以吃到自己想吃的高品质、搭配合理的熟食。你已经熟练掌握怎样做生鲜调料、饭菜、冰激凌，所以并不觉得饮食不丰富。不需要再在意食物中热量、脂肪的含量，这种饮食方式可以保持一生。

生鲜食物参数：每天吃的生鲜素食要占全部饮食的90%~95%（1周有3~5顿吃熟食）。有关生鲜食物饮食排毒法，你已经做得很好。

需要克服的困难：如果觉得精神不济，或比较吃力，很可能是你还没有真正达到这个阶段。不要害怕如果再回到第三阶段甚至第二阶段，又得花很长时间才能达到第四阶段，不管怎样，你必须得这么做。

你成功的关键在于不断扩充生鲜食物食谱选择，可以预订购买大量的生鲜食物，保证满足排泄需要，保证通便情况能跟上排毒进程。

总分 <3，处于第五阶段

你已经进入最高阶段了，也就是说你一周之内除了一两顿吃熟食外，其余的全吃生鲜食物。你可以连续几天或几个星期都只吃生鲜食物，但只要你愿意，晚餐随时可以"无拘无束"。要知道你的体内系统已经很习惯连续两个晚上不吃熟食，但有的时候像外出度假就可以吃熟食。你的细胞健康状态极好，不再想吃以前吃的食物，所以很容易在这个阶段坚持下去。如果偶然非常想吃油腻的食物，那是因为体内系统阻塞，经过合格的医生治疗一个疗程就会正常。（注意：这是最高阶段，不是每个人都能达到的。很少有人能进入这个阶段。）

生鲜食物参数：每周吃的生鲜食物占全部饮食的98%以上。也就是说一周21顿饭，只有1顿吃熟食。

需要克服的困难：既然已经进入这个阶段，就几乎没什么困难。在前面的过程中，所有的困难都出现了，并得到克服。在这个阶段（包括前面几个阶段），一般专家会建议你尽可能多地购买新鲜有机食物。

你成功的关键在于坚持。如果经常在外面吃饭（也是允许的），或根本不能长期坚持，那么这个阶段不适合你。不是所有人都能成功，但要是真的能在第五阶段长期坚持下去，对身体来说，这就是天堂。

怎样确定何时该进入下一个阶段

有一个简单的测试。在你要进入的那个阶段尝试一周，看看感觉如何。如果对食物很满意，排泄过程也跟得上，那么可以进入这个阶段。但建议进入下一个阶段之前，应在原阶段再多坚持1个月。如果有必要，你还可以回到原阶段。整个过程不是线形的，你只需要跟着感觉走。比如，处于第五阶段或第四阶段的人，可能在冬天时回到上一个阶段，这样晚上可以多吃些熟食（如蒸熟的蔬菜、胡萝卜、甘薯），而春天时再回到第五阶段或第四阶段，只吃生鲜食物。

第三章
其他食物排毒方法

我们的毒素来自哪里

从食物中来：人体时时刻刻的新陈代谢过程中，脂肪、蛋白质、糖等物质都会产生代谢废物。也就是说食物经过消化分解后除了可以供给身体能量，也产生毒素。食物中的添加物及残留农药等等更是毒素的来源。而喜爱肉类等油腻食物甚至暴饮暴食。这些都有碍消化系统的功能，体内毒素无法正常排出体外。

从环境中来：空气的污染、电子辐射、生活环境周围的各类化学物质、重金属等都会直接或间接地通过呼吸进入人体内产生对人体极为有害的毒素。

从生活习惯中来：现代城市人生活节奏快，缺少运动，生活不规律等都破坏了各器官的正常功能及平衡，身体自身的排毒能力下降。有研究表明，压力蓄积时，会导致人体内分泌失调，而出现提前衰老，疾病等状况。

中医食物排毒

中医传统理论对排毒有着系统的解释。中医认为，毒素是可以留存于五脏之内的，而五脏之毒必然会映射向体表，在身体外在有所表现，所以我们可以通过身体表面的一些迹象来了解，体内哪些脏腑有毒素存留，然后可以通过相应的中医排毒方法进行排除。

什么是五脏之毒？

从中医看来，人类体内有很多毒素，凡是不能及时排出体外、对人们的身体和精神会产生负面作用的物质都可以称为"毒"，例如瘀血、痰湿、寒气、食积、气郁、上火。这些毒素聚集在五脏之内，就会加速五脏的衰老，然后由五脏供养的皮肤、筋骨、肌肉、神经也就跟着一起衰老了。虽然毒素深藏，但它们在身体表面还是留下了很多表象，不同的外表代表毒素藏在哪里，现在，我们要找出毒素的藏身处，尽快把它赶出身体。

如果肝脏有了毒素

表现在

1.指甲表面有凸起的棱线，或是向下凹陷。

中医认为"肝主筋"，指甲是"筋"的一部分，所以毒素在肝脏蓄积时，指甲上会有明显的信号。

2.乳腺出现增生，经前乳腺的胀痛明显增加。

乳腺属于肝经循行路线上的要塞，一旦肝经中有"毒"存在，乳腺增生随即产生，尤其在经血即将排出时，会因气血的充盛而变得胀痛明显。

3.情绪容易抑郁。

肝脏是体内调控情绪的脏器，一旦肝内的毒不能及时排出，阻塞气的运行，就会产生明显的不良情绪。

4.偏头痛，脸部的两侧长痘痘，还会出现痛经。

脸部两侧以及小腹，是肝经和它的搭档胆经的"一亩三分地"，一旦肝的排毒不畅快，自己的后院就会先着火。

怎么排毒更顺畅

1.吃青色的食物。

按中医五行理论，青色的食物可以通达肝气，起到很好的疏肝、解郁、缓解情绪作用，属于帮助肝脏排毒的食物。中医专家推荐青色的橘子或柠檬，连皮做成青橘果汁或是青柠檬水，直接饮用就好。

2.枸杞提升肝脏的耐受性。

除了排毒之外，还应该提升肝脏抵抗毒素的能力。这种食物首推枸杞，它具有很好的保护肝脏的作用，可以提升肝脏对毒素的耐受性。食用时以咀嚼着吃最好，每天吃一小把。

3.按压肝脏排毒要穴。

这是指太冲穴，位置在足背第一、二跖骨结合部之前的凹陷中。用拇指按揉3~5分钟，感觉轻微酸胀即可。不要用太大的力气，两只脚交替按压。

4.眼泪排毒法。

相较于从不哭泣的男人，女人寿命更长，这不能不说和眼泪有关系。中医早已有了这个认识，而且也被西方医学所证实。作为排泄液的泪液，同汗液和尿液一样，里面确实有一些对身体有害的生化毒素。所以，难受时、委屈时、压抑时就干脆哭出来吧。对于那些"乐天派"，周末的午后看一部悲情的电影，让泪水随着情节流淌也是一种主动排毒方式。

如果心脏有了毒素

表现在

1.舌头溃疡。

中医认为舌和心脏的关系最为密切，所以溃疡长在舌头上，通常认为是心脏有内火，或是火毒。

2.额头长痘。

额头是心脏管辖的一个属地，心火旺盛成为火毒时，这个属地也会沸腾，于是此起彼伏地出现很多痘痘。

3.失眠，心悸。

心脏处于不停的工作中，当火毒停留于心而无法排除时，睡眠不会安稳。

4.胸闷或刺痛。

心脏内出现瘀血也是一种毒素，就像是在公路上堵车，轻一些的是胸闷，重一些的则会出现刺痛。

怎么排毒更顺畅

1.吃苦排毒。

首推莲子芯，它味苦，可以发散心火，虽然有寒性，但不会损伤人体的阳气，所以一向被认为是最好的化解心脏热毒的食物。可以用莲子芯泡茶，不妨再加些竹叶或生甘草，能增强莲子芯的排毒作用。

2.按压心脏排毒要穴。这是指少府穴，位置在手掌心，第4、5掌骨之间，握拳时小指与无名指指端之间。按压这个穴位不妨用些力，左右手交替。

3.绿豆利尿排毒。

绿豆可以通过利尿、清热的办法，来化解并排出心脏的毒素，但吃绿豆时要用液体的形式，例如绿豆浆或绿豆汤，绿豆糕的效果会差一些。

心脏最佳排毒时间

中午11~13点是心脏最强的时间，可以吃些保心、助排毒的食物，例如茯苓、坚果、黄豆、黑芝麻、小枣、莲子等。

如果脾脏有了毒素

表现在

1.面部长色斑。

长斑的女性通常消化系统能力弱一些。

2.白带过多。

脾主管体内排湿，如果湿气过多，超出了脾的能力，就会出现体内湿气过盛，白带增多是其中的一个体现。

3.脂肪堆积。

脂肪在中医里另有一个名字：痰湿，是由于脾的消化功能不佳，不能及时把垃圾毒素排出体外而产生的。有效的减肥必须围绕恢复脾胃正常代谢痰湿的主题来做，否则就会反弹。

4.口气明显，唇周长痘或溃疡。

口唇周围都属于脾，当脾中的毒素无法排出体外，蓄积的毒素就要找机会从这些地方爆发出来。

怎么排毒更顺畅

1.吃酸助脾脏排毒。

例如乌梅、醋，这是用来化解食物中毒素的最佳食品，可以增强肠胃的消化功能，使食物中的毒素在最短的时间内排出体外。同时酸味食物还具有健脾的功效，可以很好地起到"抗毒食品"的功效。

2.按压脾脏排毒要穴。

这是指商丘穴，位置在内踝前下方的凹陷中，用手指按揉该穴位，保持酸重感即可，每次3分钟左右，两脚交替做。

3.饭后走一走。

运动可以帮助脾胃消化，加快毒素排出的速度，不过需要长期坚持，效果才会更好。

脾脏最佳排毒时间

餐后是最容易产生毒素的时刻，食物如果不能及时的消化或是吸收，毒素就会积累很多。除了饭后走一走，因为甘味健脾，还可以在吃完饭1小时吃1个水果，帮助健脾、排毒。

如果肺脏有了毒素

表现在

1.皮肤呈锈色，晦暗。

中医认为肺管理全身的皮肤，皮肤是否润泽、白皙，都要依靠肺的功能良好。当肺中毒素比较多时，毒素会随着肺的作用沉积到皮肤上，使肤色看起来没有光泽。

2.便秘。

中医认为，肺脏和大肠是一套系统，当上面肺脏有毒素时，下面肠道内也会有不正常淤积，就出现了便秘。

3.多愁善感，容易悲伤。

毒素在肺，会干扰肺内的气血运行，使得肺脏不能正常舒畅胸中的闷气，被压抑得多愁善感起来。

怎么排毒更顺畅

1.萝卜是肺脏的排毒食品。

在中医眼中，大肠和肺的关系最密切，肺排出毒素程度取决于大肠是否通畅，萝卜能帮

助大肠排泄宿便，生吃或拌成凉菜都可以。

2.百合提高肺脏抗毒能力。

肺脏向来不喜欢燥气，在燥的情况下，容易导致积累毒素。蘑菇、百合有很好的养肺滋阴的功效，可以帮肺脏抗击毒素，食用时加工时间不要过长，否则百合中的汁液会减少，防毒效果要大打折扣。

3.按压肺脏排毒要穴。

有利肺脏的穴位是合谷穴，位置在手背上，第1、2掌骨间，当第2掌骨桡侧的中点处，可以用拇指和食指捏住这个部位，用力按压。

4.排汗解毒。

肺管理皮肤，所以痛痛快快地出一身汗，让汗液带走体内的毒素，会让我们的肺清爽起来。除了运动以外，出汗的方法还可以是热水浴，浴前水中加一些生姜和薄荷精油，使汗液分泌得更畅快，排出身体深处的毒素。

5.深呼吸。

每次呼吸时，肺内都有残余的废气无法排出，这些废气相对于那些新鲜、富含氧气的空气来讲，也是一种毒素。只需几个深呼吸，就能减少体内废气的残留。

肺脏最佳排毒时间

肺脏最强的时间是早7点~9点，此时最好能够通过运动排毒。在肺最有力的时候进行慢跑等有氧运动，能强健肺排出毒素的功能。

如果肾脏有了毒素

表现在

1.月经量少，或经期短，颜色暗。

月经的产生和消失，都是肾功能是否旺盛的表现，如果肾脏中有很多毒素，经血就会减少。

2.水肿。

肾脏管理体内的液体运行，肾脏堆积毒素后，排出多余液体的能力降低，就出现了水肿。

3.下颌长痘。

脸部下颌部位由肾管辖，肾的排毒不足，多余的毒素会表现在下颌部位。

4.容易疲倦。

身体内的毒素消耗了肾的能量，肾脏提供

的能量减少，于是出现体倦，神疲思睡，四肢无力。

怎么排毒更顺畅

1.肾脏排毒食品：冬瓜。

冬瓜富含汁液，进入人体后，会刺激肾脏增加尿液，排出体内的毒素。食用时可用冬瓜煲汤或清炒，味道尽量淡一些。

2.肾脏抗毒食品：山药。

山药虽然可以同时滋补很多脏器，但最终还是以补肾为主，经常吃山药可以增强肾脏的排毒功能。拔丝山药是很好的一种食用方法，用焦糖"炮制"过的山药，补肾抗毒的功效会相应增强。

3.按压肝脏排毒要穴：涌泉穴。

这是人体最低的穴位，如果人体是一幢大楼，这个穴位就是排污下水管道的出口，经常按揉它，排毒效果明显。涌泉穴位置在足底的前1/3处（计算时不包括足趾），这个穴位比较敏感，不要用太大的力度，稍有感觉即可，以边按边揉为佳，持续5分钟左右即可。

肾脏最佳排毒时间

肾脏最适合排毒的时间是早晨5~7点，身体经过一夜的修复，到了早晨毒素都聚集在肾脏，所以早晨起来最好喝一杯白水，冲刷一下肾脏，将毒素排出体外。

生机饮食排毒法

营养保健学方面的专家认为：任何人，如果他不能保持健康的饮食准则和生活方式，并且不能经常地、定期地清理自己机体，那么，在他的身体内部一定存在大量毒素，分布在人体所有器官中，包括血液、淋巴、皮肤及至在每个细胞中。所以排毒也就变得势在必行了。

下面介绍的是目前较为通行的、经过实践切实可行的一种排毒方法。

生机饮食法基本运用

从下几个方面来运用生机饮食排毒法。

1.选择当季的有机水果。

当季的水果蔬菜营养价值更高，从中医上说"顺势而为"，而有机水果因为没有添加过化学肥料和杀虫剂，对身体产生的负担更小（排毒过程中，可不要再进食毒素了）。

2.尽量生吃。

生机饮食多含丰富纤维素，所以能生吃的话就尽量生吃，这样才能完全吸收其中的营养素。如小黄瓜、胡萝卜、西芹、青椒等，都是最好的生食材料。

3.多吃高纤维食物。

红薯、芹菜、海带等高纤维食物在肠内能够吸收体内毒素，减少便秘的发生。

4.不吃精制的东西。

如米饭、白糖、白面等，代以较粗糙的糙米、黑糖。

5.简单烹调，不破坏食物养分。

如果不能生食的食物，应该以简单的蒸烫为主，绝对避免油炸并且要遵守低盐、低糖、低油的三低原则。

排毒食谱推荐

7：00起床时淡盐水500毫升（可以换成蜂蜜水，或纤维素水）。

有氧运动，运动后柠檬醋水300毫升。

早餐：薏米绿豆红薯汤或燕麦粥（粗纤维流质）。

10：00冬瓜柠檬榨汁300毫升。

11：00黄瓜汁或胡萝卜汁300毫升。

午餐：蔬菜色拉（橄榄油替代色拉酱）或海带黑木耳汤。

午休，午休后

15：00苦瓜汁（苦瓜俗称赛黄金，清肠效果非常好）。

16：00西芹香蕉饮品。

晚餐：无糖低脂酸奶或松仁粥。

19：00梨汁+蛋白粉饮品。

20：00泡脚泡澡，听些轻松音乐准备入睡。

21：00深睡眠开始。

总结

生机饮食排毒法对于肠道清理相当有效，对于有便秘的，以及肠道疾病者比较有效，但是要注意，尽量以流质为主，结束排毒后，请勿突然暴饮暴食，反而会导致肠胃失常。这个方法对于把排毒挂在嘴边的女孩子来说非常适合，投入成本仅仅是一台榨汁机，一日进食量可以保证你不会有饥饿感。

"生机养生排毒"的理念是：将中医经络理论与生机饮食相结合使身体排除毒素达到平衡。

具体方法

在3天的时间里不能正常进食。每天从早至晚饮用约8杯左右由有机、无污染的蔬果制成的混合果蔬汁每杯超过350毫米。

这套排毒菜单是由专业老师根据季节、食物的属性以及人的寒热体质而制定，并且配合中医经络养生理论，每天在不同的时段喝下不同的果蔬汁。

例如：冬季身体偏寒时，中医讲究清晨需补气，所以早上第一杯果蔬汁就是由姜加红糖制成的姜汁；中午是补心的时段，此时会喝下由胡萝卜等红色蔬果制成的蔬果汁。

三天疗程之后可以恢复正常饮食但在之后的一周内不能食用高热量、油炸、酒精、辛辣等对肠道造成伤害的食物。这样的排毒疗程最好每个月或每个季度做一次。

这样的排毒效果非常明显，而且过程一点也不痛苦。虽然只是每天饮用果蔬汁但身体并没有饥饿感。每次排毒之后体重都会减少2~3公斤。

具体的测试数据表明：身体酸碱值会由排毒前的偏酸性变为偏碱性餐前血糖指数由排毒前的7.6转为4.6，体温也由偏低而回升至正常。

生机排毒蜂蜜版

断食排毒法早已有之，但蜂蜜断食排毒法却是台湾排毒新风尚，所以可以说是改进版。以蜂蜜为主的断食排毒减肥法，在实践者看来不仅能减肥瘦身还能排毒及滋养皮肤一举两得。

蜂蜜断食排毒法基本原则

1.三餐以蜂蜜水或蜂蜜茶代替：全程不能吃喝其他东西。

2.每天食用蜂蜜150~200克；减肥期间每天可食用这些量的蜂蜜，至少要吃150克才能达到减肥效果；如果感到肚饿或疲倦时，可以直接

吃蜂蜜以补给身体养分恢复精神。

3.想调理肠胃、肠排毒，建议每周进行一天，如果还想减肥每周3天，最理想每月实行一次，如已至理想体重想防止回弹的，可选2天减肥法每月实行2次便够。

也可实行一天一餐的半断食法，但只针对改善体质要持续3个月至半年才见减肥成效。

健康点评

蜂蜜是整肠、排毒能手。蜂蜜蕴含的脂肪酸能促进肠蠕动；丰富的维他命和无机盐则具调整肠胃功能能排走毒素，改善便秘。葡萄糖和果糖成分不会对肠胃造成负担。这方法无需复杂的食物加工过程简单易行。必须注意的是长时间单一饮食，很难坚持。整个过程热量较低，容易导致疲倦、乏力、烦躁，甚至虚脱。从营养学的角度来看这一方法还有可能扰乱人体正常的新陈代谢负面作用，尚不可知。所以若实施此法一定要慎重最好先咨询医生再作决定。

断食排毒法

断食排毒法和生机排毒法类似，只是断食听上去更残酷些。

"周末断食法"在日本被推崇为解毒的终极绝招，从最先兴起周末断食排毒法开始，日本就有了大量的"断食寮"以供周末断食族们进行为期两天的断食行动。至今这一排毒法仍然进行得如火如荼，甚至已成为许多白领、家庭主妇的一种日常生活方式。

周末断食排毒法的基本原则

1.仅吃果汁或酸奶：断食期间，主要以酸奶搭配蔬果汁当作一天的营养来源。其余什么都不吃。

2.断食前应该减食：断食一般在周六进行。

3.周日复食：但以粥、蔬菜汤等清淡饮食为主。

4.水分补充，一天所喝的水量要保证在1000~1500毫升：为了加速新陈代谢、提升断食

排毒法的效果，可以饮用掺有柠檬或橙汁的带汽矿泉水。

饮食方案

周五（准备日）早餐正常，中餐正常，量减为7成，晚餐尽量多吃绿叶蔬菜，避免肉类及油炸食物，量减5成，周六（断食日）早餐起床后，空腹喝一杯温开水，再喝果蔬汁150毫升，中餐温开水或果蔬汁150毫升，晚餐果蔬汁150毫升，睡前可以吃些含有锌、氨基酸的营养补充剂。周日（复食日）早餐粥或味增汤，中餐正常，最好是流食，五分饱，晚餐正常，五分饱。

一天的短期断食并不会给身体带来很多伤害，因为现代生活很多人日常饮食中脂肪和碳水化合物摄入量都有所超标，周一到周五吃得太油腻，所以周末可以吃得清淡一点，如果每两个月实践一次，在一定程度上可以让肠胃得到休整。断食期间喝果蔬汁或酸奶，可以补充蛋白质和维生素。短期断食应该不会导致营养失衡，还会让这两周内的整体营养摄入更均衡。

三阶段排毒法

三阶段排毒法是欧美比较流行的排毒法，下面我们就来看看他们的具体操作法。

饮食原则

1.21天内摄入天然有机、高纤维食物。这些营养丰富的食物能帮助清洁内脏，任何人为加工食物都不允许出现在食谱里。

2.早餐可选择的食物：原味酸奶可以加一些蜂蜜和香蕉，或者不含小麦和酵母的早餐麦片，或者黑麦面包、煮鸡蛋。

3.正餐（午饭、晚饭）可选：新鲜清蒸绿叶蔬菜，生菜沙拉、洋葱、韭菜或大蒜类以清洁肝脏，新鲜鸡胸肉或鱼肉糙米（不要吃白米）。

4.零食的选择：米饼、生黄瓜、胡萝卜、番茄、苹果等水果，热带水果因糖分较高最好避免，原味酸奶加蜂蜜也是不错的甜点。

5.忌口（一点都不能碰的食物）：红肉、奶类（酸奶除外）、小麦制品、面筋、酵母、酒精、饼干、蛋糕、西点，果酱、黄油、咖啡（除非是不含咖啡因的咖啡）、茶（除了花草茶）、糖，巧克力、糖果、酱料（包括千岛酱、色拉酱、番茄酱、芥末、醋，等等）。

6.食品要新鲜，每天喝过滤的纯水或者瓶装的纯净水2升。

三阶段排毒法第一周

起床后：1杯不加糖的热柠檬水，唤醒身体各个器官。

早餐有以下两种选择。

选择1：不含小麦的早餐或1杯无糖米汤、豆浆、1根香蕉。

选择2：以有机鸡蛋混合豆奶来制作炒蛋，不要使用奶油，然后以炒蛋搭配无麸质面包，不喜欢吃蛋的人，可以炒一点豆腐。

上午的点心：有机红萝卜、黄瓜、大白菜、花椰菜也行。别忘记边吃新鲜蔬菜边喝水。

午餐：汤和沙拉、1条烤鱼、鸡胸肉与炒蔬菜也行。

下午的点心：泡杯花草茶配上不含糖的饼干。

晚餐：烤鱼或是烤鸡胸肉都是不错的选择。也可来道鸡肉炖饭或是鸡肉咖喱饭。

睡前：可喝些薄荷花草茶舒缓神经。泡个加入浴盐的澡舒缓全身僵硬的肌肉，还能有效帮助排出体内过多的水分和毒素。

三阶段排毒法第二周

起床后：同第一周的热柠檬水也可来点花草茶或绿茶。

早餐：与第一周类似，可以添加一些现打的蔬果汁或是不含麸质的麦片搭配豆浆。想吃甜则以蜂蜜代替。另外也可煮1个有机鸡蛋然后搭配不含麸质的吐司面包。

上午的点心：仍是红萝卜、大白菜、花椰菜或是生白萝卜。这些蔬菜都含有许多纤维质和营养素且热量低水分充足，能解决嘴馋问题，满足咀嚼感。

午餐：约友人吃饭少吃，别把食物当重点。因为减压和放松是排毒的一部分，生理毒素要排除心理上的也不能留。

下午的点心：有机瓜子等健康零食搭配白开水吃。

晚餐：与朋友吃饭可以少吃或选择健康食物，应借此机会相互好好交流。

睡前：喝杯花草茶。

三阶段排毒第三周

起床后：继续喝热柠檬水并加入一些简易的瑜伽动作帮助燃烧热量

早餐：和第二周一样，选择不含麸质的谷类、麦类，或者是米汤、豆浆。如果想尝试一些新的，不妨试试紫米和干煎鲑鱼片，或用核桃油炒蛋搭配熏鲑鱼也行。

上午的点心：仍然是胡萝卜或是生大白菜。

午餐：尝试豆腐或者大豆类食物。

下午的点心：1根香蕉。

晚餐：鲑鱼或鸡肉都不错。

睡前：简单的冥想练习放松身心。

点评

选择天然、有机、高纤维食物，拒绝垃圾食品，能较为健康的实现排毒。

三阶段排毒法与生机饮食排毒类似，选择天然、有机、高纤维的食物既不会增加身体的负担，又能在营养均衡的前提下，促进肠胃的舒畅从而有益于身体正常的排毒。酒精、黄油、千岛酱等大部分食物其实都属于容易为身体带来毒素的垃圾食品，拒绝它们是健康的排毒选择。需要注意的：这一方法以21天为一个疗程。所以，不要超过21天。否则，红肉、奶类等长期不食用有可能造成营养不完整。但是有关垃圾食品的禁忌可以一直保留。

单一饮食法

欧美还流行一种单一饮食法，欧洲人很早就有了排毒饮食的概念。例如瑞士的柠檬水排毒法可谓古已有之。据统计，英国人在排毒上的花销多用于购买排毒产品或者参加排毒课程。目前欧洲最为风行的是"单一饮食排毒法"这一方法最早源自美国人哈维提出的"单一饮食减肥"理论，就是建立在排毒基础之上的。

基本原则

在一定时间里只吃单一食物，如果蔬汁、水果。这样能尽可能少地在消化食物上耗费能量把能量节省下来用于排除淋巴系统内的垃圾并恢复其活力。

尽量生食，以便从食物中最大限度地摄取能量和营养。因为生食最纯粹、最自然，只需少许能量便可以消化却能提供最多的营养，而任何形式的烹饪或多或少会改变食物的性状和营养成分。

单一饮食最好选择果蔬汁，其次是水果、蔬菜。当季新鲜的几种水果混合搭配的果汁更有益于排毒。

单一饮食时间及频率

刚开始，连续3~5天只吃果菜汁和水果、生蔬菜；然后每周单一饮食一两次，每3~4个月进行7~10天的单一饮食，接下来可以降低频率，第一年至少每3个月进行一次为期10天的单一饮食，从第二年开始每年两次总共10天。

进行单一饮食排毒的频率和长度可以根据自身具体情况灵活调整。这取决于你的接受程度和你希望自己的淋巴系统达到的清洁程度。

推荐几种强效排毒果蔬汁

胡萝卜汁：丰富的胡萝卜素具有强效抗氧化能力能清除体内毒素，维持平衡。

芹菜汁：可作为利尿和轻泻剂以及降压良药。含有丰富的维生素A、B_1、B_2、C和维生素P，尤其适合于维生素缺乏者饮用。

卷心菜汁：卷心菜对于促进造血机能的恢复、抗血管硬化和防止血清胆固醇沉积等都具有良好的功效。卷心菜汁中所含的硒有助于增强人体内白细胞的杀菌力，还能帮助抵抗重金属对肌体的毒害。

黄瓜汁：黄瓜汁有很好的利尿功效，因而十分有益于排毒减肥。黄瓜汁在强健内脏和血管方面也占有重要位置，还可以使神经系统镇静和强健，预防头发脱落和指甲劈裂。

番茄汁：医学专家认为每人每天喝上几杯

番茄汁，可以得到一昼夜所需要的维生素A的一半。番茄汁含有大量柠檬酸和苹果酸，对整个机体的新陈代谢过程大有裨益，可促进胃液生成，加强对油腻食物的消化。

西梅汁：长久以来西梅汁由于能够促进排便排毒，在欧美国家享有"人体清道夫"的美誉。其抗氧化剂的含量位列水果和蔬菜之冠，它对人体和大脑有延缓衰老的功效。镁、钾强身健骨促进使小孩骨骼和肌肉的生长。据最新科学研究表明，西梅的抗氧化剂含量列水果和蔬菜之冠。它对人体和大脑都有延缓衰老的功效。

树莓苹果香蕉汁：具有强效清洁作用的果汁，适合于身体的快速排毒，还有助于缓解感冒症状。如睡觉之前喝一杯这样的果汁，还能促进睡眠。

胡萝卜苹果汁：不仅味美，而且是最好的排毒剂和身体补充剂之一。这道混合汁还具有美容的作用非常有益于皮肤。

固体性质的蔬菜和水果在人的消化道中往往需要1小时以上才能被完全消化，在这一过程中，营养已经损失很多。如果饮用果蔬汁10~15分钟后营养就会进入血液中，能够被肌体全部用作修复清理和建设细胞的过程。饮用果蔬汁还能对不同类食物在消化过程中起到调和作用，从而减少腐败物和毒素的产生。果蔬汁中含有的大量酶，能使食物得到充分消化不致形成体内垃圾还具有净化血液抑制肠内异常发酵的重要功能。所含叶绿素还能清除体内的废物、残留的药物和毒素有清肝和清血等作用。

排毒法总结

还有很多排毒法，其实大同小异，大家不难看出各种排毒法中的共通点。

首先是素食为主，素食中含有维生素无机盐以及纤维素丰富，相对来说碳水化合物蛋白质以及脂肪较少，对人体来说可以减轻很多消化大分子食物的负担，从而有时间对人体进行修复，而纤维素又可以帮助肠道排毒。

其次是有机食品，有机食品本身含毒较少，加之部分排毒法要求生食榨汁，因此，有机食品对排毒来说非常必要。

以流质为主，固体食物会影响我们的消化吸收，并且会占用身体较多的能量，流质则相对吸收率提高，并且消耗消化能量较低。

水：排毒是离不开水的，这就好比我们要清洗某样物体，最基本的方法就是用水冲。

减少食量：其实并不是要我们减少食量，而是让食量恢复正常，是我们平时吃的太多了，我们的胃只有拳头那么大，但是他最大可以扩张十几倍，而胃被填满的讯息可能要半小时才能反映出来，因此，往往我们感觉吃饱的时候已经吃撑了。

毅力：无论哪种排毒法，都需要一定毅力，这是必需的。

第四章
生鲜食物排毒食谱

基础菜单

绿柠檬汁

（1人食用的量）

怎样做绿柠檬汁在前面已经讲过，也高度赞扬了其优点，可这种饮料实在很重要，这里有必要再提一次。

材料：

1头长叶莴苣或一棵芹菜

5~6根甘蓝茎

1~2个苹果

一整个有机柠檬（不需要去皮）

1~2汤匙鲜姜末（可用可不用）

做法：

用榨汁机把蔬菜榨汁，1次只榨1种蔬菜，蔬菜纤维和新鲜汁液会分别流入2个不同的容器中，等榨满一大杯蔬菜汁就可以喝了。你会发现柠檬的味道可以消除很多人都不喜欢的生蔬菜味。

黄金不老液

（制作4杯的量）

做法得当的话，这种调料应该是金黄色的。

材料：

2杯新鲜柠檬汁

3头大蒜

3汤匙姜末

3汤匙日式活菌酱油

满满3大汤匙有机蜂蜜（还可以多放）

1杯冷榨橄榄油

做法：

除了油以外，把所有原料用搅拌机用正常速度搅拌。待混合均匀后，加入油再搅拌均匀。这种饮料可以在冰箱内保存1周。

阳光快乐汤和活力汤

（2~3人食用的量）

这两种汤一定要空腹喝，早上喝最好。二者都富含酶和水分，是减肥佳品。

阳光快乐汤

材料：

1杯有机苜蓿芽

6个有机枣

2杯新鲜菠萝

3片新鲜羽衣甘蓝叶（去茎）

做法：

把配料混合均匀，也可以放在冰块中搅拌，以确保汤在搅拌中不会发热。做好就喝效果最好，但在冰箱里放2天也没问题。

活力汤

材料：

1杯有机苜蓿芽

3杯新鲜草莓

3大汤匙有机蜂蜜

2~4小包甜菊糖

1大头长叶莴苣

1小块中等大小的甜菜根（为了使汤呈深红色，可用可不用）

做法：

把配料混合均匀，也可以放在冰块中搅拌，以确保汤在搅拌中不会发热。做好就喝效果最好，但在冰箱里放2天也没问题。

更多食谱

下面列出的食谱很简单，能做出美味的菜肴，所用材料都是新鲜素食，做法也很普通——绝对不需要复杂的脱水过程或其他耗时的程序。

美味炖菜汤

（4人食用的量）

材料：

8个大胡萝卜，切碎

5根芹菜茎，切碎

几根韭菜，切碎

1头花椰菜，切碎

一个小胡瓜，切碎

1杯切碎的蘑菇

1杯切碎的秋葵

半个中等大小的洋葱

等量的水和蔬菜汤，水量要能覆盖住蔬菜（大约6杯的量）

半个红辣椒（可用可不用）

适量香料

适量凯尔特海盐

适量咖喱粉

做法：

把胡萝卜、芹菜、韭菜、花椰菜、胡瓜、秋葵、洋葱（还有其他喜欢吃的蔬菜）一块放入大锅里，放入水、蔬菜汤、辣椒及各种香料，烧开，慢炖，直到胡萝卜半软。最好是搭配热的发芽谷物制成的烤面包（抹上黄油和有机蜂蜜）一起吃。

至于家制的汤，蔬菜在水里浸泡的时间越长（甚至放在冰箱里），汤的味道越好。想要浓汤的话，可以把其中一半重新放回锅里炖。

咖喱扁豆汤

（4人食用的量）

材料：

准备做"美味炖菜汤"所有的蔬菜

1杯黑色、褐色、红色或绿色的扁豆

3茶匙咖喱粉（或再多些）

一捆香菜切碎，或4整片月桂叶切碎（可以不用）

做法：

把蔬菜、扁豆和咖喱粉放入大锅内，烧开，慢炖，直到扁豆和胡萝卜熟透（大约得45分钟），然后可以撒上香菜或月桂叶。

胡萝卜甘薯浓汤

（4人食用的量）

材料：

2个甘薯

2杯嫩胡萝卜

1杯水

2杯蔬菜汤

半茶匙凯尔特海盐

1小包甜味剂

1/4茶匙姜末

1/4茶匙蒜末

1/4茶匙莳萝

半茶匙香菜

做法：

这个汤做起来很简单，蔬菜不用切碎。把甘薯烘烤，胡萝卜蒸炖，直到变软。然后，把所有的材料都倒入搅拌器搅拌，直到搅拌均匀，然后倒入平底深锅，适度加热。

白核桃南瓜椰子生鲜丰收汤

（4人食用的量）

材料：

2个嫩椰子的肉

1杯白核桃南瓜或南瓜块（直径约2.5厘米的小块）

1杯椰子汁

8个有机枣或1/3杯纯枫蜜

一把肉豆蔻末或肉桂

做法：

把所有配料倒入搅拌器，快速搅拌至均匀。接下来就尽情享用吧。

生鲜胡萝卜提神汤

（4人食用的量）

材料：

2杯新鲜胡萝卜汁

1个成熟的鳄梨

1汤匙咖喱粉

1汤匙鲜姜末

1个蒜瓣

做法：

把所有配料倒入搅拌器，快速搅拌至均匀。

生鲜哈密瓜咖喱汤

（4人食用的量）

材料：

1个哈密瓜

半茶匙肉桂

半茶匙肉豆蔻

半茶匙辣香料（孜然芹子、胡椒子、丁香、肉桂和肉豆蔻的混合物）

半茶匙咖喱粉

做法：

把所有配料倒入搅拌器，快速搅拌至均匀。放入碗中冷却，或搭配半个冰镇哈密瓜食用，不限量。

西班牙凉菜汤

（4人食用的量）

材料：

汤底料：

6个中等大小带枝成熟的番茄，切成两半

半个到一个包装好的新鲜罗勒

1/3杯苹果醋

2汤匙橄榄油

1~2茶匙香料

适量凯尔特海盐及新鲜黑胡椒粉

"肉"料：

一个黄色灯笼椒，切工整

从1~2个玉米棒上剥下的玉米粒

半个苹果，切碎

1/4个魔芋，切碎

做法：

制作汤底料：把所有用来做汤底的配料放入搅拌器搅拌至均匀，也可以放入整个番茄，不去皮和子。

制作"肉"料：把切碎的蔬菜和水果放入一个大碗内，浇上做好的汤底料，拌好。最好冷食，次日食用味道更好。

经典西班牙凉菜汤

（4人食用的量）

材料：

5个大番茄，每个切成4份

半根黄瓜，去皮、去子、切碎

半个红灯笼椒，切碎

2个蒜瓣

2汤匙粗盐或犹太海盐（不含碘）

1茶匙辣椒粉

半杯橄榄油

做法：

把所有配料倒入搅拌器，快速搅拌至均匀，视搅拌器的大小，可分成两步或更多步完成。

泰式胡萝卜汤

（4人食用的量）

材料：

15个胡萝卜，切成细丝

900克蔬菜汤

2汤匙柠檬草

1小个西班牙洋葱，切碎

3汤匙咖喱粉（适量即可）

1汤匙姜末

2~3个蒜瓣

做法：

把胡萝卜、蔬菜汤、柠檬草、洋葱放入汤锅里，烧开，炖至胡萝卜半软（也就是能用叉子叉动）。冷却，分批（每次大约2杯的量）倒入搅拌器搅拌成泥状后，加入咖喱粉、香料、姜末、蒜，按自己的口味调拌即可，然后和新鲜香菜搭配食用。

生鲜芝麻酱调料

（制作4杯的量）

材料：

1杯生鲜有机咸味芝麻酱

1/4茶匙莳萝

半茶匙香菜

3汤匙浓缩苹果汁

1个蒜瓣

2汤匙日式活菌酱油

1汤匙柠檬汁

1小包甜味剂或甜菊糖（想要特别甜的话可添加）

半杯水或1/3杯苹果醋

做法：

除了水以外，把所有配料倒入搅拌器搅拌至均匀，然后放在冰箱内冷冻，等其变稠。食用之前加水稀释。

第戎苹果酒调料

（制作半杯的量）

材料：

1汤匙第戎芥末

1/3杯苹果醋

4汤匙冷榨橄榄油

2小包甜味剂或甜菊糖

适量的新鲜黑胡椒粉

做法：

将所有配料倒入搅拌器内搅拌至均匀。

可以保存3周。

生鲜恺撒调料

（制作3杯的量）

材料：

1/4杯冷榨橄榄油

2个蒜瓣，切碎

4根中等长度的芹菜茎，每根切成3段半杯水

1/4杯新榨的柠檬汁

1/4杯日式活菌酱油

2汤匙甜味白味噌

5个无硫有机枣

适量新鲜黑胡椒粉

做法：

把所有配料倒入搅拌器搅拌，搭配莴苣食用。这种调料属中性，也可以用作蛋黄酱（黏稠的话可以加水稀释）。

可以保存10天。

亚洲调料

（制作半杯的量）

材料：

2汤匙生鲜有机咸味芝麻酱

1个蒜瓣，切碎

半块鲜姜，切碎

1个柠檬，榨汁

2~3小包甜菊糖或2汤匙有机蜂蜜

1茶匙香油

3汤匙日式活菌酱油

做法：

将所有配料混合放入碗里，把嫩莴苣、绿豆芽、小白菜、切碎的罗勒、香菜等调拌该调料一起吃。约能保存10天。

生鲜牧场调料

（适合各个阶段·制作2杯的量）

材料：

半杯新鲜柠檬汁

1汤匙凯尔特海盐

1汤匙干细香葱

1汤匙干迷迭香

1汤匙干牛至

1汤匙干鼠尾草

1杯整个的澳洲坚果

1/3杯冷榨橄榄油（可以不用）

做法：

将所有配料放入搅拌器内搅拌均匀，加水调制至自己喜欢的稀稠度。

可以保存1周。

胡萝卜姜汁调料

（制作4杯的量）

材料：

2杯嫩胡萝卜

2汤匙鲜姜

4~5小包甜味剂或甜菊糖

1/3杯苹果醋

半杯水

1个蒜瓣

1/4杯亚麻籽油

1滴香油（看个人喜好）

适量茴香、香菜或咖喱香料

做法：

除香料外，把所有配料（胡萝卜只用一半就行）倒入搅拌器搅拌，加入适量茴香、香菜，在搅拌的过程中，缓慢加入剩下的胡萝卜，需要加快搅拌进程的话，可以多加点水或苹果醋。这种调料可以用来调拌沙拉，也可以在吃寿司或混合开胃沙拉时蘸着吃。

可以保存2周。

日式寿喜烧酱和"春卷"
（10人食用的量）

日式寿喜烧酱

材料：

> 1杯日式活菌酱油
>
> 1杯纯枫蜜
>
> 1茶匙姜，整个的或切碎的都行
>
> 1个蒜瓣
>
> 1滴烤制的香油

做法：

> 混合搅拌所有配料，吃春卷、生鲜沙拉卷、米纸卷时蘸着吃。

"春卷"

材料：

> 1个红色灯笼椒，切成长片
>
> 2个大个胡萝卜，切成长片
>
> 1捆整片的香菜叶
>
> 1捆薄荷叶，切碎
>
> 1捆整片的罗勒叶
>
> 10整片红色或绿色的卷心菜叶

做法：

> 把灯笼椒、胡萝卜、香菜、薄荷、罗勒放在卷心菜叶上，把叶子卷起来，蘸日式寿喜烧酱吃。

美味生鲜"花生"酱
（制作2杯的量）

材料：

> 1杯生杏仁酱
>
> 2汤匙鲜姜，整个的或切碎的
>
> 半杯水（用来稀释）
>
> 4汤匙新鲜柠檬汁
>
> 1/4杯纯枫蜜
>
> 3汤匙日式活菌酱油
>
> 4茶匙香油
>
> 2~3个蒜瓣
>
> 半个辣椒或半个墨西哥辣椒

做法：

> 将所有配料倒入搅拌器均匀搅拌。最终的成

品用来蘸胡萝卜或其他蔬菜吃，味道好极了，就像沙拉酱一样。也可以拌嫩椰子面条吃。

该调料实际上并不使用花生，但吃起来却像正宗的花生酱一样。

中东坚果奶酪酱
（制作半杯的量）

材料：

> 3汤匙松果
>
> 3汤匙切碎的澳洲坚果
>
> 3汤匙切碎的核桃
>
> 1个半柠檬榨成汁
>
> 1/3杯切碎的新鲜欧芹
>
> 1个蒜瓣
>
> 少量液体氨基酸
>
> 些许日式活菌酱油

做法：

> 将所有配料倒入搅拌器搅拌均匀，浇在蔬菜上或生寿司上即食。

亚洲奶油沙拉及调料
（4~6人食用的量）

这是味道极为东方化的沙拉之一。

沙拉

材料：

> 2杯绿豆芽
>
> 2杯切成丝的绿色或紫色卷心菜
>
> 1个红色灯笼椒，切成细丝
>
> 1杯加糖豌豆
>
> 半杯蘑菇
>
> 半杯豆瓣菜，切碎
>
> 1/4杯新鲜香菜，切碎
>
> 2汤匙新鲜罗勒，切碎
>
> 1个蒜瓣，切碎

做法：

> 把制作沙拉的配料装进沙拉碗里搅拌。先放置一边。

调料

材料：

> 半块姜，切碎
>
> 1杯冷榨橄榄油
>
> 2茶匙烤制的香油

2个蒜瓣

2汤匙鲜姜末

4汤匙柠檬汁

4汤匙甜味白味噌

6个整枣，去核

2汤匙日式活菌酱油

1/4杯水

做法：

把所有配料放入搅拌器搅拌均匀，食用前1小时，把一半调料浇在沙拉上，搅拌均匀，就可以等着享用了。

超级简单莴苣卷

（5人食用的量）

材料：

5大片长叶莴苣叶

5汤匙生杏仁酱

5汤匙有机蜂蜜

做法：

每个莴苣叶上铺上1汤匙生杏仁酱和1汤匙有机蜂蜜，卷起来就可以吃了。

简易凉拌卷心菜丝

（4~6人食用的量）

材料：

1杯切成丝的绿色卷心菜

1杯切成丝的红色卷心菜

1/4杯葡萄干

半杯黄金不老液

做法：

把卷心菜和葡萄干放在黄金不老液中腌泡至少1小时，然后就可以食用。

苹果葡萄干梦想沙拉

（4人食用的量）

材料：

1头200克左右的嫩长叶莴苣

1杯葡萄番茄，切成两半

半杯葡萄干

1个富士苹果（或其他种类的脆苹果），切成整齐的小块

3汤匙大葱，切碎

2汤匙细香葱，切碎

1个黄色或橙色的灯笼椒，切碎

1/4杯新鲜罗勒

做法：

把所有配料放入一个沙拉碗里搅拌，调拌黄金不老液食用。

开心玉米沙拉

（4人食用的量）

"开心"是个关键词语。这道沙拉让你感觉就像吃炖菜一样，但能完全消化。

材料：

3个大褐菇，切碎

1/3杯意大利醋（味酸甜）

1/3杯橄榄油

3汤匙纯枫蜜

2汤匙切丝的大葱

1个灯笼椒（颜色不限），切碎

1头200克左右的嫩长叶莴苣

4个新鲜玉米棒剥下的玉米粒

做法：

把醋、橄榄油、枫蜜混合，放入大褐菇，浸泡1小时。先放置一边。

大葱、灯笼椒、番茄、莴苣和玉米混合放入一个大碗中，搅拌均匀，分别放置4个盘中，浇上2~3大汤匙蘑菇。如果愿意的话，可以多加调料，比如生鲜凯撒调料。

经典碎沙拉

（4人食用的量）

材料：

1杯新鲜扁豆

3个新鲜玉米棒剥下的玉米粒

1个黄色灯笼椒，切碎

2个大胡萝卜，切碎

2杯葡萄番茄，切成两半

1个小胡瓜，切碎

3汤匙新鲜细香葱，切成末

做法：

把所有配料放入大碗中搅拌。

味之泉沙拉

（4~6人食用的量）

在沙拉中加入丁香和肉桂会产生意想不到的美味，再略放一些印度香料，味道香浓而不刺激，能勾起食欲并能让你更有创造力，做出

更多美食。

材料：

　　1杯樱桃番茄，切成两半

　　1茶匙肉桂

　　1茶匙丁香粉

　　1个蒜瓣，切碎

　　3杯长叶莴苣，切碎

　　1.5茶匙新鲜牛至，切碎

　　1.5茶匙鲜百里香，切碎

　　1/4杯冷榨橄榄油

　　2汤匙红酒醋

　　4个生橄榄，切碎

　　适量凯尔特海盐和新鲜胡椒粉

做法：

　　所有配料放入碗里搅拌，搅拌均匀后即可食用。这道沙拉呈中性，可与其他任何食物搭配食用。

神赐美味沙拉
（4人食用的量）

　　这道菜颜色鲜艳，味道诱人，非常勾引人们的食欲。

材料：

　　1个灯笼椒，切成细丝

　　1大个胡萝卜，切成火柴杆粗细

　　1个小胡瓜，切成火柴杆粗细，或者用削皮刀切成细丝

　　1大个甜菜，切成火柴杆粗细

　　半杯切碎的核桃

　　1杯苹果，切成火柴杆粗细

　　2汤匙鲜姜，切丁

　　2个蒜瓣，切丁

　　半个墨西哥辣椒或红辣椒切丁

　　半杯无硫干越橘

　　半杯切成火柴杆粗细的洋姜

　　1/4杯新鲜薄荷

　　半杯新鲜罗勒

做法：

　　把所有配料放入大碗内搅拌，充分搅拌后，浇上黄金不老液，即可食用。

生鲜彩虹沙拉
（2~4人食用的量）

　　这道沙拉看着就很漂亮，所有人都会喜欢的。

材料：

　　半杯切成丝或切成齐整小块的红色卷心菜

　　半杯切成长片或切碎的黄色灯笼椒

　　半杯切成丝的胡萝卜

　　半杯苜蓿芽

　　1杯生菜

做法：

　　把红色卷心菜、辣椒、胡萝卜和苜蓿芽一层层围着生菜放，形成一个圆，看起来像彩虹一样美丽。搭配胡萝卜姜汁调料食用。

意式沙拉
（2~4人食用的量）

材料：

　　1头长叶莴苣，切碎

　　2杯芝麻菜，切碎

　　2个黄色灯笼椒，切成齐整的小块

　　4个罗马番茄，切碎

　　4块晒干的番茄，浸泡后切碎

　　1个小胡瓜，切成长片

　　1/4杯新鲜罗勒，切碎

　　2汤匙冷榨橄榄油

　　1汤匙蒜瓣，切成末

　　适量凯尔特海盐和新鲜黑胡椒粉

做法：

　　所有配料放入大碗里搅拌，然后调拌罗勒、橄榄油、海盐、胡椒和蒜食用。

中东和平沙拉
（4人食用的量）

　　如果你喜欢吃杂烩，就一定喜欢这道沙拉。

材料：

　　1杯切成两半的樱桃番茄或葡萄番茄

　　半杯黄瓜，切碎

　　1/4杯甜洋葱，切碎

　　1个红灯笼椒，切碎

　　半杯新鲜薄荷，切碎

　　半杯新鲜欧芹，切碎

　　1汤匙蒜瓣，切成末

　　1汤匙鲜姜，切成末

　　半杯橄榄油

　　2汤匙日式活菌酱油

　　1/4杯柠檬汁

1汤匙墨西哥辣椒,切成末

1/4杯生芝麻子（可以不用）

做法：

把所有配料放在大碗里搅拌。

墨西哥酱

（制作2杯的量）

可以用蔬菜蘸着吃，也可以涂抹蔬菜三明治。

材料：

3个汉斯品种的鳄梨，切碎

2个酸橙榨汁

1/4杯切成齐整小块的红洋葱

5个李子番茄或带枝熟透的番茄，切碎（或1杯葡萄番茄,切成两半）

半杯红色或黄色的辣椒，切丁

半捆鲜香菜,切碎

几滴橄榄油

1小包甜味剂

做法：

将所有配料放入沙拉碗里搅拌。

墨西哥酱沙拉

（2~4人食用的量）

这道沙拉有人怎么吃也吃不够，每晚吃都可以。鳄梨和甘薯是很好的食物搭配，所以秋冬季节二者与这道沙拉搭配食用（上面可以浇上少许有机黄油），就是一道温暖大餐，简直完美极了。最后再吃个嫩椰子或一些黑巧克力，或者二者都吃。

材料：

3个汉斯品种的鳄梨，切成齐整的小块

4个熟荷兰番茄，切丁，或者2杯葡萄番茄，切成两半

半汤匙蒜，切末

一捆香菜，切碎

200克左右的嫩长叶莴苣或生菜，切碎

1个酸橙榨汁

1小包甜菊糖

适量凯尔特海盐和新鲜黑胡椒粉

做法：

把所有配料搅拌在一起，即可享用。

速成墨西哥酱沙拉

（1~2人食用的量）

材料：

3大汤匙墨西哥酱

200克嫩长叶莴苣

做法：

把3大汤匙的墨西哥酱浇在成层的小莴苣上即可，十分简单，但却十分爽滑。

排毒沙拉

（大约半杯的量）

吃完任意生鲜沙拉或汤食之后，再在你最喜爱的饼干或面包上涂上厚厚一层排毒沙拉，味道简直无与伦比。

材料：

8个荷兰番茄，切丁

1捆新鲜香菜，切碎

2个蒜瓣，切碎

1/4杯甜洋葱，切碎

1个墨西哥辣椒，切碎

做法：

所有配料放在大碗里搅拌，可以作为沙拉酱或用生鲜蔬菜蘸着吃。

苦苣番茄蒜味沙拉

（大约20份的量）

材料：

3个罗马番茄,切碎

2个蒜瓣，切碎

1杯新鲜罗勒

2头苦苣，摘掉叶子

适量凯尔特海盐和新鲜黑胡椒粉

做法：

把番茄、蒜、罗勒、盐、胡椒粉放碗里搅拌，然后盛一大汤匙铺在苦苣叶上即可食用，味道很棒，清爽、开胃。

腌制大褐菇调料

（制作2.5杯的量）

材料：

3个大褐菇，切成块

1/4杯意大利醋（味酸甜）

3汤匙冷榨橄榄油

3汤匙纯枫蜜

适量凯尔特海盐和新鲜黑胡椒粉

做法：

所有配料混合后腌渍至少2小时，可长达2天。这道调料用来浇沙拉特别棒，有人喜欢将它和生鲜恺撒调料一起搭配蔬菜食用。

生鲜羊奶酪卷心菜三明治

（3人食用的量）

材料：

第戎芥末

3片红色或绿色卷心菜叶

6根生鲜切达羊奶酪，切成细薄片

做法：

每片菜叶上涂抹少量第戎芥末，再放上2片羊奶酪，把叶子卷起来呈管状，就可以大口吃了。这是最像鲜奶酪三明治的食物。

生鲜番茄奶酪沙拉

（2人食用的量）

这道沙拉吃起来跟真的番茄奶酪沙拉一样，但不像意大利莫萨里拉奶酪那样会阻塞你的细胞和消化道。

材料：

10根生鲜切达羊奶酪，切成细薄片

2个荷兰番茄或李子番茄，切成薄片

10片新鲜罗勒叶

几滴意大利醋（味酸甜）

几滴橄榄油

1蒜瓣，切碎

适量凯尔特海盐和新鲜黑胡椒粉

1茶匙鲜姜，切丁（可以不用）

少许甜味剂或甜菊糖

做法：

把奶酪片、番茄片和罗勒叶叠放在盘子里，每个盘子放5层，呈意大利国旗的颜色。把醋、橄榄油、蒜、盐、胡椒、姜、甜味剂或甜菊糖搅拌均匀。食用时，用勺子把调料浇在沙拉上就行了。

生鲜香蒜沙司"意大利面"

（制作半杯的量）

这是唯一一道中性香蒜沙司酱，不含坚果或奶酪之类的，可以和所有食物搭配，当然除了水果——味觉正常的人中有谁会把二者混在一起吃呢？

材料：

3杯整个的新鲜罗勒

2个蒜瓣

5茶匙橄榄油

1茶匙凯尔特海盐（或适量即可）

1大个小胡瓜

2个罗马番茄，切碎

做法：

把罗勒、蒜、橄榄油和海盐放在食物加工器内加工。把小胡瓜用螺旋切丝器切成面条样，浇上香蒜沙司酱，然后用切碎的番茄装点。

简易意大利大蒜番茄酱"面"

（4人食用的量）

材料：

5个的番茄

1/3杯新鲜罗勒

1/3个红色灯笼椒

1/4杯鲜牛至（可以不用）

1~2个枣

1汤匙鲜姜，切成末

1.5个蒜瓣

1/4杯冷榨橄榄油

2根青葱

1/4杯红酒

半杯晒干的番茄

适量凯尔特海盐和新鲜黑胡椒粉

1大个小胡瓜，切成3份

做法：

除小胡瓜以外，把所有配料倒入搅拌器搅拌成奶油状，然后把每份小胡瓜用螺旋切丝器切丝，不停旋转直到变成面条状。如果没有螺旋切丝器，就不要把胡瓜切成3份，直接切成细长的面条状。最后把番茄酱浇在胡瓜上就可以食用了。

番茄昆布海藻面

（2人食用的量）

特别想吃意大利面时就来做这道佳肴。

材料：

350克的昆布海藻面条

2个荷兰番茄，切成齐整的小块

1杯鲜罗勒，切碎

1个蒜瓣，切丁

1汤匙冷榨橄榄油

1汤匙凯尔特海盐（或适量即可）

适量新鲜黑胡椒粉

做法：

用温水把昆布海藻面条过一下，至少保持有室内温度，把所有配料搅拌在一起，就可以吃了。或者，也可以做成熟的——是很好的速排食物。用最喜爱的优质意大利大蒜番茄酱代替生番茄等的混合物，然后浇上蒸熟的花椰菜，如果愿意的话，甚至还可以放些羊奶酪。

全麦意大利千层面

（6人食用的量）

材料：

12根斯佩尔特小麦或全麦意大利千层面，煮得外软内韧

700克意大利面酱

110~170克生鲜切达羊奶酪，切碎或切成细薄片

1个蒜瓣，切碎

1个小胡瓜，用切丝器纵向切成细薄长条

1个茄子，用切丝器纵向切成薄长条

10片新鲜菠菜叶

3/4杯新鲜罗勒

适量新鲜黑胡椒粉

做法：

把烤箱预热至180℃，把意大利千层面、意大利面酱、大部分羊奶酪、蒜、蔬菜、罗勒、胡椒分层放入烤盘里，然后把剩下的羊奶酪放在最上面，烘烤25分钟。这道菜特别适合用于简单地招待客人。或者你也可以在最上面放一片鲜罗勒叶。

硬质小麦番茄意大利面

（4人食用的量）

材料：

1包硬质小麦螺丝面，煮得外软内韧

6个大的熟透的番茄，切丁

1杯新鲜罗勒，切成条

1个蒜瓣，切末

1杯冷榨特纯橄榄油

适量凯尔特海盐和新鲜黑胡椒粉

做法：

把番茄、罗勒、蒜、橄榄油、海盐、胡椒浇在已经熟了的面食上，即食。

简易排毒比萨

（6人食用的量）

孩子和朋友们聚会时，最喜欢这种比萨。

材料：

1个发芽谷物做的玉米粉圆饼

3汤匙意面酱

10片新鲜罗勒叶（可以不用）

30克生鲜切达羊奶酪，切成细薄片

做法：

把玉米粉圆饼放入煎锅，用勺子在上面均匀浇上意大利面酱，酱上放1层罗勒叶，然后在罗勒叶上均匀撒上奶酪。大火烧至高温，奶酪溶化也就意味着做的比萨饼也熟了。关火，把比萨取下来，就可以用刀叉着吃了。

排毒比萨

（1人食用的量）

材料：

1/4杯意大利面酱

1块发芽谷物制成的比萨饼或玉米粉圆饼

1杯切碎的蔬菜（任选）

罗勒叶若干（可以不用）

做法：

把烤箱预热至180℃。在比萨饼上涂上酱，再放上几层蔬菜（喜欢的话，还可以放罗勒叶）。烘烤15分钟左右，就可以趁热吃。

排毒"鸡肉"馅饼

（6人食用的量）

这道菜肴用来招待不懂饮食的客人，是很

棒的开胃食物。

材料：

　　3个发芽谷物做的玉米粉圆饼

　　80克意大利面酱

　　1个鳄梨，切成片

　　112克生鲜切达羊奶酪，切成细薄片

做法：

　　把玉米粉圆饼放入煎锅，用勺子在上面均匀浇上意大利面酱，再均匀撒上奶酪，接着上面再放一个玉米粉圆饼，均匀放上鳄梨片，最后放上第3个玉米粉圆饼。高温烘烤直到奶酪溶化。把饼两边烤至焦黄，取出，可以切着吃，感觉上就像"巨无霸"鸡肉馅饼。

鳄梨蔬菜三明治
（1人食用的量）

材料：

　　长叶莴苣若干

　　1个番茄

　　1个鳄梨，切片

　　2片全麦面包（可以是烘制的）

　　芥末若干

　　黄金不老液或生鲜恺撒调料若干

　　蔬菜若干（可以不用）

做法：

　　把莴苣、番茄、鳄梨夹在面包中间，可以涂抹芥末、黄金不老液或生鲜恺撒调料，这样不会太干。还可以放入其他蔬菜，像黄瓜、甜灯笼椒等都是不错的选择。

大褐菇三明治
（1人食用的量）

材料：

　　1个大褐菇，切成约1厘米厚的片

　　1杯蔬菜汤

　　第戎芥末若干

　　1片发芽谷物制成的面包

　　1个荷兰番茄，切片

　　1/4个鳄梨，切片

　　1/4杯嫩长叶莴苣，切碎

做法：

　　把成片的大褐菇放入蔬菜汤里煮，直至变得半软、熟透为止。然后先在一片面包上涂上

适量的芥末，接着放番茄片、大褐菇、鳄梨和莴苣，再放一层大褐菇，最后放上第2片面包。把三明治一切为二，即食。

珐基塔大褐菇饼
（2~4人食用的量）

材料：

　　2个特大型大褐菇

　　3汤匙意大利醋（味带酸甜）

　　4茶匙冷榨橄榄油

　　2个洋葱，切成薄片

　　2个中等大小的红色灯笼椒，横切

　　2个中等大小的黄色灯笼椒，横切

　　1/4茶匙辣椒粉

　　适量凯尔特海盐和新鲜黑胡椒粉

　　4个玉米粉圆饼

　　1~2汤匙墨西哥酱

　　1/4杯切碎的番茄

做法：

　　先用醋、橄榄油拌大褐菇，之后放入洋葱、胡椒一起搅拌，撒上辣椒粉、海盐、胡椒作调料。

　　把大褐菇、洋葱、胡椒放在不粘食物的烤架上，中温烤3~4分钟，取下。玉米粉圆饼放微波炉里加热，把大褐菇斜切成1.25厘米厚的片，均匀放在饼上，撒上胡椒和洋葱，再夹上蔬菜即可。

　　把烤好的饼与墨西哥酱与碎番茄一起食用。

煎炒蔬菜
（2~4人食用的量）

材料：

　　1个花椰菜头，切成小花状

　　2个小胡瓜，切成小圆片

　　1个西葫芦，切成小圆片

　　1大个胡萝卜，切成长片

　　半个甜洋葱,切丁

　　1个红色灯笼椒，切成长片

　　2个蒜瓣，切末

　　300毫升蔬菜汤（需要的话）

做法：

　　把所有配料倒入一个大煎锅里，中温煎炒至蔬菜鲜嫩可口。

亚洲糙米饭
（制作8杯的量）

材料：

4杯糙米

1汤匙蒜，切末

1汤匙鲜姜，切末

半杯日式味啉

半杯日式活菌酱油

做法：

把米放锅里，加6杯水，烧开沸腾约15分钟，接着揭开锅盖，再慢炖15分钟，之后盖上锅盖，把锅拿下来，放置10分钟。把蒜、姜、味啉、酱油放在小碗里混合搅拌，浇在米饭上。搭配蒸熟的或烤的蔬菜，再加上1大份生鲜沙拉食用就太棒了。

比萨饼
（4人食用的量）

材料：

2个全麦或发芽谷物制成的比萨面包

2茶匙有机黄油

海盐及最喜欢的香料若干（可以不用）

做法：

把比萨面包切成两半。把烤箱预热至180℃，把黄油涂抹在面包上，喜欢的话撒上调料，切成10块三角形的饼，然后放入烤箱烘烤大约7分钟至酥脆。搭配蔬菜汤一起吃味道很好。注意：如果要吃甜味的，就用甜菊糖代替香料。

涂抹枫蜜的大马哈鱼
（4人食用的量）

这道菜用来招待客人十分理想，制作快捷简便，而且汁多味美，肯定是你的朋友们尝过的最好吃的大马哈鱼！

材料：

1杯日式活菌酱油

1个蒜瓣

1汤匙鲜姜

烤制的香油若干

1杯纯枫蜜

4块新鲜的大马哈鱼无骨肉，清洗干净

做法：

把酱油、蒜、姜、香油、枫蜜倒入搅拌器搅拌。然后把鱼放在烤盘上，均匀浇上拌好的调料，放冰箱里腌泡1天。预热烤箱至230℃，把鱼放进去烘烤大约18分钟（或能很容易地用叉子剥开就行）。与煎炒蔬菜搭配食用。

奶油葡萄酒炖智利海鲈鱼
（4人食用的量）

材料：

1杯有机浓奶油

1/4杯波尔图葡萄酒

4片智利海鲈鱼无骨肉，黑色海鲈鱼或鳕鱼肉也行

做法：

把烤箱预热至230℃。把奶油和葡萄酒在锅里混合，中低温慢炖10分钟。把鱼放进烤箱烘烤28分钟（或能很容易地用叉子剥开就行）。把鱼盛入盘子里，放入喜欢吃的蔬菜，尽可能多地浇上调味汁。注意：那些需要给别人做肉食的人，也可以用无骨牛肉片，同样可以搭配这种调味汁。

煎蛋
（1人食用的量）

材料：

4个由放养的母鸡产的鸡蛋

1杯任意种类的蔬菜

1/4杯洋葱，切碎

半杯蘑菇，切碎

1茶匙黄油

几片生鲜切达羊奶酪，切成细薄片，或者其他你最喜欢的软羊奶酪

做法：

把鸡蛋在大碗里搅拌好，放入蔬菜。先把黄油放煎锅里中温溶化，然后把蔬菜和鸡蛋的混合物倒入锅内，炒至鸡蛋半硬，接着往鸡蛋上铺上奶酪片，把鸡蛋叠为2层，继续炒，直至边缘略黄，然后就可以搭配新鲜嫩蔬菜和黄金不老液食用，蔬菜不限量，若是低淀粉的蔬菜效果更好。

简易山核桃"派"

（1人食用的量）

材料：

　　4个枣

　　4个山核桃

做法：

　　枣去核，放入山核桃就可以吃了。

超级简单巧克力酱

（大约1杯的量）

材料：

　　1杯纯枫蜜

　　6汤匙纯可可粉

做法：

　　把枫蜜和可可粉放在搅拌器内搅拌，用茎很长的草莓蘸着吃，或者浇在生鲜巧克力冰激凌或香草冰激凌上，再放上核桃和香蕉，就成了经典的奶油冰激凌香蕉条。制作这么简单，因此就可以看出这种饮食生活方式是多么让人受益啊！

外出饭后甜点

（1~2人食用的量）

　　人们外出旅行时饭后可以吃这道点心，因为通常都可以买到香蕉和柠檬汁（换车时买或到饭店后买），只要随身携带枣和甜菊糖就行，很方便。

材料：

　　1/4个柠檬榨成汁

　　些许甜菊糖或几滴纯枫蜜

　　2根香蕉，切成片

做法：

　　把柠檬汁和甜菊糖洒到香蕉上，如果喜欢的话还可以放些鲜枣。

西班牙白兰地

（1人食用的量）

　　喝这个会有点罪恶感，因为它也被称作真正的威士忌，但它却含有大量酶，让你无比喜欢。招待客人时一定不要忘记上这道甜点。

材料：

　　2汤匙威士忌

　　2大勺生鲜香草冰激凌

做法：

　　把威士忌和冰激凌倒入高脚酒杯，搅拌即可饮用。

冰柠檬

（制作2杯的量）

材料：

　　1个柠檬，去皮

　　1杯冰块

　　6小包甜味剂

　　少量鲜苹果汁

做法：

　　把所有材料放入搅拌器，高速搅拌，直至成奶油状即可。

第五章
一周排毒计划

周 一

早晨

起床后，不要忙着做别的事情，先喝1杯调入少许蜂蜜的温开水。

洗漱过后，定时排便（养成定时排便的习惯，最初可能会不稳定，习惯后会很自然）。

早餐内容：1大杯鲜榨果汁（可于前一天晚上做好放入冰箱冷藏），2片全麦面包，外加1个蒸蛋（可使用微波炉烹制，耗时约为3分钟）。

出门别忘记带上准备好的水果，1个苹果。

到了公司记得要先喝1大杯水再开始工作。

工作的过程中，每1小时喝1杯水，保证在午餐之前喝足4杯水。

中午

吃盒饭或是去餐厅吃炒菜都不利于排毒，这几天不如自己单独吃饭。

午餐内容：1份水果沙拉，1小碗海带汤，1份拌豆腐丝，半碗米饭。

午餐过后可以去写字楼附近的花园散步，然后上楼开始工作。

大约半小时后，开始喝下午的第1杯水。

下午3点钟左右吃带来的水果。

直到下班前喝3杯以上的水。

离开公司准备回家前喝1杯水。

晚上

回到家先喝1杯水，不要开电视，打开音响播放轻音乐，准备晚饭。

晚餐内容：1碗玉米粥，1个素包子（100克以下），1份香菇炒油菜。

准备好第二天清晨的蔬菜汁（番茄、黄瓜、胡萝卜等）。

晚上皮肤的清洁工作很重要，洗澡并认真地把脸洗干净。

第一天吃排毒餐可能会有饥饿感，不如早点休息。

周 二

早晨

空腹喝1杯温的蜂蜜水。

洗漱后，按时排便。

早餐内容：昨晚准备好的鲜榨蔬菜汁1杯，玉米饼1个，小米粥1碗，蛋羹1碗。

出门前记得带好今天的水果，1个猕猴桃，外加1杯酸奶。

到公司后仍旧要记得先喝水再工作。

为了防止饥饿感，大约上午10点半左右把酸奶喝掉作为补充。

中午

昨天非常成功，今天继续吃排毒餐。

午餐内容：1份烧二冬（冬笋炒冬菇），1份白菜豆腐汤，1个小馒头。

去附近的书店读1篇文章，回公司工作。

下午继续注意要补充水分，因为只有喝充足的水，排毒的工作才不会白做。

下午3点半吃带来的猕猴桃，可以用勺子挖着吃。

下班的路上去买1小瓶排毒用的香薰精油（各大超市、商场均设有精油的专卖柜台）。

晚上

如果使用电热水器，回到家第一件事就是准备打开电源烧洗澡水。

喝水后，打开收音机，准备晚饭。

晚餐内容：1碗山药红枣粥、1份松仁玉米、1小份烙饼。

休息片刻后，准备今晚的家庭SPA排毒。

沐浴前记得喝1大杯温水。

然后按照排毒精油的使用说明，滴入少许精油在浴缸内，身体在浴缸中浸泡半小时后，用去角质霜按摩全身，冲净后即可。

沐浴后人会感到困倦，可早些休息。

周 三

早晨

起床后喝1杯滴入鲜柠檬汁的矿泉水。

洗漱，坚持两天后，排便应该可以定时了。

早餐内容：1碗麦片粥，1个煮玉米，1个茶蛋。

上班前准备好用密封塑料盒带上洗好的草莓和4颗核桃仁。

就算今天工作比较忙，也不要忘记喝水。

在上午大约10点半左右，可能会感到饥饿，那么4颗核桃仁是很好的补充。

中午

经过两天的适应，今天已经没有十分强烈的饥饿感了。

午餐内容：1份凉拌菠菜鲜藕，1碗猪血菠菜汤，1个玉米饼。

吃过午饭，去附近的美发馆洗个头，洗头师傅的按摩技艺会使肩背放松，脑部供血不足的问题得到缓解，整个上午的疲劳就消失了。

下午又可以精神抖擞地工作了。

下班去超市买菜时，别忘了买1盒排毒面膜贴。

晚上

回来先喝1杯菊花茶，播放轻音乐。

打开炉灶，准备晚饭喝的红薯粥。

趁着煮粥的时间，去阳台上看看自己养的小花情况如何，松土施肥或是浇水，好好地关注它一会儿。

时间差不多就可以准备晚饭了。

晚餐内容：1份姜丝糖醋莴苣，1碗香甜红薯粥，1个雪菜包。

准备第二天早晨喝的鲜藕汁。

餐后半小时吃1个梨。

洗脸敷面膜，15分钟后洗漱休息。

周 四

早晨

起床后喝1杯温的淡盐水。

洗漱，排便。

早餐内容：1杯鲜藕汁，2瓣柚子，1只玉米圈，1只茶蛋。

出门前切1瓣哈密瓜用密封饭盒装好，另外再带些榛子仁。

今天安排了下班去练瑜伽，别忘记带练功服。

到公司后开始上午忙碌的工作，喝水不能忘记。

大约10点半钟，吃掉榛子仁。

中午

对于排毒餐，应付自如的你应该知道吃些什么了吧。

午餐内容：1份芹菜炒豆干，1份茼蒿蛋花汤，1份素蒸饺。

去楼下的报刊厅买份报纸，在楼下花园里的长椅上坐着看一会儿报，回去上班。

下午3点钟记得吃哈密瓜。

快到周末了，工作要抓紧了，否则周末加班可不利于排毒啊。

晚上

下班不要磨蹭了，晚了瑜伽课就开始了。

来到瑜伽班练习，因为练习瑜伽必须在饭后3小时，所以安排在晚饭之前。瑜伽是最佳的排毒运动之一，练习时要注意教练讲的动作要领，否则不仅达不到锻炼的目的，还会对自己的身体产生伤害。

经过一个半小时的锻炼后，出透了汗，身体会感到十分轻松。

因为时间不早了，晚餐要尽可能的简单。

晚餐内容：1份拌海带丝，1份水果沙拉（晚上少放沙拉，或用酸奶代替味道也不错），1片全麦面包。

准备第二天早晨喝的甘蔗汁。

洗漱后，读报，休息。

周　五

早晨

起床后喝1杯蜂蜜水。

洗漱，排便。

早餐内容：1杯甘蔗汁，1根香蕉，1块绿豆饼，1个煎蛋。

出门前记得带上切好的杨桃，还有葵花籽仁1小包。

今天下班后和同事相约去逛街，记得带好积分卡和银行卡。

今天上午的工作是忙碌的，一定要做好工作计划，不忘记喝水。

中午

不要因为周末就大吃特吃，排毒餐尚未结束。

午餐内容：1份清炒空心菜，1份黄花菜蘑菇汤，1小碗素河粉。

为了早点结束手头工作，午餐后，在楼下休息片刻后，上楼工作。

如果周末开例会，开会前别忘记把你的杯子倒满水。

大约3点钟，吃杨桃。

晚上

走路是一项不错的排毒运动，选择在周末逛街，既能碰到打折的信息，还能排毒，一举两得。

如果逛街比较晚，可以选择在街上与同事

一起共进晚餐。

不要去快餐厅，找一家粥店来解决晚餐。

晚餐内容：1份拌白菜心，1份拍黄瓜，1碗乌梅粥，1小块南瓜饼。

累了一天，快点回家休息吧，明天的排毒餐不用今晚做了，因为放假了。

周　六

早晨

虽然是周六，但排毒不主张睡懒觉，因为睡得过多不利于排毒。

早晨起床后的蜂蜜水要记得喝。

如果起床比平时晚的话，排便时间会推迟。

准备早餐，9点以前争取吃完早餐。

早餐内容：1杯综合果汁（家里还剩下什么水果就拿几种混在一起榨汁吧），1碗小米粥，烙1张鸡蛋饼。

上午打扫房间，换掉床单和枕巾，把被子拿到阳台上晒一晒。

去菜场或超市买水果、蔬菜及日用品之前，记得喝水，吃几颗核桃仁。

准备午餐。

中午

午餐可以做得丰盛一些，但仍然要有自己吃的排毒餐。

午餐内容：1份菠萝沙拉，1份四喜黄豆粒，1碗山药羊肉汤（最好只喝汤和吃山药），1碗米饭。

小睡片刻后，吃1个芒果或是柳橙。

下午去美容院做一个全身的皮肤护理，背部推油或是穴位按摩对于排毒都十分有效。

晚上

与家人一起看会儿电视，准备晚餐。

晚餐内容：1份蔬菜沙拉，1碗苹果米粥，1份木须肉，1块玉米松糕。

晚餐后与家人外出散步。

不可休息得过晚，否则会导致毒素堆积。

周 日

早晨

1周的排毒就要结束了，这一天中你可以随时检验自己的排毒成果。

排便后，观察便色。

洗漱后观察自己的面部。

张嘴呼吸，闻闻是否还有异味。

检测完毕后，准备今天的早餐。

早餐内容：1杯鲜荸荠汁，1盘蔬菜沙拉，1份馒头片，1个煮鸡蛋。

今天可以安排爬山的运动，所以要准备好野餐的食物。

中午

在大自然中尽情呼吸新鲜空气，有意识地多做深呼吸，排出肺部的污浊气体。

午餐内容：1大瓶鲜果蔬汁，1份五香豆腐干，1根黄瓜，2片全麦面包，1根火腿肠。

午餐后返回家中小憩，下午与家人品茶吃水果聊天。

晚上

晚餐内容：1份木瓜银耳汤，1份西芹百合，1份藕盒。

晚餐后，全家人一起吃水果拼盘。

收拾心情，早些休息，准备明天工作要带的物品。

一周排毒计划结束了，祝愿每个人都能健康快乐。

第六章
排毒示范菜单

膳食纤维菜单

主食

开洋菠菜意大利面

材料：

虾米50克，菠菜300克，意大利面100克，水1杯，

白葡萄酒50毫升，橄榄油3汤匙，蒜泥1茶匙，豆瓣酱1汤匙，起司粉、胡椒盐各适量。

酱汁材料：新鲜番茄200克，橄榄油3汤匙，洋葱100克，蒜泥1茶匙。

做法：

1.将新鲜番茄洗净，用热水稍微氽烫一下后去皮并切碎，再放入果汁机内打成泥状备用。

2.炒锅放橄榄油烧热，洋葱洗净，切碎，与蒜泥一起放入锅中，炒至洋葱呈金黄色后，倒入番茄泥用小火煮10分钟即成酱汁，盛出备用。

3.菠菜洗净，放入沸水中烫片刻后，捞出沥干水分；虾米洗净，在冷水中泡软，取出与水、白酒一起放入锅中煮至虾米完全变白后，再沥干水分备用。

4.意大利面放入沸水中煮熟，取出，沥干水分备用。

5.炒锅放橄榄油烧热，放入蒜泥、豆瓣酱与虾米用中火翻炒约1分钟，至虾米完全收干汤汁后，倒入白葡萄酒、制作好的酱汁、菠菜及意大利面，再炒2分钟后调入起司粉、黑胡椒盐拌匀即可。

紫菜寿司卷

材料：干紫菜6张，寿司米100克，培根50克，腌萝卜条、黄瓜条各20克，鸡蛋1个，日本醋1汤匙，盐1/4茶匙。

做法：

1.将寿司米淘洗干净，加水用电饭煲煮成干饭，煮好后拌入日本醋和盐。

2.锅中放油烧热，倒入打匀的蛋液，煎成薄薄的蛋皮，切成蛋丝。

3.将紫菜平铺在寿司席上，放入米饭，用勺子抹平，再在米饭上摆上腌黄瓜条、腌萝卜条、培根条、蛋丝，将紫菜卷起，再用寿司席压好，切成一段一段的寿司卷即可。

备注：

卷寿司卷时，紫菜要按直纹卷起，否则紫菜容易裂开，破坏外观。

切寿司时，在刀上先涂些醋，再把刀垂直、用力均匀地一刀切断。

小贴士：

寿司米黏性较强，加上醋有助于人体对营养的吸收，有养胃消食的作用。

菜品

素菜蛋奶沙拉

材料：

马铃薯500克，黄瓜200克，鸡蛋1个，胡萝卜、红菜头、奶油各250克，洋葱100克，盐、胡椒粉各适量。

做法：

1.将马铃薯、胡萝卜、红菜头洗净、去皮、切丁，一起放入锅中加水煮熟备用。

2.将黄瓜和洋葱分别洗净、去皮、切丁；鸡蛋放入水中煮熟，去蛋壳，切两半。

3.将上述处理好的材料盛放在碗中，浇上用奶油、盐、胡椒粉调好的沙拉酱拌匀即可。

蔬菜的清脆加上浓郁的奶香，很适合当作早餐和工作餐的配菜食用。

韭黄炒蛋

材料：

韭黄200克，鸡蛋2个，盐1茶匙，植物油适量。

做法：

1.韭黄洗净，切成段；鸡蛋打入碗中，搅拌成蛋液。

2.炒锅中放油烧热，先放入蛋液略炒后，盛出备用。

3.锅中留适量油，放入韭黄翻炒片刻，再加盐和炒蛋炒熟即可。

小贴士：

韭黄（或韭菜）富含纤维素，有助于清除肠道垃圾。

咖喱烩菜

材料：

花菜100克，西蓝花100克，牛肉200克，黄油30克，洋葱1/2个，胡萝卜1根，咖喱粉60克，牛奶200毫升，清水200毫升，盐适量。

做法：

1.将花菜和西蓝花洗净，摘成小朵；胡萝卜削皮、切成薄片；洋葱剥去外皮，切碎；牛肉洗净，用厨房纸巾擦净水分，然后切成小丁。

2.胡萝卜片、花菜和西蓝花在开水里煮3分钟后沥干，盛入盘中备用。

3.中火加热锅中的黄油，待黄油融化后放入牛肉丁和洋葱翻炒片刻，调入咖喱粉和盐搅拌均匀。

4.接着倒入牛奶、清水、花菜、西蓝花和胡萝卜片，用小火慢慢烩煮15分钟即可。

蒜香茄子

材料：

嫩茄子500克，橄榄油1大匙，酱油3大匙，盐2小匙，葱花2小匙，蒜泥1小匙，芝麻1小匙，香醋、麻油各1小匙。

做法：

1.嫩茄子削皮、洗净，整根放在蒸锅里蒸熟，取出稍沥一下水分，盛入碗里备用。

2.将橄榄油、酱油、蒜泥、香醋、麻油、盐混合调成调味汁，浇在茄泥上，拌匀，最后撒上葱花和芝麻即可。

小贴士：

茄子富含植物纤维，蒜香软绵，开胃可口。

柠檬蜂蜜鲑鱼

材料：

鲑鱼600克，柠檬1个，蜂蜜6汤匙，酱油3汤匙，麻油1汤匙，橄榄油3汤匙，辣椒粉、黑胡椒粉各适量。

做法：

1.柠檬洗净、榨出柠檬汁，与蜂蜜、酱油、麻油、辣椒粉和黑胡椒粉混合拌匀做成腌汁。

2.鲑鱼取出内脏后洗净、去骨，切成鱼排，浇上腌汁腌30分钟左右。注意，柠檬汁能够去腥，但也会使鱼肉纤维变粗，口感显得老硬，所以不要腌太久，入味即可。

3.锅中放入油烧热，放入腌好的鱼排煎成两面呈金黄。

4.剩下的腌汁加热、煮沸，淋在煎好的鱼排上即可。

小贴士：

酸甜开胃，营养丰富。

菌菇烩猪血

材料：

洋葱1个，鲜蘑菇20克，鲜牛肝菌20克，鲜鸡腿菇20克，熟猪血250克，干淀粉2大匙，泡椒1大匙，姜丝、盐、味精各适量。

做法：

1.将熟猪血切成2厘米见方的块；洋葱除去外皮，洗净，切成条；菌菇洗净切丝备用。

2.干淀粉加水、泡椒、姜丝搅拌成芡汁。

3.炒锅放油烧至六成热，先放入洋葱、姜丝和各种菌菇丝炒香，再放入猪血翻炒几下，倒入芡汁用小火烩5分钟，最后调入盐和味精即可。

小贴士：

滋阴养胃、解毒益肠。

奶香海带汤

材料：

水发海带500克，蜂蜜100克，白糖200克，牛奶250毫升，熟鸡油60毫升，黄瓜片10片，盐1茶匙。

做法：

1.将水发海带洗净、沥干，切片，放入滚水中煮软，捞出，沥干。

2.汤锅内放入黄瓜片、白糖、蜂蜜，加牛奶、米酒和熟鸡油烧开，然后放海带片，用温火煨熬，待海带片均匀裹上奶浆后，加盐调味即可出锅。

小贴士：

海带与蜂蜜和牛奶搭配，具有通便利肠、排毒养颜的功效。

日式味噌汤

材料：

鲷骨（或其他新鲜鱼骨）300克，味噌80克，日本豆腐30克，糖1茶匙，葱花2大匙，胡萝卜丝、海苔各适量。

做法：

1.鲷鱼骨切块，烫后捞出，再加入5杯清水烧开小火熬煮成浓汤。

2.加入日本豆腐、萝卜丝，再次煮滚后倒入味噌和糖拌匀，熄火，撒上海苔丝和葱花即可。

小贴士：

味噌是一种发酵调料，富含蛋白质和有益菌，有益于消化吸收和消除积食，还可以帮助清除体内残留的辐射毒素。

素食菜单

主食

五子粥

材料：

大米100克，核桃5粒，松仁、芝麻、桃仁、杏仁、水、麻油、盐、蜂蜜各适量。

做法：

1.大米淘净，浸泡在清水中2小时，沥去水分，淘米水留着备用。

2.核桃放入热水里泡软，用竹签去皮后，和松仁、桃仁、杏仁、芝麻一起放进臼里捣碎，一部分留着备用，其余的加水100毫升，稍微浸泡后，捣成乳白色的汁液，最后用网子过滤。

3.锅烧热后抹上麻油，放入捣碎的白米翻炒，当白米呈现透明的颜色时，放入50毫升水烧开后，转小火熬煮，时而搅动避免黏锅。

4.待米粒煮至软烂后，加入松仁等磨成的汁液，用小火继续熬粥。

5.煮到所有材料都均匀混合时，倒入米水，搅动煮至呈黏稠状。

6.最后把粥盛进碗里，撒上碎松仁等，随个人口味调入盐或蜂蜜即可。

小贴士：

五种植物种子都富含维生素E、油酸和亚麻酸，具有润肠通便、滋养肝肾的作用。

菜品

健康番茄沙拉

材料：

番茄4个，水芹茎50克，甜豆和玉米各1杯，橄榄油1大匙，盐1/4茶匙，沙拉酱5大匙。

做法：

1.番茄洗净，切掉蒂的部分，然后从这个地方开洞，挖出番茄内的籽。

2.水芹茎洗净，撕掉老筋，切成小段。

3.甜豆和玉米倒入沸水中煮片刻，把水分沥干后待凉，然后和水芹茎一起放入中空的番茄内，加入橄榄油、盐，搅拌均匀，最后淋上沙拉酱就完成了。

小帖士：

含有丰富的维生素C、植物纤维、茄红素，可延缓衰老，促进脂肪新陈代谢。

清爽四色串

材料：

小黄瓜1根，小番茄6个，奶酪片3片，全麦吐司2片。

做法：

1.把小黄瓜、小番茄洗净后，均切成两厘米的片状。

2.奶酪片和吐司片也切成同样大小的片状。

3.以吐司、黄瓜、番茄、奶酪片的顺序，用牙签串起来即可。

小贴士：

清爽的四色串，使用小黄瓜和小番茄，这两种富有维生素的蔬果，口感清脆又相当爽口，加上了奶酪片，吃起来增添香浓风味，而且全麦吐司比起一般白吐司更多了谷类的纤维。

银芽杂菜

材料：

绿豆芽100克，鲜竹笋600克，豆腐干4块，西芹100克，胡萝卜1根，干辣椒2个，淘米水1000毫升，酱油、香醋、芝麻、蒜泥、姜丝、盐、香油各适量。

做法：

1.绿豆芽洗净，去头尾；西芹洗净后摘掉叶子，撕去老筋，切成小段；豆腐干、胡萝卜切丝，一起放入加盐的滚水中灼熟。

2.竹笋横向切上几刀，放入锅中加淘米水煮1小时，捞出，用水冲洗几次，以去除涩味，然后剖半，切成薄片备用。

3.酱油、香醋、芝麻、蒜泥、盐、香油混合调匀作为调味佐料备用。

4.锅中放油烧热，先放入干辣椒、姜丝炒香，然后加入所有材料翻炒片刻，调入佐料拌匀即可。

小贴士：

清热解毒，降压去脂，是减肥的良好食品。

麻酱油麦菜

材料：

油麦菜、花生酱、白芝麻、盐、味精、橄榄油各适量。

做法：

1.将白芝麻放入锅中，用小火煸炒熟，盛出备用。

2.花生酱加橄榄油稀释，再放入炒熟的芝麻，调入盐和味精拌匀，即成麻酱汁。

3.油麦菜洗净，放入开水中略烫，切成段装盘，放一层菜浇一层麻酱。

小贴士：

时尚健康的中式生菜"色拉"，油麦菜也可以换成各种可以生吃的蔬菜，如甘蓝、生菜等。

剁椒木耳

材料：

黑木耳100克，剁椒、香醋、白砂糖、酱油、姜末、香葱各适量。

做法：

1.黑木耳用温水泡发，去蒂，洗净后沥干水分，加入剁椒、香醋、白砂糖、酱油和姜末拌匀，腌制30分钟。

2.香葱洗净，切成细葱花。

3.油烧热，放入腌好的剁椒黑木耳，略炒几分钟，最后撒上葱花即可。

小贴士：

黑木耳具有清血排毒、降血脂的功效，加入香辣的剁椒还能够增进食欲，促进发汗。

蕨菜汤

材料：

蕨菜300克，猪肉200克，蒜、葱花、胡椒粉、面粉、盐、酱油各适量。

做法：

1.嫩蕨菜先用滚水焯一下，然后泡在水里除去硬梗部份，切碎。

2.猪肉加水煮烂，切碎，与蕨菜混在一起，加葱花、蒜末、胡椒粉调味。

3.将猪肉和蕨菜放进煮肉的水中再次煮沸，加入面粉和半杯水，转中火继续煮，边煮边搅拌。

4.待汤成浓稠非糊状时，熄火，加盐和酱油调味即可。

小贴士：

蕨菜性寒味甘，健脾润肠、清热解毒。

汤羹

柠檬甜豆花

材料：

内脂豆腐1盒，柠檬半个，黄糖3汤匙，

盐 1 茶匙。

做法：

　　1.水烧开后放入盐，然后将豆腐整块从盒中取出，放人盐开

　　水中煮 5 分钟，这样处理过的豆腐不容易散碎。

　　2.锅中放入黄糖，加1000毫升水，再挤入柠檬汁，然后用小火慢慢加热 3 分钟，熬成琥珀色的糖汁。

　　3.用木勺将煮好的豆腐一铲一铲地舀到碗里，淋上熬好的糖汁即可。

小贴士：

　　酸甜开胃、排毒养颜的营养点心。

甜品

蜜汁莲藕

材料：

　　莲藕300克，芝麻2大匙，蜂蜜2大匙，白糖、盐、水、醋各适量。

做法：

　　1.莲藕洗净，去皮，整个放人滚水，煮熟后捞出，切成0.5厘米厚的薄片，浸在冷水里冷却。

　　2.锅中放白糖、水和盐，大火煮沸后转小火加盖炖煮；白糖水熬至浓稠后，加蜂蜜炖至起沫。

　　3.将冷却的莲藕盛入碗中，淋上炖好的糖汁充分搅拌，让莲藕入味，最后撒上芝麻即可。

小贴士：

　　具有调理肠胃、凉血散淤、清热解燥、养颜润肤效果的美味甜点。

排毒养颜的蔬果大餐

水果

凉拌西瓜皮

材料：

　　西瓜皮500克，酱油、香油、盐、鸡精、糖、米醋各适量。

做法：

　　1.将西瓜皮削去绿皮和残留的红瓤，切成薄片。

　　2.加入盐拌匀，腌渍片刻后，沥去多余水分，再调入酱油、香油、味精、糖、米醋等佐料即可。

小贴士：

　　清凉消暑，利尿，抗衰老。

菜品

蜜糖雪梨糊

材料：

　　雪梨、荸荠各100克，牛奶200毫升，甘蔗汁100毫升，新鲜。

　　龙眼肉30克，蜜糖、姜汁各适量。

做法：

　　1.雪梨、荸荠洗净，去皮、核备用。

　　2.将雪梨、荸荠、龙眼肉一起放入榨汁机中榨汁，滤出果汁倒入瓦盅内，混合姜汁、甘蔗汁和牛奶搅拌匀。

　　3.瓦盅上火隔水炖至糊状，最后加蜂蜜搅拌均匀即可。

小贴士：

　　滋阴润燥，补气养颜。

烩水果

材料：

　　鸭梨2个，苹果2个，砂糖橘250克，黄桃1个，清水1000毫升，砂糖适量。

做法：

　　1.将苹果、梨、黄桃分别削皮、去核，切成 2 厘米大的斜角块或方块；橘子去皮，摘尽白膜，果肉掰成瓣备用。

　　2.水烧开后下人梨块煮10分钟，再放入苹果、黄桃、砂糖煮约10分钟，最后放入橘子煮沸即可。

汤羹

苹果椰香蜜枣汤

材料：

　　苹果 2 个，椰子肉100克，蜜枣6粒，杏适量（南杏50克，北杏 5 ~7.5克，因北杏多吃有

毒），冰糖20克，清水500毫升。

做法：

1.苹果洗干净、削皮、去核；椰肉切丝；蜜枣、杏洗净备用。

2.锅中加水煮沸，放入上述所有材料煮10分钟后，加冰糖，改用慢火煲约3小时即可。

小贴士：

苹果、椰肉和蜜枣都有健脾益气、滋润养颜的功效，而且南北杏还有止咳润喉、下气消积的作用。

百合莲子汤

材料：

鲜百合100克，鲜莲子200克，桂圆、大枣各10克，银耳5克，茯苓5克，冰糖适量。

做法：

1.银耳用温水浸泡３０分钟，去蒂，撕成小朵备用；鲜百合、鲜莲子洗净，百合瓣成瓣。

2.将鲜莲子、桂圆、银耳、茯苓和大枣一起放入汤锅中，加5碗水用小火炖1小时，再加入鲜百合和冰糖，煮至糖融化即可。

小贴士：

止咳化痰、健脾收涩、安神养颜、清火除烦。

茶饮

核桃润肺茶

材料：

大核桃仁10克，绿茶2克，白砂糖5克，开水200毫升。

做法：

将大核桃仁炸酥后研碎，拌入绿茶、糖，

倒入开水冲泡5分钟。

小贴士：

每天1杯，分3次饮用，可润肺定喘、补气养备。

甘草陈皮茶

材料：

甘草2克，陈皮2克，绿茶2克。

做法：

将以上材料用沸水冲泡即可。

小贴士：

日常饮用，可以止咳平喘、清心润肺。

三味解毒茶

材料：

绿茶3克，浙贝2克，生梨皮2克，冬瓜仁3克。

做法：

将浙贝、冬瓜仁研成粗末。生梨皮捣烂后加入绿茶用沸水冲服。

小贴士：

咽喉不适时服用，每天1次，可化痰清肺、排脓消肿、清水解毒。

决明子茶

材料：

决明子5克，冰糖20克，绿茶5克。

做法：

将炒好的草决明和冰糖一起，放入沸水中冲泡10分钟，将汁液倒入绿茶中，饮用即可。

小贴士：

每天饮用，15天后可通便润肠。

第五篇

醋：神奇的治愈力量

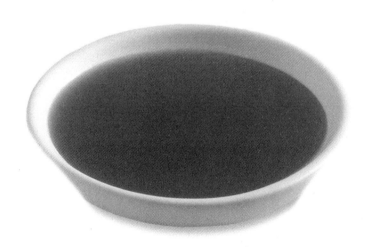

第一章
醋时代

醋的力量

无数人——也许包括你对于醋的奇效都有所耳闻。人们不仅在各种家庭配方中使用醋，还将其作为许多保持健康方法的重要组成部分，比如用于瘦身、增强心脏功能，还可用作饮食的调味剂。健康的饮食习惯不仅要求摄入大量的水果、蔬菜、谷类、鱼和橄榄油，还要求经常锻炼身体，以达到抗衰老、促进身体健康的目的。

如果你从未听说过这些，那现在可要听仔细了。要知道，你的健康还得靠它呢。其实，在你的碗橱里你已经有了很好的民间药方，现在是时候开始使用它们了。

现在，人们知道这两种醋有更多的天然疗效。醋是极佳的民间药物，在另类疗法被广泛推行的时代里，醋一定会更加广泛地应用于家庭医疗当中。

医学研究人员相信，某些已知的微量元素，甚至一些新型的、有益健康的"营养辅助成分"（可用作药物，现正被研究用于治疗癌症和心脏性疾病）都能在醋中找到。

另外，人们将富含营养、能预防疾病的食物统称为"功能性食物"。科学家们认为，功能性食物与预防或治疗癌症、高血压和心脏性疾病有诸多联系。他们对此的研究还在继续进行中。

关于醋的基本知识

到底什么是醋呢？简单地说，当空气接触发酵液体时，比如葡萄酒或麦酒，细菌活动就开始了。这个过程促使空气与酒精发生反应，结果就产生了醋酸或醋。

醋可由谷物或水果制成，比如大稻、苹果、葡萄，或其他任何含糖分的水果。

现在的高科技制造公司加快了醋的生产过程。他们的生产方法是将液体倒入大桶中循环发酵，同时通入大量空气，然后就能快速得到产品。质量较高的醋通常都是未过滤、未经高温消毒的，而这些醋的上层溶液一般会浮有一层细菌或"母液"。

人们常常使用"母液"或"醋之母"来描述汇聚在苹果酒或其他果汁上层的液体，正是这些液体将苹果酒或果汁转变为最具健康价值的醋。在发酵过程中，簇团物或者叫薄层会不断形成，漂浮在母液上层，就像是一杯顶层浮着泡沫的拿铁咖啡。母液，也就是那些泡沫，是"有益"菌和酶的活性混合物。

醋的酸度用"格令"来表示，这个单位与水的稀释量有关，比如，40格令的醋指的是该类醋中的含酸量为4%。

醋中的酸具有一定强度，这一点已经广为人知。健康专家们的发现也证明了民间流传的一种说法：醋具有神奇的治愈力量！

健康小贴士

最新研究显示，用苹果和红葡萄分别制成的苹果醋、红酒醋以及其他有益健康的醋，可以帮助你：

√消除脂肪。

√提高免疫力。

√降低血压。

√降低患心脏病的风险。

√预防癌症。

√延缓衰老。

首先，我们要回顾过去。我们需要探索一

下，醋为什么以及如何成为世界上最早、最珍贵的天然药品的。

关于西方醋的传说

早在公元前400年，希波克拉底已经开始使用醋来治病。在罗马和埃及时代的餐桌上也能发现醋的身影。19世纪，醋已经成为一种健康调味品。20世纪，人们开始品味由醋调配而成的鸡尾酒。

今天，世界各地的营养学家和研究人员还在继续使用醋。历史告诉我们，在过去，人们利用的不仅仅是醋的内服功能，还包括它的外用功能。

醋的伟大力量可谓是贯穿古今，最早的一项历史记录应该是在古巴比伦。公元前5000年，古巴比伦人使用海枣酿酒，然后再用酿成的酒来生产醋。自那时起，醋就被用作防腐剂、药剂、抗生素，甚至是家用清洁剂。直到现在，醋的"优良"杀菌效果（即能够杀死"有害"的微生物）仍受到大力推广，可谓是家喻户晓。

"医药之父"希波克拉底在治疗病人时，使用醋作为抗生素，这可以说是世界上最早的药物之一。他还将醋应用于治疗其他各种疾病中，比如，在治疗呼吸道疾病时，他嘱咐病人服用"醋蜜剂"，这种蜂蜜和醋的混合液可有效化痰，使呼吸通畅。

另外，强酸有助于人体缓解充血现象，而蜂蜜和醋中的酸性物质就能做到这一点。

在治疗其他疾病时，希波克拉底也用上了醋蜜剂。醋蜜剂除了在普通的治疗中起到一定的辅助作用外，还可用于治疗肺炎和胸膜炎。此外，它也可用于治疗炎症、水肿和烫伤。古代医师在治疗溃疡时也常常用醋来消毒。

《圣经》中有8处提及醋：《旧约》和《新约》中各4处。历史上甚至还出现过一本"醋的圣经"：16世纪，英格兰牛津大学出版社印刷所在给《路迦福音》第22章排版时，用"醋"代替了页面上的标题"葡萄园"。之后很快，这个版本就被称为"醋的圣经"。

自《圣经》问世以来，有"穷人的美酒"之称的醋便开始在人们的生活中发挥着重要作用，不论是富人（比如贵族）还是穷人都可以使用醋。举个例子来说，工人在干完活后会喝一杯特制的饮料——制法是在水里加几滴红酒醋，依个人喜好还可以再加点盐。这种饮料可以说是功能饮料的前身。有时，工人们在喝这些饮料的时候还要再吃点面包，这样才有力气在烈日下坚持工作。

喝醋饮料的这个传统一直被劳动者们沿用，直到19世纪还依然存在。丰收季节，工人们也会喝水果口味的醋饮料，他们称这些饮料为"能量开关"。

中世纪时期，醋也同样盛名远扬。在欧洲"黑死病"（即鼠疫）四处蔓延的年代，有很多人不幸患病死去。那时，在法国的小镇马赛有4个小偷，专门偷窃病死的人们遗留下来的财产。最终，他们被逮捕并被押上了法庭。审判员们感到很奇怪，这4个小偷在接触带有病菌的财物时，是怎么使自己不受感染的呢？

他们解释说，当时，每隔几小时，他们就用醋来冲洗身体，因为醋是具有消毒作用的。知道了醋具有促进免疫功能的作用后，这个配方就被牧师和医生们广泛用于治疗黑死病。

没有人知道到底是谁写了这个配方，配方的版本也不止一个，不过它们的内容大致相同。这个醋配方的用途丰富多样，比如可用于病房消毒，用水稀释后还可以清洗身体等等。每天喝一茶匙的醋（遵医嘱）可帮助你抵御病毒性感染疾病，比如流感。

美国内战时期，人们认为醋可以预防坏血病（由缺乏维生素C引起）。在内战和第一次世界大战时期，醋也被用作伤口的消毒剂。

健康小贴士

几个世纪以来，作为一种药品，醋的各种疗效在美国乃至全世界都已经得到了普遍认可。不论是过去还是现在，醋的拥护者们深信，苹果醋和红酒醋通过以下作用能够帮助人们预防疾病，延年益寿：

√作为天然防腐剂确保食物安全。

√能杀死食物中的有害细菌。

√帮助消化。

√防止感染。

√提高免疫力。

√杀死病毒。

可以确定的是，醋不仅在过去为人们的健康贡献力量，现在依然如此。现在是时候揭开当今最流行的醋之——苹果醋的神秘面纱了。赶快开始吧。

欧美的醋热潮

毫无疑问，近年来，欧美人掀起了一股用醋的热潮。市场和网络上都在销售醋，而且醋的品种也是日新月异，令人应接不暇。此外，不仅医生在使用它，普通大众在使用它，甚至一些传统组织也赶起了醋的热潮。

关于醋的统计数据

零售的瓶装醋在市场上占有较大份额，而且醋也是许多类似产品的重要配料。醋为许多食品增色不少，比如沙拉酱、沙司酱、腌泡汁、番茄酱、芥末、腌泡菜、番茄制品等。下次你去商店时，注意一下某些你最喜爱的食品的成分表——很可能其中的多数配料都是醋。

2001~2002 年醋的购买行为

2002年，49%的美国家庭至少购买过一次醋。

2001年，美国平均每户家庭在醋上的花费为3.79美元。

据ACNielsen公司的资料显示，2001~2002年间，约5 300万户家庭购买了醋，而且平均每户家庭的醋消费为4.07美元。

醋的销售具有季节性，夏季销量最高，4月次之。这很可能是复活节的原因，因为复活节上要用醋给复活节彩蛋染色。

醋的购买者最喜欢450毫升和480毫升大小包装的醋，900毫升和960毫升的次之。

家庭中的各种醋口味

ACNielsen公司在2003年的一份报告中指出，虽然白醋和苹果醋正逐渐被红酒醋、米醋和陈年意大利醋所取代，但蒸馏白醋依然是醋食品中的支柱产品。树莓口味的醋近年来开始流行（自2000年起销售增长为25%），同时大蒜和龙嵩口味醋的销售额略微有所下降。根据资讯资源公司（IRI）1994~1998年的资料显示，在48%的家庭醋产品支出中，有5%用于购买正备受青睐的陈年意大利醋。

问：消费者可以在哪里购买醋？

答：随着超市产业的巩固，一些零售店也正在抓住时机吸引顾客。据ACNielsen调查，零售店销售出的醋所占百分比正在增加。2000~2002年，除去大型超市不说，仅是零售店的销售百分比就从23%增长至29%。下表提供了醋的零售渠道。

净化你的世界

我们生活在一个充满毒素的世界。还有什么比天然的醋更适合用于家庭清洁呢？科学研究表明，许多过去被认为是安全的化学物质其实并不安全。事实上，清洁剂即使只含有少量的一些常见有害化学物质，也会对你的免疫和神经系统造成不良影响。

日常家庭中出现的化学物质如何对人体造成不利影响，这给人们敲响了警钟，因为某些有毒化学物质根本就没有在标签上列出，你知道这个事实吗？

家庭清洁剂中的确存在一些有毒化学物质，对人类和动物均有害。

只要使用具有"厨房魔术师"之称的醋，你就能使自己的房子和我们的地球变得更加干净。

厨房消毒

让垃圾处置区清香四溢

如果想要使垃圾处置区变得干净、清香，那么就试试醋冰块吧。首先将一杯醋与足量的水混合，倒入制冰格，放入冰箱冷冻。冻好后将醋冰块取出，放在垃圾处置区。等醋冰块融化后，用冷水冲洗1分钟左右即可。

保持洗碗机的清洁

在漂洗过程中加入1.5杯白醋，可使洗碗机的排水管保持干净清洁。

让家庭器具光彩夺目

将1茶匙盐溶解在2汤匙白醋中，用于清洁

各种器具，可除去合金和塑料器具上的肥皂渍和污垢。

让台面光洁耀人

将抹布用白醋浸湿后擦洗桌面和柜台。清洗之后台面显得格外光亮。

除去油污

将抹布用醋水溶液浸湿后擦洗烤炉，可以阻止油污堆积。

洗碗机神奇去污

要除去餐具和玻璃杯中的块状污垢，首先将餐具或玻璃放入洗碗机中，然后在底部拦污栅处的杯子里倒满醋。启动机器，运行5分钟。机器停止后将杯中的水倒出，再倒满醋，完成整个清洗过程。最后加入洗碗用的清洁剂再清洗一次。

个人护理

除去烟味

将浴缸里放满热水后倒入一杯白醋，将衣服挂在浴缸上方，浴缸的蒸汽可除去衣服上的烟味。

宝宝变干净

在清洗婴儿的衣物时，在每批衣物中加入一杯白醋，可以使衣服洗得更干净。醋可以轻松洗掉尿布上的尿酸和油腻残留物，使尿布更柔软干净。

简单的清洗技巧

在自己家里清洗丝绸制品时，需在2升冰水中加入适当的清洁剂和2汤匙白醋。将衣服在配制好的混合液中不停漂洗，切忌浸泡。沥干后铺在浴巾上，在衣物略湿时熨干。你可以先在衬衫的尾部或者可拆卸领带上试一下这种方法，然后再用于清洗整件衣服。

减少泡沫

手洗衣服时，过多的泡沫难以洗净，你对此也许非常烦恼。其实你只需要在第2次冲洗时加入少量白醋，然后再用清水冲洗就可以轻易洗掉泡沫。

呵护双手

双手接触过强效清洁剂、石灰、水泥或者清洁粉后会变得很粗糙。要想保持手部皮肤的水分，只需在手上涂些醋。

洗去可乐污渍

要洗去溅在纯棉、聚酯、混棉纺织物和免烫棉织物上的可乐软饮料污迹，需在24小时内将其用醋浸泡，或者将未稀释的醋直接倒在污迹上搓洗即可。根据制造商标签上的注意事项，采用水洗或干洗。

对红酒污迹说再见

要洗去溅在纯棉、聚酯、混棉纺织物和免烫棉织物上的红酒污迹，需在24小时内用强效醋浸泡。根据制造商标签上的注意事项清洗晾干。

调味酱污渍一去不复返

要洗去溅在纯棉、聚酯、混棉纺织物和免烫棉织物上的调味酱，需在24小时内将其用未稀释的醋浸泡。浸泡好后立即清洗。

除去石灰

双手在草场和花园中沾上了石灰，要想洗掉石灰，先将双手浸在醋中，然后用冷水冲洗即可。如有需要，再涂上护肤乳液。

洗去除臭剂的污迹

要想除去带有刺激性气味的除臭剂和防汗药残留在衣服上的污迹，只需用未稀释过的白醋搓洗污迹，再冲洗干净即可。

抚平纺织物上的小孔

你可曾注意到，有时衣服的缝合线不小心被拆掉时，这些纺织物上就会出现恼人的小孔吗？不要绝望。你还可以抚平这些小孔，将一块布用未稀释过的白醋打湿后置于纺织物下，然后用熨斗熨平，小孔就消失了。

保持衣物的鲜艳色彩

你一定很喜欢自己的黑毛衣、红衬衫和绿裤子吧。在清洗这些衣物前先置于未稀释的白醋中浸泡，这样可以使它们的颜色更持久。

保护皮制衣物

没错，皮制用品可以用未稀释的白醋和亚麻油清洗。将这些溶液轻轻地涂在你喜爱的皮制用品上，然后再轻轻地用布擦净即可。

去掉烧焦小孔

用少量未稀释的白醋就能挽救一件有轻度烧焦痕迹的纺织衣物。将衣物先用醋打湿后再轻轻搓洗，这样那些细小的烧焦痕迹就会消失。

无毒的地板清洁剂

清洗无蜡油毯

在2.5升温水中加入半杯白醋清洗无蜡油毯。你的地板将会变得光亮照人。

使地毯色泽鲜艳

在4.5升水中加入一杯白醋清洗垫子和地毯，使它们变得色泽鲜艳。

天然的浴室清洁方法

除去浴缸里的泡沫痕迹

用醋和苏打水擦拭浴缸，再用清水冲洗即可除去浴缸上的泡沫痕迹。

天然的马桶清洁剂

家中有小孩和宠物时，你会不会在马桶中洒漂白粉时非常紧张？如果会的话就改用天然方法来清洗吧。将未稀释的白醋倒入马桶，静置5分钟，然后冲掉。清洗顽固污垢时，先洒些醋，然后再用力刷洗。效果非常神奇，真的！

保持喷淋头通畅

除去喷淋头和水龙头上的锈迹，可先将它们卸下，然后在稀释白醋中浸泡一夜。方便起见，也可先将一块布用醋充分湿润，然后将它包裹在水龙头或喷淋头上。

清洁浴帘

全新的浴帘比什么清洁方法都好。然而，过了一段时间，浴帘上就会出现斑斑点点的泡沫痕迹。清洗浴帘时先将它取下，然后和一条浴巾一起放入洗衣机中，在冲洗过程中倒入一杯白醋，然后脱水即可。

各种无毒的家庭醋使用方法

击退蚂蚁

蚂蚁真是令人讨厌，但使用含有毒物质的化学剂来消灭它们却是更不明智的做法。我们应当使用等量的醋和水配成的混合液来取代化学剂。用它来清洗柜台面、橱柜和地板才是击退蚂蚁的正确方法。

合金的完美光泽

要想让合金或不锈钢变得光亮，只需将一块布用醋浸湿后擦拭即可。

木镶板的乐趣

木镶板十分漂亮。要想保持它的光彩，可以先将25克橄榄油、50克白醋和1升温水混合备用，再把一块布用混合液浸湿后擦拭木板。最后再用一块柔软的干布擦去木板表面泛黄的物质。

除去灰尘

你是否曾在木制家具上放过湿杯子，结果留下了顽固的圆形痕迹（水痕或酒痕）？不要因此而绝望。将等量橄榄油和白醋混合后擦拭即可除去这些痕迹。窍门：先用谷粒搓，再用醋来擦。

让每一朵花儿都如雏菊般新鲜

每个人都希望摘下的花朵能存活得更久些。只需要在1升温水（100华氏温度）中加入2汤匙醋和3汤匙糖，再将花的枝干插入溶液液面下6~8厘米，这样鲜花就能持续吸收营养物质了。

陈旧家具的拆卸方法

你是否要靠蛮力将旧椅子或旧桌子拆掉？让醋和少量的油来帮助你吧。醋和油的混合液能使横档和接合处的胶水松软，易于拆卸。

让世界充满生机

净化污水

醋可以净化污水吗？据美国新墨西哥州爱伯克奇市的一篇报道说，醋曾被用于治理爱伯克奇市南河谷的水污染。曾经有一个蔬菜种植场，种植场的农民施了过多的肥料，于是硝酸钾就渗入到地下，污染了地下水，结果这些水除了灌溉就毫无用处了。科学家们认为将细菌和醋混合后可以治理水污染，使硝酸钾转化为"无毒无害的氮气"。

消灭杂草

醋的强效除草功能可以杀死人行道和车道旁的杂草。

天然除草剂

美国某生态安全产品公司介绍说，由醋制成的有机除草剂是控制杂草生长的一种安全方法。该公司自信地说，他们的产品根本不用花费几天的时间，在几小时内就可以杀死多种杂草。

融化马路上的冰

美国某运输局信誓旦旦地说，用白云石石灰和醋可以使地面上的冰融化。在5年的试验之后，他们发现，这种醋的混合物（醋酸钙镁盐）比盐对环境的破坏要小，而且不会腐蚀交通工具。

提高燃料利用率

将汽油灯罩和丙烷灯罩在醋中浸泡几小时，然后晾干，可以延长它们的使用寿命。经过醋的清洗，使用等量的燃料可以使灯光更亮。

除去锈迹

用醋浸泡门闩，可以除去上面的锈迹和腐蚀痕迹。

"醋风水"为你增添活力

传统文化认为，人与自然应该和谐相处，形成一种平衡。

风水通常指的是住房情况，如果你把某些特殊的物品放在房间里，房间的风水就会变好。现在把你自制的调味醋拿出来摆放在窗台边，让它们晒到阳光。醋的健康成分——欧芹、洋苏草、迷迭香等，在阳光下会散发出独特的魅力。

记住，在这个时候调味料的香味正渗入醋和橄榄油中，稍后便可用来制作美味的菜肴。将一个（或两个）装有醋的特殊瓶子从架子上取下，沿着窗台放置，卧室将因此而显得更加健康，你也会感觉到自己与四周的生命力更紧密了。

醋令你美丽动人

以下醋配方绝对全天然，不含任何有毒化学物质，一定会让你美丽动人。

配方1：改善油性皮肤。准备0.5升水果醋，熏衣草花瓣、柠檬皮、玫瑰花瓣、洋苏草各一杯。将所有材料倒入一个深色的玻璃罐中，密封放置在可以晒到阳光的窗户旁，记住每天摇一摇。储存3周，然后过滤、装瓶。

配方2：改善干性皮肤 配方2与配方1基本相似，不同之处只是将使用的香草改为甘菊、薄荷、欧芹和樱草花花瓣。

配方3：收敛剂（护发素）。在白醋中加入一杯陈皮（如条件允许，再加入半杯橙子叶）。其余步骤与配方1相同。

配方4：改善肤质的非传统收敛剂。取适量醋，任何品种皆可，加入一杯切碎的金盏草。其余步骤与配方1相同。配方4可用于治疗脸部丘疹，还能消除小瘢痕。

全方位的美丽配方

秀发乌黑闪亮的配方

某著名国际护发网站的头发专家凯伦·M.谢尔顿说："经证明，水果醋除了能为易损、干燥、难打理的头发补充水分外，还能修复烫、染、挑染处理过的头发。不论是经过一种处理还是两种处理，醋都能为你修复，而且还能恢复头发的pH平衡。"

将2汤匙水果醋与2杯温水混合即可制得这款著名的洗发水。这种洗发水通常在洗头发的最后一次冲洗时使用，它能除去化学洗发水在头发上残留的泡沫。另外，此配方还将令你的头发光彩照人。

强效的护发素

人们认为水果醋适合像深色头发（暗褐色）。白醋则适合金发。

令你容光焕发

我们知道，人体的循环速度减慢时脸也会失去光泽。为了改善肤色，建议食用富含维生素A的食物，并且每天使用保温防晒乳。在寒冷干燥的冬季，也许你应该为皮肤再加一层保护。

为了使脸色更显红润，建议用一种温和的去角质霜除去皮肤表面的死皮细胞，那正是水果醋。有人试过将水果醋直接抹在前额、脸颊和下巴处，短短几分钟，皮肤就显得青春动人、柔嫩光洁。

使双手变得光滑

手上出现老年斑是衰老的一个表现。所以任何能淡化老年斑的产品都将会是人们的好朋友。

试试将醋涂抹在这些讨厌的老年斑上。每天坚持使用，老年斑也许可以褪去或减轻。

醋是一款神奇的面部去角质霜，因此它也可能淡化老年斑。即使你不能消除这些老年斑，双手也能变得更加柔嫩。

清洁假牙

当然，没有人希望自己戴着一副假牙——无论是局部还是全副假牙。不过有时候人们无法选择。牙医建议我们在夜间摘下假牙，使口腔得到放松。通常人们用牙刷来清洗假牙的表面。现在推荐大家用醋来清洗。

夜间将假牙浸泡在白醋中，然后用牙刷除去牙垢。这个方法很实用，首先醋是全天然的，其次它比假牙清洗液要便宜。

用于个人卫生

保持个人仪表整洁需要使用除臭剂，除非你不流汗，当然这是不可能的。

沐浴后，将蒸馏白醋抹在两边的腋窝处。这个美容配方便宜、天然、无味。

毛衣飘香

是否曾有过这种经历，自己最喜欢的羊毛衫竟然散发出一股二手烟的味道？这实在令人讨厌！你要牢记，宜人香气也是个人良好仪容的一个要素。不过你还不至于绝望。

只需将那条毛衣先用肥皂清洗，再用等量醋和水配成的溶液冲洗，这样就可以洗去那令人不悦的气味。

清洁镜片

形象顾问们说，装饰品（包括眼镜），应当要能辅助你的整体外形效果。这意味着你需要一副干净（而不是脏兮兮）的眼镜，因为这可以说明你自理能力强，能够保持仪表整洁。

将等量白醋和水配制成溶液清洗眼镜。这种溶液不像窗户清洁剂或玻璃清洁剂会有刺激性，而且也不会产生刺鼻的气味。

漂亮的指甲

在花了不少时间修剪好指甲后，你发现指甲油在修甲过程中被划开了，指甲看起来丑极了，还有什么比这个更让人伤心呢？现在我们有一个指甲护理配方。

只需在涂指甲油前先在指甲上擦一些醋。这样一来，指甲油不仅能更容易附着在指甲上，而且保持时间也更久。

性感的双脚

乔安是一位虔诚的醋爱好者，她一直认为醋能改善脚部的干燥皮肤。她首先在一个盆中到入半盆温水，加入大约一杯的苹果醋，然后双脚浸在盆中泡5分钟左右。

"你想泡多久都可以，需要的原料就这么简单。慢慢地，你双脚上所有的死皮都会脱落下来，然后双脚皮肤就像婴儿那样柔软。"

为儿童准备的配方

五颜六色的彩蛋

传统配方：1茶匙醋和半杯热水混合，再加入食用色素（如果要用专门为鸡蛋着色的染色产品，使用前请阅读包装盒或广告上的使用说明）。醋能使染色剂的色彩鲜艳，并防止着色后出现块状物或着色不均匀。

小孩子们有时很挑食，讨厌吃鸡蛋。现在，营养学家和医学博士们建议，我们应当吃些含"有益"脂肪的食物，比如鸡蛋、鱼，甚至巧克力，还要吃含有大量抗氧化物质的水果、蔬菜和豆类。地中海地区的人们就保持了这种习惯，他们个个都有健康的心脏。这种饮食习惯能帮助你的孩子们学习健康的饮食方法，使他们远离心脏病和肥胖。

如何制作"火山"

我们有另一个与醋相关的菜谱，不仅孩子们喜欢，而且也便于家长给他们解释什么是火山、它们存在于世界上的哪些地方。另外，这也为家长和孩子们提供了一个绝佳的机会来共同讨论大自然中的地壳运动，学习如何做好应对火山爆发的准备，而不是在灾难发生时陷入一片恐慌。

1. 制作火山堆。将6杯面粉、2杯盐、4汤匙食用油、2杯水充分混合，揉成面团。揉好的面团表面光滑紧实。如有需用，可再加点水。

2. 在煎锅里放入一个竖立的饮料瓶，将面团裹在饮料瓶外侧做出一个火山的形状。千万不要堵住瓶口或者将面团塞到瓶子里。接下来在瓶中倒入温水，再滴入几滴红色的食用色素（进行这项操作的前提是你能在水变凉之前就迅速完成之后的雕刻部分）。在瓶中再加入6滴清洁剂和2汤匙小苏打。

3. 在瓶中慢慢倒入醋。小心——火山要爆发啦！

浆果墨水和羽毛笔

你是不是觉得孩子对着电脑的时间太久了，或者吃了太多高脂肪的垃圾食品？

还等什么呢，现在是时候重返大自然了。教教孩子如何制作全天然的墨水和老式羽毛笔吧。然后，你还可以再要求他写一首关于大自然的诗或小故事。当然，记得要让他吃一小碗健康、低热量、高纤维、富含维生素C的浆果。

在过滤器里放入浆果，放在碗上。用一个木制汤匙的背面按压浆果，浆果汁通过过滤器流入碗中。继续挤压直到挤出大部分汁液。然后在浆果汁中加入醋和盐，醋可用于保持浆果

墨水的颜色，盐则用于防止果汁变质。如果液体过于浓稠，则再加一汤匙水。将墨水储存在婴儿食品罐中。建议每次只做少量浆果墨水，密封保存。

用手工刀以一个倾斜的角度切去羽毛的尖端。然后仔细地在尖端切一道小口。使用前只需将羽毛笔蘸一下浆果墨水。在纸上写字前，先将笔端在擦手纸上轻按一下，吸掉多余的墨水。现在，你的孩子就能像过去的拓荒者们那样用羽毛笔写字啦。但请在成人监护下操作。

宠物与醋

宠物健康

猫、狗和马也能从醋中受益。使用整体疗法的兽医们认为，有机醋能滋养宠物的皮毛，帮助它们清除体内的毒素。美国某地的兽医学博士鲍伯·戈德斯坦就是这些兽医中的一员。他说："醋中的酸有助于消化，其中的胶质能使肠道保持正常形状。"

醋疗法：在宠物猫或宠物狗的饮水碗中加入1汤匙醋。

使用醋疗法的原因：任何一种天然疗法，只要能令宠物们变得更健康、更长寿，它们都会高兴地摇起尾巴，于是你也会感到无比愉快。

醋预防马的结石

马的大肠里可能会出现肠石（即结石）。美国某州立大学的兽医们曾看过许多马遭受这种疾病的痛苦。治疗结石的费用高达3 500美元，主要用于动手术和术后护理。

醋疗法：令人高兴的是，合理饮食可以预防结石。某兽医学博士说，燕麦草和干牧草只含有少量无机盐，不会像紫花苜蓿干草那样导致生物体的pH值过高，因此十分有益马的健康。谷物——或者醋，也是一个很好的选择，因为它不会导致pH过高。兽医们建议每天给马服用1~2杯醋，预防结石。

使用醋疗法的原因：使用醋疗法时请注意，有些马可能在喝了醋后粪便变稀。如果出现这种情况，请先停止此疗法，等粪便恢复正常后再为马配制合适浓度的醋溶液。

消灭恼人的跳蚤和虱子

你可知道，宠物的杀蚤颈圈和杀蚤喷雾剂都是有毒性的吗？不要使用化学杀虫剂，改用天然、无害的方法来消灭跳蚤，醋就是一个选择。

醋方法：在宠物的饮水碗里倒入1茶匙蒸馏白醋。醋研究机构提醒大家，1升水中加1茶匙醋的比例适合于8千克重的宠物。

使用醋方法的原因：宠物爱好者们都知道消灭跳蚤和虱子是一件多么困难的事。看着狗猫不停地挠着身体发着呜咽声，实在令人难过；另外，家里闹虫灾也不是什么有趣的事。给宠物使用全天然的醋疗法后，你的心情一定会倍加舒畅，家中的一切也变得井井有条。

给宠物洗澡

米妮是一只14个月大的猫，身上的毛黑白相间。从上个月起，它的身上开始长跳蚤。米妮的主人乔安多给它使用了消除跳蚤的产品，可是几个月后却毫无效果，于是她决定试试偏方。

醋方法：乔安说，她先用婴儿专用洗发水给米妮泡澡，用清水冲掉泡沫。然后她在一个大水罐的温水中加入2汤匙醋，再次给猫冲洗。这时，跳蚤的尸体就和这些泡沫一起被冲洗掉了。这位宠物爱好者高兴地说："现在米妮每隔1个月就要用醋洗澡。"

使用醋方法的原因：可以肯定地说，山上的高纬度和寒冷的天气将使跳蚤难以生存，但既然你不可能搬到山里去住，接下来你所能做的就是使用醋来消灭跳蚤。

宠物带来的小意外

在现实世界里，宠物爱好者都知道，这些毛茸茸的小生物可能会造成一些小意外，而且这也确实发生过。是的，有时宠物会在你最喜欢的家具或地毯上大小便，它们的毛发也会掉落得到处都是。

醋方法：某研究机构发现，当宠物留下这些令人不愉快的污渍后，如果你立刻将蒸馏白醋喷洒在上面就能除去这些污迹。你需要做的就是在喷洒醋后稍稍等几分钟，然后用海绵以由内至外的方向擦拭污迹。最后再用干布擦净

即可。对于顽固污渍你可以多试几次。

使用醋方法的原因：对于你还有你的宠物朋友们来说，任何天然的物品都是有益的。如果你们家的宠物在"犯错"后内疚地嗅着自己的"恶果"，你也不用不停地朝它们大喊大叫。

兔子的便盆

兔子是那么招人喜爱，它们有一双大大的红眼睛或是深情的褐色眼睛，长长的胡须，还有一对软软的耳朵。但是要如何让它们乖乖地听话呢？对于刚开始养兔子的人来说，为了兔子的健康，你必须每天清理它们的砂便盆，每周还要彻底清洗一次笼子。

醋方法：专家推荐："白醋是清洗便盆的好工具，它即便宜又安全。在便盆上洒一些白醋就能洗干净，还能除臭。如果便盆上有尿渍，就先用白醋浸泡一下，然后再洗净即可。"此外，经常用蒸馏白醋清洗便盆还能除去盆上的钙残留渣滓。千万不要使用化学洗涤剂！如果兔子随地排尿，你在擦掉尿液后还要再洒上些白醋。这样不仅可以除掉臭味，而且醋的气味也会对兔子产生警示作用，因此它就不会再在这个地方排便了。

给猫的便盆除臭

如果宠物猫把你的植物盆栽当作便盆在上面排便，你有清洁的工具吗？如果它的排泄物十分刺鼻，令人难以忍受，那么是时候寻找一个完美的解决方法了。

醋方法：为了除去臭味，至少每隔1天就要清洗一次宠物便盆。将白醋和热水混合后洒一些在便盆上就能除去里边的气味了，而且还能保持好一段时间。

使用醋方法的原因：这种方法简便易行，天然无害。最妙的地方就在于它效果奇佳。用了这种醋方法，你一定会笑容满面，而且醋的气味也会刺激猫的嗅觉，让它们乖乖地回到便盆里排便。

宠物猫与宠物狗的减肥良方

兽医说，宠物和人类一样也会变胖，尤其是当它们运动不足又吃了过多的高脂零食的时候。宠物的肥胖问题同样给它们带来一些健康

问题，比如心脏病和糖尿病。不过人类可以为他们的宠物朋友提供减肥良方，比如说醋。

醋疗法：将1茶匙有机醋（必须是有机的）溶于饮用水中让宠物喝下，每天2次。这种方法可以帮助宠物消除多余的脂肪。

使用醋疗法的原因：如果你在寻找一种缓慢、安全的方法使自己的宠物体形变得健康匀称，醋是你最好的选择。为了宠物的健康，千万不要用节食的方法把它们饿得皮包骨。

提高免疫力

维生素对人体益处颇多，同样地，它也能为你的宠物狗或宠物猫带来益处。这些益处可不仅仅只是保持健康。某些维生素与辅助物质共同使用时能在血液中起抗氧化剂的作用，防止疾病、抗衰老、保护身体免受毒素侵害。

醋疗法：综合兽医的建议，在宠物的饮水碗中加1汤匙的醋。研究表明，这种醋疗法能带来巨大的益处：消除阳光照射及污染物对宠物身体的损害、抗击癌症和心脏病，甚至还能延缓衰老过程。

使用醋疗法的原因：从此你不用再感到无助沮丧。不用看着自己的宠物忍受着致命疾病尤其是衰老带来的痛苦而无能为力，快振作精神，为自己和宠物准备健康天然的饮食——其中包括能让你们延年益寿的水果醋。

还你一个干净的鱼缸

你是否有过这样的经历：花了大量的时间将鱼缸里的水虹吸出来，擦洗鱼缸，然后把装饰石和清水再装入鱼缸，可是发现鱼缸里的水还是不够干净？这可一点也不有趣。

醋方法：这种方法操作十分简单。在清洗鱼缸时，用蒸馏白醋和水的混合液反复冲洗即可。

使用醋方法的原因：去污肥皂或者化学洗涤剂标榜自己能使鱼缸里的水清澈见底，不过醋的效果比它们强多了。此外，你还能得到一个干净的鱼缸和健康的鱼儿，这是多么令人高兴的事啊。

除去恶臭

臭鼬会朝其他动物身上放一股难闻的恶臭。如果你曾近距离地接触过臭鼬，你一定希望寻找到最快速的方法来除去臭味。如果它同时又不含任何有害的化学物质，那么你很可能就会选择使用醋，为你那动物朋友除臭。

醋方法：不论你要对付的是一只多么任性的猫还是一只多么调皮的狗，试着用醋来擦洗它们的皮毛吧。

"醋"劲十足的一天

醋可以通过无数种方式令你（和宠物）感到快乐。下面就来看看我们最新改良的日常作息，一定令你"醋"劲十足。

8:30 AM 取适量果醋涂抹于脸部，它让你不论晴天还是阴天都能容光焕发。

9:30 AM 用蒸馏白醋清洗宠物的便盆。这让你那敏感的小黑猫非常高兴，我也感到非常舒心。

10:00 AM 品尝一杯加了1茶匙苹果醋的菊花茶。

1:00 PM 吃一份丰盛的沙拉。沙拉由足量的蔬菜和长鳍金枪鱼制成，再洒上一些水果醋，闻起来格外诱人。

3:00 PM 清洗我最喜欢的那件黑色圆领毛衣，在漂洗时加入蒸馏白醋，保持毛衣的颜色。

5:00 PM 炒一道蔬菜，用米醋来调味。

7:00 PM 修甲前先在手指甲或脚趾甲上涂一层醋。

9:00 PM 品尝一杯加了1茶匙果醋的菊花茶（这一回你要加的是半茶匙苹果醋和半茶匙蜂蜜，然后在茶的表面撒一些肉桂）。

10:00 PM 吃一块（或两块）醋饼干（可以在饼干中添加坚果和葡萄干）。

11:00 PM 用醋给你的猎犬清洗耳道，因为你不喜欢自己买的那瓶化学溶剂的气味。

午夜 阅读关于醋的书籍，探索万能的醋的新用途，让生活更便捷、更快乐、更健康。

第二章
苹果醋

神奇的醋

在21世纪，苹果醋（仅次于稀释白醋）成为人们最喜爱的食品之一。在醋的大家族里，苹果醋位居"内服外用的良好功效"之首。

苹果醋价格便宜，随处可见，你可以在普通家庭、商店和饭店里发现它的踪影，人们认为苹果醋可以治疗关节炎、减肥、控制血压、强化骨质。也许这听起来不怎么可信，但许多医学专家都非常相信家庭疗法的功效，他们说，苹果醋的这些疗效一点也不假。

问题是，那些主流营养学家、医生还有某些苹果醋的生产厂家却时常贬低"能治百病"的苹果醋，不相信它富含健康的营养成分。甚至一些管理醋销售的贸易联合会也不相信苹果醋的健康营养功能。另类医生们说，有大量民间事实证明，苹果醋具有治愈力量，但是由于缺少结论性的科学数据，他们也不确定到底是什么物质在起作用。

我们先来看一看苹果醋的生产标签，你会发现它简直是节食者的救星：不含任何热量、脂肪、钠。既然营养标志里的各项都是零，到底是什么物质在起作用呢？

许多人都写过关于苹果醋的文章，他们证实了苹果醋中含有30多种重要的营养物质：10多种无机盐、6种以上维生素、人体必需的酸性物质、多种生化酶以及果胶。但是，如果要使更多的医生（不论是传统医生还是现代医生）真正了解醋的治愈力量，我们还需要更多的研究来佐证。

质量才是硬道理

并非所有的苹果醋都是营养均衡、天然有机的，也并非所有的苹果醋都是用周期较长的方法制成的，某些生产厂家想出一些办法缩短生产周期，仅用3天就能生产出苹果醋，并且还能立刻装瓶销售。

专家说："从医学角度来说，生产苹果醋的原料应当是新鲜苹果，这样才更健康。"他还说："当一个个新鲜的苹果被碾碎用于制造苹果醋时，苹果中的营养成分就转移到了苹果醋中。"

事实上，品质最佳的苹果醋应当这样生产：将新鲜的苹果碾压成浆状物，进行冷压提取出苹果酒，随后装入木桶中发酵，发酵时间为至少6个月，这样生产出来的苹果醋一定芳香四溢。可以说，这是最理想的生产方法。

苹果醋中含有与苹果同等重要的营养成分——果胶、β胡萝卜素和钾，在其发酵过程中还产生了生化酶和氨基酸。

某位苹果醋研究专家在书中写道："在苹果醋的生产过程中，它保留了一些苹果原料中的营养物质，而且在其发酵过程中又产生了新的营养物质，尤其是生化酶和氨基酸。许多人认为，正是天然的发酵过程使得苹果醋具有如此惊人的治愈力量。"

一日一苹果

苹果中8%的纤维是水溶性纤维（即果胶），可以降低血液中的胆固醇水平。另外，苹果富含钾元素，可以有效预防脑卒中。和大多数水果一样，苹果含钠量低（有利于维持血压平衡）、热量低（有利于瘦身）、脂肪含量低（有利于降低胆固醇）。

研究表明，苹果中的一种天然化学物质，即类黄酮，可以降低罹患心脏病的风险，预防癌症。水果中的纤维除了水溶性纤维以外就是不溶性纤维，不溶性纤维可以起到预防多种癌症的作用。

苹果的其他保健功能：苹果是一种健康水果，富含无机盐硼，能预防因骨骼钙质流失而引起的骨质疏松症。

钾：苹果醋的功臣

苹果醋是由有利于人体健康的苹果制得，而且每杯苹果醋中含有240毫克钾。医学专家一再强调保持人体神经系统和肌肉中钠钾平衡的重要性。过多的钠会导致人体血压升高，而钾可以抵消钠产生的不良反应，还能防止体内钠含量过高。钾的这些功效为预防高血压做出了贡献。

苹果醋还能预防因精力不足而引起的各种疾病。民间医生们说，苹果醋可以有效预防和治疗多种疾病，诸如高血压、记忆力衰退、疲劳等，其实这主要是钾元素在起作用，因为它能帮助人们恢复体力。

营养均衡的饮食对于人们保持精力旺盛至关重要，在饮食中增加富含碳水化合物、蛋白质、铁和钾的食物不仅能使你精神振作，还有益于瘦身。专家说："营养价值高的食物能帮助你保持体力，有效抵抗疲劳。"

钾可以使你精力充沛，因此人体内钾含量不足则容易产生疲劳感。人体每日至少需摄入1875毫克钾，事实上，苹果醋就能帮你补充。

钾是健康长寿的关键。预防老年疾病最有效的方法之一便是健康饮食，换句话说，就是要保证每天摄取大量富含钾的食物。而苹果醋就是能提供充足钾元素且最实惠的食品。

专家把钾描述为"青春无机盐"，他们说，没有钾，地球上就没有生命。今天，有上百万的人在与疾病抗争，可他们却不知道其实只要及时补充钾元素，就能重获健康。

如果你有营养不良的问题，钾可以帮助你解决。美国饮食协会发言人解释说，如果你的病情已经相当严重，甚至开始损害身体的新陈代谢功能，比如酒精中毒，那么你需要更多的钾来保持钠钾平衡，只有这样，身体各个器官才能正常运作。"人体内的钠和钾必须保持平衡，最重要的一个原因是这能保证肌肉的正常收缩和舒张。心脏是人体最重要的一部分，如果钾钠失衡，心律就会紊乱，甚至可能导致心脏衰竭。"

自从美国开始推广苹果醋以来，医学专家们已经证实，饮食中的钠钾平衡有助于人体健康。人体内钠钾的最佳比例是1：5，可不幸的是大多数美国人的钠钾比例是2：1，即摄入的钠是钾的两倍。在这个快节奏的时代，人们食用越来越多的加工食品，因此摄入了过多的钠，而钾的摄入量则相对不足，结果越来越多的美国人健康水平不断下降。

苹果醋是补充钾的理想食品。过去我们吃的是全天然食品，比如蔬菜水果等，这些食品中就含有大量的钾元素。

钠摄入过多而钾摄入不足就会造成钠钾比例失衡，结果会引发高血压、心脏疾病甚至脑卒中。

英国医学博士扬·麦伯伦说："美国人摄入的钠中只有5%来自食用盐，而其他95%都来自包装食品。"苹果醋可以为你补充钾元素，保持钠钾平衡。

苹果醋中的 6 种超级健康成分

所有人都需要补充足量的必需无机盐和维生素来保持身体健康。专家提醒说，各个年龄层的人都应该摄入足够的营养。苹果醋含有以下物质。

保持细胞健康的 β-胡萝卜素

苹果醋中含有一种微量元素——β-胡萝卜素，它是类胡萝卜素的一种。同时，它还是一种有效的抗氧化剂，可以中和自由基分子，防止细胞癌变。

富含β-胡萝卜素的食物包括甘薯、胡萝卜和菠菜等。在制作"田园蔬菜杂烩"时要先加入小胡萝卜，再用苹果醋调味。有了这两种配料，你就能获取足够的β-胡萝卜素。

强化骨质的硼

苹果醋中的微量元素硼对于人体健康和骨质强化尤为重要。钙和镁可以防止骨质流失，而硼同时又是钙、镁发挥作用必不可缺的元素。但是事实上仍然有许多美国人日常摄入的硼元素不足。

摄取硼元素可通过食用富含硼元素的食物来实现，苹果就是其中一种。你需要做的就是制作一份"苹果酸辣酱"，这道酸辣酱的材料是苹果、苹果醋和辣椒。

增强骨质——钙

苹果醋中含有人体必需的微量钙元素，它是传输神经冲动和控制肌肉收缩的必需无机盐。如果饮食中钙的摄入量不足，就容易造成骨骼的钙质流失，这会影响骨骼的健康，甚至可能导致骨质疏松症。

钙是人体骨骼中最主要的无机盐，它能强化骨骼，而且对于人体生理结构和各项功能的运作都相当重要。

请仔细阅读以下几点关于钙的重要知识：

人体中99%的钙存在于骨骼和牙齿中。

人体中1%的钙存在于血液和组织中。

钙是传输神经冲动和控制肌肉收缩的必需物质。

人体终生需要摄入钙。如果饮食中钙的摄入量不足，就容易造成骨骼的钙质流失，这会影响骨骼健康，甚至可能导致骨质疏松症。

由于苹果醋中只含有微量的钙，为了能够补充足够的钙元素，你可以将苹果醋添加到富含钙的菜肴里搭配食用。试试以西蓝花、干酪、苹果醋为材料的"白桃花心木意粉沙拉"。这道菜酸味十足，并且含有大量钙元素，可以增强你的骨质。

促进消化——酶

酶是一种蛋白质分子，正是它们在消化你吃进去的食物。要想使体内产生酶，就必须摄入植物性食品，苹果和苹果醋正是你需要的植物性食品。

人体产生酶的最佳方法是食用新鲜水果和蔬菜，当然如果能用富含酶的苹果醋调味就更好了。在这里，向大家郑重推荐"凉拌卷心菜"，因为它含有大量的新鲜蔬菜，比如卷心菜、胡萝卜、辣椒，当然还有苹果醋。

补充纤维

果醋由新鲜水果制成，因此，它同样也含有果胶和水溶性纤维。水溶性纤维能够阻止脂肪被人体吸收，从而降低血液中的胆固醇水平，减少人们患心脏病和高血压的风险。

通常情况下，食用含有大量纤维的食物就可以保证你每天所需的纤维摄入量。"四季豆红薯沙拉"的材料是四季豆、红薯和苹果醋，它可以帮助你摄入足量的纤维。四季豆和红薯含有大量纤维，至于苹果醋中的神奇成分相信大家都了解了吧！

补充铁

人体需要铁元素。苹果醋中的铁元素十分容易被消化吸收。缺铁性贫血是当前普遍存在的健康问题，其实它的治疗方法还是比较简单的。

摄取铁元素并不是只有吃动物肝脏这一种方法，你还可以试试蔬菜水果补铁的方法，加适量醋，让你轻轻松松就能补铁。

果醋的其他营养成分

苹果醋含有多种维生素、无机盐、钾、碳水化合物、氨基酸。其中碳水化合物和氨基酸是补充脑力和维持健康的其他物质的重要成分。

碳水化合物提供大脑所需的能量。大脑正常工作需要各种营养物质——维生素、无机盐和碳水化合物。我们知道苹果和苹果醋中的碳水化合物能被人体消化分解成大脑最需要的物质——葡萄糖（一种最基本的糖类）。

碳水化合物可以促进大脑正常运作，因为大脑每时每刻都需要葡萄糖提供能量，这样人才能进行思考。要保证大脑的正常运作我们每天都需要从很多食物（蔬菜、水果、全谷类食物）中摄入复合碳水化合物。

难道"补脑食品"真的只是异想天开吗？如果一日一苹果真的能让医生远离我们，那么是否一日一杯苹果醋就能让我们成功开发脑智力，甚至成为科学家呢？尽管这听起来有些牵强，但现在科学家们认为某些营养物质确实能为我们的大脑补充能量，使头脑更清醒，保持精力旺盛。

和人体的其他器官一样，大脑也需要足够的能量来高效运作。大脑中的神经细胞释放神经递质（"智能"营养物质），在大脑和身体其他器官的细胞之间传输信息。其实，正是食物中的某些营养物质促进了神经细胞释放神经递质。

研究表明，当人体缺少一种或几种营养物

质时，认知功能就会下降。一旦营养物质得到及时补充，情况就会好转，各个器官也能开始正常运作。这就是营养物质（包括苹果醋——补脑食品的来源）的重要之处。

人们可以证实苹果醋中的确含有氨基酸，但含量是多少？有哪几种氨基酸？这些我们就不得而知了。而且现在，科学家们又不断地在醋中发现了新的必需氨基酸种类。虽然苹果醋的标签上没有标明氨基酸这一项，但可以肯定苹果醋确实含有微量的氨基酸——虽然只有微量，但对大脑的化学反应和控制情绪方面都起着关键作用。

天然醋可以影响人体的pH值（显示溶液中酸碱含量的指标），即酸碱平衡。研究者在20世纪50年代曾对尿液进行研究，研究结果表明，人体在生病前和生病时的pH值呈碱性。

当人体出现感冒症状时，尿液会在得感冒的前几天持续呈碱性。他解释道："感冒痊愈过程中，尿液会逐渐转变回酸性。因此治愈感冒的一种方法就是服用可以使尿液变回酸性的药物。"

人们还发现，在许多儿童疾病的发病初期，尿液也会变成碱性，这些儿童疾病包括麻疹、水痘、哮喘、花粉热、鼻窦炎等，有时甚至气温降低也会使人体尿液呈碱性。专家建议我们每天喝几杯水，当然每杯水都要加一茶匙果醋，这有助于使尿液转变成酸性，使我们免受窦感染和患其他疾病的痛苦。

今天，21世纪的新型醋疗法可以通过很多种方式改变人体的pH值，即酸碱平衡。

女性朋友常常受阴道感染困扰，当阴道开始出现酵母菌感染的迹象时，可以采用灌注法，即用纯天然的醋和水配制成溶液冲洗阴道，这可以使pH值保持正常水平。

民间医生在开解毒、排毒的药方时，经常都会使用柠檬汁和醋。

苹果醋经常被用于治疗皮肤疾病，比如粉刺和疣。苹果醋的pH值与健康的人体皮肤的pH值相差无几。因此我们可以在患者的皮肤上涂抹苹果醋，使皮肤达到酸碱平衡，以帮助促进皮肤恢复健康。

苹果醋还能促进胃产生盐酸，帮助消化。随着年龄的增长，人体胃部产生的盐酸逐渐减少，为了防止因年龄增长而引起的消化问题，

还犹豫什么呢？赶快行动起来，使用苹果醋吧。

在我们逐渐衰老的过程中，体内的酸性物质不足或者过多都会对人体产生不良影响。我们知道，无论胃酸分泌过多还是过少都会引起消化不良。醋是一种酸性物质——可以溶解其他物质。胃里的食物只有被消化成液态物质后，其中的营养才能被小肠充分吸收——要记住，必须是100%的液态。而醋就能促进胃的消化功能。

有的人喝了全脂牛奶就会出现胃部不适，而改喝低脂牛奶后顿觉身体轻松不少。

苹果醋能排毒。苹果醋中的醋酸能够清除人体内的外来异物，比如毒品和酒精。很多医学博士和民间疗法的使用者们都认为醋——无论是内服还是外用，都能帮助人体排毒。

在醋的作用下，毒素和其他分子结合产生一种新的化合物。这种新化合物不具备生物活性，因此更容易被排出体外。

苹果醋中含有丰富的营养物质，它就像一所能量发电站，为人体提供健康元素。

苹果醋的奥秘何在

你想充满活力吗？你觉得自己有肥胖问题吗？你的胆固醇水平是不是很高？你是否患有高血压？如果以上任何一个问题的回答是"是"的话，那你还等什么呢？苹果醋能帮你一一解决。

苹果醋的减肥功效

今天，保持健康的体形是每个人关心的一个重大问题。体内脂肪过多容易引起一系列的致命疾病，比如高血压、糖尿病、脑卒中、心脏病等等。过多的脂肪对健康是一个威胁，一旦有了肥胖问题，减肥可不是一件那么容易的事。

反式脂肪和醋

你是否注意过食品包装袋上一些看似不起眼的字，比如说"无反式脂肪"？营养学家告诉我们，反式脂肪是一种部分氢化植物油，主

要存在于不利于人体健康的高脂肪食品中，比如油炸食品、煎饼、甜饼、蛋糕、松饼、劣质面包、人造黄油、植物起酥油等。研究显示，过多的反式脂肪会损害健康，导致动脉阻塞，而食用这些高脂肪食品的人群患心脏病的可能性在50%以上。

醋研究机构的专家们说，有一个好消息是：大部分醋每汤匙所含的热量不超过12.6焦耳，而且不含任何脂肪。但是要先仔细检查一下你钟爱的醋产品上的包装标签，仔细看看这些产品的营养标志。如果这些产品中含有反式脂肪的话，那你可就得注意了。

要记住，食品标签上必须注有"0克反式脂肪"，否则就不要购买，但也不要轻易被标有"0克反式脂肪"的假冒产品欺骗了。假冒产品的钠含量和饱和脂肪含量都很高。我们要记住：如果你有可能患上高血压，那就必须十分注意钠的日常摄入量，一定要远离那些芳香诱人的假冒产品。

营养专家建议，每天摄入的反脂肪量应控制在2克以下，这样才能保持健康苗条的身材。

苹果醋的瘦身功效

医生们可以证实：苹果醋能有效控制体重。几乎每一个人都能告诉你他们十分清楚减肥和苹果醋之间的关系。有的人每天早上都会很虔诚地喝一汤匙苹果醋，他们尤其喜欢在一杯温水中添入未加工（未灭菌）的有机苹果醋，因为他们相信喝下这些不仅能够减肥，使人精力充沛，还有助于消化。

可是另一方面，在美国没有听说过任何关于苹果醋用于减肥的突破性研究。不过确实有研究证明，苹果醋中的某些抗脂成分——比如纤维的确能够帮助消除脂肪。

你应当严格控制每天摄入的热量，另外，苹果醋中的纤维和其他成分可以帮助你保持健康。苹果和苹果醋中都含有果胶，果胶能使人体产生饱腹感，控制食欲。其他水果中也含有果胶。

在果胶的作用下，食物在胃中消化时会膨胀起来，这样就能产生饱腹感，起到控制食欲的作用。

有些人在餐前半小时习惯先喝一杯兑有1汤匙醋的水，他们认为这样能控制食欲。是否存在这样的可能性，苹果醋中的纤维也能发挥像苹果一样的效果，使人产生饱腹感？

苹果醋的瘦身功效带来了另一个好处——有效控制人体内的钠钾平衡。当体内的钠钾比例达到平衡时，饥饿感就会减少，从而减少食物的摄入量。多吃富含钾的食物可以排出人体内多余的水分，消除水肿，还能使你的小腹变得平坦。

人体内的钾与钠会发生相互作用。钠的作用是保持体内的水分，这是形成水肿的一个原因。苹果醋及富含钾元素的其他食物比如西瓜、香蕉、哈密瓜、杏脯和水果都是天然的利尿剂，可以帮助你消除水肿。

苹果醋中除了果胶和钾之外，还有另外一种可以防止肥胖的成分——醋酸。醋酸是醋中最基本的成分，长久以来一直被认为可以促进新陈代谢，消除脂肪。

苹果醋的减肥效果

苹果醋味道酸，口感佳，有利于减肥。其实，它不仅适用于各种西式菜肴及蔬菜水果沙拉，加入苹果醋也会使食物变得非常美味。

每汤匙苹果醋中仅含63焦耳热量。

不含脂肪。

不含钠。

富含钾，有利于消除水肿。

目前关于苹果醋的结论是：苹果醋有利于人体健康，有助于长期减肥。如果你迫切想减掉多余的脂肪，并且保持不反弹，那就从健康均衡的饮食开始做起。在吃任何东西的时候，都别忘了加点苹果醋，另外请医生针对你的减肥目标制定科学的运动计划。

醋能有效控制血压

随着年龄的增长，人们较容易患上可能危及生命的疾病。据美国心脏学会调查，美国大约有1/4的成年人患有高血压。高血压如果没有及时接受治疗，可能会导致脑卒中或心脏病发作，危及生命。

在预防高血压方面，醋有着十分积极的助效。今天，医生们知道钾对于抵消钠的不良影响（包括高血压）功不可没。

美国医学会发现，钾可以降低血压。33项研究结果共同证明了钾能使高血压病人的血压降低，并具有预防高血压的作用。这33项研究都是建立在给病人补充钾的基础上进行的，认为，补充钾可能并不是控制血压的唯一方法。多种水果蔬菜都含有大量的钾，每天吃足量的水果和蔬菜就能摄入足量的钾元素。

醋与纤维、胆固醇的联系

心脏健康是人类面临的一个主要问题。苹果醋中的果胶和水溶性纤维有助于降低胆固醇，保护心脏。

苹果醋富含纤维，如果它是用新鲜天然的苹果制成，那么其中也应该含有适量的果胶。水溶性纤维能吸附胆固醇，并将其排出体外，以达到降低胆固醇的目的。这同时又能减少人体患心脏性疾病的风险，比如心脏病发作和脑卒中。

苹果醋能消除动脉硬化斑块

如果你的胆固醇水平偏高，不用太着急，并不是只有你一个人有这个苦恼。简单地说，胆固醇水平偏高会使动脉硬化形成斑块，这些斑块逐渐集结，阻塞血液流通到心脏和大脑，容易导致心脏病发作和脑卒中。而健康饮食、体育锻炼再加上合理的生活方式可以帮助人们降低胆固醇水平。

最近的一项研究证实，减少低密度脂蛋白（损害健康的胆固醇）含量的一种有效方法，不是使用药物，而是使用醋。据日本联合新闻网（JCNN）报道，一项研究发现，定期摄入醋（每天至少15毫升，即3茶匙）能够有效降低血液中的胆固醇水平。这项成果在日本营养与食品科学学会的第59届年度大会上进行了展示。

苹果醋的抗癌作用

癌症——这个词不论对成年人、儿童，甚至宠物来说都是一个恐怖的字眼。今天，癌症在全世界的致命疾病中位居第二。到底什么是癌症？癌症即体内出现畸变细胞的一系列疾病。如果癌细胞的扩散不能得到有效控制，病人就有可能死亡。

美国癌症学会指出，癌症的产生有外因（化学物质、辐射、病毒等）和内因（激素、免疫能力差、遗传变异等）之分。人们可以采取措施减少患癌症的风险。

现在，科学家们发现，合理的饮食是预防癌症的有效方法。研究也表明，某些富含抗氧化物质的水果和蔬菜——最好是配合含β－胡萝卜素的苹果醋一起食用，能帮助人们预防癌症。

专家解释说："类胡萝卜素是人体产生维生素A的原料。维生素A是一种有效的抗氧化剂，如果摄入不足可能会导致一些疾病，尤其是呼吸系统癌症、结肠癌和膀胱癌。类胡萝卜素和维生素A可以预防有毒化学物质引起的癌症。"

大量研究发现，吃水果和蔬菜可以降低患癌症的风险。医生专家们知道，食物中的维生素C，维生素E和β－胡萝卜素可以限制自由基分子的活动，而自由基分子正是会导致正常细胞癌变的物质。

根据醋研究机构的资料，2005年5月，英国癌症研究院将醋评为"本月食物之星"。该研究院曾发起了新一轮"每日蔬果"活动（即一个5口之家如何每天只花很少的钱使家庭各个成员都能摄入足够的水果和蔬菜），作为其"降低风险项目"的一部分。醋获得如此殊荣正是因为它具有"治愈和净化"的作用，而且含有"抗癌成分"。

美国国家癌症研究所建议我们每天都要吃一些水果蔬菜和谷物，以从中摄取20~30克的纤维。研究表明，醋中的水溶性纤维——果胶，可以稀释人体内易引发癌症的化合物，加快可引起癌症的膳食脂肪通过肠道的速度，使其在吸收前就被排出体外。但是，英国伦敦的医学研究者指出，高纤维的饮食也会杀死肠细胞。

没有哪一种食物或辅助品可以绝对预防癌症。含有β－胡萝卜素和纤维的苹果醋不是万能药——要想真正降低患癌症的风险，食用富含维生素的水果和蔬菜是非常重要的。

科学家们认为，醋是抗癌的强效"武器"。2005年4月的一篇新闻稿报道了一项重大发现——醋酸可以破坏癌细胞，理由是醋酸可以使癌细胞的供能机制停止。这篇文章写道："（研究）发现，醋能使糖酵解过程（葡萄糖在无氧条件下，生成丙酮酸的过程）停止，所以癌细胞就会枯竭而死。"另外，文章还写道："柠檬酸在人体内会被转化成醋酸，柠檬酸与醋酸的结合将成为抗癌的强效武器。"

癌症是成年人最为恐惧的一种疾病。乳癌和前列腺癌是7种致命癌症的其中两种，它们是医学中的敏感话题。

患癌症死亡的人群中，乳腺癌患病人数仅次于肺癌患病人数。85岁以下的妇女中有1/9患有乳腺癌。前列腺癌是男性中最普遍的癌症种类。可以说，所有的男性都有可能患前列腺癌。

令人欣慰的是，这两种因激素异常引起的癌症是可以预防的——如果发现得早，大部分是可以治愈的。

乳腺癌

乳腺癌的产生与某些影响激素循环水平的因素有关：初潮的年龄、怀孕次数、母乳哺育、肥胖、运动等。以下是预防患乳腺癌的最佳饮食方法：

低脂饮食（即人体来自脂肪的热量占30%或更少）可以将"有害"雌激素保持在一个较低的水平，从而限制体内可诱发肿瘤的雌激素。

将盘子里的高脂食物换成水果和蔬菜吧，如果感觉味道不错的话还可以再加点醋。醋能帮助你降低热量和脂肪的摄入。

用豆制食品代替含较多脂肪的肉类。大豆中的染料木黄酮可有效抑制肿瘤的扩散，因为它可以抑制为癌细胞提供营养物质的血管的形成。所以赶快行动起来，多吃些大豆仁、豆奶、豆制品。

多吃蔬菜。按照美国国家癌症研究所的说法，每天吃足量的水果和蔬菜是一种额外的预防方法，尤其是卷心菜类蔬菜，比如西蓝花、花椰菜和球芽甘蓝。事实上，研究显示，十字花科植物含有一种化学物质——吲哚-3-甲醇，这种物质和低脂饮食一样，也可以降低体内"有害"雌激素的水平。别忘了，水果和蔬菜淋上富含β-胡萝卜素的苹果醋同样也能预防癌症。

前列腺癌

科学家们发现，前列腺癌与雄激素有关，但他们不能确定到底是雄激素中的哪种化学物质引发这种癌症。

美国癌症协会指出，预防前列腺癌症的最佳方法是控制动物性食物的摄入量，尤其是饱和脂肪和牛羊肉的摄入量。改吃瘦禽肉（如鸡肉）和全谷类食物（如糙米）则是一个不错的选择。当然还要再加上醋。要记住，以瘦身和健康为主打功效的健康套餐计划可少不了美味的醋。

以新鲜蔬菜和水果为基础的低脂食物富含维生素C，维生素E和β-胡萝卜素，这些营养物质可以限制自由基分子的活动，帮助人体预防前列腺癌。

醋能抗击Ⅱ型糖尿病

苹果醋很可能就是预防Ⅱ型糖尿病的良方，也许你会对此感到惊奇。Ⅱ型糖尿病是一种相当普遍的疾病，通常在40岁之后出现，患者由于胰岛素分泌不足导致血液中的葡萄糖水平升高。胰岛素是一种激素，它能将糖、淀粉和其他食物成分转化为人体所需的能量。

糖尿病患者出现的症状包括饥饿、口渴、幻觉、尿频、体重减轻和疲劳等。美国糖尿病协会的资料显示，目前有近2 100万美国人患有糖尿病（大部分是Ⅱ型糖尿病）。

不过令人欣喜的是，大部分Ⅱ型糖尿病患者和高胆固醇患者一样，可以通过合理的饮食和生活方式来缓解和治疗这种疾病。于是，苹果醋又要开始发挥作用了。

改善饮食也可以降低血糖水平。下面将针对预防糖尿病提出更多的建议，主要方法是在饮食中加入苹果醋（喝一杯兑有2汤匙苹果醋的水或者在正餐中加入2汤匙苹果醋）和改变生活方式。

多吃富含纤维的食物

过去几十年里，许多研究都表明膳食纤维可以降低人体对胰岛素的需求，有效控制血糖。

减少膳食脂肪的摄入

高脂饮食容易导致糖尿病。少食多餐的饮食方式，即每天吃5或6餐低脂、高纤维的少量食物，可以使你一整天都有饱腹感，远离饥饿。

多运动

经常锻炼可以有效控制体重。多运动可以

控制血糖水平，并使胰岛素分泌正常。其实你可以用另一个角度来看待运动，那就是：运动带来的良好效果可以维持24小时左右。

苹果醋能预防骨质疏松症

有一项统计数据十分令人吃惊：50岁以上的人群中，1/2的女性和1/8的男性在他们的一生中曾有过骨折的经历，而且都是由骨质疏松造成的。尽管这些数字看起来很惊人，但我们绝不会被吓倒。合理营养的饮食——添加苹果醋可以帮助你降低患骨质疏松症的风险。

许多证据显示，骨质中的重要无机盐硼对钙和镁（强骨质素）的利用至关重要。可现实是仍然有许多人的硼摄入不足。其实，苹果醋中就有硼。

女性的硼摄入不足可能会导致绝经后患骨质疏松症，因为硼摄入不足容易导致大量钙和镁随尿液排出体外。

苹果醋能增强记忆力

苹果醋中的铁元素可以增进脑力，因为铁元素可以为大脑细胞（和所有细胞）供氧。所以，这就是为什么当你体内的铁元素不足时，你会发现自己很难集中精神。

硼在记忆功能方面也起着重要作用。硼摄入不足会引起慢性体虚和疲劳。在对大脑进行的研究中，他们还发现，硼摄入不足时，大脑灰质中的电位活动减慢，人变得委靡不振、昏昏欲睡。

有哪些食物可以增强脑力呢？为了增强脑力必须要补充硼和铁，补充硼最好的食物是：苹果、西蓝花、卷心菜、花椰菜；补充铁：牛肉、火鸡、菠菜、碗豆。可以先试试我们的苹果醋食谱——"凉拌卷心菜"和"糖醋肉丸"。

第三章
红酒醋

传统与新型营养成分

红酒醋的营养事实

让我们看一看天然有机红酒醋的营养标签，你一定会有意外的发现。某品牌有机红酒醋的标签上写着：此红酒醋是由上等意大利红酒制成，香气醇厚、独特，发酵过程缓慢，不添加任何亚硫酸盐、糖和人工色素，用于酿造红酒的葡萄有机生长，并且依照标准的有机食品法案生产加工。

普通牌子的红酒醋标签上都会写着："每一份红酒醋不含热量、脂肪、碳水化合物和蛋白质，含有5毫克钠、微量的胆固醇、膳食脂肪、维生素A，维生素C以及微量钙和铁。"

但是，你还要知道红酒醋中的其他成分。一家醋生产企业的产品数据表显示，通过对约100克红酒醋进行分析，你会发现以下营养成分。

水：89毫升

钙：8克

磷：10毫克

钠：6毫克

钾：80毫克

新型营养成分

你是否觉得奇怪，既然红酒醋是由红酒制成，那么红酒中的健康物质都到哪儿去了呢？没有人知道答案。某位研究学者说："红酒醋中可能含有一些抗氧化物质。"

他还说："我们现在研究的是一组全新的抗氧化物质，按照一般营养师的说法，它们可能没有任何营养价值。而我们现在要做的正是探索它们是否具有某些营养价值或健康价值。"

他接着说："目前，研究人员当中也还存在一些争论，那就是根据营养物质的定义，这些物质到底是否可以被称为营养物质。"迄今为止，还没有人把此类物质归入到西方医学中。

另外，在醋的生产过程中，部分新型抗氧化物质会失去活性。因为在醋的生产过程中要通入大量氧气和空气，红酒中的部分抗氧化物质在这个过程中很可能会被破坏。

红酒醋与红酒一样含有抗氧化物质。

"葡萄中的苯酚最有益于身体健康。"经研究证明确实如此。

欧洲人针对产自西班牙南部的高品质葡萄酒醋（包括爱尔康达多牌葡萄酒醋和雪利酒醋）中的类黄酮化合物进行了两项研究。研究人员在葡萄酒醋中发现了许多类黄酮化合物——其中某些甚至在传统的葡萄酒醋中也还未发现。不过，我们还需要进行更多的研究来对此进行探索。

同时，专家说："人们试图将红酒醋和红酒联系起来。他们认为按照逻辑推理，红酒中的物质必然也存在于红酒醋中。事实证明他们是正确的。"

他还说："不过问题是当这些物质与醋酸发生反应时，它们的特性是否会改变？它们是否还具有同样的作用？举个例子，如果你把醋酸抹在疼痛的地方，它们可以杀死大量细菌；但是如果你喝下醋酸，身体就会中和醋酸，于是醋酸就失效了。红酒醋也含有红酒中的健康物质吗？没有人能回答。我们还未对此进行相关研究。"

白藜芦醇

白藜芦醇存在于红葡萄和红葡萄酒中。白

藜芦醇是一种类黄酮物质，最早发现于葡萄皮中，可治疗多种疾病。它还是防止葡萄受细菌感染的天然杀菌剂。

葡萄是白藜芦醇最主要的来源之一。一位从事相关研究的专家说："任何由葡萄皮和葡萄皮提取物制成的食品中都含有白藜芦醇。最普通的一个例子就是白葡萄酒。白葡萄酒虽然只含少量的白藜芦醇，但这并不是因为酿制白葡萄酒的葡萄中白藜芦醇含量低，而是因为在酿酒过程中剥去了葡萄皮，其实葡萄皮才是白藜芦醇的主要来源。白藜芦醇在葡萄、葡萄汁和葡萄酒中的含量随年代、地点和种类的不同而有所区别。"

最新研究表明，红酒中的白藜芦醇可以降低人体的胆固醇水平。白藜芦醇还能防止血小板聚集，减少因长期高脂饮食而造成的动脉萎缩和血液凝固。

白藜芦醇还可用于预防癌症。1997年美国某大学的一项研究表明，白藜芦醇可以使癌前细胞恢复正常。该校一位学者对1 000多株植物进行检测，以检测它们是否具有抗癌作用。最后他发现了一种有效成分——白藜芦醇。在实验室测试中，研究人员发现白藜芦醇能够破坏自由基分子和预防炎症。

红酒醋中的其他抗氧化剂

红酒醋和红酒一样含有大量多酚。专家说："某些多酚已有很长的研究历史，还有一些多酚被叫作抗氧化剂——事实上它们并没有什么医学效用。抗氧化剂的确有益于人体健康，但红酒醋中到底哪些抗氧化物质是有益的，我们还在继续研究。"

国外某大学针对红酒中的物质进行了研究，这些物质包括丹宁酸、栎精和白藜芦醇。研究表明，葡萄酒中的丹宁酸可以减少血小板聚集，提高高密度脂蛋白胆固醇水平，还可以预防心脏病。

红酒醋能够发挥红酒的功效——但是会比红酒的功效更好吗？回答道："这是当然的。在试管实验中，我们在某些植物（包括葡萄）和红酒中发现了栎精和丹宁酸，所以这些很可能在醋中也有。"

红酒醋的健康功效

红酒醋中的营养物质不仅可以预防疾病，还能治疗疾病。许多医生都强调红酒醋中含有抗氧化作用的维生素，它们可以预防因衰老而产生的疾病，使你更健康、更长寿。

其实，红酒中有无数鲜为人知的营养成分，对这些营养成分你应当有所了解。下面是关于红酒醋的一些专家报道和真人真事，他们将为你展示红酒醋作为调味品是如何拥有像金矿一样的无限潜力的。

红酒醋和心脏病

对于美国人而言，一个骇人听闻的事实是：癌症不是美国人的头号杀手，心脏病才是。

与心脏病相关的因素有：高血压、高胆固醇、高脂饮食和肥胖。但请你千万不要绝望，因为红酒醋正是救星。

专家说，和葡萄酒这种富含类黄酮的饮品一样，醋也可以帮助你降低胆固醇水平、防止低密度脂蛋白胆固醇（即"有害"胆固醇）的氧化，也就是说，可以减少心脏病发作和患脑卒中的风险。

丹麦研究人员发现，每周喝点葡萄酒可以预防脑卒中。研究人员在16年里对13 329个人进行了研究，研究结果如下：每周喝1~6杯葡萄酒的人，发生脑卒中的概率比不喝酒或基本不喝酒的人要低34%；每天都喝红酒的人发生脑卒中的概率则可以降低32%，而那些喝啤酒或烈性酒的人在这方面却没有明显的降低。

研究人员说，葡萄酒预防脑卒中的一个原因可能是类黄酮和丹宁酸，这两种营养物质可阻止血液中斑块阻塞物的形成，从而预防心脏病发作和脑卒中。

但请注意，专业的心脏研究学会并不推荐以饮酒的方式来预防心脏病发作和脑卒中。研究显示，饮用过量的酒反而会增加心脏病的发病率。如果红酒醋确实像红酒那样含有白藜芦醇——医生和研究人员相信这一点，那么它也可以治疗心脏疾病。问题又来了，红酒到底是如何治疗心脏病的？

某专家进行了一项实验，实验数据表明，白藜芦醇的确具有神奇的效果。专家介绍说："首先，它可以阻止血液凝块的形成，而血液凝块是引起心脏病发作和脑卒中的罪魁祸首。其次，它在胆固醇的新陈代谢中起着重要作用，预防斑块形成阻塞动脉。"

另外一种预防心脏病的方法是采用低脂饮食。营养学家说："营养均衡的饮食非常重要，合理饮食的脂肪热量在总体热量中的比例应当少于30%。全谷粮食、面制品和每天吃足够的水果蔬菜可以帮助女性保持正常体重。"红酒醋则能为这些有利于心脏健康的食品调味。

请大家记住，在西餐中红酒醋可以为低脂、有利于心脏健康的菜肴调味，例如沙拉、意大利面、蔬菜和大豆。大豆中含有丰富的水溶性纤维——可以控制血脂水平，有益于心脏健康。

红酒醋和癌症

红酒醋的另一个优点是含有类黄酮，可以预防癌症。专家说："大多数关于类黄酮的研究都证明它能有效预防和治疗各种癌症。许多化合物具有抗肿瘤作用，包括栎精、橘皮苷、染料木黄酮、芸香苷、柚皮苷、儿茶酚等物质。"

红酒醋中即便不含所有的这些化合物，也可能含有其中的多种。

研究表明，白藜芦醇可以防止动物体内癌细胞的扩散，也可以预防癌症的产生。但是，要想彻底了解抗癌物质白藜芦醇的有效程度，我们仍需进行大量研究。

红酒醋除了富含类黄酮外，还有另外一个优点：我们知道某些蔬菜和水果含有较多的维生素C、维生素E和β-胡萝卜素，如果这些蔬菜和水果用红酒醋调味，就能起到预防癌症的作用。因为这3种维生素能限制自由基分子的活动，而自由基分子会引起正常细胞癌变。美国癌症协会的研究证明，饮食中摄入足量蔬菜可以降低患癌症的风险。

此外，最近一项研究表明，多吃蔬菜水果、少吃肉可以预防乳腺癌。研究人员在21名健康女性（她们是乳腺癌高发人群，因为她们的亲属患有乳腺癌）中进行了一项研究。研究内容是在正常饮食和低脂饮食的情况下，肉、蔬菜、水果的摄入量和研究对象的DNA氧化损伤之间的关系。

美国食物营养协会发言人兼图森市亚利桑那大学癌症中心研究人员辛蒂·汤姆森说："每个人都会有不同程度的DNA损伤，这些损伤有可能导致癌症。但问题是健康饮食是否能减少DNA损伤甚至修复DNA。本项研究显示，多吃蔬菜水果、少吃肉类对人体能够产生积极作用。"

我们应当遵循美国癌症协会的指导方针，每天至少吃5份水果蔬菜——尤其是卷心菜类蔬菜，如西蓝花、花椰菜和甘蓝。许多研究还显示，十字科蔬菜中的植物性化学物质（经发现仅存在于植物食品中），即吲哚-3-甲醇，可帮助降低由雌激素引起的癌症风险。

此外，大豆可以为人们带来数不尽的健康益处。人们认为大豆中的许多化合物，如植物雌激素、肌醇六磷酸、异黄酮都具有抗癌功效。研究表明，饮食中如果摄入足量大豆可以降低患乳腺癌、肺癌和胰腺癌的风险。试试我们在本书后半部分介绍的"五色豆沙拉"，这道菜中的红酒醋可以让你重获健康，还能使你保持"每日蔬果"的好习惯。

消除体内脂肪

在很多国家，肥胖是一个严重的问题。

一定的人体脂肪（即皮下的黄色物质）含量是"有益"的，而过多的人体脂肪却是"有害"的。过多的脂肪会使你肌肉松弛，显得又矮又胖。脂肪不断在体内堆积，形成赘肉下垂，这实在不怎么悦目。

更糟的是，过多的脂肪还会引起一系列的健康问题，增加患糖尿病、高血压、心脏病和脑卒中的危险。

而红酒醋是减少体内脂肪的一个好方法。专家说："醋是非常合适的食品，而且在量上也没有什么限制，因为醋中几乎不含热量。减肥的人食用醋是没什么害处的。"

长寿

红酒醋到底是如何让人长寿的呢？"通过

红酒醋的抗氧化作用来实现。"专家回答说，"我们应当在日常饮食中摄入具有抗氧化作用的食物，因为它能促进我们的免疫系统功能。这样一来，我们的身体才会更加健康，才可以抵抗因衰老而引起的疾病。"

抗氧化剂具有抗病效果，因此通过食用大量富含抗氧化剂的食物，你可以延迟或预防因衰老引起的各种疾病。

红酒醋的优点有很多，除了含有大量具有抗衰老作用的抗氧化剂，它不含任何胆固醇、钠和脂肪。因此，毫无疑问，红酒醋能预防心脏病、癌症等老年疾病。

许多保健医生都对红酒醋中的抗炎成分和抗氧化剂赞赏有加，因为这些物质能治疗任何年龄段、任何年代的部分常见疾病，能够预防衰老引起的疾病，还能使你更长寿、更健康。

第四章
其他醋

健康的米醋

据统计，中国食用醋的历史可以追溯到2000多年前，古代醋被称为"酢"。它是一种以粮食为原料发酵的酸味液态调味品，种类繁多，有米醋、白醋、香醋、麦夫醋、酒醋等。以米醋为最。

在中国北方，人们多用高粱、大麦、豌豆、小米、玉米等为原料制醋，南方则多用米、麸皮等制醋，也可用低度白酒为原料，用速酿法制醋，但风味较差。此外，还可用食用冰醋酸加水和着色料配制，不加包料而成白醋。米醋的种类很多，有红米醋、白米醋、糙米醋和黑米醋等。亚洲人烧菜时通常都要加点醋，于是米醋就被广泛使用。

日本人也生产醋，他们使用的是中国古代的酿醋方法，以稻米为基本原料。20世纪初，日本发明了新的醋。这些新品种以酒精和石油为原料，优于传统的天然醋。

米醋用于日常饮食

相对于西方人推崇的红酒醋，中国人更青睐于米醋，米醋是中国菜不可少的一味材料。

相对于其他醋而言，红酒醋并不是很酸，所以你在调制沙拉酱时可以加入比较多的红酒醋，然后再加上适量油即可。这样，每份菜肴里的脂肪和热量都会减少很多。

米醋由稻谷制成，因此含有许多稻谷里的健康成分。

与苹果醋和红酒醋不同的是，米醋中的含钾量虽然并不高，但却含有较多的磷和钙——人体必需的两种无机盐。一家生产醋的企业介绍说，虽然米醋中的维生素A，维生素C，核黄素和烟酸的量极少，但其他营养物质的含量却很高。每100毫升米醋含有以下成分。

碳水化合物：3克

钙：1克

钠：5毫克

钾：8毫克

磷：1毫克

通常，米醋的商品标签会标明以上内容，但米醋的健康根源并不是这些物质。氨基酸才是它具有神奇治愈力量的秘密。

氨基酸：米醋中的精髓

如果按照祖辈流传的制造方法生产，纯天然米醋中含有的氨基酸会比其他任何一种醋都要多。

正因为有了氨基酸，米醋除了是一种调味料，还是一种有效的药品。

某研究实验室的研究表明，纯正的米醋中含有多种必需氨基酸。必需氨基酸包括赖氨酸、色氨酸、苏氨酸、缬氨酸、异亮氨酸、亮氨酸、苯丙氨酸、甲硫氨酸。

还记得酸和强碱是如何引发疾病的吗？还记得那些被感染的器官总是显示强碱性吗？如果纯正米醋的确含有大量氨基酸的话，它就可以中和病体中的碱性物质。

专家说："氨基酸本身就有治疗疾病、愈合伤口的功效。自古以来，民间经验就足以证明醋的疗效奇佳，现在知道了米醋中含有氨基酸后，我们就能更好地解释醋的治愈功能了。"

尽管营养学家们一致认为米醋中含有氨基酸，但人们并不知道它到底含有哪几种氨基酸。专家说："稻米中确实含有蛋白质，因此也必然含有氨基酸。不过重点是，米醋到底由多少米酿成，含有多少氨基酸。"没有人知道准确的数量。

每个人都需要摄入氨基酸，所以米醋也应该在你的饮食中占有一席之地。又有人说："可是蛋白质在酸性环境中会被消化分解。因此我们的问题是，氨基酸会因为醋的酸性而遭到破坏吗？"

醋研究学者说："在米醋生产的发酵过程中，各个环节都有稻米的存在，所以米醋中也应该含有大量的氨基酸。根据医学原理解释，日本米醋功效颇多，包括可以中和人体内的乳酸、使血液呈碱性、促进身体健康等。"

陈年意大利醋

在过去的1000年里，人们一直认为有"巴萨米克醋"之称的陈年意大利醋可以治病。

17世纪，人们将陈年意大利醋用作含漱剂、滋补剂，在瘟疫肆虐的时候还将其用作空气清洁剂。"巴萨米克"在意大利语中是香油的意思，香油被认为可以治疗疾病，缓解压力。事实证明确实如此。

现在到了21世纪，人们依然相信陈年意大利醋是大自然创造的一个奇迹。今天，它在欧洲和美国极受欢迎。许多人也许并不知道为什么它会如此神奇，但他们对此深信不疑。

源于意大利

传统的陈年意大利醋产自意大利摩德纳。环绕摩德纳四周的群山上生长着特利比安奴葡萄，它们正是酿制陈年意大利醋的原料。特利比安奴葡萄通常在丰收季节之前就已经成熟，其味甘甜无比。葡萄汁过滤后装入一排木桶中，这些木桶由各种各样的树木制成——例如橡树、栗子树、白蜡树、樱桃树和桑树等。葡萄汁在这些木桶中经过发酵后就呈现出红褐色。

"传统陈醋"等级的醋至少需要酿制12年，而"传统特陈"则至少要25年——因此每瓶价格都在100美元以上。

某专家评论道："在摩德纳，陈醋不仅仅是醋，而且还是深谙人情世故的象征，一个正确的投资决策和一种独特的生活方式。陈醋价格可以低至每瓶几美元，也可以高达数百美元，比如1730年的醋每200克价格就高达300美元。这让醋也成为了一种奢侈昂贵的调味品。"

他接着说："醋在意大利的评价非常高。有时醋根本就不是用于出售，而是要储存起来作为女儿的嫁妆使用。最上乘的陈醋还要保存起来招待亲朋好友。"

陈年意大利醋可以作为珍贵的礼品，相关当是陈酿红酒。

有两种陈年意大利醋可谓是醋中翘楚，一种是天然巴萨米克醋，而另一种则是工业醋或者叫仿制醋。工业醋的生产方式如下：将斯特拉白葡萄酒掺入普通的醋，再添加焦糖、香草和其他配料进行调味、着色，储存1年左右。

二十世纪七八十年代期间，美国人发现了陈年意大利醋，并将它引进到了国内。此后，陈年意大利醋——传统醋或是仿制醋开始大受欢迎。陈醋的营养价值究竟如何呢？

健康的醋

不是所有人都会去购买昂贵的传统陈年意大利醋，更多的人愿意去专卖店或健康食品店里购买陈醋。在那里，你可以买到有机陈醋。某品牌有机陈醋瓶身的标签上写着："产自意大利摩德纳，木桶生产，不含亚硫酸盐。"这似乎对我正合适。

再将瓶身转一转，你还会看到这些："我们的有机陈年意大利醋采用传统的意大利生产方法。将特利比奴的葡萄汁和朗布里斯科的葡萄酒混合就能生产出有机陈醋。由于醋的发酵过程是在木桶中进行，因此生产出来的醋醇香浓郁、酸甜可口。"

如果我们增加陈年意大利醋的用量，会得到什么结果呢？一家醋生产公司为你进行了计算。以下是100毫升醋中含有的成分。

钙：12克

碳水化合物：30克

脂肪：0克

钠：20毫克

钾：70毫克

糖：30克

磷：20毫克

陈年意大利醋中还含有微量的维生素A，核黄素，烟酸，铁和维生素C。事实上陈醋中的成分远不止此。

秘密配方

和红酒醋一样，陈年意大利醋并不是只含有标签上写着的那些物质。陈醋同样也是由葡萄酿成，它含有的强力抗氧化剂能抑制人体内低密度脂蛋白——"有害"胆固醇的氧化过程，预防心脏病的发生。另外它还能辅助治疗癌症。

和其他葡萄醋一样，陈年意大利醋中也进行着大量的多酚反应。至于它到底如何抗击疾病，人们还需要进行更多的科学研究。

陈年意大利醋风靡一时

意大利餐馆在用陈醋，名人们在用陈醋，医生们在用陈醋，就连浴疗中心也用上了陈醋。浴疗中心的顾客们十分钟爱颜色暗淡的陈醋，喜欢它那浓浓的香和淡淡的甜。

陈年意大利醋和橄榄油

陈年意大利醋和橄榄油混合后是一种健康的调料吗？专家说法，她说："橄榄油可以为人体提供单不饱和脂肪酸。因此如果你正在寻找一种健康的沙拉酱——橄榄油就是你的选择。不过我常常听到人们谈论，这两种调味料混合之后似乎太过营养，效果反而适得其反。"

陈年意大利醋和橄榄油混合后能成为一种健康的调料吗？答案当然是肯定的。厨师、营养学家还有科学家都这么回答。你可以在陈醋中获得大量具有抗癌和抗氧化作用的多酚，在橄榄油中，你则能获得利于心脏健康的单不饱和脂肪酸。此外，橄榄油作为色拉酱的基本配料还能降低人体的胆固醇水平。

更多的醋

啤酒醋

啤酒醋产于德国、奥地利和荷兰。据说啤酒醋有一种"令人沉醉的味道"。源于巴伐利亚的啤酒醋为淡金色，味浓。

椰子醋

椰子醋是另一种特殊的醋，它由椰子树的树液提取制成，广泛应用于亚洲西南部（尤其是菲律宾）的烹饪方法和印度的一些菜肴中。椰子醋为乳白色，味浓。

蒸馏醋

从清洁窗户到清洁咖啡壶，白醋在家庭中的使用人人称道。1杯苹果醋中含有240毫克钾，而1杯蒸馏醋中仅含有36毫克钾。

麦芽醋

麦芽醋最早源于欧洲的啤酒厂，由大麦麦芽发酵而成。它在欧洲极受欢迎，人们喜欢把麦芽醋淋在鱼排和薯片上食用。现在，你甚至还可以买到添加了麦芽醋的薯片。

雪利醋

源于西班牙西南部地区的雪利醋与陈年意大利醋制法相似。它们在装瓶前都要先发酵好多年，而且比起其他的醋也要昂贵得多。

乌梅醋

乌梅醋是由什么制成的呢？当然是乌梅了。制作乌梅醋时一般都会加入盐，所以使用乌梅醋烹饪食物时可以少放些盐。

草药醋

在西方一些国家，人们习惯将香草、浆果、花和醋混合，那就是能够促进健康的草药醋（或者称为调和醋）。

据说古希腊医学家迪奥斯科里斯曾多次随尼禄的军队出征埃及，他发现部分埃及药品的原料是醋、蜂蜜、盐水、百里香或者海葱，这些药可用于治疗许多疾病。

"西蒙和加芬克尔"组合将香草（欧芹、洋苏草、迷迭香和百里香）写进了歌词，为音乐艺术做出了巨大贡献，其实香草和醋一样，还能够促进人体健康。你可以试着自己制作草药醋，方法很简单，只需将香草与红酒醋、米醋或苹果醋混合即可，它将为你带来诸多疗效。将香草泡在醋里制成草药醋，不论内服还是外用，都将使你受益匪浅。

甘菊

甘菊是一种比较普通的西方民间草药，用于治疗多种疾病。干甘菊花泡茶饮用可治疗肠胃病、轻度感染和皮肤病。

最近的研究显示，甘菊中含有芹菜素。芹菜素是一种类黄酮，具有抗氧化作用，可抑制皮肤癌的形成，因此被用作防晒霜里的遮光剂。

红三叶草

红三叶草富含植物雌激素，具有安神和治愈伤口的作用。

紫草

紫草有助于伤口愈合，可有效缓解烧伤，防止伤口肿大。

紫锥菊

紫锥菊能治疗感染，杀死细菌、真菌、病毒和其他微生物。它含有一种叫作紫锥菊甙的天然抗生素，还有一种化合物，这两种物质能够杀死各种微生物。紫锥菊还可以外用，用于治疗划伤、烧伤和唇疱疹。

桉叶

桉叶可减轻流涕不止的症状，消除鼻窦，使呼吸通畅。洗桑拿浴时，使用桉叶可以使人呼吸通畅。在冲澡时可以在水里加一些新鲜的桉叶，它能带来芳香扑鼻的气味。桉叶还有杀菌、消毒和缓解充血的效用。

茴香

主流医生发现，许多草药可以治疗某些常见疾病。例如用茴香泡茶喝可缓解胀气、腹胀、打嗝等。

马尾草

马尾草含有硅元素，美洲印地安人和古代中国人都使用它来止血，或者用于治疗伤口和骨折。根据某位草药专家的说法，马尾草可以使伤口愈合是因为硅酸能溶解于伤口的体液，直接渗入伤口处的血液和细胞中。

欧洲的一项研究表明，马尾草可以止血、加速血液再生和杀菌。专家说："硅酸和马尾草茶能使血液中的白细胞数量略微增加，提高人体对多种疾病的抵抗力，不过具体原因目前仍然未知。"

杜松

杜松的干果和带叶树枝可被用作杀菌剂和利尿剂。另外，杜松也是一种戒瘾药和身体清洁剂，可用于减轻肌肉疼痛。

薰衣草

香料按摩时人们通常会使用薰衣草，它的香味可以使人放松。薰衣草泡茶喝可以止痛。人们用它来消除瘢痕、妊娠纹，缓解蚊叮虫咬的疼痛。

薄荷

薄荷可以促进皮肤的新陈代谢，使皮肤保持清爽，尤其适合中性皮肤。薄荷油不仅能使肌肉放松，还能有效治疗肚子痛。

荨麻

荨麻可以治疗过敏、充血、泪流不止及其他由于花粉热引起的症状。

牛至

牛至油可用于杀菌消炎。牛至不仅能杀死细菌、病毒、真菌等微生物，还能治疗由感冒甚至流感引起的感染。此外，牛至中含有的香芹酚（一种苯酚）是一种强效杀菌剂。

牛至具有消炎作用，因此将牛至反复涂抹在肌肉酸痛处可以减轻肌肉紧张，涂在烧伤和伤口处则有助于伤口愈合。

欧芹

欧芹具有排毒功能，这得益于其中的抗氧化剂维生素A，维生素C和维生素E。欧芹中还含有大量的铁元素。欧芹能缓解女性月经前期的不适症状，例如疼痛、情绪波动和水肿。

欧芹的美名其实源于它的利尿功能。草药专家说："欧芹可以抑制盐分被人体组织吸收，促进尿液的产生，从而顺利将体内废物排到肾、肝和膀胱中。欧芹的这种效用已经拯救了许多生命——尤其是在一些病例中，病人因为排不出尿液而在肾和肝中积累了大量毒素。"

迷迭香

迷迭香是一种古老的治疗草药，含有钙、镁、钠和钾，这些元素有助于维持神经组织和心脏组织的体液平衡。

迷迭香还具有降低血压的作用。迷迭香叶中的独特成分有助于治疗心血管疾病。

迷迭香还是一种抗癌草药。美国的一项研究对此做出了证明。研究中，研究人员给老鼠注射了致癌物质。他们发现在给这些老鼠服用迷迭香后，癌症的发生率竟有所降低。

鼠尾草

草药专家们指出，鼠尾草是一种天然的收缩剂，具有杀菌作用，可用于治疗齿龈炎和喉咙痛。孕妇忌用。

百里香

百里香优雅清香，含铁、镁、硅、钠和维生素B_1，具有良好的杀菌和滋补作用，对治疗贫血也有明显效果。另外，百里香还可用于治疗咳嗽和肠道疾病。

自制调味醋

草药醋相对而言在国内比较难买，你可以利用手上的材料，自己制作调味醋，方法很简单，只需在醋中加入你喜欢的香草、水果和香料进行调制即可。下面为你献上几种配方。

罗勒大蒜醋

罗勒也就是我们通常所说的九层塔，取半杯切碎的罗勒叶片和2瓣去皮切碎的蒜粒，一起放入一个已消毒的小罐中。加热葡萄酒醋或蒸馏白醋至沸腾，然后也倒入小罐中密封。储存3~4周后将罐中混合物的汁液拧出，除去罗勒叶和大蒜。然后将得到的汁液倒入另一个已消毒的干净小罐中，密封即可，依个人喜好可放入新鲜罗勒装饰。在为米饭沙拉、面食沙拉和开胃沙拉制作沙拉酱或蛋黄酱时，都可加入罗勒大蒜醋。

草药醋

准备欧芹、洋苏草、牛至和百里香各3~4枝，放入一个已消毒的小罐中，再加入半茶匙的黑胡椒粒。加热葡萄酒醋或蒸馏白醋至接近沸腾，然后也倒入小罐中，密封。储存3~4周后将罐中混合物的汁液拧出，滤去草药渣。将得到的汁液倒入另一个已消毒的干净小罐中，密封即可。依个人喜好可放入新鲜的欧芹、洋苏草、牛至或百里香装饰。为蘑菇和洋蓟制作腌泡汁，或者为凉拌蔬菜沙拉和面食沙拉制作沙拉酱时可加入草药醋。

柠檬百里香醋

取一个柠檬，将果皮削成环状（只取黄色部分），放入一个已消毒的小罐中，加入4~5枝的百里香或柠檬百里香。加热蒸馏白醋至接近沸腾，然后在小罐中倒入加热过的醋，密封。储存3~4周后将罐中混合物的汁液倒出，滤去果皮和百里香。将得到的汁液倒入另一个已消毒的干净小罐中，密封即可，依个人喜好可加入新鲜百里香和柠檬果皮做装饰。为凉拌蔬菜沙拉制作沙拉酱或为蔬菜制作腌泡汁时可加入柠檬百里香醋。

墨西哥辣椒大蒜醋

取2个墨西哥辣椒，在辣椒上各划几道口子，放入一个装饰瓶中，再加入2瓣去皮的蒜粒。加热葡萄酒醋或苹果醋至接近沸腾，然后将之一起倒入小罐中，密封储存3~4周。制作墨西哥玉米卷、番茄洋葱沙拉、酪梨沙拉或沙拉酱时可加入墨西哥辣椒大蒜醋。

水果醋热潮

在西方国家，除了盛行草药醋，水果醋在西餐文化中也占据着极其重要的位置。在用餐时加点水果醋可以为你带来健康。水果醋的清新香气——比如树莓、蓝莓、草莓、橙子可以令沙拉更健康，也可以使腌禽肉的腌泡汁变得更美味。由于橙子、树莓和蓝莓中的维生素C具有抗氧化作用，水果醋还可以促进免疫系统功能，预防疾病。

树莓醋现在很流行，它由葡萄酒醋添加新鲜蓝莓制得，颜色鲜红艳丽，味如浆果。树莓醋其实就是一种酸糖浆，生产原料是水果汁、糖和白葡萄酒醋。在树莓醋中加一些水就能制成一款夏季冰爽饮料，其中的酸性物质还可以有效治疗发热。树莓醋还是一种漱口剂，可用于治疗喉咙痛。

草莓醋也能使你健康。草莓醋由陈年意大利醋添加草莓制得。它富含维生素A，维生素C，热量低、不含脂肪、不含胆固醇和钠元素。

芒果蜂蜜醋由雪利葡萄酒醋添加芒果制成。每份芒果蜂蜜醋中含6毫克维生素C，266国际单位维生素A，96.9千焦热量和1毫克钠，不含任何脂肪和胆固醇。

为了获得健康，快试试这些水果醋吧，好好享受它们带给你的乐趣。

草莓罗勒陈醋

用熟透、柔软、未变质的草莓就可以制作一款最香甜的醋。所以千万不要扔掉这些"太熟"的草莓，用它们来做醋吧！

取一个已消毒的容积为1升的瓶子或陶罐，放入切好的草莓，接着将罗勒叶卷一下，塞入瓶子或陶罐中。

在一个中等大小的炖锅中倒入陈醋并慢慢加热，然后将炖锅从火上移开，将锅里加入水，利用漏斗将炖锅里的醋水混合物倒入瓶子或陶罐中。放置一边冷却，然后密封。

在室温下放置一夜，第2天放入冰箱冷藏。5杯（即40份2汤匙的量）草莓罗勒陈醋即可制作完成。

芒果蜂蜜醋

在一个中等大小的炖锅中倒入雪利葡萄酒醋和橙汁，煮沸。接着在锅中再加入蜂蜜、芒果和辣味番茄沙司搅拌。放置冷却，过滤。如需要，可以加入果糖。把过滤后的汁液倒入一个已消毒的玻璃容器中，放入冰箱冷藏即可。

橙子醋

在一个较大的炖锅中加入白醋、糖和橙子皮，煮沸。盖上锅盖小火炖20分钟。接下来将锅内的醋和橙子皮倒入一个已消毒的容积为1升的罐子中，然后密封。1升的橙子醋即可制作完成。

草莓醋

草莓去茎，对半切开，将其中的1/4放置一旁备用。把剩余的3/4草莓装入一个大碗中，倒入苹果醋。加盖放置1小时。

接着将碗中的草莓倒入一个较大的炖锅中，加入白糖，煮沸。再盖上锅盖小火炖10分钟。将煮好的草莓倒出沥干，然后尽可能多地拧出草莓混合物中的汁液。取一个已消毒的容积为1.7升的罐子，倒入草莓汁液，再倒入备用的1/4草莓，密封。1.7升的草莓醋即可制作完成。

在杯中倒入1汤匙草莓醋和230毫升苏打水，再加入一些冰块，一杯冰爽可口的饮料就制成了。在制作鸡肉、鸭肉和猪肉的烧烤涂抹酱时，加上点草莓醋能带来意想不到的独特口感。

韩国人的享受——柿子醋

柿子醋当然是由柿子制成的。柿子中含有丰富的维生素A，维生素C和纤维。由于柿子的储存期较短，所以将柿子制成水果醋就可以长期储存了，何乐而不为呢。

柿子醋在韩国非常流行，它能促进新陈代谢，预防感冒，这都因为它含有丰富的维生素C。柿子醋中的丹宁酸还能治疗痢疾、便秘和胃痛，也有利于增强呼吸系统的功能。

柿子醋在韩国流行的主要原因是它可以减肥，而且有助于消化。这种饮料一开始是在韩国的桑拿浴和浴疗中心流行起来的，因为那里的客人们都要在喝了柿子醋以后再洗桑拿，利于出汗。在桑拿中心柿子醋一般都是瓶装出售的，所以你得自己准备水和冰块，服务人员会为你配制好这款饮料。厂家现在还没有生产瓶装的柿子醋饮料，所以你得自己制作。喝柿子醋时，一定要加一些水再喝，因为它的味道实在是太浓了。不过，比起其他种类的醋，柿子醋的酸度已经算很弱了。

柿子醋由产自韩国的柿子酿制而成。在韩国，柿子醋先要储存多年，然后出口到日本、欧洲和美洲。尽管柿子醋在美国并不多见，但在卖韩国货品的大型超市里还是可以找到的。

其他水果醋有：黑莓醋、黑樱桃醋、黑无花果醋、樱桃醋、姜醋、酸橙醋、薄荷醋、薄荷旱芹醋、桃醋、菠萝醋和石榴醋。

第五章
醋的神奇功效

抗衰老的神奇食物

民间医生都极力推崇醋的神奇作用，说它能减肥，而且适用于所有人群。肥胖使你更容易患上高血压、心脏病、脑卒中和糖尿病等疾病。如今人们都非常关注这类疾病。

大多数人都已经知道肥胖问题是全球性的疾病。这是因为人们越来越多地食用高脂高糖食品，而体育锻炼却越来越少。

既然全天然的醋能使你保持苗条健康的身材，而且价格又实惠，为什么不赶快行动起来，将它付诸实践呢？

选择正确的碳水化合物

营养健康专家一直提倡食用富含有益碳水化合物的食物。有益碳水化合物包括全谷类粮食以及富含纤维的水果和蔬菜。很多人爱吃土豆，但它是"有害"碳水化合物，因为它是一种高血糖食物。什么是高血糖食物呢？

有一种测试系统叫作血糖生成指数，它显示食物使血糖浓度升高的速度和人体对此做出反应并使其变回正常水平的速度。你一定不希望自己的血糖浓度升高，因为这会促进胰岛素（产生脂肪的激素）的生成。如果你是糖尿病患者或出现糖尿病前期的症状，建议不要吃高血糖食物。

对于爱吃土豆又想减肥的人们来说，醋是你们的大救星。在一项研究中，瑞典隆德大学的应用营养和食物化学研究所对13名健康人群进行了一项实验，研究对象要吃4种不同的食物，分别是：新鲜煮熟的土豆、煮熟后冷藏的土豆、煮熟后淋上醋酱汁（由橄榄油和白醋制成，6%的酸度）冷藏的土豆、白面包。

结果显示，加上醋酱汁冷藏的土豆相对普通的土豆而言，血糖指数较低。所以我们猜想，土豆、醋和橄榄油的组合也许可以成为减肥餐计划的一部分。

醋的诀窍——彻底美丽

改变某些微小的生活习惯就可以为你增加"美丽资本"，使你更加迷人。

1.保养头发　饮用足量的水，当然要加些苹果醋，多吃富含铁元素的蛋白质和绿色蔬菜。这些方法都能令你秀发浓密，光泽亮丽。

2.搓洗身体　用丝瓜和苹果醋来搓洗身体可以促进血液循环，消除脂肪，使你神采奕奕。

3.防止脂肪堆积　不要在食物中加盐，并且对有害健康的食品如咖啡和酒避而远之。另外要喝一些兑有苹果醋的水。

让时光倒流

食用具有抗病作用的"超级食物"，你可以预防因衰老而引发的疾病。

越是健康的人，越显得年轻。也许你无法愚弄时间老人，但是你可以让他在你身边停留，使自己永远保持年轻。以下是10条抗衰老、保健康、瘦身的饮食策略。

1.呵护面部　选择吃橙子或喝浓缩桔汁来滋养面部肌肤。橙子中含有大量的维生素C和具有保护心脏功能的叶酸。

维生素C是一种强效抗氧化剂，可以保护皮肤和动脉免受破坏。

抗衰老效果：一个中等大小的橙子热量仅为273焦，比1克脂肪含有的热量还要少，另外橙子还含有丰富的纤维。

2.让头发散发光彩　头发中97%是蛋白质，

3%是水分，因此营养专家认为，高蛋白的饮食是让秀发浓密、柔软、亮丽的关键。火鸡肉富含蛋白质，能为你提供氨基酸，改善发质。

抗衰老效果：85克火鸡肉的热量仅为558焦，火鸡胸脯烤肉的脂肪含量比其他任何肉类都要低。

3.增强脑力　经研究证明，蓝莓可以延缓和治疗与衰老相关的疾病。蓝莓含有丰富的维生素A，维生素C及其他营养物质，在大脑和肌肉组织中具有抗氧化功能和消炎作用。

抗衰老效果：一杯蓝莓的热量仅为340焦，不含任何脂肪、胆固醇和钠，而且味道鲜美。

4.明目　你想要保护自己的视力吗？鸡蛋中的叶黄素可以保护你的双眼免受紫外线照射引起的损伤。富含叶黄素的饮食可以减少患白内障和老年黄斑病变的风险，减少的比例可以达到50%甚至更多。

抗衰老效果：一个中等大小的水煮鸡蛋仅含290焦的热量。吃水煮鸡蛋时，尽量只吃蛋白部分——因为蛋白含较低的脂肪和热量。

5.使牙齿洁白　科学家和营养学家们认为，绿茶可以防止蛀牙、保持牙齿和齿龈健康。科学家们还认为茶中的多酚可以杀死细菌。

抗衰老效果：一杯绿茶不含任何脂肪、钠、糖和热量。

6.使胸部健康　大豆蛋白可以拯救你的乳房。大豆中含有异黄酮、黄豆苷和染料木黄酮，过去，这些物质一直被认为可以预防乳癌，但其实大豆蛋白才是真正起作用的物质。

抗衰老效果：大豆是深受大众喜爱的"健康食品"，每100克的热量少于420焦。

如果你将豆腐和蔬菜一起炒，建议再加点米醋，可以使菜肴变得更加健康美味。

7.使心脏年轻　南瓜生长在秋季，它含有的α–胡萝卜素令南瓜成为一座营养宝矿。南瓜含有大量保护心脏的类胡萝卜素、钾、镁和叶酸，可以预防心脏病——女性的第一号杀手。

抗衰老效果：南瓜让你青春常驻。每半杯南瓜的热量仅为105焦，不含脂肪。

8.使肠道健康　番茄含有大量具有抗氧化作用的番茄红素。番茄红素能防止有害的自由基分子对人体产生破坏，因此可以降低患结肠癌的风险。

抗衰老效果：一杯切碎的番茄仅含147焦的热量。正因为如此，番茄是许多低热量饮食的首选食品，它营养丰富，而且不含任何脂肪。

9.使骨骼坚硬　食用富含钙元素的优酪乳能使你骨骼坚硬。如果饮食中缺钙，人体就会开始动用骨骼中的钙，造成骨骼脆弱，导致骨质疏松症（任何年龄段都有可能发生）。

抗衰老效果：一杯脱脂水果味优酪乳的热量大约为630焦，其中的脂肪不足2克。

10.使肌肤光滑　三文鱼和橙子一样也是绝佳的护肤食物。营养学家说，三文鱼富含脂肪醋（ω–3不饱和脂肪醋），可以滋润肌肤。这意味着它能给你带来光洁如丝的纤手、光滑的大腿和柔软的足部。

抗衰老效果：每100克三文鱼的热量仅为978焦，它味道鲜美，是节食者的福音。另外，三文鱼中的钠和脂肪含量都很低，一份85克的三文鱼仅含3克脂肪。

醋＋体检＝一个健康的你

醋和健康食品搭配食用一定可以让你保持健康。为了更长远的健康着想，即使你感觉身体一切正常，还是要时刻谨慎小心。代谢综合征在近期内还不会蔓延，不过现在是时候介绍一些身体检查了，这些检查将对你一生的健康产生巨大影响。换言之，醋并不是万能的。为了健康，你还需要再做些努力。

20多岁时

20多岁的时候，你的身体正处于一生当中的健康顶峰。你应当每年进行一次体检，包括血压和体重。要记住，即使是一个很瘦的人也有可能发胖。女性体脂超出28%，男性超过23%，就说明身体已经出现红色警戒了。节食、运动、食用减肥醋是你的首选。

30多岁时

30多岁和20多岁时相似，你的健康状况还很不错，当然前提是你保持健康的饮食、运动和生活方式。你应该继续坚持每年进行一次体检（每两年一次牙齿检查——记住，醋是酸性的，它和橙子汁一样，可能会使某些人产生牙齿问题）。另外，你也应该再做一些血液检查。

一次彻底的胆固醇检查，通常叫作"脂质

谱"，是计算总胆固醇和三酰甘油水平的一项血液检查。根据资料显示，240毫克或更高的胆固醇水平属于高风险指数，200~239毫克之间属于高风险边缘，200毫克以下属于正常，患心脏病的可能性较低。最理想的健康状态是高密度脂蛋白水平（"有益"物质）高于40毫克，低密度脂蛋白水平（阻塞动脉的"有害"物质）低于100毫克，三酰甘油水平低于150毫克。如果你的胆固醇水平过高，医生会建议你改变一下生活方式。节食、运动和食用减肥醋是你的首选。

40多岁时

40多岁的时候，人们开始步入中年，慢性疾病也开始慢慢浮现。在每年的体检中，你应当主动要求再做一些特殊的测试。

空腹血糖测试可以检查出你是否患有糖尿病（1型或2型）或前期糖尿病。糖尿病人由于无法产生足够的胰岛素而导致血糖（即葡萄糖）浓度升高。

人体空腹时的血糖浓度应当小于100。如果介于100~125之间，说明你患有前期糖尿病，医生会告诉你有患上糖尿病的危险。令人欣慰的是，大多数糖尿病人是2型而不是1型，但是2型糖尿病需要通过每天注射胰岛素来治疗。患有2型糖尿病的病人还能通过改善饮食和生活方式来控制病情。节食、运动和食用减肥醋是你的首选。

50多岁时

如果你是更年期女性，医生会提醒你，你的心脏可能要经历一些物理变化（由于雌激素的减少），这些变化会增加患心血管疾病的风险。在每年的体检后，你应当主动要求再进行一项必需的测试——心电图测试。

心电图（EKG）可以诊断出一切未表现出征兆的心脏病，通过检查心脏电活动来发现心脏肌肉是否增厚。如果检查出任何上述问题之一，医生会建议你改善生活方式（比如采用利于心脏健康的饮食和运动）或给你配制合适的药品。饮食、运动和醋是比较好的选择，因为药物既昂贵又会产生副作用。节食、运动和食用减肥醋是你的首选。

家庭醋疗法

苹果醋、红酒醋、米醋和其他品种的醋都是日常家庭有品，具有特殊的治愈力量，只是你不知道罢了。下一次如果你需要天然疗法来治疗一些小病小痛，可以先来对照以下列出的单子，看看你的橱柜或者餐具室中是否有类似的药品。

下面将描述68种常见疾病和护肤方法，同时还将为你提供一些常见的家庭醋疗法，有的内服，有的外用。不过要提醒大家，这些方法都还只是民间流传的方法，并非由临床实验研究来支持其有效性和总结性。

68 种神奇的醋疗法

《纽约日报》上的一篇文章说，醋是20种最佳家庭疗法之一，你知道吗？如果你对此感到吃惊，那就接着往下看。你会看到为什么醋有如此神奇的疗效，看过之后相信你也会开始使用它。

1.治疗酸返流

这种常见的疾病由食管发炎引起，也被称为烧心或GERD（胃食管反流病）。根据《自然治疗》的作者玛丽·安妮·库珀的解释，简单地说酸返流指的是"胃里的盐酸逆流进食道里。治疗酸返流的药物一般是减少胃酸的产生，但是这并不是治疗的最佳方法。"

醋疗法：记得一位相信醋疗法的年轻女士曾经告诉别人，在怀孕期间，她解决酸返流的唯一办法就是利用醋。她说为了治疗和预防酸返流，只需喝一杯兑了1汤匙苹果醋的水就可以了。

使用醋疗法的原因：治疗酸返流时，如果你不喜欢服用人工制造、味苦的抗酸剂和医生给你开的药，那么就选择使用醋疗法吧。天然醋就是为你量身定制的天然疗法。

2.治疗痤疮

痤疮不仅在青少年中大肆蔓延，而且成年女性也深受其害。

痤疮的根源可能是遗传。所以很不幸，有些人的痤疮是天生的。但如果你是轻度痤疮，醋能使其得到有效控制。

醋疗法：治疗痤疮时，将2茶匙的普通苹果醋或草药苹果醋与1杯水混合，每天洗完脸后将它们轻轻拍在长痤疮的部位。

使用醋疗法的原因：如果你已经长了痤疮，你一定知道它会带来怎样的生理疼痛和难堪。现在，你不必外出购买痤疮药，只需打开厨房里的餐橱就能找到有效的治疗方法。

苹果醋不仅有效，而且价格便宜。它最棒的效果就是能让痤疮消失。

3.缓解心绞痛

心脏肌肉的细胞如果供血、供氧不足就会导致心绞痛，心绞痛常在情感遭受打击后发生。一般情况下，休息和放松就能缓解心绞痛。醋和菊花茶这时就能发生效用了。

醋疗法：取1汤匙干菊花或1个茶袋，用沸水冲泡。浸泡几分钟后过滤，在滤液中加入1茶匙苹果醋和蜂蜜进行调味。出现心绞痛时就喝上一杯。

使用醋疗法的原因：用了醋疗法后，你根本不用去医院检查，你需要给自己"减压"。另外，心脏病专家在治疗心绞痛时首先就是建议你采用经改善的低脂低胆固醇饮食、运动和各种减压技巧。

4.击退焦虑

想要从当代的压力中解放吗？醋就可以使人冷静下来，它是一种轻度镇静剂。耶鲁大学过去曾进行过一项研究表明，香料苹果可以缓解某些人的痛苦、减少压力。

醋疗法：将1汤匙苹果醋加到1杯沸水中，放置几分钟，这样一杯抗焦虑饮料就制作完成了。可加入一根肉桂枝和蜂蜜进行调味。如果想要获得更多的放松，那就再放入一个菊花茶袋。

使用醋疗法的原因：不论是炎热的夏天还是寒冷的冬夜，这杯香浓的热饮都可以帮助你放松疲惫的神经。

5.战胜关节炎

民间药学认为苹果醋可以治疗关节炎。

目前还没有科学研究证明这一点，而且传统医生也对醋能治疗关节炎心存怀疑，但是事实证明，富含多种营养的苹果醋确实能够治疗这种衰竭性疾病，这为苹果醋争得了声誉。

醋疗法：治疗方法很简单，每天喝一杯兑有满满2汤匙苹果醋和蜂蜜的水。

使用醋疗法的原因：如果这种方法确实可行，你应当为此感到高兴，因为苹果醋是全天然的，不会产生类似于治疗关节痛的药物那样的副作用。而且，它价格实惠，便于操作。

6.强效的收缩剂

能够收缩脸部毛孔，促进皮肤代谢。公元5世纪，吉普赛人发明了收缩剂的古老配方，匈牙利皇后就曾使用过。

醋疗法：将红酒醋与金缕梅萃取物、玫瑰纯露、迷迭香混合即可制成带有玫瑰香气的收缩剂。

使用醋疗法的原因：这种醋疗法能使你的肌肤焕发光彩，可以在沐浴、洗脸和刮脸后使用。

7.根除脚气

脚气是足部感染真菌引起的。其实，光脚走路并不会得脚气，而潮湿、出汗、足部不透气才是患脚气的真正原因，因为它们是脚气真菌生长的理想条件。

醋疗法：每天用普通苹果醋或草药苹果醋多次清洗双脚。

使用醋疗法的原因：苹果醋可以缓解脚气的发痒症状，甚至可以彻底消除脚气。苹果醋中的酸性物质能抑制真菌生长。

更多益处：苹果醋不像药膏用起来那么麻烦。一位苹果醋的使用者赞扬了醋的功效："尝试了几乎所有的柜台药后，我终于用醋治好了脚气。每天晚上我会在脚上洒一些普通白醋，坚持了一个星期后脚气就治好了。"

8.消除淤青

让我们面对这个事实，任何人（在任何年纪）不可避免地总是会有磕磕碰碰，在身上留下淤青。当碰撞伤到血管时，就会引起内出血，于是就出现了淤青。

如果你的身体常常出现淤青，那你就得好

好检查一下自己的饮食了。你的饮食营养均衡吗？B族维生素的摄取足够吗？要想让那些淤青消失，试试醋吧。

醋疗法：常用的方法是将浸过醋的棉球敷在淤青上大约60分钟。建议你在此期间看看自己喜欢的电视节目，让时间过得快些。醋能淡化淤伤的颜色，缩短愈合的时间。

使用醋疗法的原因：如果你的身上有一块难看的淤青，一眼可见（比如在腿上或手臂上），那就快试试醋疗法吧，它可以快速消除淤青。这样，即使是在特殊场合，你也能够穿上漂亮的礼服。

9.治愈烫伤

被烤炉盖、熨斗和壁炉烫伤了？好疼啊！任何对你身体造成影响的烫伤都应当尽快得到处理。原因是：你一定希望将发炎和红肿减小到最低程度。

醋疗法：倒些苹果醋涂在烫伤的皮肤上。为了收到更好更快的效果，应立刻将冰冷的醋涂在烫伤处。

使用醋疗法的原因：这能帮助你减少疼痛，防止水泡出现。

10.治疗口腔溃疡

如果口腔中出现那些又小又圆、疼痛难耐的溃疡，你一定会千方百计地寻找一种能起作用的治疗方法。产生溃疡（最多可持续达10天）的可能性有很多，例如压力过大、戴假牙、吃辛辣食物或牙科手术对口腔造成的伤害。

醋疗法：用棉球蘸上醋后涂抹在口腔溃疡处。每天4次。

使用醋疗法的原因：虽然一些柜台药可以缓解溃疡带来的疼痛，但它们的味道实在难以忍受。

如果醋疗法对你有效，溃疡一定会痊愈，那时你一定可以随意并开心地微笑。

11.消除皮肤皲裂

在干燥寒冷的冬季，全身的皮肤都会变得很干。如果你无法乘飞机到巴哈马去，那你能做些什么来改善皮肤状况呢？醋可以解决你的皮肤问题。

醋疗法：将你最好的护手霜和醋混合使用。每次洗手后将这种混合霜涂抹在手上即可。

使用醋疗法的原因：如果你的护手霜是由天然配方制成，这种醋疗法还能更快地使双手皮肤得到改善，柔嫩光滑。

12.对感冒说再见

你是否有流鼻涕、喉咙痛、咳嗽、肌肉酸痛等症状？可怜的孩子，你感冒了。玫瑰果是美国印地安部落里的一种主要的饮食材料，它可以提高人体免疫力，缓解感冒和咳嗽症状。将这种神奇的草药配上醋一起使用，你就能彻底摆脱讨厌的感冒。或者，你也可以单独使用醋。

醋疗法：将1/4杯苹果醋和1/4杯蜂蜜混合。每次服用一汤匙，每天6~8次。

13.治疗充血

民间药学认为，苹果醋可以治疗感冒和窦阻塞。

醋疗法：在蒸锅中倒入水和几汤匙的醋，加热。吸入锅里散发出来的水蒸气，可使呼吸通畅。

使用醋疗法的原因：醋疗法帮助呼吸道自然畅通，使你能再次轻松呼吸。

14.治疗便秘

老人很少进行活动，容易受到便秘的困扰。其实任何年龄层的人都可能遇到便秘问题，尤其是出现压力过大、饮水不足、摄入膳食纤维不足的情况时。苹果醋富含纤维，可以解决这个问题。

醋疗法：每天早晨起床后，喝一杯温水，在温水中加入2汤匙的苹果醋，可以帮助排便。

使用醋疗法的原因：为了防止便秘和使用泻药，试试这种全天然、低成本、高效的醋疗法吧。不论你是22岁、52岁还是72岁，它都能使你排便正常，让你感觉精力旺盛。

15.消除茧子

足部最常见的问题就是茧子了。简单地说，茧子是皮肤外层变厚形成的——经常出现在脚趾上方。

醋疗法：每天使用2片白面包、2片洋葱和1杯醋即可治疗。使用时，先将面包蘸一下醋放到茧子上，再放上一片洋葱，用绷带包扎好，保持一个晚上。

使用醋疗法的原因：这种醋疗法是一种极具想象力的民间疗法，十分有趣。如果它确实能起作用，那么你因此而花费的时间和精力都是值得的。

16.治疗咳嗽

咳，咳，咳！从普通感冒到严重的支气管炎，许多疾病都伴有咳嗽的症状，原因是这些疾病会在喉咙和肺部产生黏液。咳嗽不仅听起来烦人，而且持续咳嗽还会伤害胸腔。你一定迫切希望有某种方法能治疗咳嗽吧。

醋疗法：将半杯苹果醋、半杯水、1茶匙辣椒和4茶匙蜂蜜混合。咳嗽时就服用一汤匙配制好的混合醋。临睡前再服用一汤匙。

使用醋疗法的原因：止咳药片和止咳糖浆确实有效，不过价格比较昂贵。如果你在深更半夜突然咳嗽起来，又不愿意跑去商店买药，那可是件麻烦事。要是家里就有既便宜又天然的治疗方法，比如说醋，那该有多好啊。

17.清除头屑

也许你有头皮屑和头皮干燥的困扰，要知道，还有很多人和你有同样的烦恼。将醋涂抹在皮肤上可以帮助解决皮肤问题，因为醋可以杀死引起皮肤问题的细菌。

醋疗法：洗头后，将少量醋抹在头皮上按摩1分钟，然后冲洗干净。每天坚持使用，直到头皮屑彻底消失。

使用醋疗法的原因：醋疗法安全、无害，而市场上出售的洗发水含有大量的有毒物质。此外，醋的价格要便宜得多。

18.击退忧郁

医学专家说，忧郁通常发生在冬季（季节性情绪失调症）或者是在经受心理创伤后。忧郁常常会导致暴饮暴食。醋中含有大量纤维状态的碳水化合物，可以影响大脑中的化学物质，改善忧郁症状。对于因情绪低落而暴食的人来说，醋就是一种有效的家庭疗法。

醋疗法：喝一杯热水，在热水中加入1茶匙苹果醋，它可以令你心情愉悦，因为这杯饮料含有天然维生素和无机盐，具有安神作用。

使用醋疗法的原因：情绪低落时，你很可能会通过暴饮暴食来排解心中的不快。但是我建议你不要这么做，喝一杯健康的热苹果醋饮料吧，因为它是一种"快乐食品"。

19.治疗头晕

头晕可能由很多原因引起，从处方药的服用到体内激素的变化，这些都有可能。要知道，头晕可不是什么有趣的事。如果你曾有过头晕的经历，你一定会愿意尝试一种天然的疗法，帮助你站稳不摔倒，比如说醋。

使用醋疗法的原因：如果你曾有过头昏眼花、天旋地转的经历，那么你一定会喜欢苹果醋疗法。苹果醋疗法可以消除头晕的症状，而且没有任何副作用。

20.冲洗阴道

许多专家认为频繁地冲洗阴道不利于女性的健康，因为这会增加阴道感染甚至患宫颈癌的风险。

但是如果你患有慢性阴道感染，医学医生认为偶尔进行冲洗是有帮助的。怀孕期间如果长了毛滴虫（一种引起阴道感染的单细胞生物），建议不要使用医生开给你的灭滴灵，而是使用醋水溶液冲洗阴道。

醋疗法：专家建议的合理比例是2汤匙白醋加1.1升水。醋可以改变阴道的酸平衡，使念珠菌不易生长。

使用醋疗法的原因：为你的健康着想，要记住，只能偶尔用温和的醋溶液冲洗——1周1次或频率更低——这要比用强刺激性的化学制剂安全得多。

21.治疗耳痛

既然醋可以消除感染，那么从理论上来说它应该也可以治疗由细菌引起的耳痛。

醋疗法：在外耳道周围的疼痛处涂上苹果醋。

使用醋疗法的原因：如果你的耳痛发生在深夜，或者发作时并没有医生在场，那么醋就是你最好的帮手。无需使用抗生素（会产生副作用），醋就可以为你治疗感染。

22.情绪兴奋剂

你是否感觉疲惫、消沉、无精打采？其实很多人和你一样。据调查，约有80%的成年人抱怨自己处于疲劳状态。许多健康引领者认为，醋能使你变得更清醒、更有活力。

醋疗法：在1杯水中加入1汤匙醋，每天饮用3次。

使用醋疗法的原因：咖啡和白糖的确能让你保持短暂的清醒，但是它们也会让你感觉像是在坐过山车，感觉忽上忽下，难以入睡。使用醋疗法吧，醋可以消除疲劳，使你精力充沛，而且不会带来不良反应。

23.消除肉刺

是的，肉刺是一个健康问题。在干燥的季节里，我们的脸部和手部皮肤会变得很干，尤其是在冬季。在忙碌了一天的铲雪、捡柴火、生炉火、洗碗碟后，手总会变得很干。通常，人们会把肉刺的表皮剥去，可是露出的皮肉就会很痛。

醋疗法：将苹果醋涂在纸巾上，然后用纸巾涂抹肉刺表皮处。

使用醋疗法的原因：我敢说你一定会喜欢上这"神奇"的疗法，因为它不仅非常有效，而且疗效很快。我去看过皮肤科医生，他建议我使用石蜡，可是我决定试试苹果醋。每隔3~4小时使用一次醋疗法，一天两次。现在红肿已经消失，手指皮肤在涂了苹果醋后变得格外光滑，丝毫不亚于光滑的脸部肌肤。

24.治疗纤维肌痛

如果你的肌肉经常会痛，这说明你得了纤维肌痛。这种病症的特征是全身18处的压痛点有11处甚至更多处对外部压迫十分敏感，其中包括后颈部、下背部和髋部的外侧。压力、焦虑和天气转凉都会引起纤维肌痛发作。

醋疗法：杜绝含糖的软饮料、咖啡和酒，改用1杯兑入2茶匙苹果醋的热水来代替。一日3次。

使用醋疗法的原因：饮用苹果醋饮料不仅能使你精力旺盛，还能令你全身得到放松。

25.治疗流感

你是否经常肌肉酸痛、头痛、下腰痛、乏力、发热？如果你是流感季节的受害者——或者你不想成为其中的一员，那就赶快喝大量的流质饮料吧。水、凉茶以及其他任何能清除体内堆积毒素的液体都是很好的选择。举个例子，用白毛茛泡成的茶能提高人体免疫力，因为它含有黄连素，是一种可以有效治疗流感的抗生素。

醋疗法：取1茶匙白毛茛的地下根，用沸水冲泡成一杯凉茶。放置几分钟后过滤。在滤液中加入1汤匙兑有蜂蜜或柠檬汁的苹果醋饮用。一日3次。

使用醋疗法的原因：没有人愿意得流感，人人都喜欢健康的身体。这种凉茶醋疗法可以有效治疗流感，和家里炖的鸡汤（也是一种好方法）一样有效。

26.淡化雀斑

虽然有些人喜欢雀斑，但大部分女性还是希望能淡化身上的雀斑。

醋疗法：许多人都很相信目前正流行的民间醋疗法。他们说山葵醋能淡化全身（不包括脸部）的雀斑。

使用醋疗法的原因：不要使用粗糙的护肤产品来消除雀斑。请使用天然疗法，比如醋，它不会产生任何副作用，而且效果奇佳。

27.治疗头痛

最常见的头痛类型是紧张性头痛。一旦痛起来就像有一个橡胶带紧紧地箍在你的头上。几乎所有人都曾有过紧张性头痛，就算现在还没有经历过，也许将来可能就会经历，让我们勇敢地面对它。

醋疗法：治疗紧张性头痛时，可以在太阳穴上涂一些草药醋，然后躺下。也可以用一块浸过醋的布敷在前额上。

偏头痛可使用醋蒸汽治疗。方法如下：取等量的醋和水倒入锅中，置于炉上煮沸。俯身将头靠近锅上方，吸入75口蒸汽。

使用醋疗法的原因：假如你曾受过头痛的折磨，你一定会重视任何能治疗头痛的疗法。如果这些疗法像醋疗法这样简单易行，又没有类似阿司匹林的副作用，那就更好了。快使用我们的醋疗法吧。

28.治疗痔疮

痔疮是由直肠和肛门的血管肿大形成。怀孕妇女通常会受痔疮的困扰。

醋疗法：在1杯水中加入1汤匙苹果醋，一日3杯。如果痔疮已经出现，每天至少要多喝5杯230毫升的水。

使用醋疗法的原因：天然疗法有益于健康，比如醋和水。比起柜台药中的护理液，醋疗法使用起来不会产生强烈的疼痛感。多喝水有利健康，记住，如果有排便的感觉就立即排掉，不要憋住。

29.治疗疱疹

任何人如果患上生殖器疱疹，他绝不会是一个快乐的人，更不可能高高兴兴地去露营。生殖器疱疹指由单纯疱疹病毒（HSV）引起的生殖器、臀部或肛门部位的感染。目前没有根治的方法。发作可持续几天至几星期。请注意阅读：疱疹是人体私处的一种刺痛、发痒、疼痛的小肿块。

醋疗法：疱疹发作时，可将苹果醋涂在患处，它能迅速并长久地缓解发痒和疼痛感。

使用醋疗法的原因：抗病毒处方药也许可以防止疱疹再次发作。但是使用苹果醋可以立即缓解疼痛——而且无任何副作用。如果你在寻找一种快速有效的方法，醋就是你的最佳选择。

30.停止打嗝

隔膜受到刺激时就会上移，从而引起呼吸异常——发出"嗝！"的声音。刺激的来源有很多，可能是食物吃得过快、过多，也可能是过度兴奋造成。

醋疗法：1杯温水兑入1茶匙醋混合后，慢慢喝下。

使用醋疗法的原因：只要使用了这种醋疗法，你不必特意让别人突然跳到你面前，吓你一跳来帮助止嗝。而且比起喝糖水止嗝，醋的能量更低些。

31.预防脓疱病

皮肤链球菌感染具有极强的传染性。

醋疗法：直接从瓶中倒出苹果醋涂抹在皮肤的感染部位。

使用醋疗法的原因：如果这种家庭醋疗法确实奏效，它就能减少你的医疗开支，防止脓疱病在邻里四周传播。

32.治疗阳痿

富含蔬菜、水果和全谷食物的饮食能促进人体健康，提高性欲。有些醋的追随者声称，苹果醋之所以能成为催情药是因为其中的抗氧化剂能促进性欲，肥胖、心脏病、对药物的需求都会降低人的性欲，而低脂、高纤维的健康饮食可以帮助人们预防这些疾病和不良习惯，因此就理所当然能提高性欲了。

醋疗法：在1杯矿泉水中兑入1~2茶匙苹果醋饮用，一日3次。

使用醋疗法的原因：醋击败了那些蓝色小药丸（伟哥），因为这些药丸具有副作用，长期服用反而会让使用者失去性欲。

33.治疗虫咬蜂蛰

哎哟，被虫咬了！一开始会很痛，接着就会发痒。没人喜欢看到红斑和肿块。蚊子、蜜蜂、蚂蚁，天啊，太可怕了！这些虫子无论是室内室外到处都有，我们该怎么办呢？

醋疗法：在家里用醋和玉米淀粉和成面团，它能为你解除烦恼。只需将面团直接敷在红斑和肿块处即可。

使用醋疗法的原因：此疗法可缓解发痒，治疗水泡。

34.治疗失眠

你的双眼大睁。你唯恐今晚不能睡个好觉，这个想法就像怪才史蒂芬·金的恐怖小说那样纠缠着你。钟表上的霓虹数字（凌晨2：00）闪着光，似乎在提醒着你，第2天早上你将是一副睡眠不足的模样。你辗转反侧。现在是凌晨3：20，可是仍然还未入睡。不论你是喝了过多的咖啡、睡前喝了饮料，还是白天的问题尚未解决，现在是时候试试这古老的醋秘方了，它会让你做个好梦。

醋疗法：将3茶匙苹果醋和1杯蜂蜜混合，装入一个敞口瓶或敞口罐中，置于床头柜上，睡前喝一杯。

使用醋疗法的原因：专家极力推崇蜂蜜，

认为它是一种治疗失眠的理想药物。在睡不着觉时，醋和蜂蜜的搭配也值得一试。睡不着时，你可以选择服用安眠药，但是会带来一大堆副作用，你也可以选择让自己睡眠不足，但这会严重破坏身体健康，比起这两种方法，显然醋疗法是一种更好的选择。

35.治疗肠易激综合征

你曾有过腹痛、水肿、胀气、腹泻和便秘等问题吗？如果有，表明你已经不幸加入了肠易激综合征（IBS）一族。虽然这些症状并不会威胁到生命，但可谓是眼中沙，肉中刺。如果你想恢复正常的机体功能，富含纤维的苹果醋和水也许正是你需要的药方。

醋疗法：在1杯水中加入1汤匙苹果醋饮用，一日3次。另外，每天的饮食中要摄取足量的膳食纤维，至少25~30克。

注意，每天还要再喝5杯水。你要学会如何给自己减压，比如做运动，这能帮助你放松大脑和胃部。

使用醋疗法的原因：将苹果醋、水、膳食纤维和运动互相配合后，你也许不会在意到底是醋还是这些混合家庭疗法在起作用。但可以肯定的是，你会感觉到100%的舒畅。

36.治疗水母蜇伤

水母蜇伤绝对是极度疼痛的。

醋疗法：用2毫升的醋涂抹于患处即可。

使用醋疗法的原因：这种醋疗法可以清除毒液、缓解红肿，所以你就不会疼得大声哭喊了。

37.治疗跛行

如果你行动迟缓，这有许多原因，可能是运动过量，也可能是运动不足造成的。不论原因是什么，跛行都是非常疼痛的。不过现在有一种涂抹药，可以很好地缓解疼痛。

醋疗法：取一只鸡蛋的蛋黄，打散，再加入1汤匙的松脂和1汤匙苹果醋。涂抹于患处。

使用醋疗法的原因：如果这种疗法能够治疗跛行，你一定会喜欢上它。

38.治疗潮热

潮热，或者叫体温紊乱，困扰着无数正在经历"更年期"的女性。许多女性朋友说，

患有潮热的人自己一定会知道。在许多亚洲国家，女性会吃很多的大豆，所以潮热在她们当中并不常见。

醋疗法：试试在1杯230毫升的矿泉水中加入1汤匙苹果醋和冰块饮用。

使用醋疗法的原因：许多女性认为，热饮虽然具有舒缓作用，但它也会引起一种类似潮热的感觉。但是饮用一杯冰凉清爽的苹果醋饮料后，潮热就无法肆虐了。别忘了再吃些能够缓解月经紊乱的大豆。

39.消除晨吐现象

约有半数的怀孕妇女有晨吐（早上会恶心呕吐的现象）。晨吐出现在怀孕的第1个月，通常会持续14~16周。原因目前还未知，可能是由怀孕期间的激素和低血糖引起的。

醋疗法：为了缓解晨吐现象，每天起床时喝一杯兑有1茶匙醋的水。

使用醋疗法的原因：经常晨吐的孕妇会欣然接受任何能缓解该现象的治疗方法。

40.治疗肌肉抽筋的药方

你有过因为肌肉抽筋而在半夜醒来、疼痛难耐的经历吗？肌肉抽筋一般发生在足部、腿部甚至胃部。出现抽筋时该怎么办呢？

醋疗法：在1杯蒸馏水中加入2茶匙苹果醋和1茶匙蜂蜜饮用，一日3次。

使用醋疗法的原因：这种醋疗法的确能起作用，它使人体循环系统中的酸晶体沉淀物溶解，并将其排出体外。

41.治疗夜间盗汗

你曾经得过严重的流感吗？有时在得流感前，你会在凌晨醒来，发现床单被汗水湿透了。这真烦人！经期女性有时在潮热时也会出现夜间盗汗的现象（这不是什么令人期待的事情）。

醋疗法：临睡前将苹果醋倒入水中，然后擦洗身体。

使用醋疗法的原因：这种民间疗法可以帮助你预防夜间盗汗。

42.消灭毒栎、毒常春藤或毒漆树

这3种加拿大植物——毒栎、毒常春藤、

毒漆树含有毒树液，会引起皮炎（一种恼人的皮肤疾病）。症状包括皮肤的剧烈发痒和连续疼痛。多数中毒情况在7~10天后自行消失。现在，你不必去药店就能找到解决方法。

醋疗法：一种是将等量醋和擦拭酒精混合，涂抹在皮疹处，注意还要把与毒植物接触过的所有物品彻彻底底地清洗一遍。另一种是将等量的白脱牛奶、醋和盐混合，涂于皮疹处。

使用醋疗法的原因：这些家庭自制的醋溶液中含有一种能除去毒素的化学物质，能像炉甘石洗剂那样缓解皮肤灼痛和瘙痒。

43.治疗皮疹

普通皮疹产生的原因有很多。如果症状只是轻度的瘙痒（例如股癣，即臀部皮疹），有一种天然疗法就能治好这种常见的疾病。

醋疗法：直接从瓶中倒些苹果醋，用棉球蘸湿后涂抹在皮肤发痒处。

使用醋疗法的原因：原因之一，苹果醋价格便宜，不会令你破财。原因之二，如果你去露营或者是处在一个没有医生或药品的地方，用醋就能将发痒症状遏制在萌芽状态，而且很快就能见效。

44.治疗皮癣

人体受真菌感染就会出现体癣。环状的皮癣会对人体造成损害，而且面积会不断扩大。更严重的还会出现炎症和瘙痒。

醋疗法：用手蘸些苹果醋涂在皮癣区域，一日6次。

使用醋疗法的原因：苹果醋具有杀菌作用，可用于治疗皮癣。

45.治疗带状疱疹

带状疱疹是一虫病毒引起的疾病，长在她的胸部，而且非常疼。

醋疗法：建议将苹果醋直接涂抹在带状疱疹处。一日4次，其中夜间3次。

使用醋疗法的原因：使用此种疗法，可以立即缓和皮肤瘙痒和灼痛，使带状疱疹快速痊愈。

46.治疗晒伤

在阳光下曝晒是引起晒伤的主要原因。晒伤会引起皮肤发红、疼痛、水泡和发热。长期皮肤损伤指的是过早衰老和皮肤癌等。

虽然我们知道曝晒在太阳下不利于健康，但有时候晒伤无法避免。这时，醋可以帮助我们。治疗晒伤的方法包括在晒伤皮肤处冰敷。

醋疗法：将冷藏过的醋涂抹在晒伤处，帮你治疗晒伤。

使用醋疗法的原因：这种醋疗法可以防止产生水泡。过去，如果在沙滩上晒伤，母亲会在我通红的后背和大腿处用红酒醋和冰块进行冰敷，效果一直很好。

47.治疗外耳炎

游泳和淋浴都有可能得外耳炎。

醋疗法：为了保护耳朵在泳池里不受感染，最经常使用的一种民间疗法是将等量的白酒醋和擦拭酒精混合，涂于耳内。

使用醋疗法的原因：当你在尽情享受游泳和长时间的淋浴时，醋是预防外耳炎的绝佳措施。

48.治疗趾甲真菌

趾甲真菌是生于趾甲在某种情况下受到真菌感染而引起的病变。

醋疗法：蒸馏醋可以预防真菌的持续生长。醋研究机构建议，将脚趾浸泡在由1份醋和2份水制成的溶液中可以预防真菌。每天泡15分钟。

使用醋疗法的原因：醋是一种全天然产品，在使用过程中无须进行血液测试。药物治疗虽然有效，但通常成功率较低，而且耗时长。

49.治疗牙疼

出现牙疼说明你需要去看牙医了，不过临时的应急措施也是必需的，尤其是当牙疼出现在深夜或者是在你外出的时候。这时醋又要开始发挥作用了。

醋疗法：一种比较流行的疗法是用棉球蘸上阿拉伯胶醋后轻敷在牙齿上。

使用醋疗法的原因：与丁香油一样，这种天然的醋疗法可以让你暂时减轻牙疼。你也无须在忍受疼痛时还要担心止痛药可能引起的副作用。

50.缓解喉咙痛

如果你觉得自己要得感冒了，一般都会出现喉咙痛的症状。富含维生素C的橙汁的确具有缓解病痛的作用，不过治疗那又痒又痛、连吞咽口水都非常困难的喉咙痛症状，醋也可以起作用。

醋疗法：要治疗喉咙痛，用等量的温水和醋配制成的溶液来漱口。

使用醋疗法的原因：这种醋疗法简单易行，并且不含大多数止咳润喉糖含有的糖分和化学物质。

51.治疗鹅口疮

鹅口疮是一种长在口腔里的白色物质。

醋疗法：用等量的苹果醋和温水配制成的溶液漱洗口腔，一日4次。

使用醋疗法的原因：这不仅帮你节省了就诊的时间，而且也帮你节省了治疗的花费。

52.维生素测试剂

你是否曾经对维生素片有无效果感到过好奇呢？其中一种测试方法就是醋，让它来告诉你答案吧。

醋疗法：将维生素片投入到半杯醋中。在20分钟内多次搅拌。如果维生素片分解成小颗粒，说明该维生素片达到了标准，如果没有分解成小颗粒，那你是时候该换换牌子了。

53.常见的疣

如果你的手上或脚上曾长过小硬块，你一定知道它们有多么丑陋，多么令人尴尬。这些硬块就像一个个病毒小怪物，通过与他人的直接接触、公共浴室和公共衣帽间进行传染。

醋疗法：将等量的苹果醋和甘油混合均匀，每日涂抹于患处，直至硬块消失。

使用醋疗法的原因：你可以购买柜台药，但它们一般都不起作用，而且价格昂贵。你也可以预约一位医生，在他给你使用诸如干冰等药品进行治疗时，你得忍痛强颜欢笑。这种方法实在太痛苦，效果也不好。如果柔和的醋疗法可以将各种常见的疣消灭在萌芽阶段，你的生活就变得轻松多了。

54.增肥

当无数人正与肥胖做抗争的同时，有许多人希望能增肥。体重过轻的人群缺乏天然催化酶，所以摄入的食物不能被身体吸收利用。

醋疗法：资历较深的医生会建议你每天起床时喝一杯兑有1茶匙苹果醋和1茶匙蜂蜜的蒸馏水。

使用醋疗法的原因：饮用天然的苹果醋比起食用大量高脂食物来增肥要健康得多。而且醋比高蛋白饮料更美味，价格更实惠！

55.对静脉曲张说再见

2/3以上的美国女性及约1/2的美国男性患有静脉曲张，他们的皮下静脉呈现肿胀状态。这些肿胀的静脉不仅看起来不雅观，而且还非常疼痛。天然疗法包括：控制体重和防止便秘。苹果醋能使微血管收缩，治疗静脉曲张，因为它富含纤维，可以有效控制体重和帮助排便。

醋疗法：只需直接将苹果醋涂在静脉曲张的皮肤上即可，每天早晚各1次。此外，建议喝一杯兑有2茶匙醋的水，一日两次。

使用醋疗法的原因：赶快在日历上做个记号，开始使用吧。30天内，你也会看到静脉收缩的效果。

56.万能的应急措施

如地震、龙卷风、火灾、洪水等自然灾难随时都会发生，而且确确实实发生过。面对这些灾难，当你准备带上为自己、家人还有宠物准备的药品时，你一定也希望能带上急救工具箱和急救手册。

醋疗法：将苹果醋倒入一个（或两个）塑料容器内，与应急物品一同储存。

使用醋疗法的原因：这是21世纪的新型药品。你不用费神去记住每一种治疗药品，只要有了醋，你就能治好一切，不论是割伤、淤青、真菌感染，还是其他任何在自然灾难中可能会出现的疾病。

57.去除衣服折痕

衣服穿久了会出现折痕或"极光"，可先将毛巾蘸点醋，将衣服擦拭1遍，再将其熨烫，便可除去其折痕或"极光"。

58.去除衣服上染发剂痕迹

若衣服上沾了黑色染发剂,可先在污处涂些食用米醋,大约10分钟之后,再用肥皂将其清洗1遍,就能很快将污渍洗净,而且不留痕迹。

59.去除衣服上干漆

若衣服上沾了干油漆,应先在污处滴几滴洗涤灵和少量醋一起搓,搓完后马上用水清洗(如果还未洗干净,可再重复洗一次),这样就可去除干油漆污渍。

60.去除衣服上锈迹

先用开水将衣服锈迹浸湿,然后用醋将其涂抹搓揉,过几分钟之后再用开水将其冲洗,锈迹就可去除。

61.去除袜子臭味

洗袜子的时候,在水里滴少量醋,就能去除袜子的臭味。注意,如果洗淡色袜子,就应该快速搓洗,然后马上用清水冲净,否则可能会染色。

62.使皮鞋光亮

先擦去皮鞋上的灰尘,再往上挤点鞋油,然后在鞋上滴约2~3滴食用醋,最后擦皮鞋,这样,擦出来的皮鞋不但色彩鲜艳,而且保持光洁时间较长。

63.使新铁锅煮食物不变黑

先用清水将新铁锅洗一洗,再将水倒掉,将锅放在灶上,用火将其烧得发烫(在60℃~70℃左右),然后将200~250毫升左右的食醋放入锅里,待到锅里发出了"吱吱"的响声时,就用炊帚将锅洗几圈,然后将醋倒掉,再用水将锅清洗一下,这样清洗过的铁锅烧出来的饭菜就会色鲜味美。

64.去除大理石地板污渍

若大理石地板上沾了咖啡水、饮料、尼古丁及水果汁等污渍,可在洗衣粉水中加入几滴醋,然后擦拭,就能将地板擦干净。注意:擦完后一定要用清水将地板冲洗干净。

65.除木制容器中的霉味

先用加了少量醋的热水来刷洗木制容器,然后用肥皂水洗可去除霉味。

66.治疗伤风流鼻涕

在最初出现伤风感冒流清鼻涕的时候,用蘸了白醋的棉签轻轻往两个鼻孔里涂抹,只要把鼻孔的各个地方都抹到即可。

67.治手脚裂口

在锅中放入500毫升醋,待煮沸5分钟后,将其倒在盆里,降温后将手脚放在醋里泡10分钟,每天泡2~3次,大约半个月就可治愈,而且不会再复发。

68.小腿肌肉痉挛

取250克左右的粗盐,放进铁锅里爆炒,然后在盐内慢慢地洒入100毫升的陈醋,需边炒边洒,全部洒完后还需再炒一会儿,然后用布趁热将盐包好,在小腿痉挛处反复地热敷。

第六篇

葡萄酒：健康的长寿力量

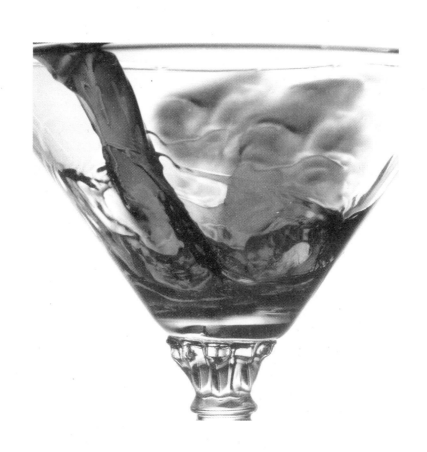

第一章
葡萄酒生活

保护身体之酒

专家针对一些世界上最长寿人群的饮食及生活习惯进行研究，得出如下结论：饮用葡萄酒比不饮用葡萄酒对健康更有利。在刚刚过去的几十多年中，经常适量饮用葡萄酒的益处已被广泛接受。葡萄酒消费彰显了众所周知的"法兰西奇迹"，即尽管法国人非常喜爱饱和脂肪酸，但是心脏病患者的数量却相对较少。

我们不能简单地说所有的葡萄酒都对人有好处，因为这个问题事实上非常复杂。但是，含有丰富营养的食物以及每天饮用适量的葡萄酒确实能使你享受健康和所有生活的乐趣。

葡萄酒——即发酵的葡萄汁——含有很多成分，但是哪些成分最有利于增进健康呢？正尽力揭开不同食物成分所含有的保护属性。这涉及到了膳食多酚，它们是几千种不同的植物化学物质。我们尚不清楚大多数多酚的作用到底有多大，它们对全面健康的贡献也刚刚被人们所认识。多酚有很多形式，但哪些极为重要呢？

健康的血管是保持心脏、大脑和其他器官处于良好状态的关键，或许也可以预防癌症。人们在葡萄皮中发现了原花青素，这是新鲜葡萄酒里含量最丰富的一种多酚，也是葡萄酒中关键的有益健康的成分。

摄取原花青素

原花青素的食物来源丰富。尽管现代食品加工的确使原花青素损失不少，但在自然界中这些植物化学物质极为丰富。对健康而言，它远比谚语"一天一个苹果，不用看医生"所说到的还要好得多。蔓越橘是另外一种富含原花青素的食物。原青花素也是可可豆和巧克力中主要的多酚。由于可可和巧克力对健康有利，人们对它们的消费已经有很长的历史了。原花青素仅是成千上万种膳食多酚中的一个子群。石榴和核桃也含有对血管有积极效果的其他种类的多酚。

健康活到 100 岁

或许你觉得自己最后的期望是活到100岁，但由于虚弱，你只能依赖保姆生存着。其实这不应该是每个90多岁或百岁老人的生活。越来越多的研究表明，那些有着健康的生活、每天喝一两杯葡萄酒的人最长寿。积极乐观并且保持平衡的健康饮食是完全必要的。一旦缺少这些好习惯，整体健康就会每况愈下。对很多老人而言，老年痴呆症和视力下降是他们的两大主要心病，而这都是饮食引起的。许多老人，特别是单独进餐时，因为怕费事而不太愿意吃多种食物，于是便选择那些营养不足的高热量食物或加工好的营养不足的食物。这是完全错误的饮食方法。老化的身体需要的热量更少，对维生素和无机盐的利用率也大不如以前。为了保持最佳的健康状态，热量应该跟需求相当，饮食也要多样化，同时多吃水果和蔬菜。

对长寿秘密的探索激起了人们极大的兴趣。这主要是因为人们希望能找到一个使自己更长寿的秘密的公式。

喝出健康来

知道怎样才是健康地饮用葡萄酒和应该避免什么样的习惯是极为重要的。对于葡萄酒饮用者而言，是否所有的葡萄酒都有着相同的益处是另一个有趣的问题。在某个实验室中的测试表明，一些葡萄酒比其他葡萄酒含有更多的原青花素，即便少量饮用这些葡萄酒，也能达到最大的好处。那么，你知道如何选择葡萄酒吗？美食专家将会向你介绍一些他们所发现的最好的葡萄酒。它们有很多共性，包括葡萄园种植方式、葡萄的种类以及葡萄酒制作类型。而且他们将就这些方面提供详细的信息，便于你找到具有相同特征的其他葡萄酒。所有这些都是就着食物喝的最佳的葡萄酒，这也是最好的最健康的葡萄酒饮用方式。

红葡萄酒中的有益成分

红葡萄酒中含有哪些对人体有益的成分，这是一个关键的问题，回答起来可能有些复杂。最简单的回答是多酚——影响红葡萄酒颜色与味道的最主要因素。但是多酚只不过是一种科学术语而已，它其实是由一些不同结构不同属性的物质构成的。我们从学校的化学课里得知，酚是一种简单的化学物质。多酚就是分子结构中有一个以上的酚的化学物质。

红葡萄酒里最常见的多酚是类黄酮，此类中的黄烷醇和花色素苷类在红葡萄酒里占的比重最大。虽然实验里常拿槲皮素和白藜芦醇作为多酚的代表物质来研究，但实际上它们只是红葡萄酒中很小的一部分。

黄烷醇是红葡萄酒中发现最多的多酚，它主要存在于葡萄籽（种子）的外层。同等重量的葡萄中葡萄籽的比重越大，红葡萄酒中黄烷醇的含量就越多。所以说由多种小葡萄制成的红葡萄酒里，多酚的含量更丰富。葡萄籽中的黄烷醇主要是以原花青素的形式存在。当小分子构成的3~10个相同的单元（比如儿茶素或表儿茶素）组成小的复合物时（化学复合物），这些复合物就被称为低聚原花青素。

原花青素是新制的红葡萄酒中含量最多的多酚。开始时每升红葡萄酒含有的多酚可能不到3克，而原花青素就占到1~2克。原花青素很难溶于葡萄汁，但随着发酵过程中酒精浓度的增加，原花青素逐渐溶解到酒中。这些分子是新制成红葡萄酒里的涩味的主要来源。随着时间推移，这些原花青素相互作用形成叫浓缩单宁酸的更长的聚合物。聚合物的长度随酒的储存时间发生改变，时间越长，聚合物越长。聚合物越长就越难溶解，最终沉淀在瓶底。

红葡萄酒———种多酚鸡尾酒

红葡萄酒中的有色色素是花青素。它是自然界中一些水果、花卉呈现出红色的主要原因。有些花青素与金属离子结合时会呈现出蓝色。红葡萄酒中的花青素主要来自于葡萄皮，它在发酵过程中被逐步提取出来。因为做白葡萄酒与玫瑰酒的果汁发酵前和葡萄籽与葡萄皮分离，所以最终酒中没有葡萄籽或葡萄皮多酚。

多酚的另一个来源是盛酒的橡木，尤其是新的橡木桶。新鲜的橡木含有大量被称为法国单宁酸的天然非类黄酮多酚。酒在橡木桶中放置6~18个月后它们才会被逐渐融入酒中。它们为红葡萄酒添加了橡木的独特味道，形成了酒整体的风味和口感。

多酚的构成是多种多样的，主要取决于葡萄的种类、制酒的风格和土壤的类型。另外，多酚是一种不稳定的分子。在发酵与储存酒的过程中，很多化合物靠与自身或与其他物质相互作用（如糖）形成。多酚也很容易被氧化。这些形式多样的变化导致大量的多酚类物质的形成。评估表示一瓶红葡萄酒里可能会存在几千种复合物。它们当中的很多含量太少以至于还没有确定它们的结构。多酚结构的自然变化也能解释为什么红葡萄酒的味道会随时间变化。制酒者与品酒者不放过任何明显或细微的味道，从而把红葡萄酒变成一种宜人但复杂的东西。与他们一样，化学家们也同样对红葡萄酒里多酚的不同化学结构产生了极大的兴趣。

很明显，红葡萄酒是一种非常好的混合多酚鸡尾酒。红葡萄酒是怎样影响健康状况的呢？某些多酚比其他的多酚重要吗？是所有的红葡萄酒都有预防心脏病的潜力，还是只有那些有特殊属性的红葡萄酒有效？弄清这些问题对我们而言至关重要。

红葡萄酒多酚的好处

关于红葡萄酒和多酚对心脏保护功能的研究最初聚焦在两个主要方面：血小板和LDL-胆固醇的氧化。

血小板的黏着程度对血液的凝固过程至关重要。它在实验里是由血小板聚集在一起——称为血小板聚合过程——的速度来衡量的。葡萄酒对于血小板的作用就一直很受关注。

尽管红葡萄酒和葡萄多酚对血小板作用的研究还在进行，但人们的兴趣更多地聚集在它们的抗氧化作用上。实验表明，红葡萄酒多酚比维生素C和维生素E有更强的抗氧化功能。这种作用能防止心脏病吗？很多人都不知道，血液中的高胆固醇含量是诱发心脏病的一个主要因素。因为循环的LDL-胆固醇能够沉积在内皮下的动脉壁上并逐渐被氧化。这是引发动脉硬化的关键，因为氧化的LDL-胆固醇不能被轻易清除。它一旦在动脉血管壁形成，就会引发持续性的炎症，加速动脉硬化的过程。如果能够防止LDL-胆固醇氧化，那么引发动脉硬化的可能性也会减小。

专家指出，红葡萄酒多酚能够抑制LDL-胆固醇的氧化。这个作用与酒精完全没有联系，它是其他含酒精饮料所不具备的，是红葡萄酒的一个特有属性。因为白葡萄酒不能产生这种功效，所以看来红葡萄酒中的多酚成分能提供一些额外的东西。研究发现，红葡萄酒、添加了多酚的白葡萄酒和溶有多酚粉末的水都能抑制LDL-胆固醇的氧化，白葡萄酒和伏特加酒不起作用。由此可见抗氧化功能与酒精的摄取无关。

基于这些结果和其他类似的研究，很多人已经将红葡萄酒的抗动脉硬化功能归功于多酚的抗氧化特性。但近年来，对冠心病抗氧化剂的跟踪发现，它们在降低心脏病突发的概率方面几乎没有起作用。科学家们已经从原来认为抗氧化特性至关重要转而开始考虑它们是否与心脏病有关系。

白藜芦醇的论战

专家研究的焦点是确认红葡萄酒中的哪种多酚能够对内皮起作用。人们已经普遍认为，这种多酚能使每个国家的饮酒者都远离心脏病和癌症。白藜芦醇是怎么变得如此神奇的呢？这个问题困扰了人们很多年。

白藜芦醇是一种植物杀菌素。这个词来自于希腊语，是由植物产生的一种作为保护机制的物质。葡萄皮中白藜芦醇的含量因环境压力（如紫外线或真菌感染）而升高。薄皮葡萄中的含量高些，比如加州黑葡萄。而对赤霞珠（葡萄皮厚一些）的分析结果表示，每升白藜芦醇的含量少于0.1克。白葡萄酒和玫瑰酒中也含有白藜芦醇，但一般来说含量要低于红葡萄酒。

白藜芦醇的一些功能看起来具有发展成为一项新的医学疗法的潜力。它能抑制血液凝固，具有消炎和抗癌特性。但是每天能从红葡萄酒或植物中摄取的基本剂量还与实验研究中起作用的剂量相去甚远。

研究证明，白藜芦醇能够防止LDL-胆固醇的氧化。以这为起点，大量的关于白藜芦醇的实验功效的研究成果开始累积起来。又有研究显示，白藜芦醇能阻止血液凝固。但是要达到这种效果，其在血液中的浓度至少要达到10~20毫克/升。随后的研究发现，喝酒摄取的白藜芦醇的量并不能对血液凝固起到显著的阻止作用。另一项研究发现，白藜芦醇能够控制早期动脉硬化，但所使用的剂量相当于每天至少喝5升的酒。

一项对白藜芦醇抗癌特性的研究也显示出类似的情况。在对小白鼠的实验中，使用白藜芦醇的剂量至少是0.2毫克，这相当于一只30克的小白鼠喝掉将近100毫升的红葡萄酒。很难想象它们要怎么喝，确切地说是"游"在红葡萄酒里才能得到足量的起保护作用的白藜芦醇。

人们在实验室里进行测试，来检验白藜芦醇是否真的能够改善内皮功能，结果得出这样的结论：由于很高的浓度才能起作用，所以从红葡萄酒里摄取的白藜芦醇根本无法达到效果。另外的一些研究也得出相同的结论。

在解释为什么白藜芦醇在引发血管扩张和抗氧化方面的能力相对不足的现象时，专家写道："其实白藜芦醇只起到非常微小的作用，更精确一点说，它只是一个观察者。"这是一条非常合理的结论，并且目前仍没有任何理由能证明白藜芦醇在"法兰西奇迹"中能充当"观察者"以外的角色。

红葡萄酒是怎样保护血管的

血管中的内皮丧失功能是引发动脉硬化的关键原因，所以保持或维护内皮健康的治疗能带来相当多的好处，这也使得红葡萄酒多酚在内皮中起到最主要的保护作用的可能性加大。

高血压、LDL-胆固醇的升高、糖尿病、缺乏运动、衰老和吸烟都能降低内皮的保护作用，这将导致心脏病还有其他组织的血管抵御动脉硬化的能力降低。目前红葡萄酒多酚能否切断这些危险因素和心脏病之间的联系还是未知的，但实验研究明确指出，红葡萄酒多酚能够阻止内皮中LDL-胆固醇水平的升高。这说明红葡萄酒能为法式悖论做出解释——尽管摄取大量的饱和脂肪酸，法国人患心脏疾病的概率还是很低。对人们来说，在理解红葡萄酒多酚是怎样防止心脏病这个问题上最大的突破源自于费兹帕特里克和他的同事们在1993年做的研究。研究显示，红葡萄酒和榨葡萄汁能促使内皮释放含氮氧化物从而引起血管扩张。而之前的研究一直关注类黄酮作用于内皮的抗血栓功效。

不管是健康的实验对象还是患有冠心病的患者，实验都能证实葡萄多酚与内皮能够相互作用。在健康的实验者中，每天饮500毫升的红葡萄酒或等量不含酒精的红葡萄酒（真空下蒸发）能引起血管扩张，然而用来作为参照的伏特加酒就没有此功效。有意思的是不含酒精的红葡萄酒比红葡萄酒本身效果更明显。另一项研究中，患有冠心病的患者在持续两周每天喝大约300毫升的紫葡萄汁后，血管扩张状况有了很大改善，LDL-胆固醇易受氧化的状况也因此有所改善。

研究还发现，红葡萄酒在健康的志愿者身上还有消炎的功效。在一项研究中，与不喝酒或喝伏特加相比，红葡萄酒能够抵御高脂饮食的副作用。第二项研究是对一些来自巴塞罗那的30~50岁的男性分别用红葡萄酒与杜松子酒做了为期4周的对比，结果不但证明红葡萄酒具有

消炎功能，而且它还能与内皮进行特定的相互作用。持续饮用红葡萄酒28天之后，白细胞发生了变化，显示红葡萄酒有消炎功能，血液样本同样发生了变化，表明红葡萄酒对内皮具有保护功能。

确定红葡萄酒中保护血管的成分

专家研究的目的在于发现红葡萄酒中保护血管和预防动脉硬化的最重要的组成部分。通过研究人们希望确定一种能避免患心脏病的物质。

专家最初的实验受很多种因素驱使。英国东部的本地居民患心脏病的概率很大，他们是某个医学院的主要患者。由于当地消费者受个人喜好、消费水平或宗教信仰等因素影响，大多数人对红葡萄酒的消费很少，或者根本就没有。尽管在他们看来红葡萄酒的好处已经毋庸置疑，但红葡萄酒消费还是很少，红葡萄酒几乎从不出现在他们的购物清单上。所以最好的选择就是一粒能够每天代替红葡萄酒的药丸或者胶囊。

对于喜欢喝酒的人来说也存在着一个问题，那就是并不是所有的红葡萄酒都能带来相同的功效。在人们看来，喝红葡萄酒的习惯是会受葡萄酒多少有些保护作用这些知识的影响的。

专家最初的研究——发布在2001年的《自然》杂志上——是检验红葡萄酒是否能够影响实验室培养菌的内皮细胞里内皮素-1的合成。我们之所以关注内皮素-1是因为前十几年的研究证实它是引发心脏病的关键物质。内皮素-1是一种强有力的血管收缩剂——它收缩血管从而升高血压，然后引发动脉硬化。因此如果红葡萄酒能抑制内皮素-1的合成，那么它就会给心脏病的预防带来极大好处。为了研究这个问题，人们从各种酒的浓缩液中测量它们对内皮素-1产生数量的影响，发现影响的程度与多酚的聚合度密切相关。他们测试过的所有的红葡萄酒都能抑制内皮素-1的产生。红葡萄汁也有一定的抑制作用，但白葡萄酒和玫瑰酒根本不起作用。这有力地证明了相关的多酚来自于葡萄籽或葡萄皮。很多种多酚，包括白藜芦醇，对内皮素-1的产生只起很小的作用甚至根本不起任何作用，尽管它们聚合在一起也许会有抗

氧化的功效，但也并不能抑制内皮素−1的合成。

原花青素研究的突破

为了明白红葡萄酒中的哪种多酚能带来这种效果，专家提取了抑制内皮素−1合成的最有效力的多酚。经过鉴定，发现它们都是不同大小和结构的原花青素。

对于同种紫葡萄汁的研究也显示，抑制血小板聚合的功能是由果汁中的原花青素引起的。

近来有更多的实验通过对各种红葡萄酒进行分析发现，任何红葡萄酒抑制内皮素−1合成的能力都与原花青素的聚合度相关。很多红葡萄酒都有含量很高的原花青素，接近1克/升——大约是白藜芦醇平均含量的1000倍，身体只需吸收很小的一部分就能观察到效果。

原花青素的来源很广

原花青素在很多植物中都大量存在，如苹果、草莓、葡萄、西蓝花、莴笋等水果、蔬菜中，所以每天多吃蔬菜、水果等能更好地维持血管的健康。

第二章
葡萄酒与健康

20 世纪早期的研究

1926年，美国生物学家瑞蒙德·派尔公布了适量饮用葡萄酒对健康有利的医学证据。在对美国马里兰州肺结核病的调查中，派尔发现适量饮用葡萄酒的人比不饮用者更长寿。在禁酒的年代里（1920~1933年），人人皆知过度饮酒有害健康，派尔的这项研究被认为是首次表明适量饮酒的确对健康无害的科学研究。

酒精的影响

每当测量血液中胆固醇水平的时候，如果整体偏高，医生常建议改变饮食。但是如果对人体有益的HDL–胆固醇（高密度脂蛋白）水平低，医生则更加担心。对经常饮酒者的持续观察表明，和不饮酒的人相比，他们的HDL–胆固醇在增加。这使得一些人认为饮酒的好处是通过增加的HDL–胆固醇来实现的，葡萄酒、啤酒和烈酒都有这个功能。尽管HDL–胆固醇的增加因人而异，有一些人增加很少。

经常摄入适量的酒精可以阻止血栓的形成。一项发表于1994年的研究结果表明了晚餐时饮用一些酒对健康男性的影响。参与此项研究的受试者有的每天喝400毫升水，有的喝1升啤酒，有的喝400毫升红葡萄酒或者144毫升的烈酒。所有的酒精饮料均含有40克的酒精。这些酒精饮料都增加了人体中组织型纤溶酶原激活剂的量，这是一种激活凝血酶纤溶酶的物质。纤溶酶可以溶解血管中的血栓。在酒精的

作用下，组织型纤溶酶原激活剂不断增加，一直可以持续到第二天早晨。这被看作是一个重要的发现，因为这意味着晚上喝酒有防止血液凝固的作用，并且这种作用可以一直持续到第二天。由于心脏病通常都在早晨发作，所以这种防止血液凝固的物质对适量饮酒者是能起到保护作用的。这也表明了晚餐时，最好的选择是喝点葡萄酒，而不是1杯水。

饮酒对血压也有影响。受试者喝酒后几个小时内血压会降低，但是第二天与不喝酒的受试者相比，血压会更高。因此，经常过量饮酒是导致高血压的危险因素，所以，饮酒关键在于适量。一项研究表明，在运动前饮酒会使心绞痛加重，或诱发心电图异常（缺血性改变）。因此，如果你有任何患冠心病的危险因素，那么在酒醉的状态下锻炼身体是很不明智的。

葡萄酒和法兰西奇迹

在过去的25年间，人们对经常饮用葡萄酒有益健康的研究兴趣不断增加。赛尔文·圣·莱格医生及其同事发现，在欧洲、北美及澳大利亚地区，人们饮用葡萄酒后更长寿，而不饮用葡萄酒则有更多的人死于冠心病，并注意到了葡萄酒的保护功能。1979年在医学杂志《柳叶刀》上，他们发表了自己的研究结果。他们对55~64岁的男性进行了比较，这是一个易患心脏病的群体，结果发现在北美、澳大利亚、英国、爱尔兰、芬兰和挪威这些习惯喝啤酒和烈酒的国度中，这个人群的死亡率最高，在法国死亡率最低，而那里葡萄酒的消

费量也最大。

同时，法国的流行病学家观察到尽管法国人摄入很多饱和脂肪酸，但是他们患冠心病的比例相对较低。这种情况就是众所周知的"法式悖论"。当瑟奇·雷诺德医生1991年在CBS电视台"60分钟"电视节目中提出源于葡萄酒的"法兰西奇迹"观点时，美国人震惊了。第二年雷诺德和德·劳杰里尔在《柳叶刀》中提供了证明这一观点的证据。他们还认为酒精抑制血块形成的作用是其基础。怀疑论者则认为"法兰西奇迹"只不过是统计失误，是由于法国统计死亡人数的方式不同而已。因此，葡萄酒是否对健康有益这一问题把专家们分为两大阵营：相信者和不相信者。

1995年，CBS电视台"60分钟"节目又一次使媒体和公众加深了对葡萄酒能减少心脏病患病概率的认识。这也成为嗜酒者放纵饮酒的绝佳借口。但是对于葡萄酒与健康之间究竟有怎样的联系，消费者常常认识不到如何饮酒有利和如何饮酒有害之间的微妙关系。

葡萄酒胜过其他酒精饮料吗

在刚刚过去的10年间，大多数的科学争论都集中在是否所有的酒精饮料都有着相同的益处这一问题上。1996年《英国医学杂志》发表了一篇对25个研究的综述，这些研究关注于啤酒、葡萄酒和烈酒对冠心病的影响。尽管几项研究认为葡萄酒对健康最有利，但是人们仍认为这些研究还不足以做出决定性的判断。研究结果认为，适量地饮用啤酒、葡萄酒和烈酒可以减少患心脏病的危险。综述的作者（雷姆医生及其同事）将此功效归功于酒精本身而不是这些饮料中的其他成分，而且他还强调了诸如生活方式和社会经济地位等因素的重要性。

2003年，雷姆医生和他的同事在《新英国医学杂志》中报道了他们对随访研究中所收集的38 077名男性数据的分析。这项研究包括年龄为40~75岁的男性牙医、兽医、验光师、骨科医生和足病医生。研究从1986年开始，为期12年。这期间患有非致命性心脏病和死于冠心病的人数被记录下来。1986年，每位参与者完

成了一项对食品和酒精消费评估的问卷调查，他们于1990年和1994年又做了两次问卷调查。调查显示，经常饮酒的人（每天50~200毫升）比不饮酒的和不经常饮酒的人更少患冠心病。参与者被分成红葡萄酒、白葡萄酒、啤酒和烈酒4个小组，雷姆最后总结没有哪种酒有额外的益处。这项研究表明：和不经常喝酒或完全不喝酒者相比，每天喝点酒精饮料可以预防心脏病。这项研究与其他研究在很大程度上是一致的。

单纯地从心脏病的观点分析数据没有多大价值。对于那些想长寿并且有健康生活的人而言，某种饮酒模式对全面健康和患病可能性的影响才是至关重要的。因此丹麦和法国对死于冠心病和其他原因（所谓的"一切都能导致死亡"）的两大研究结果极为重要。丹麦的研究是在生活在哥本哈根的24 000多名男性和女性中进行的。这些实验对象是在1964~1976年陆续接受实验的，并且一直持续到1995年。研究结果表明，每天喝50~150毫升的啤酒或葡萄酒可以减少患冠心病的风险，但是和不饮酒者相比，只有葡萄酒饮用者的死亡率有大幅度降低（不管其死亡是由于何种原因）。

在法国东部的一项研究中，瑟奇·雷诺德得出了类似的研究结果。1978~1983年间，36 250名年龄在40~60岁的男性参加了此项调查，之后又持续了12~18年。正如丹麦的研究结果，啤酒和葡萄酒有助于减少心脏病的发生。然而，此项研究中最有意义的结果是：和不饮酒者或每天饮用超过200毫升的人相比，每天喝100~200毫升葡萄酒的人，死亡率减少了30%。换句话说，在这两类人群中，适量饮用葡萄酒者最健康。

在丹麦和法国的研究中都发现，过多饮用任何酒精饮料都会导致更高的死亡率，这一点又一次强调了适量饮酒和有害影响之间的细微差别。

2003年，加利福尼亚的克拉斯基及其同事发表了一项调查报告，进一步证明了葡萄酒饮用者通常更加健康。这项进行了20年的研究分析考查了12 893个人的死亡数字和饮酒之间的关系。适量饮用葡萄酒者（每天50~100毫升）的死亡率很低，死于冠心病的人数降低了40%~60%。相比之下，就死于冠心病或其他原

因来说，常喝酒的人（每天1杯或更多）如果只饮用啤酒或是烈酒，并不能从酒中获益。

葡萄酒是最好的医药

在饮食与心脏病研究领域，瑟奇·雷诺德是最有影响的人物之一。瑟奇·雷诺德对20世纪60年代"七国研究"的结果深信不疑，这项研究表明：尽管克利特岛居民饮食中的脂肪含量相对较高，但是他们极少患有心脏病。于是在1985年，雷诺德发起了"里昂饮食和心脏研究"项目。这是一次临床医学尝试，目的在于测试克利特岛式的地中海饮食对心脏病患者的康复和疾病复发的影响。按照地中海式饮食用餐的患者被建议每天多吃面包、蔬菜、水果和鱼类，少食红肉，所有黄油和乳酪都用研究组织者提供的人造黄油代替。人造黄油是用菜籽油制成的，含有一种类似橄榄油的物质，但人造黄油含有更多的α亚麻酸，这是ω-3脂肪酸必要的植物来源。4年后，在那些按照地中海式饮食习惯生活的患者中，致命和非致命的冠心病的患病概率减少了一半。

除了研究饮食以外，"里昂饮食和心脏研究"还研究了饮用葡萄酒对心脏健康的影响。这项分析仅限于353例已经有过一次心脏病的男性。在整个研究过程中，研究人员向他们提供了关于饮食和酒精消费的完整的信息。在4年的调查过程中，有190例男性完全按照地中海式的饮食习惯生活。当忽略饮食因素的时候，很明显，所有353例男性的葡萄酒消费是影响其可能再次患心脏病的关键因素之一。在复发的患者中，每天喝100~200毫升葡萄酒的人数减少了一半。这是一项非常有意义的研究，表明了饮用葡萄酒的好处很明显地独立于饮食。值得注意的是，结合阿司匹林和氯吡格雷这两种预防血栓最有效的药物对患者进行治疗，却只减少了进一步患冠心病的风险的1/3。

对那些喜欢每天喝点葡萄酒的人来说，"里昂饮食和心脏研究"给了他们保持葡萄酒饮用习惯的勇气。从研究来看，这些数据表明饮用葡萄酒的确带来了一定的好处，它们超越了人们对更健康的生活方式和减少危险因素的

认识。这项发现，即甚至那些患有心脏病的人也从饮用葡萄酒中获得某种程度的好处表明：对葡萄酒的保护功效的研究或许可以给人们带来一些思考，借助于此可以研制出对大家最有利的新药。

脑卒中和其他心血管疾病

"里昂饮食和心脏研究"发现的葡萄酒的保护功效很可能来自于血管功能的改变。但是还要检验研究人员在其他疾病范围内所发现的东西，即导致像脑卒中这样的心血管疾病的早期血管功能异常情况。人们希望知道，与饮用其他酒精饮料者相比，葡萄酒饮用者是如何受到影响的。

心脏病患者也有患脑卒中的危险。最常见的脑卒中类型被称之为缺血性脑卒中，表现为向大脑的供血量降低到了造成身体伤害的程度。这和心肌梗死或心脏病有很多相似之处。动脉粥样硬化（由动脉斑块的形成所造成的血管垢）不仅出现在冠状动脉上，也可能出现在向大脑供血的动脉上。当这些斑块变得不稳定并开始变碎的时候，它们能够引发血栓的形成，于是阻止了动脉向大脑某一部分的血液供应。因为饮酒引发血压升高，所以饮酒也增加了患脑卒中的危险性。因此问题的关键在于葡萄酒的危险是否大于葡萄酒带来的益处。

最近对缺血性脑卒中的分析表明：每周喝3天或3天以上，每天喝500毫升啤酒或100毫升烈酒的人患脑卒中的概率有所增加。有趣的是，每天喝50~100毫升红葡萄酒的人患脑卒中的概率降低了40%。这表明饮用红葡萄酒能够保护大脑动脉，阻止血栓的形成。由于在其他的酒精饮料中没有发现这种特性，所以这表明某种不是酒精的物质或许有此功效。

外周血管疾病

这是另一种动脉粥样硬化的形式，发生在向腿部的血液供给中。这种疾病没有任何症状，但是可以通过比较腨腓和脚踝的血压来检测。脚踝的血压低预示着腿部动脉有某种程度的阻塞。对3 975例55岁和55岁以上人群的研究表明，适量饮酒减少了男性和女性患外周血管疾病的概率。但对吸烟者来说，这种保护性的效果则完全消失了。专家还检验了饮酒和间歇

性跛行发作的关系，这是外周血管疾病的典型症状。间歇性跛行可以从腿部不适或远足过程中走很陡的斜道时的腓肠肌（俗称小腿肚）痉挛中辨别出来；这种症状在随后的休息中会自行消失。在研究中，这种症状在每天喝50~100毫升酒的人群中不多见。葡萄酒和啤酒与这种保护性的特征联系最为紧密。

葡萄酒饮用者的大脑功能和智力衰退

过量饮酒会对大脑功能产生严重的不良影响。对于老年人来说，常年适量饮酒会带来一些风险吗？答案看起来是肯定的，事实上，正相反。

智力衰退有两种主要的表现：老年痴呆症和血管性痴呆症。大脑动脉血管疾病是患血管性痴呆症的主要原因。因此，减少患动脉粥样硬化的饮食因素不但可以减少患心脏病的概率，而且也能够使得晚年的痴呆问题不大可能发生。

人们经过了一系列的研究发现，与不饮酒者或偶尔喝酒的人相比，喝葡萄酒的人患痴呆症的风险更低，喝啤酒的人患痴呆症的风险更高。这看起来和酒精没有关系，但是，也表明了喝啤酒者在其他饮食方面的不足。

专家认为：每天喝1杯酒的女性，她们的认知能力和比她们小一岁半的女性几乎相等。

其他的调查也表明适量饮酒对认知能力没有不利影响。这些研究没有详细地评估这些饮酒者的生活方式是否不同于那些不喝酒的人。比如，从其他的研究中可以清楚地知道：一个人的身心越健康，当他变老的时候，与年龄有关的智力衰退就越慢。所以，人们一直在思考，是饮酒者有更多的能促使在智力能力测试中表现更好的互动式的生活方式呢？还是酒精本身对大脑功能有具体的保护效果呢？

饮用葡萄酒和减少患老年痴呆症风险之间清楚的关系对所有的葡萄酒饮用者来说都是非常鼓舞人心的。

葡萄酒饮用者的老年视力衰退

在老年人当中，老年黄斑变性是导致失明最常见的原因。目前还没有使得这种状况好转的治疗手段，其中的一个主要原因在于眼睛后部毛细血管结构变化的不可逆性。一些饮食因素被认为影响了这个（变化的）过程，然而，饮酒对老年黄斑变性的影响尚未被广泛地调查。不过，一项调查发现，葡萄酒饮用者更少患有老年黄斑变性。这可能是得益于更加健康的饮食。但是，正如在葡萄酒饮用者身上发现的其他更加健康的状况一样，这表明：不该因为涉及酒精摄入而简单地批评葡萄酒饮用者的饮食和生活方式。

葡萄酒饮用者的炎症和关节疾病

人们常常将痛苦的痛风患者与饮用波特葡萄酒的老人联系起来。痛风（指的是关节发炎，特别是大脚趾和脚踝）也常常被归咎于过量饮酒，特别是红葡萄酒和波特酒。痛风与经常过量喝啤酒紧密相连，但是人们还不清楚为什么会这样。

尽管药学杂志对此有广泛的研究，但人们还没有找到任何把葡萄酒饮用者与不饮酒者患类风湿关节炎（指慢性的、不断恶化的关节发炎和僵硬）的概率进行比较的调查。有证据表明，严格按照地中海式的饮食方式生活可以减少患这些疼痛的关节疾病——对按照传统的克利特岛饮食习惯生活的类风湿关节炎患者的3个月的医学实验证明，他们的炎症有所减轻，症状有所改善。但是目前这被认为是减少食用肉类和增加 ω-3脂肪酸摄入的结果。

葡萄酒饮用者的体重和糖尿病

糖尿病和肥胖是导致心脏病的两大关键风险因素，因此了解饮酒是否增加了患糖尿病和肥胖症的风险极为重要。当建议人们以最好的方式减肥时，这个尤其重要。大多数的饮食计划都严格控制或要求完全放弃饮酒；因为酒精中的热量虽然有营养但被认为是不相干的，因此，饮酒只不过是从另一方面摄入了过多的热量。但是和不饮酒者相比，适量饮葡萄酒者出现过度肥胖的可能性更小。

在一项对法国人的研究中，与不饮酒者或过量饮酒者相比，每天喝300毫升葡萄酒的男性和女性志愿者更苗条。在西班牙，严格按照地中海式的饮食习惯生活，包括每天饮用葡萄酒的人，其体重指数（BMI）更低，同时肥胖症也不多见。美国的一项研究表明，只要适量饮用任何（酒精）饮料，出现代谢综合征（带有未确诊糖尿病症状的肥胖症，也称之为胰岛素抵抗或X综合征）的可能性就会很小，而葡萄酒饮用者患代谢综合征的概率最低。

几项研究发现：与不饮酒者相比，每周有5天喝酒，每天100~200毫升（不论什么样的酒），都会使得II型糖尿病的发生率减少40%~50%。2004年，在关于这些研究报告的一项详细的总结中指出：经常适量饮酒的糖尿病患者更少患心脏病。这些研究共同表明：对于尝试着减肥的人来说，从他们的饮食中去掉适量的饮酒很可能达不到预期的目标，同时也增加了患糖尿病的风险。

饮酒增加了身体对胰岛素的敏感性。在一些糖尿病患者中，这也许会导致低血糖（血糖水平低），但是这种情况并不常见。对胰岛素的敏感性的降低是导致心脏病风险的一个诱因：总之，一个人的胰岛素敏感性越强，越不容易患心脏病。一项研究发现，在整个晚上禁食的健康的男性身上，酒精能够阻止肝脏合成血糖的能力，但是这种影响还不足以改变血糖水平。因此，糖尿病患者是否会发生低血糖也许仅取决于他们进餐多久了，以及酒精对肝脏合成血糖的影响在多大程度上能够得到补偿。总之，进餐时适量饮酒不会导致糖尿病患者出现任何具体的风险，甚至还可能会增加胰岛素的敏感性。

因此，和不饮酒的饮食习惯相比，按照地中海式的饮食习惯生活，午餐或晚餐时喝50毫升葡萄酒会保持长期的健康。

葡萄酒和癌症

乳腺癌

人们通常认为，40岁以下的女性每天喝50毫升葡萄酒，患乳腺癌的风险大于从葡萄酒中获得的减少患心脏病的益处。与家族史、激素替代治疗的使用或绝经后体重增加相比，饮酒是导致乳腺癌较次要的风险因素。

有一份综述以42个研究报告为基础，涉及41 477例女性，探讨了饮酒和乳腺癌的关系。其中发现如果每天喝50毫升酒，乳腺癌的患病率会增加10%。葡萄酒、啤酒和烈酒饮用者之间没有什么差别。每天喝两杯酒，患乳腺癌的风险则增加到21%，这表明的确需要建议女性控

制饮酒量，适可而止。目前尚不确定酒是如何增加患病风险的，除了避免过量饮酒外，很难提出预防性的措施。然而，其他的饮食习惯可能也会增加患病的概率。比如，空腹饮酒导致血压升高，于是，更可能对身体造成伤害。

前列腺癌和其他癌症

人们在大多数有关饮酒的研究中都发现，男性比女性要喝得多。这会使得他们患癌症的风险更大吗？一些报告认为，饮酒是患前列腺癌的风险因素之一，然而其他报告则认为二者之间没有联系。研究者发现每天喝100~200毫升酒，会增加13%的患病风险。但是饮用红葡萄酒的人则没有增加患病的风险。与其他的饮酒习惯相比，每周1~2天过量饮酒的人更可能患前列腺癌（增加64%的风险）。II型糖尿病患者也有患前列腺的更大风险。除了饮酒量，这也许还反映出其他的饮食习惯也是导致患病的因素之一。

过量饮酒更易于导致患口腔癌、喉癌和胃癌。这也常常和其他风险因素有关，比如吸烟。这些不常见的癌症一般与适量饮用葡萄酒没有关系。

葡萄酒能减少患癌症的风险吗

一些实验证据表明，多酚（红葡萄酒中的植物化学物质）有抗癌作用，但是这些实验室研究的重大意义目前尚不清楚。饮食对患癌症的风险有着重大影响，所以很难区分饮用葡萄酒的益处和葡萄酒饮用者健康的饮食模式之间的关系。事实上，对于每天喝50~100毫升葡萄酒的女性来说，水果和蔬菜等丰富的饮食足以预防任何可能增加的患乳腺癌的风险。

研究表明，适量饮用葡萄酒可能减少患结肠癌的风险。与过量饮用烈酒或啤酒会导致患病风险增加相比，这些发现令人震惊。然而，更加深入的研究表明，葡萄酒饮用者身材更苗条，吃更多的水果和蔬菜，进行更多的体育运动，也更少吸烟。这些习惯都有助于减少患结肠癌的风险，因此，除了饮用葡萄酒以外，这些人还有其他更多的有利因素。

不过对于其他癌症而言，葡萄酒也许有着比良好的生活方式更佳的效果。调查表明，与不饮酒者或饮用其他酒的人相比，葡萄酒饮用

者更少患有胃癌。研究者认为每天喝100毫升葡萄酒有助于预防胃癌。他们还认为葡萄酒中的多酚成分具有保护性的功效。

结论

除了增加女性患乳腺癌的风险之外，适量饮用葡萄酒——每天50~150毫升，辅之以食物——对健康更有利。研究者在此领域的任务是研究这种对健康的益处到底是由更好的饮食还是更健康的生活方式带来的，还是由葡萄酒中某些具体的成分带来的。

第三章
选择最健康的葡萄酒

多酚的味道

多酚是一组多样的化学物质，它相当不稳定，有时会自然发生化学反应形成更复杂的分子，且容易受氧化的影响进一步发生变化。葡萄酒味道的巨大差异很大限度上是因为葡萄酒中多酚的多样性。多酚也会和酸相互作用从而产生更多的味道。多酚主要来自于酿酒过程中的葡萄，但存放在橡木桶中会产生更多的多酚，这增加了葡萄酒的复杂性。新酿红葡萄酒中所含的很充足的多酚有一些是原花青素。新酿的酒经常有涩味，而原花青素是这种涩味的主要"贡献者"。这种口感不能归类于标准的味觉感受（尽管它与苦味混淆），涩味是比较粗糙或是干燥的口感，常常指口腔的收缩感。这是葡萄酒中的多酚与唾液蛋白相互反应的结果。这种反应使多酚凝结且不能溶解，所以唾液润滑的作用暂时消失了。而酸又起到相反的作用：它使你的口腔分泌出液体来。没有其他味道只有涩味的葡萄酒不太可能受欢迎，除非涩味被酸平衡。

目前我们还没有完全明白引起涩味的确切分子是什么。例如，传统的苹果酒虽然富含原花青素，却没有口腔的收缩感。人们尝到的最让嘴起皱的东西是一种没有熟的柿子。这些水果除了原花青素还有其他单宁酸。浓茶也很涩，但不含太多的原花青素。所以有人认为新酿葡萄酒拥有干涩的口感是因为原花青素和其他多酚成分的混合作用。

涩味会随着葡萄酒存放时间的延长而减弱，而多酚则聚合成更复杂的化学物质和浓缩的单宁酸，它们构成了瓶底的沉淀物。

橡木单宁酸

橡木单宁酸在许多方面比葡萄单宁酸味道更好，因为它们的涩味不同。然而，橡木单宁酸——来自木头自身的单宁酸——没有太多的生物活性，也不能像原花青素一样具有保护血管的功能。采用传统方法用橡木桶储存的陈酿葡萄酒可以增加最终产品中单宁酸的感觉，尽管大多数葡萄酒中的橡木味实际上来自于木桶内部的炭化——这是制桶过程中的一部分。新橡木桶比老橡木桶能提供更多的橡木味。

大量用现代工艺生产的葡萄酒中常常加入橡木碎片——在不锈钢容器中贮藏期间——以产生与用传统工艺在橡木桶中酿制的葡萄酒相似的味道。

怎样才算是最好的葡萄酒

许多葡萄酒饮用者经常因在商店、网络和餐馆菜单中看到的葡萄酒的种类繁多而不知道该如何选择。很多葡萄酒都有相关葡萄酒专家所写的评论，但这些评论并不总是可信的，除非你认识那位专家并相信他的口味。而且葡萄酒标签上的市场标语经常毫无意义。对一个偶然看到的人来说，这些听起来很诱人的葡萄酒——"好喝、温和、软滑"——其实很乏味而且缺少酸味、缺少使得饮酒充满乐趣的复杂口味。它们的温和、水果味、软滑可能也掩盖了这样的事实：很多葡萄酒含有超过14%的酒精。所以饮用者常常摄入了太多的酒精，甚至失去了他们追求的饮酒带来的保护作用。

"浓缩的水果味，伴着极好的酸味和优良充足的单宁酸；美妙的陈酿。"这才是最好的葡萄酒！我们应该抛弃口感好的酒，转而寻找一种更有挑战性的、可以一直饮用的葡萄酒，可以啜一小口并且与食物一起享用，但是不可以过量。

从标签中学习

按一般的法规，许多国家要求在标签上注明葡萄酒的酒精含量。相信将来也会有在标签上注明原花青素含量的法律要求。需要制定国际标准，因为不同的实验室目前有不同的测量原花青素的方法，但人们迟早会准确地知道从1杯葡萄酒中能获得什么样的健康益处。

某些多酚的保护作用不仅仅存在于葡萄酒里。全世界的食品和饮料公司都对整个多酚领域感兴趣，相信不久人们将听到更多的关于这些分子对健康的好处的消息。专家希望通过研究能了解一天应摄入多少原花青素才能给健康带来最大好处。一般认为，300~500毫克的原花青素是一个理想的目标。更多可能更好——但记住，这应该来自不同的食物，而不仅仅是葡萄酒。

影响葡萄酒中原花青素含量的因素

影响葡萄酒中原花青素含量的因素可以大概分为3类：葡萄园环境、葡萄和酿酒者。消费者也可以通过选择是饮用新酿的、刚贮藏的或窖藏几年的葡萄酒来影响摄入的原花青素的含量。时间越长，葡萄酒中原花青素的含量就会越低。

葡萄园

在葡萄园中，土壤类型、降水量或灌溉、日照及温度之间有着复杂的相互作用。其中的一些因素超出了酿酒者的控制范围，也影响了葡萄酒的变化。

● 不肥沃的或其他不适合农业种植的土地常常是葡萄园的理想之地。许多世界上最好的传统的葡萄酒是由生长在混合了粉尘和土灰、石灰石碎片、板岩或陡峭岩石坡上的葡萄酿制而成的。

● 长大的藤一般不需要太多的水，因为它们的根深入土壤；灌溉可能会增加酿酒的量，但这也稀释了葡萄酒的味道。如果灌溉或降雨的时间不对，过量的水就会造成叶子过度生长，从而阻碍葡萄的成熟。

葡萄缓慢成熟有助于提高所有多酚的含量。在典型的寒带地区，拥有适宜成熟的气候条件：白天阳光充足，温度逐渐上升，夜晚寒冷。在世界上更热的地区，可以在海拔更高的地方，或者在有海风或有雾的山谷里建葡萄园，以便创造更长的成熟期。

● 通过紫外线照射，可以增加多酚合成中所需的两种重要酶的含量。因此种植在海拔高、紫外线充足的地方的葡萄可能含有更多的原花青素。

● 在葡萄成熟期，增加阳光的直接照射可以刺激多酚的合成。但是如果葡萄过热，多酚合成就会被抑制。因此叶荫管理（指各种各样的架藤蔓和剪枝技术，这些技术决定了有多少阳光可以照射到葡萄）对葡萄多酚成分含量的多少具有深远影响。这反过来又改变了葡萄酒的味道特征。

● 通过在成熟前摘掉几串葡萄来减少产量可以提高剩余葡萄的质量，也就可以生产出更高质量的葡萄酒了。

● 产量低的藤蔓可以产出最优质的葡萄酒。葡萄藤在生长20~30年以后葡萄产量会自然减少，由于经济原因，一些种植者会除掉旧根栽上新藤，而其他人珍惜这些老藤并以老藤为销售特色，有的老藤可以生长100多年。

老藤

人们发现在同一个酿酒厂生产的葡萄酒中，用老藤结的葡萄酿出的酒其原花青素的含量常高于新藤的。人们不知道这是否反映了老藤和新藤的葡萄质量的真正差异，或者是受葡萄园管理和酿酒技术的影响。老藤上结的葡萄常被用来酿造酿酒厂里顶级的葡萄酒，所以在每个阶段这些藤都会得到更多的照顾。

选择葡萄

葡萄品种可以使酒中原花青素的含量差别很大，但前提是葡萄园管理方和酿酒者开发了某个特别种类的葡萄所拥有的优势。葡萄越小，每颗所含葡萄籽越多，原花青素的含量也越高。

塔娜（Tannat）是酿制出原花青素含量最高的葡萄酒的葡萄，它是一种生长在法国西南部的传统的葡萄。赤霞珠（Cabernet Sauvignon）果实较小，含葡萄籽较多。当人们比较赤霞珠和在相似条件下生产的阿根廷马尔白葡萄酒（Malbec）的时候，赤霞珠有更多的原花青素。所以葡萄的种类对原花青素的影响可能比其他方面的因素影响更大。

尽管马尔白不能与赤霞珠相媲美，但它仍然具有一定的优势。专家已经有来自几种马尔白葡萄酒的非常好的研究结果，这些葡萄有的来自阿根廷高海拔的葡萄园，也有的来自法国西南部马尔白的故土卡奥尔。

意大利葡萄酒被认为是极好的佐餐酒，它有一点苦味，有很好的酸性与单宁酸平衡。在其他种类中，内比奥罗（Nebbiolo）是意大利西北部的一种典型的葡萄品种，另外还有圣祖维斯（Sangiovese）——制作基安蒂葡萄酒和其他一些托斯卡那酒的葡萄，以及艾格尼科（Aglianico）——一种意大利南部古老的葡萄品种。

酿酒

尽管因为葡萄种类和葡萄园环境等因素，使得红葡萄酒中原花青素的含量明显不同，但是酿酒者决定着瓶中葡萄酒的最终成分。酿酒过程中保证原花青素含量的最重要的方面，是酒与葡萄籽和葡萄皮一起浸泡的时间。在发酵期间，当酒精浓度达到6%的时候，酒开始从葡萄籽中提取原花青素。根据发酵温度的不同，在开始提取之前，可能要经过2~3天或更长的浸泡时间。葡萄皮浮起，籽沉下去，所以它们在发酵的葡萄酒中被下推和搅拌的次数也会增加原花青素的提取量。

尽管如此，提取还是一个缓慢的过程，而且当发酵完成后，许多红葡萄酒被留下来浸泡葡萄籽和葡萄皮数天或几周，从而提取出所有的颜色、口味和单宁酸。一起浸泡的时间少于7天的葡萄酒原花青素的含量相对较少，10~14天原花青素的含量适中，而那些3周或更长时间的葡萄酒中原花青素的含量最高。很多葡萄酒商都知道什么样的葡萄酒是通过这种方法酿成的——所以购买时一定要问。

在酿制许多种口味清淡型葡萄酒的时候，原花青素被提取前酒与葡萄籽和葡萄皮是分开的。因为缺少单宁酸和其他多酚，这些酒结构简单，并且不能随着时间推移变成更有味道的葡萄酒——它们不会被存放很长时间。这种酒不能给消费者提供最大的健康。

澄清和过滤

为了使葡萄酒变得清澈，为了让酒中的微生物稳定并减少粗糙的单宁酸，葡萄酒可以进行澄清或过滤。澄清是一个传统的过程，并且大多数的葡萄酒都经过一定程度的澄清处理。常用的澄清剂有白明胶、鱼胶、蛋白、皂土或一种被称之为交联聚乙烯基吡咯烷酮的化学物质等，它们通常被加入到发酵的葡萄酒中以清除微小的固体颗粒。澄清剂与各种葡萄酒多酚凝结，包括原花青素。沉淀后很容易被清除掉。过滤要求投资昂贵的设备，但这是一个快速有效的方法，能保证葡萄酒拥有同样的清澈程度。依靠澄清或过滤的程度以及使用的物质，葡萄酒中原花青素含量可能被不同程度地减少。

其实葡萄酒最终将会沉淀清澈，或自己变清。但这需要时间，并要小心地把清澈的液体和沉积在桶底的固体分开。无论什么时候，只要有可能，你都应该选择那些没有被澄清或过滤过的自然变清的葡萄酒。这些葡萄酒最终会在瓶底形成一些微小的但无害的沉淀物。

存放时间

存放时间也会影响原花青素的含量。这是因为原花青素是相对不稳定的分子，时间过长会形成浓缩的单宁酸，它以一种深红棕色的沉淀物出现在瓶底。从健康角度看，长时间存放的葡萄酒可能不符合你健康的要求；也不会对那些便宜的每天饮用的葡萄酒的味道起多大作用。以长寿或特别健康而闻名的地区，如克利特岛、法国西南部和撒丁岛地区的人们会饮用一些他们本地新酿的葡萄酒——通常酿成后不超过3年，并常常直接从酒桶中取出就喝。这肯定提高了酒中原花青素的含量。

原花青素的减少是一个渐进的过程，刚酿成后，如果葡萄酒中含有大量的原花青素，那么5年后它的含量仍然很高。但10年后差别可能会更大，这取决于贮藏环境（尤其是温度）和葡萄酒的总体结构。

寻找富含原花青素的葡萄酒

当人们最初开始研究葡萄酒的时候，希望通过实验能证明就潜在的健康益处而言，便宜的葡萄酒与价格昂贵的葡萄酒一样好。一旦意识到是对酒中葡萄籽和葡萄皮传统的长期的发酵和浸泡才酿出了富含原花青素的葡萄酒的时候，人们开始理解法国某种葡萄酒标签上所描述的酿酒方式——以老式的工艺酿酒，并不向现代口味的需求做出任何让步。

然而，当专家品尝并分析更多葡萄酒的时候，大空知道到情况并不是白纸黑字或新旧对比那么简单。许多酿酒者把长时间发酵和浸泡与大量的现代技术相结合以提高葡萄酒的水果特性和整体的质量。他们的葡萄酒保留了相当数量的原花青素。当消费者认识到它们作为佐餐酒的好处时，这些葡萄酒将会越来越受欢迎。

测量多酚

有一个相当简单的方法可以用来测定多酚的含量，或者多酚指数，其中包含单宁酸、原花青素、花色素（决定葡萄酒颜色）和其他的多酚。在酿酒者的技术数据中，他们越来越多地引用IPT（来自法语Indice des Polyphenols Totaux，多酚总指标），IPT可以经常在网上或葡萄酒杂志上看到。一般来说，IPT含量越高，葡萄酒中原花青素的含量也越多。

然而，IPT测量的是多酚的数量而不是质量。一些葡萄，例如席拉和马尔白，有很高的IPT值，因为它们花色素的含量多。这并不是说你找不到由席拉和马尔白酿造的含有很多原花青素的葡萄酒的例子，但是，在其他因素相同的条件下，赤霞珠很可能比其他大多数国际性葡萄种类含有更多的原花青素。

红葡萄酒的推荐

研究显示，在长寿的地区，人们每天饮用的红葡萄酒中原花青素的含量高于一般的葡萄酒。分析之后，专家制订了一套从1星级到5星级的级别体系，其中大多数红葡萄酒能达到最低的1星级。尽管人们还发现过低于1星级的红葡萄酒，但专家一般给它们1星的级别。5星代表最好的葡萄酒。

1星=一般

2星=较好

3星=良好

4星=非常好

5星=最好

1杯（125毫升）5星级的葡萄酒至少含有120毫克的原花青素，且经常更多。1杯3星级的葡萄酒含有60~90毫克的原花青素；1杯普通1星级的葡萄酒含有30~50毫克的原花青素；2星级和4星级葡萄酒原花青素的含量适中——比它们下一级的含量要高，却低于级别高于它们的葡萄酒。

选择富含原花青素葡萄酒的一个重要好处是可以饮用更少量的酒来达到最佳的益处。1杯5星级的葡萄酒或2杯3星级的葡萄酒所提供的原花青素的含量等同于3~4杯1星级葡萄酒的含量。

在实验室中得到的最好的结果来自马迪朗酒。这些是专家所发现的含有原花青素最多的酒，这是该地区的塔娜葡萄通过传统的长时间发酵和浸泡的结果。无论在哪酿酒，发酵和浸泡都很重要。专家还从世界上的其他地方得到关于葡萄酒的很好的结果，酿制这些葡萄酒的葡萄来自高海拔的地方，并且来自那些老的低产的葡萄藤。

在葡萄酒酒吧出售的普通的、大批量生

产的、标注商标的葡萄酒一般不符合上面提到的标准。经过分析发现，它们的原花青素含量少得有些令人失望。它们也常常拥有较高的酒精含量。专家认为最有利于健康的葡萄酒应该是这样的：它们可以作为佐餐酒小口慢慢地享用，而不是那些随便痛饮的葡萄酒。如果你口渴，那就喝水吧！

随着全世界每年成千上万种葡萄酒的生产，如此多类别的气候、生长条件、葡萄种类，需要建立一个专门的实验室对葡萄酒进行系统的分析。人们不能给你足够的例子涵盖你可能每天都想喝的葡萄酒。但是通过一些具体的例子，专家也许可以给你一个关于葡萄酒选择的好主意，这些葡萄酒可能对健康最有利。以下是对一些某实验室所分析过和享用过的红葡萄酒的个人观点，并依照原花青素的含量进行分级。

阿根廷

这是一个拥有种植葡萄所有有利条件的国家，包括一些高海拔地区的葡萄园。但是那些为了让人们痛饮而大量酿造的葡萄酒意味着阿根廷的葡萄酒不总是最好的。马尔白是一种具有阿根廷特色的葡萄，富含单宁酸且拥有馥郁的李子香味：如果按照传统方法使用那些来自古老的、低产的葡萄藤上的葡萄，加之以较长时间的发酵酿造，得到的葡萄酒可以达到3星级的水平。专家推荐一种来自阿盟尔托斯的马尔白存酿酒，它是经历了4周的发酵酿制而成的，可以达到5星级。尽管如此，一般的马尔白葡萄酒还是只能达到1星或者2星的级别。

连锁酒馆萨帕塔是阿根廷最有名的葡萄酒厂，它的葡萄园位于海拔800~1 500米的高原上。葡萄园的所有细节都被小心地控制着，产量也控制在低水平。专家曾品尝过它出产的几个年份的赤霞珠葡萄酒，并将它们评定为3星级，接近4星级。

诺顿庄园浓情干白创建于1895年，人们永远也无法不喜欢它的顶级酒——"诺顿庄园"，它是由马尔白、赤霞珠和梅乐（Merlot）3种葡萄酿制而成的，所有原料葡萄都来自生长在海拔850~1 100米的拥有50~80年树龄的葡萄藤上，再经过7天的发酵和25~30天的浸泡。这种

酒可以稳定地保持在3星级。

澳大利亚

研究发现，带动澳大利亚葡萄酒大量出口的几家大品牌的葡萄酒在原花青素方面的整体表现都不怎么好。评酒者还注意到为了迎合市场的口味，这些葡萄酒正在变得越来越甜。

不过不要失望，因为澳大利亚有许多葡萄酒是由独立酿酒商酿造的，尤其是赤霞珠，他们送来了真正的佳酿。看看那些来自更小的、常常是家庭作坊式酿酒厂的葡萄酒，它们更像是沿用传统方法生产的。如果商标上特别指出老藤、低产和久酿（发酵和浸泡）的话，通常会是更好的葡萄酒。

在阿德雷德南部阳光充足的麦罗仑溪谷里，有许多或新或旧、大大小小的酒厂，它们都以那些低产的古老葡萄园为傲。该地区的生产商第·阿伦伯格：他们的高架赤霞珠中的原花青素可以达到良好的3星级。更往南一点，库纳瓦拉地区同样以赤霞珠葡萄酒闻名，这里的葡萄种植于石灰岩上的薄红土层。威令是这里最大最好的生产商之一，他们的赤霞珠可以达到3星级。巴尔内弗斯是库纳瓦拉地区的一家小的家族式酿酒商，他们生产的2星级赤霞珠非常接近3星级的水平。

澳大利亚南部的巴罗莎谷是另外一个以古老、低产的葡萄园而广为人知的地方，尤其是萨拉兹（Shiraz）和格兰奇（Grenache）两个品种。但是令人吃惊的是，专家几乎没有找到富含原花青素的样品。赤霞珠再次出现，富克斯·戈登是这里拥有老葡萄园的一家新的巴罗莎葡萄酒厂（始于2002年），该厂的金路易斯赤霞珠可以达到3星级。

美国

通过研究，专家发现加利福尼亚州最好的葡萄酒是赤霞珠，最好的罗伯特·蒙达维可以达到4星级，一般的蒙达维和私家珍藏的赤霞珠也可以达到3星级。2星级的葡萄酒在这里的市场上很容易找到。华盛顿州的赤霞珠在原花青素方面具有超出平均水平的天然优势。

金芬黛尔（Zinfandels）尽管不很突出，但是来自拉温斯伍德的老藤金芬黛尔能达到2星

级，很有发展前景。

智利

智利拥有很多古老的葡萄园，所以没有任何理由怀疑这里盛产的美酒，尤其是经过长时间酿制的赤霞珠，具有很高的水准。它们也许达不到马迪朗的水平，但也已经算是极品了。智利出产的大多数赤霞珠都达到了3星级的水平。

法国

波尔多

波尔多拥有数以千计的葡萄酒品牌，从传统经典到大众品牌，应有尽有。人们没机会去品尝这里最高档次的天价酒，但是根据相关实验室的研究数据可以证明，有许多葡萄酒的原花青素含量都比较高。这里的高端市场上有许多有益于心脏的葡萄酒，这可能是因为在这里长时间的浸泡是酿酒业的一种规范。不过研究人员还是有幸得以品尝不少中档的波尔多红葡萄酒，可以说它们的水平都在2~3星之间，高于平均水平，有的甚至可以更好些。

大部分波尔多红葡萄酒是用几种葡萄混合酿制而成的，主要有不同比例的赤霞珠、梅乐和品丽珠（Cabernet Franc），但是不同年份和不同种类的葡萄酒差距也会很大。人们偶然发现波尔多葡萄酒的原料中经常会添加蛋白，这就降低了原花青素的含量，使得它们不能列入更高的等级。希望以后这些信息可以更加易于得到。在这个地区，你的确需要下功夫去寻找多一点的信息（从网上或者资深的从事葡萄酒行业的人士那寻找）。

西南部地区

随着研究的深入，专家得以了解更多用塔娜葡萄酿造的马迪朗葡萄酒的特性。卡奥尔葡萄酒（Cahors），传统上因深色甚至黑色、单宁酸和理想的佐餐酒而出名，它以马尔白葡萄为基础，如果用心酿造并经过长期浸泡，会含有大量的原花青素（从2星级到3星级）。

朗格多克-胡希雍

这个地区位于法国南部，这里最著名的葡萄酒之一是富含单宁酸的以赤霞珠为基础的多

玛士·卡萨克（Daumas Gassac）。值得一提的是，他们在2003年产的酒达到了令人难以忘记的5星级，但是2004年出产的酒就只有3星级了。

罗纳

罗纳山谷盛产各种红葡萄酒，包括北部纯正的席拉酒与南部的教皇新堡和罗纳河谷酒，南部的酒混合了包括格兰奇和席拉在内的十几种葡萄。那里所有的葡萄酒都被认为是佐餐佳酿。但是在专家分析的大量格兰奇酒中，得到的结果很不一致，从1星级到3星级都有。另一方面，一些并不贵的罗纳河谷红葡萄酒在实验室分析的结果都不错，查普顿酒庄和凡瑞顿酒庄葡萄酒都达到了3星级。

意大利

皮埃蒙特

这个地区最有名的葡萄品种是高酸度、高单宁酸含量的内比奥罗葡萄，这个名字来源于意大利语中的"雾"，因为它要到深秋才成熟。著名的巴罗洛（Barolo）和巴比斯科（Barbaresco），都是内比奥罗葡萄酒，按传统工艺都要浸泡三四周之久，有些现代工艺则使用旋转发动机加助发酵，以缩短浸泡时间。内比奥罗葡萄并不是这个地区唯一的好葡萄，这里的多赛托（Dolcetto）和巴比拉（Barbera）葡萄都人们留下了深刻的印象。

维纳图

这个地区最有名的也许是低度数的樱桃味葡萄酒瓦普利西亚（Valpolicella），但是人们更喜欢把注意力放到一家独一无二的生产商——艾格里尼（Allegrini）身上，他们生产的帕拉佐·戴拉·托勒(Palazzo della Torre)是4星级的，葛洛拉（La Grola）是3星级的。

托斯卡纳

托斯卡纳的圣祖维斯是意大利种植最广的葡萄，也是基安蒂（Chianti）红葡萄酒的主要原料。然而，这里有很多不同的葡萄酒制作风格、圣祖维斯复制品和不断改变的葡萄名，使得任何概括都变得不可能。但是，人们仍尝过

许多口味非常好的圣祖维斯类的葡萄酒。

意大利南部

这里古老的、晚熟的艾格尼科葡萄树生长的葡萄在炎热的气候中保持了很好的酸性。

西西里

西西里的顶级葡萄是黑色的高酸度的尼洛·瓦拉（Nero d' Avola），如果方法正确，它可以酿出美味而有益健康的葡萄酒来。它经常与其他葡萄混合起来，如和阿里芬德的席拉葡萄（4星级）、休索的赤霞珠和梅乐葡萄（4星级）混合。

撒丁岛

这个岛是很多专家做长寿研究的基地，一个拥有庞大数目的百岁以上老人的地方。在这里，各种葡萄被种植在高海拔的葡萄园里，用来生产出传统的、富含原花青素的各类红葡萄酒。有非常多的撒丁葡萄酒达到了3星级。

葡萄牙

葡萄牙北部杜罗河的陡峭的花岗岩斜面生产出更多好的红葡萄酒，它们是美味食物的极佳的"伴侣"。它们由混合的葡萄制成，其中萄丽伽·娜茜欧奈尔（Touriga Nacional）是最有发展前景的葡萄酒。

西班牙

里奥佳（Rioja）红葡萄酒是西班牙最有名的红葡萄酒，它的出产地区非常广，风格也非常多，以致人们很难在品尝和分析中对它进行总结。大批量生产的酒很少对健康有益，优质陈酿也是，在它们出售之前经过了很多年储存，因此流失了大量的原花青素。由葡萄酒生产者泰莫·罗德里格斯生产的葡萄酒，他倾向于用老藤的葡萄，专家把它定为3星级。像里奥佳红葡萄酒一样，杜罗河岸产区生产的颜色深红的葡萄酒，经常以坦普罗尼拉（Tempranillo）葡萄为基础，有时混以赤霞珠和梅乐。专家把它定为3星级。

乌拉圭

乌拉圭是世界上除法国西南部地区之外少数几个大量种植富含原花青素的塔娜葡萄的地区之一；塔娜葡萄是一位法国人从巴斯克地区引进过来的。然而，乌拉圭的塔娜葡萄酒口味更清淡，它们中很少有在原花青素含量上能与马迪朗葡萄酒相比的。

一部食物防病治病的百科全书

全面、实用、系统、科学

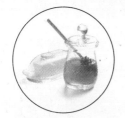 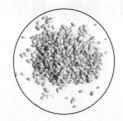 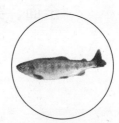 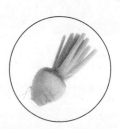